NETTER
NEUROCIÊNCIAS PARA COLORIR

NETTER NEUROCIÊNCIAS PARA COLORIR

David L. Felten, Md, PhD

Distinguished Scholar in Residence
Division of Applied Health and Wellness
Keuka College
Keuka Park, New York

Mary Summo Maida, PhD

Adjunct Professor of Neurobiology and Anatomy
University of Rochester School of Medicine
Rochester, New York

ARTISTAS

Arte baseada nas obras da coleção de Frank H. Netter, MD
www.netterimages.com

Modificado para colorir por
Dragonfly Media Group

Revisão Técnica

Maria de Fátima Azevedo

Graduada em Medicina pela Faculdade de Ciências Médicas da Universidade do Estado do Rio de Janeiro (UERJ).
Pós-graduada pela Sociedade Brasileira de Medicina Interna (Hospital da Santa Casa de Misericórdia do Rio de Janeiro).
Especialização em Medicina do Trabalho. Médica concursada do Ministério da Saúde. Médica concursada do município do Rio de Janeiro.
Ex-membro da Comissão de Ética Médica do Centro Municipal de Saúde (CMS) João Barros Barreto, no Rio de Janeiro.

Tradução

Mariana Villanova Vieira

2ª edição

GEN | GUANABARA KOOGAN

- Data do fechamento do livro: 25/04/2025.

- **Atendimento ao cliente: (11) 5080-0751 | faleconosco@grupogen.com.br**
- Traduzido de
  NETTER'S NEUROSCIENCE COLORING BOOK, SECOND EDITION

  This edition of *Netter's Neuroscience Coloring Book, 2nd edition*, by David L. Felten and Mary Summo Maida is published by arrangement with Elsevier, Inc.
  ISBN: 978-0-443-11731-2
  Esta edição de *Netter's Neuroscience Coloring Book*, 2ª edição, de David L. Felten e Mary Summo Maida é publicada por acordo com a Elsevier, Inc.

  GEN | GRUPO EDITORIAL NACIONAL S. A.
  Publicado pelo selo Editora Guanabara Koogan Ltda.
  Uma editora integrante do GEN | Grupo Editorial Nacional
  Travessa do Ouvidor, 11
  Rio de Janeiro – RJ – 20040-040
  www.grupogen.com.br

- Capa: Bruno Gomes
- Editoração eletrônica: R.O. Moura

- Ficha catalográfica

CIP-BRASIL. CATALOGAÇÃO NA PUBLICAÇÃO
SINDICATO NACIONAL DOS EDITORES DE LIVROS, RJ

T374n
2. ed.

Felten, David L.
Netter neurociências para colorir / David L. Felten, Mary Summo Maida ; revisão técnica Maria de Fátima Azevedo ; tradução Mariana Villanova Vieira. - 2. ed. - Rio de Janeiro : Guanabara Koogan, 2025.
il. ; 28 cm.

Tradução de: Netter's neuroscience coloring book
Inclui índice
ISBN 978-65-6111-032-7

1. Neurociências. 2. Livros para colorir. I. Netter, Frank. II. Maida, Mary Summo. III. Azevedo, Maria de Fátima. IV. Vieira, Mariana Villanova. V. Título.

25-96871.0 CDD: 612.8
CDU: 612.8

Gabriela Faray Ferreira Lopes - Bibliotecária - CRB-7/6643

Dedicatória

Em memória de minha querida mãe, Jane E. Felten (1915–1989)

Com paralisia causada por poliomielite aos 8 anos e confrontada por desafios médicos durante a sua vida, ela sentia grande alegria na companhia de sua família e amigos, em sua fé e em suas atividades intelectuais, incluindo a colaboração na edição de uma série de livros em inglês para o ensino fundamental, jamais se queixando do próprio destino.

A sua felicidade e o seu sucesso na vida, a sua incrível força de vontade e o seu espírito indomável despertaram em mim o interesse no funcionamento do sistema nervoso, sobre o que acontece nas doenças do sistema nervoso e como a determinação e uma atitude positiva e grata de uma pessoa podem influenciar fortemente a sua qualidade de vida.

Ela logo cedo me apresentou às atividades com lápis de cor e me mostrou o valor do uso de *flashcards*, que continuam até hoje nos projetos do Dr. Netter.

Em memória de meu querido pai, Harold D. Felten (1916–2016)

Um homem de integridade inabalável, bondade e carinho e profundidade espiritual, ele realmente viveu o que pregava.

Doou uma vida inteira de amor e cuidado pela sua esposa sem nunca se queixar.

Mesmo com as obrigações familiares que o impediram de obter uma educação universitária, ele foi um homem sábio e estimulou fortemente as minhas atividades acadêmicas.

Seus sábios conselhos e seu excelente exemplo pessoal foram inspiradores e me guiaram em desafios difíceis.

Ele faleceu 10 dias antes do seu centésimo aniversário, com uma vida rica e bem vivida.

David L. Felten

Aos meus pais, Dr. Anthony Summo e Mary Summo

Meu maior presente é chamá-los de pai e mãe. Sinto-me ainda mais privilegiada por sempre ter conhecido o sentimento feliz de ser amada, valorizada e disciplinada quando necessário, e de ter vocês como os meus maiores motivadores. Obrigada por me modelar e me ensinar que, se meus interesses atuais se concentram em ciência, medicina, música, artes, serviço comunitário ou todos os outros temas que captaram o meu tempo e o meu interesse, é mais divertido quando se pensa "fora da caixa" ou em "cores fora das linhas". Isso pressupõe que se tenha aprendido primeiro onde fica a caixa e onde as linhas estão inicialmente e, ao ultrapassar os limites, quando é benéfico e quando não é, porque ninguém faz escolhas que não afetam os outros.

Amo vocês e lhes agradeço por terem vivido e modelado a paternidade no seu melhor.

Mary Summo Maida

Frank H. Netter, MD

Frank H. Netter nasceu em 1906 na cidade de Nova York. Estudou Arte na Art Students League e na National Academy of Design antes de ingressar na faculdade de medicina da New York University, onde obteve seu título de MD em 1931. Durante seus anos de estudo na universidade, os cadernos de anotações do Dr. Netter atraíram a atenção da faculdade e de outros médicos, o que lhe permitiu aumentar sua renda ilustrando artigos e livros didáticos. Ele continuou ilustrando paralelamente à sua prática cirúrgica, iniciada em 1933, mas acabou optando pelo compromisso em tempo integral com a arte. Após o serviço no exército dos EUA durante a Segunda Guerra Mundial, o Dr. Netter iniciou sua longa colaboração com a CIBA Pharmaceutical Company (atualmente Novartis Pharmaceuticals). Esta parceria de 45 anos resultou na produção da extraordinária coleção de arte médica, amplamente conhecida por médicos e outros profissionais de saúde em todo o mundo.

Em 2005, a Elsevier, Inc. comprou a Coleção Netter e todas as publicações da Icon Learning Systems. Agora há mais de 50 publicações apresentando a arte do Dr. Netter disponíveis na Elsevier, Inc. (nos EUA: www.us.elsevierhealth.com/Netter e fora dos EUA: www.elsevierhealth.com).

As obras do Dr. Netter estão entre os melhores exemplos do uso da ilustração no ensino de conceitos médicos. O livro 13 *Netter Collection of Medical Illustrations*, que inclui a maior parte das mais de 20 mil pinturas criadas pelo Dr. Netter, tornou-se e continua sendo uma das mais reconhecidas obras médicas já publicadas. O *Netter Atlas de Anatomia Humana*, atualmente na 8ª edição, com a primeira edição publicada em 1989, apresenta as pinturas anatômicas da Coleção Netter. Agora traduzido para 16 idiomas, é o atlas de anatomia preferido dos estudantes das profissões médicas e de saúde de todo o mundo.

As ilustrações do Dr. Netter são apreciadas não apenas por sua qualidade estética, mas, sobretudo, por seu valor intelectual. Como o Dr. Netter escreveu em 1949: "A elucidação de um assunto é o alvo e o objetivo da ilustração. Não importa o quão bem pintado e quão delicada e sutilmente um assunto pode ser representado, pouco vale como uma *ilustração médica* se não serve para elucidar algum ponto médico." O planejamento, a concepção, o ponto de vista e a abordagem do Dr. Netter são o que revelam as suas pinturas e o que as tornam tão intelectualmente valiosas.

Frank H. Netter, MD, médico e artista, faleceu em 1991.

Saiba mais sobre o médico-artista cujo trabalho inspirou a coleção de referência Netter:
https://www.netterimages.com/artist-frank-h-netter.html

Carlos Machado, MD

Carlos Machado foi selecionado pela Novartis para ser o sucessor do Dr. Netter. Ele continua sendo o principal artista que contribui para a Coleção Netter de ilustrações médicas.

Autodidata em ilustração médica, o cardiologista realizou meticulosas atualizações em algumas das figuras originais do Dr. Netter e criou muitas pinturas no mesmo estilo, como uma extensão da Coleção Netter. O conhecimento fotorrealista de Machado e a sua visão aguçada sobre a relação médico/paciente mostram o seu estilo visual vívido e inesquecível. A sua dedicação à pesquisa de cada tópico e assunto que ilustra o coloca entre os principais ilustradores médicos em exercício atualmente.

Saiba mais sobre a sua formação e veja mais sobre o seu trabalho em:
https://www.netterimages.com/artist-carlos-a-g-machado.html

James A. Perkins, CMI, FAMI

James A. Perkins, MFA, CMI, FAMI, é professor emérito e diretor de pós-graduação em Ilustrações Médicas e chefe do departamento de Ciências Médicas, Saúde e Gestão do College of Health Sciences and Technology do Rochester Institute of Technology (RIT). Também ministra cursos de anatomia, ilustração digital e visualização científica. É ilustrador médico certificado e membro da Association of Medical Illustrators.

Especialista na visualização de processos biológicos, o Prof. Perkins ilustrou mais de 40 livros de medicina, com ênfase em patologia, fisiologia, neurociência e biologia molecular. Há mais de 20 anos, ele é o único ilustrador da série *Robbins* de patologia, publicada pela Elsevier, incluindo o carro-chefe da série, *Robbins e Cotran – Patologia: Bases Patológicas das Doenças*. Ele tem contribuído para a coleção Netter desde 2001, criando a maior parte das novas ilustrações para *Netter's Atlas of Human Physiology*, *Netter's Illustrated Pharmacology* e *Netter's Atlas of Neuroscience*, além de colaborar em muitos outros títulos.

O Prof. Perkins obteve o diploma de bacharel em Biologia e Geologia da Cornell University e estudou Paleontologia e Anatomia de vertebrados na University of Texas e na University of Rochester. Obteve o diploma de mestrado em Belas Artes em ilustração médica pelo RIT e dedicou muitos anos ao trabalho em publicações médicas e ao campo de exposição médico-legal antes de retornar ao corpo docente da instituição.

Saiba mais sobre a sua formação e veja mais sobre o seu trabalho em:
https://www.netterimages.com/artist-james-a-perkins.html

DAVID L. FELTEN, MD, PhD, é atualmente um eminente acadêmico em residência do Departamento de Saúde e Bem-Estar Aplicados do Keuka College, Keuka Park, Nova York. Foi reitor associado de Ciências Clínicas e professor de Neurociências na University of Medicine and Health Sciences, Nova York, Nova York, e atuou como vice-presidente do Instituto de Pesquisa do William Beaumont Health System em Royal Oak, Michigan, e decano associado fundador para pesquisa na Oakland University William Beaumont School of Medicine. Foi reitor da School of Graduate Medical Education na Seton Hall University em South Orange, Nova Jersey; diretor-executivo fundador do Susan Samueli Center for Integrative Medicine; professor de Anatomia e Neurobiologia na University of California, Irvine School of Medicine; diretor fundador do Center for Neuroimmunology na Loma Linda School of Medicine; professor e presidente da cátedra Kilian J. e Caroline F. Schmitt do Departamento de Neurobiologia; e diretor do Markey Charitable Trust Institute for Neurobiology and Neurodegenerative Diseases and Aging da University of Rochester School of Medicine em Rochester, Nova York. Ele recebeu o título de bacharel em Ciências pelo Massachusetts Institute of Technology (MIT) e de MD e PhD pela University of Pennsylvania School of Medicine. O Dr. Felten realizou estudos pioneiros sobre a inervação autônoma de imunócitos em órgãos linfoides e a sinalização neuroimune que sustenta os fundamentos mecanicistas para a psiconeuroimunologia e muitos aspectos da medicina integrada.

Recebeu inúmeras homenagens e prêmios, incluindo o prestigiado John D. and Catherine T. MacArthur Foundation Prize Fellowship, dois prêmios NIH MERIT simultâneos do National Institutes of Mental Health e do National Institute on Aging, uma Alfred P. Sloan Foundation Fellowship, uma Andrew W. Mellon Foundation Fellowship, o prêmio da Robert Wood Johnson Dean's Senior Teaching School, o prêmio Norman Cousins in Mind-Body Medicine, o prêmio Building Bridges of Integration da Traditional Chinese Medicine World Foundation e diversos outros prêmios de ensino.

O Dr. Felten foi coautor do texto acadêmico definitivo no campo de interações neuroimunitárias, *Psychoneuroimmunology* (Academic Press, 3ª edição, 2001), e coeditor fundador da principal revista da área, a *Brain, Behavior, and Immunity*, em conjunto com os Drs. Robert Ader e Nicholas Cohen, da University of Rochester School of Medicine. Também é autor de mais de 210 artigos e resenhas revisados por pares, muitos sobre as ligações entre o sistema nervoso e o sistema imunológico. O seu trabalho foi destaque na série de Bill Moyer na rede de televisão PBS e no seu livro *Healing and the Mind*, no programa *20/20*, e em muitos outros meios de comunicação. Trabalhou por mais de uma década no National Board of Medical Examiners, como presidente do Neurosciences Committee for the US Medical Licensure Examination.

O Dr. Felten é autor (com M. Kerry O'Banion, MD, PhD, e Mary S. Maida, PhD) do *Netter's Atlas of Neurosciences*, 4ª edição, 2022, Elsevier, e do *Netter's Neuroscience Flash Cards*, 4ª edição, 2022, Elsevier.

MARY SUMMO MAIDA, PhD, é bacharel em Microbiologia, Finanças e Gestão Operacional. Ela tem mestrado em Neurobiologia e Anatomia e PhD em Neurociência Molecular, todos pela University of Rochester School of Medicine and Dentistry, Rochester, Nova York. Antes de retornar à escola de medicina, a Dra. Maida atuou como CFO de uma empresa de consultoria privada envolvida no desenvolvimento de *shopping centers* e outras propriedades comerciais nos EUA.

Depois de dedicar-se integralmente ao seu mais importante papel, como mãe e dona de casa, treinadora esportiva do time de seu filho e voluntária em uma escola e na comunidade, a Dra. Maida retornou à University of Rochester School of Medicine para completar o seu grau de pesquisa médica quando o seu filho mais novo entrou no segundo ano de faculdade. Os seus primeiros estudos se concentraram em pesquisas sobre a doença de Parkinson e neuroimunologia. Depois de completar o seu ciclo principal, ela concentrou sua energia e sua pesquisa em neurociência molecular no laboratório do Dr. M. Kerry O'Banion, conhecido por sua pesquisa pioneira e descoberta da ciclo-oxigenase-2 (COX-2), um componente principal das doenças inflamatórias. A pesquisa da Dra. Maida se concentrou especialmente em condições nas quais a neuroinflamação parece ser um componente significante, como doença de Alzheimer, esclerose lateral amiotrófica (ELA), exposição à radiação e doença psiquiátrica crônica. Como parte de sua carreira acadêmica, a Dra. Maida continua sendo conselheira sênior e professora de muitos pós-graduandos e estudantes de medicina.

Quando estava completando a sua bolsa de pós-doutorado, a Dra. Maida tornou-se especialmente interessada no emergente campo da transferência de tecnologia. Graças à sua formação em ciências, medicina e negócios, ela fundou o Medingen Group, LLC, uma incubadora de empresas que ajuda profissionais médicos inventores de produtos de cuidados de saúde em todas as fases, do conceito à prontidão comercial, com o objetivo de licenciar ou iniciar uma produção em grande escala. Na sua função como CEO do Medingen, ela desenvolveu um dispositivo inovador para administração de medicamentos intranasais que foi inventado pelos Drs. DeWitt e Patsy Reed.

Em 2006, a Dra. Maida fundou uma segunda empresa, Clerisy Corp, para completar a pesquisa e o desenvolvimento, patentes internacionais, aprovações da U.S. Food and Drug Administration (FDA) e testes de mercado para levar seu dispositivo de administração de medicamentos intranasais para o mercado. Produtos com aplicações sem receita foram introduzidos ao mercado em 2013. Em 2017, ela vendeu a empresa para uma corporação privada.

Seus cargos acadêmicos atuais incluem as posições de professora adjunta na University of Rochester School of Medicine and Dentistry (Rochester, Nova York), professora visitante na University of Medical Health Sciences (St. Kitts e Nova York, Nova York) e professora adjunta na Simon School of Business, University of Rochester (Rochester, Nova York).

A Dra. Maida recebeu várias homenagens e prêmios em muitas disciplinas, incluindo os prêmios Outstanding Alumni of Distinction do Excelsior College, New York State Hall of Distinction, Partners in Lifelong Learning, Greater Rochester Excellence in Achievement Technology, foi vencedora do Mentor for Mark Ain Business Competition, distinção 43North Semifinalist, e vencedora em vários Open Invitation Awards.

A Dra. Maida mora na região de Finger Lakes, no norte do estado de Nova York, com o marido, o Dr. David Felten (MD, PhD), e seus filhos adultos que vivem em bairros vizinhos. Em seu tempo de lazer, ela gosta de participar de "qualquer atividade de esportes ou comédia", ler, cantar em grupos de capela e coros de igreja, tocar piano, aprender a tocar baixo, passear de barco e, o seu passatempo favorito, pescar. Ela raramente deixa escapar uma oportunidade de participar dos eventos sociais divertidos e continua trabalhando em associações não lucrativas nos condados de Monroe e Ontario.

Fundamentos do *Netter Neurociências para Colorir*

O livro *Netter Neurociências para Colorir* é baseado em algumas das ilustrações do *Netter's Atlas of Neuroscience*, 4ª edição, que combina a riqueza e a beleza das ilustrações do Dr. Frank Netter com as informações-chave sobre as muitas regiões e sistemas encefálico, da medula espinal e periférico. Jim Perkins e John Craig contribuíram com ilustrações extraordinárias adicionais para complementar as ilustrações originais de Netter.

O *Netter's Atlas of Neuroscience*, 4ª edição, fornece uma visão abrangente de todo o sistema nervoso, incluindo os nervos periféricos e seus tecidos-alvo, a parte central do nervoso (SNC), o sistema ventricular, as meninges, o sistema vascular cerebral, a neurociência do desenvolvimento e a regulação neuroendócrina. Nós fornecemos substanciais, mas não exaustivos, detalhes e marcas para que o leitor possa compreender o básico da neurociência humana, incluindo as informações apresentadas em cursos de neurociências médicas, os componentes do sistema nervoso de cursos de anatomia e componentes neurais de cursos de fisiologia na faculdade de medicina.

Netter Neurociências para Colorir é organizado de forma semelhante à 3ª edição do *Netter's Atlas of Neuroscience*: (1) Visão geral; (2) Neurociência Regional; (3) Neurociência Sistêmica; e (4) Função Global do Encéfalo. A *Visão Geral* é uma apresentação dos componentes básicos e organização do sistema nervoso, uma "vista de 10 mil metros"; esta vista é uma base essencial para a compreensão dos detalhes da neurociência sistêmica. A *Visão Geral* inclui capítulos/seções sobre os neurônios e suas propriedades, uma introdução ao prosencéfalo, tronco encefálico e cerebelo, medula espinal, meninges, sistema ventricular, vasculatura cerebral e neurodesenvolvimento.

A parte *Neurociência Regional* apresenta os componentes estruturais da parte periférica do sistema nervoso (SNP), da medula espinal, do tronco encefálico e do cerebelo, e do prosencéfalo (diencéfalo e telencéfalo). Começamos na periferia e seguimos em direção caudal para rostral. A seção sobre o SNP inclui detalhes sobre a inervação somática e autônoma dos nervos periféricos; não deixamos o aluno no limite entre o SNC e o SNP e esperamos que ele possa descobrir sobre os nervos periféricos e autônomos a partir de um curso ou texto de anatomia macroscópica. Essa compreensão regional detalhada é necessária para diagnosticar e compreender as consequências de uma série de lesões cuja localização depende do conhecimento regional; essas incluem acidente vascular encefálico, efeitos locais de tumores, lesões, lesões desmielinizantes específicas, reações inflamatórias e muitos outros problemas localizados. Nessa parte, muitas das correlações clínicas auxiliam o leitor a integrar o conhecimento sobre a irrigação/drenagem vascular e as consequências dos infartos (p. ex., síndromes do tronco encefálico), o que exige compreensão detalhada sobre a anatomia e as relações do tronco encefálico.

A parte *Neurociência Sistêmica* analisa os sistemas sensitivos, os sistemas motores (incluindo o cerebelo e os núcleos da base, reconhecendo que eles também estão envolvidos em muitas outras esferas de atividade além da motora), sistemas autônomo-hipotalâmico-límbicos (incluindo neuroendócrino) e funções corticais superiores. Nessa parte, organizamos cada sistema sensitivo, quando apropriado, com uma apresentação sequencial de canais de reflexo sensorial secundário, canais cerebelares e canais lemniscais. Para os sistemas motores, começamos com neurônios motores inferiores e, em seguida, mostramos os vários sistemas de neurônios motores superiores seguidos pelo cerebelo e pelos núcleos da base, cujas principais influências motoras são exercidas, por fim, pela regulação dos sistemas neuronais motores superiores. Para o sistema autônomo-hipotalâmico-límbico, começamos com a organização pré-ganglionar e pós-ganglionar autônoma e, em seguida, apresentamos a regulação hipotalâmica e do tronco encefálico do fluxo de saída autônomo e, finalmente, a regulação límbica e cortical do hipotálamo e o fluxo de saída autônomo. Essa parte inclui novas pranchas do córtex pré-frontal e outras estruturas límbicas do prosencéfalo. A neurociência sistêmica constitui a base para a realização e a interpretação do exame neurológico. Acreditamos que seja necessário para um estudante de neurociências compreender tanto a organização regional quanto a organização sistêmica. Sem esse duplo entendimento, a avaliação clínica de um paciente com problema neurológico estaria incompleta.

A parte *Função Global do Encéfalo* foi adicionada à 4ª edição para fornecer aos alunos uma compreensão sobre demências, especialmente doença de Alzheimer; vários distúrbios neuropsiquiátricos importantes, incluindo estresse pós-traumático; substratos encefálicos de comportamentos de adição; traumatismo cranioencefálico (TCE) e encefalopatia traumática crônica (ETC); afasias e distúrbios hemisféricos não dominantes; circuitos de memória; consciência e coma; e envelhecimento e sistema nervoso. Várias novas ilustrações da 2ª edição do *Netter Neurociência para Colorir* são derivadas dessa nova parte do *Atlas*.

Ficamos felizes em saber que a 3ª edição do *Netter's Atlas of Neuroscience* foi reconhecida com três prêmios internacionais, um prêmio para livros da British Medical Association (Altamente Recomendado, Neurologia), um prêmio da Association of Medical Illustrators (Prêmio de Mérito) e um Prêmio Wiki (2ª posição no Top 10 Livros Didáticos de Neurociências). Acreditamos que os leitores da nova edição de *Netter Neurociências para Colorir* acharão a organização útil para o seu estudo do sistema nervoso e que aqueles que procuram ilustrações coloridas mais detalhadas serão beneficiados pela acessibilidade do *Netter's Atlas of Neuroscience*, 4ª edição, organizado de forma semelhante.

Como usar este livro para colorir

Nós nos beneficiamos do exemplo e do conselho do nosso amigo e colega, Dr. John Hansen, da University of Rochester School of Medicine, autor do livro *Netter Anatomia para Colorir*, 2ª edição, 2015, Elsevier. Este livro de colorir é uma ferramenta altamente aclamada para aprendizagem ativa da Anatomia. Ele nos proporciona o prazer da busca duradoura dos exercícios com lápis de cor com os conhecimentos e as aplicações clínicas das ilustrações. A segunda edição segue formato similar. Nós selecionamos 145 ilustrações, ou conjuntos de ilustrações, organizadas de acordo com as quatro partes mencionadas anteriormente.

Para cada ilustração, há três componentes: (1) informações introdutórias, incluindo alguns pontos organizacionais, resumos das principais informações, gráficos ou tabelas, e observações sobre a importância anatômica e fisiológica da(s) ilustração(ões); (2) instruções de pintura para aproximadamente 12 estruturas em cada ilustração; e (3) uma nota clínica, que discute a importância clínica de uma ou mais estruturas na ilustração, uma doença relacionada importante ou observações de percepções terapêuticas baseadas no conhecimento adquirido a partir da ilustração. A nota clínica não pretende ser uma "frase de efeito" simplista, nem um discurso neurológico acadêmico. Ela se destina a fornecer informações úteis e interessantes para mostrar o valor da anatomia e da fisiologia subjacentes para a compreensão de doenças neurológicas e disfunções humanas. Um resumo da organização das pranchas é (1) o que é, e qual é a sua função?; (2) quais estruturas consideramos mais importantes? Pinte-as; e (3) qual é a importância clínica ou organizacional da prancha?

Cada leitor deve se sentir livre para usar a sua imaginação e interesses nos exercícios de colorir. Nós oferecemos aproximadamente 12 estruturas, com base na recomendação de grupos de estudo; sempre há um equilíbrio entre poucas e muitas estruturas. O objetivo não é ofuscar ou produzir o equivalente neuroanatômico de um gráfico de vias metabólicas complexas. Se você vir estruturas adicionais que o interessem ou intriguem, pinte-as. Se você encontrar estruturas muito pequenas (p. ex., espinhas dendríticas), sinta-se livre para apontá-las com uma flecha colorida em vez de tentar colori-las. Vias e tratos anatômicos podem ser traçados com uma cor distinta. Em alguns casos, você pode observar que as nossas instruções para colorir regiões individuais (p. ex., bulbo, ponte e mesencéfalo) com cores diferentes fornecem uma separação anatômica um pouco artificial de unidades funcionais que abrangem todo o tronco encefálico (p. ex., formação reticular, núcleos da rafe).

Os autores forneceram as suas próprias perspectivas, com as concessões necessárias. O Dr. Felten gosta de esboços, de resumos e dos muitos detalhes que eles envolvem. A Dra. Maida gosta de tomar gamas complexas de estruturas e processos e torná-las sucintas e compreensíveis. E nós precisávamos trabalhar as orientações meticulosas fornecidas pelos editores para produzir um livro de colorir útil e agradável. Para alguns leitores, este livro de colorir será a sua primeira introdução ao sistema nervoso. Esperamos que você veja a extraordinária beleza e a organização desse sistema surpreendentemente complexo, a fonte de todo o comportamento e empenho humanos. Mergulhar nas neurociências pode ser um desafio para a vida inteira e uma busca muito recompensadora. A descoberta mais sensata é que, mesmo depois de uma vida inteira de pesquisa intensiva, ensino, atividades clínicas e leitura sobre o sistema nervoso, no final do dia, até mesmo o mais experiente "especialista" sabe, no melhor dos casos, 1 mℓ em um oceano de compreensão potencial.

Para os leitores que são estudantes de medicina ou profissionais de saúde que já foram apresentados aos aspectos das Neurociências, esperamos que possam solidificar a sua compreensão da organização do sistema nervoso e observem a facilidade com que os aspectos anatômicos e fisiológicos se traduzem em uma apreciação duradoura de sua importância clínica. Esperamos que você use a sua própria criatividade para escolher o que lhes desperte interesse, muito além das instruções de "pintar a estrutura", e permita que um processo de aprendizagem ativo o guie para a alegria da descoberta no sistema nervoso.

Agradecimentos

Durante décadas, o trabalho artístico belo e informativo do Dr. Frank Netter forneceu a base visual para entender anatomia, fisiologia e relações de grande importância na medicina. Gerações de médicos e profissionais de saúde "aprenderam com o mestre" e passaram para frente o legado do Dr. Netter por meio de seus próprios conhecimentos e contribuições para o cuidado do paciente. Não há como comparar o trabalho artístico do Dr. Netter com qualquer outro, porque ele pertence a uma classe única. Por muitas décadas, o volume da coleção Netter sobre o sistema nervoso foi a obra principal para a profissão médica e para estudantes de neurociência. Foi uma grande honra fornecer a estrutura, organização e novas informações para a primeira, a segunda, a terceira e a quarta edições do *Netter's Atlas of Neuroscience*, cujos componentes foram adaptados para esse livro de colorir. A oportunidade de fazer uma contribuição duradoura para a próxima geração de médicos e profissionais de saúde talvez seja a maior honra que alguém poderia receber.

Agradeço ao nosso notável artista e ilustrador médico James Perkins, MS, MFA, pelas suas contribuições claras, criativas e bonitas para *Netter's Atlas of Neuroscience*, todas as edições; suas figuras coloridas são usadas como ponto de partida neste livro de colorir. Agradecemos também a Rob Duckwell, o artista que criou as ilustrações em preto e branco para este livro de colorir.

Agradecimentos especiais às excelentes editoras da Elsevier: Elyse O'Grady, editora; Kate Mannix, especialista sênior em desenvolvimento de conteúdo; e Beula Christopher, gerente de projetos sênior. Elas ajudaram a guiar essa tarefa desafiadora do início à conclusão da publicação, me impediram de fazer algo muito extremo ou inadequado para o livro de colorir, e nos deram a liberdade de introduzir novos componentes.

David L. Felten

Sumário

Parte 1 Visão Geral

Capítulo 1 Neurônios e suas Propriedades

Prancha 1.1 Estrutura Neuronal
Prancha 1.2 Tipos de Sinapses
Prancha 1.3 Tipos de Células Neuronais
Prancha 1.4 Tipos de Células da Glia
Prancha 1.5 Biologia do Astrócito
Prancha 1.6 Biologia da Micróglia
Prancha 1.7 Biologia do Oligodendrócito
Prancha 1.8 Barreira Hematencefálica
Prancha 1.9 Transporte Axonal nas Partes Central e Periférica do Sistema Nervoso
Prancha 1.10 Mielinização dos Axônios das Partes Central e Periférica do Sistema Nervoso
Prancha 1.11 Potencial de Repouso Neuronal
Prancha 1.12 Potenciais Graduais em Neurônios
Prancha 1.13 Potenciais de Ação
Prancha 1.14 Velocidade de Condução
Prancha 1.15 Liberação de Neurotransmissores
Prancha 1.16 Síntese, Liberação e Sinalização de Neurotransmissores Múltiplos de Neurônios Individuais
Prancha 1.17 Neurotransmissão Química

Capítulo 2 Encéfalo, Crânio e Meninges

Prancha 2.1 Meninges e sua Relação com o Encéfalo e o Crânio
Prancha 2.2 Anatomia de Superfície do Prosencéfalo: Vista Lateral
Prancha 2.3 Anatomia do Córtex Cerebral e Regiões Funcionais: Vista Lateral
Prancha 2.4 Arquitetura Cortical: Áreas de Brodmann
Prancha 2.5 Face Sagital Mediana do Encéfalo
Prancha 2.6 Face Basilar do Encéfalo
Prancha 2.7 Cortes Axial e Sagital Mediano da Parte Central do Sistema Nervoso
Prancha 2.8 Cortes Cerebrais Horizontais (Axiais) Mostrando os Núcleos da Base
Prancha 2.9 Principais Estruturas do Prosencéfalo Límbico

Capítulo 3 Tronco Encefálico, Cerebelo e Medula Espinal

Prancha 3.1 Anatomia de Superfície do Tronco Encefálico: Vista Posterolateral
Prancha 3.2 Anatomia de Superfície do Tronco Encefálico: Vista Anterior
Prancha 3.3 Anatomia do Cerebelo
Prancha 3.4 Anatomia Macroscópica da Medula Espinal: Vista Posterior
Prancha 3.5 Anatomia da Secção Transversal da Medula Espinal *in Situ*
Prancha 3.6 Substância Branca e Substância Cinzenta da Medula Espinal

Capítulo 4 Ventrículos, Líquido Cerebrospinal e Vasculatura

Prancha 4.1 Sistema Ventricular
Prancha 4.2 Vista Sagital Mediana do Sistema Ventricular
Prancha 4.3 Circulação do Líquido Cerebrospinal
Prancha 4.4 Irrigação Arterial do Encéfalo e das Meninges
Prancha 4.5 Distribuição Arterial para o Encéfalo: Círculo Arterial do Cérebro (de Willis), Artérias Corióideas e Artérias Centrais Anterolaterais
Prancha 4.6 Distribuição Arterial para o Encéfalo: Artérias Cerebrais
Prancha 4.7 Distribuição Arterial para o Encéfalo: Sistema Vertebrobasilar
Prancha 4.8 Irrigação Sanguínea do Hipotálamo e da Hipófise
Prancha 4.9 Irrigação Sanguínea Arterial para a Medula Espinal
Prancha 4.10 Drenagem Venosa do Encéfalo e Seios Venosos

Questões de Revisão

Parte 2 Neurociência Regional

Capítulo 5 Parte Periférica do Sistema Nervoso

Prancha 5.1 Medula Espinal com Componentes Sensitivos, Motores e Autônomos dos Nervos Periféricos
Prancha 5.2 Anatomia de um Nervo Periférico
Prancha 5.3 Relações das Raízes Nervosas Espinais com as Vértebras
Prancha 5.4 Canais Sensitivos: de Reflexos e Cerebelares
Prancha 5.5 Canais Sensitivos: Lemniscos
Prancha 5.6 Canais Motores: Organização Básica dos Neurônios Motores Superiores e Inferiores
Prancha 5.7 Canais Autônomos
Prancha 5.8 Receptores Cutâneos
Prancha 5.9 Junção Neuromuscular, Junções Neuroefetoras Autônomas e Neurotransmissão
Prancha 5.10 Plexo Braquial
Prancha 5.11 Distribuição de Dermátomos
Prancha 5.12 Distribuição Cutânea dos Nervos Periféricos
Prancha 5.13 Distribuição de Terminações Adrenérgicas e Colinérgicas para Estruturas Autônomas e Motoras
Prancha 5.14 Distribuição da Inervação Autônoma para a Cabeça e o Pescoço
Prancha 5.15 Sistema Nervoso Entérico

Capítulo 6 Medula Espinal

Prancha 6.1 Citoarquitetura da Substância Cinzenta da Medula Espinal
Prancha 6.2 Cortes Histológicos Transversais da Medula Espinal
Prancha 6.3 Síndromes da Medula Espinal
Prancha 6.4 Organização e Controle dos Neurônios Motores Inferiores da Medula Espinal
Prancha 6.5 Vias Reflexas Somáticas Espinais
Prancha 6.6 Receptores Musculares e Articulares e Fusos Musculares

Capítulo 7 Tronco Encefálico e Cerebelo

Prancha 7.1 Nervos Cranianos
Prancha 7.2 Nervos Cranianos e seus Núcleos: Vista Esquemática Superior
Prancha 7.3 Nervo Vestibulococlear (NC VIII)
Prancha 7.4 Formação Reticular: Padrão Geral dos Núcleos no Tronco Encefálico

Prancha 7.5 Organização do Cerebelo: Lobos e Regiões
Prancha 7.6 Anatomia do Cerebelo
Prancha 7.7 Núcleos Profundos do Cerebelo e Pedúnculos Cerebelares
Prancha 7.8 Síndromes Arteriais do Tronco Encefálico

Capítulo 8 Prosencéfalo: Diencéfalo e Telencéfalo

Prancha 8.1 Núcleos Talâmicos e Interconexões com o Córtex Cerebral
Prancha 8.2 Hipotálamo e Hipófise
Prancha 8.3 Esquemática do Núcleo Hipotalâmico
Prancha 8.4 Corte Axial do Prosencéfalo
Prancha 8.5 Corte Coronal do Prosencéfalo
Prancha 8.6 Lâminas do Córtex Cerebral
Prancha 8.7 Colunas Verticais: Unidades Funcionais do Córtex Cerebral
Prancha 8.8 Conexões Eferentes do Córtex Cerebral
Prancha 8.9 Fibras de Associação Cortical
Prancha 8.10 Afasias e Áreas Corticais de Danos
Prancha 8.11 Vias Noradrenérgicas
Prancha 8.12 Vias Serotoninérgicas
Prancha 8.13 Vias Dopaminérgicas
Prancha 8.14 Vias Colinérgicas Centrais
Prancha 8.15 Sistemas de Opioides Endógenos

Questões de Revisão

Parte 3 Neurociência Sistêmica

Capítulo 9 Sistemas Sensitivos

Prancha 9.1 Sistema Somatossensitivo: Vias Espinocerebelares
Prancha 9.2 Sistema Somatossensitivo: Sistema da Coluna Posterior da Medula Espinal e Modalidades Epicríticas
Prancha 9.3 Sistema Somatossensitivo: Sistemas Espinotalâmico e Espinorreticular e Modalidades Protopáticas
Prancha 9.4 Mecanismos da Dor Neuropática e Dor Mantida Simpaticamente
Prancha 9.5 Controle Descendente dos Sistemas Somatossensitivos Ascendentes
Prancha 9.6 Sistema Sensitivo Trigeminal e Sistemas Associados
Prancha 9.7 Estruturas Sensíveis à Dor na Cabeça e Dor Referida
Prancha 9.8 Vias Gustativas
Prancha 9.9 Vias Periféricas para Recepção do Som e Labirintos Ósseo e Membranáceo
Prancha 9.10 Inervação pelo NC VIII das Células Ciliadas no Órgão de Corti
Prancha 9.11 Vias Auditivas Centrais
Prancha 9.12 Receptores Vestibulares
Prancha 9.13 Vias Vestibulares Centrais
Prancha 9.14 Anatomia do Olho
Prancha 9.15 Câmaras Anterior e Posterior do Olho
Prancha 9.16 Retina: Camadas Retinianas
Prancha 9.17 Anatomia e Relacionamentos do Quiasma Óptico
Prancha 9.18 Vias Visuais para o Tálamo, o Hipotálamo e o Tronco Encefálico
Prancha 9.19 Reflexo Pupilar à Luz
Prancha 9.20 Via Visual: Via Retinogeniculocalcarina
Prancha 9.21 Vias Visuais nos Lobos Parietal e Temporal
Prancha 9.22 Lesões do Sistema Visual

Capítulo 10 Sistemas Motores

Prancha 10.1 Neurônios Motores Inferiores Alfa e Gama
Prancha 10.2 Distribuição dos Neurônios Motores Inferiores na Medula Espinal
Prancha 10.3 Distribuição dos Neurônios Motores Inferiores no Tronco Encefálico
Prancha 10.4 Trato Corticobulbar
Prancha 10.5 Trato Corticospinal
Prancha 10.6 Trato Rubrospinal
Prancha 10.7 Tratos Vestibulospinais
Prancha 10.8 Vias Reticulospinal e Corticorreticulospinal
Prancha 10.9 Tratos Tectospinal e Intersticiospinal
Prancha 10.10 Controle Central dos Movimentos Oculares
Prancha 10.11 Controle Central da Respiração
Prancha 10.12 Organização Cerebelar e Circuitos Neuronais
Prancha 10.13 Aferentes Cerebelares
Prancha 10.14 Vias Eferentes Cerebelares
Prancha 10.15 Diagrama Esquemático dos Eferentes Cerebelares para os Neurônios Motores Superiores
Prancha 10.16 Conexões com os Núcleos da Base

Capítulo 11 Sistemas Límbico-Autônomo-Hipotalâmicos

Prancha 11.1 Organização Geral da Divisão Autônoma do Sistema Nervoso
Prancha 11.2 Regiões do Prosencéfalo Associadas ao Hipotálamo
Prancha 11.3 Vias Aferentes e Eferentes Associadas ao Hipotálamo
Prancha 11.4 Núcleo Paraventricular do Hipotálamo
Prancha 11.5 Influências da Citocina no Encéfalo e no Comportamento
Prancha 11.6 Órgãos Circunventriculares
Prancha 11.7 Regulação da Secreção Hormonal da Adeno-hipófise
Prancha 11.8 Hormônios da Neuro-Hipófise: Oxitocina e Vasopressina
Prancha 11.9 Neuroimunomodulação
Prancha 11.10 Anatomia do Prosencéfalo Límbico
Prancha 11.11 Formação Hipocampal: Anatomia Geral
Prancha 11.12 Conexões Neuronais da Formação Hipocampal
Prancha 11.13 Principais Conexões Aferentes do Corpo Amigdaloide
Prancha 11.14 Principais Conexões Eferentes do Corpo Amigdaloide
Prancha 11.15 Córtex Cingulado
Prancha 11.16 Córtex Insular
Prancha 11.17 Córtex Pré-frontal
Prancha 11.18 Organização e Vias Olfatórias

Questões de Revisão

Parte 4 Função Global do Encéfalo

Capítulo 12 Funções e Distúrbios Globais do Encéfalo

Prancha 12.1 Demência
Prancha 12.2 Doença de Alzheimer
Prancha 12.3 Lesão Encefálica Traumática
Prancha 12.4 Estresse Pós-traumático
Prancha 12.5 Substratos Encefálicos de Comportamentos de Adição

Índice Alfabético

Capítulo 1 Neurônios e suas Propriedades

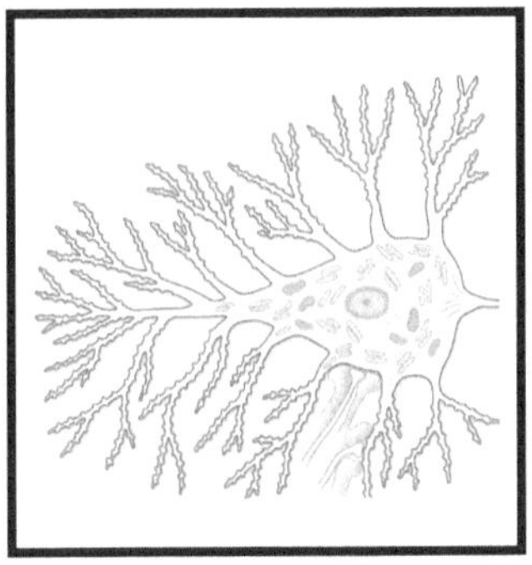

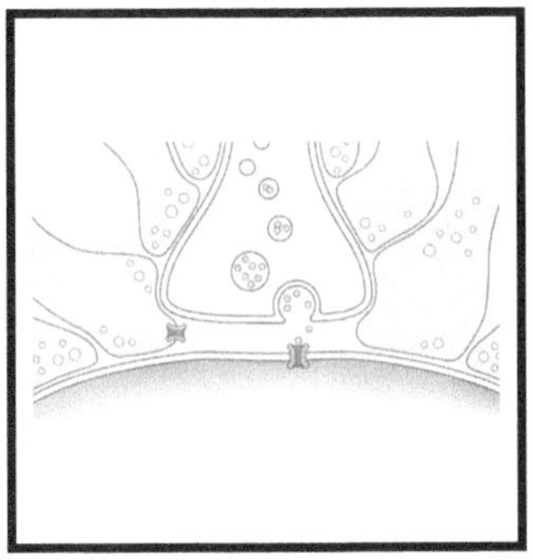

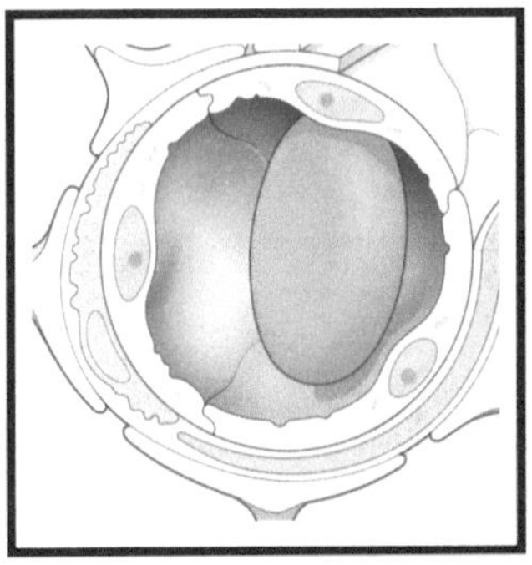

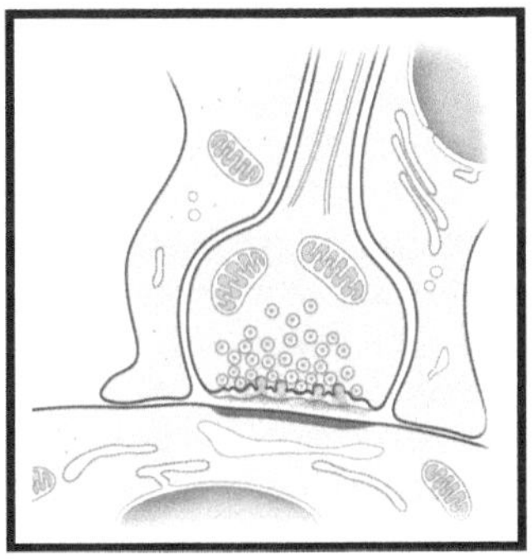

1 Estrutura Neuronal

Um **neurônio** é a unidade anatômica, fisiológica, genética e trófica individual do sistema nervoso. Cada neurônio é uma célula individual, separada dos neurônios adjacentes (a doutrina do neurônio). Os componentes de um neurônio são o **corpo celular**, os **dendritos** e um (ou ocasionalmente nenhum) **axônio**. O corpo celular contém o **núcleo** (e seu **nucléolo**) com o genoma neuronal, numerosas **mitocôndrias** necessárias para o metabolismo aeróbio, o **retículo endoplasmático rugoso** abundante necessário para a síntese de proteínas para a integridade estrutural e a função neuronal, o **aparelho de Golgi** necessário para o acondicionamento de moléculas para transporte descendo o axônio e outras organelas essenciais. Os prolongamentos anatômicos, dendritos e um axônio, estendem-se a partir do corpo celular. Os dendritos são prolongamentos muito ramificados que emergem do corpo celular e são locais onde os axônios aferentes terminam e seus neurotransmissores atuam no neurônio (às vezes terminando nas **espinhas dendríticas**). O axônio afunila a partir do corpo celular no **cone de implantação axonal** e inicia a mensagem elétrica de tudo ou nada, o potencial de ação (PA) autorreforçador, no **segmento inicial**. O PA propaga-se reiniciando em cada nó de Ranvier, onde é encontrada a membrana desprotegida do axônio com canais de sódio. Os axônios podem ramificar-se profusamente (chamadas projeções axonais), entrando em contato com milhões de corpos celulares neuronais-alvo (**sinapses axossomáticas**) e dendritos (**sinapses axodendríticas**; p. ex., neurônios noradrenérgicos do *locus coeruleus*), ou podem entrar em contato direto e direcionado com apenas alguns neurônios-alvo (p. ex., neurônios sensoriais primários com conexões monossinápticas aferentes do tipo Ia do reflexo de estiramento muscular ou neurônios motores inferiores [NMI] com fibras musculares na junção neuromuscular [JNM]). Embora esse padrão para componentes neuronais seja o padrão geral, existem exceções: neurônios sensoriais primários no gânglio da raiz dorsal e alguns gânglios de nervos cranianos têm corpos celulares sem dendritos (o receptor sensorial funciona como um dentrito), alguns neurônios não têm axônio (células amácrinas) e alguns sistemas neuronais têm redes extensas de interações sinápticas dendrodendríticas (p. ex., os feixes de dendritos dos núcleos da rafe serotoninérgicos no tronco encefálico e o núcleo motor frênico na medula espinal).

PINTE as seguintes estruturas, usando uma cor diferente para cada uma delas.

- ☐ 1. **Dendritos**
- ☐ 2. **Espinhas dendríticas**
- ☐ 3. **Retículo endoplasmático rugoso**
- ☐ 4. **Mitocôndria**
- ☐ 5. **Núcleo**
- ☐ 6. **Nucléolo**
- ☐ 7. **Cone de implantação axonal**
- ☐ 8. **Axônio**
- ☐ 9. **Segmento inicial do axônio**
- ☐ 10. **Corpo celular (soma)**
- ☐ 11. **Sinapse axossomática**
- ☐ 12. **Sinapse axodendrítica**

Nota Clínica

Os neurônios são células aeróbias obrigatórias metabolicamente muito ativas e apresentam demanda elevada por glicose e oxigênio, consumindo muito mais recursos do que o previsto pelo percentual de peso corporal. Os neurônios têm muito pouca reserva de energia e dependem do aporte contínuo de oxigênio e glicose para o funcionamento adequado. Se ocorrer um episódio isquêmico, a disfunção neuronal ocorre rapidamente e, 5 minutos após um acidente vascular encefálico (AVE) isquêmico ou um infarto agudo do miocárdio, alguns neurônios tornam-se irreversivelmente danificados. Locais como o setor CA1 do hipocampo são altamente sensíveis ao dano isquêmico e à morte neuronal subsequente (apoptose), deixando sérios déficits funcionais, como perda de memória de curto prazo e incapacidade de consolidar a memória de curto prazo em memória de longo prazo.

Os neurônios também são altamente ativos genomicamente, expressando genes para a síntese de proteínas necessárias às suas funções. O meio local também influencia o genoma neuronal individual. Depois de um agravo ou lesão, o genoma muda para a síntese de proteínas destinada a processos reparativos.

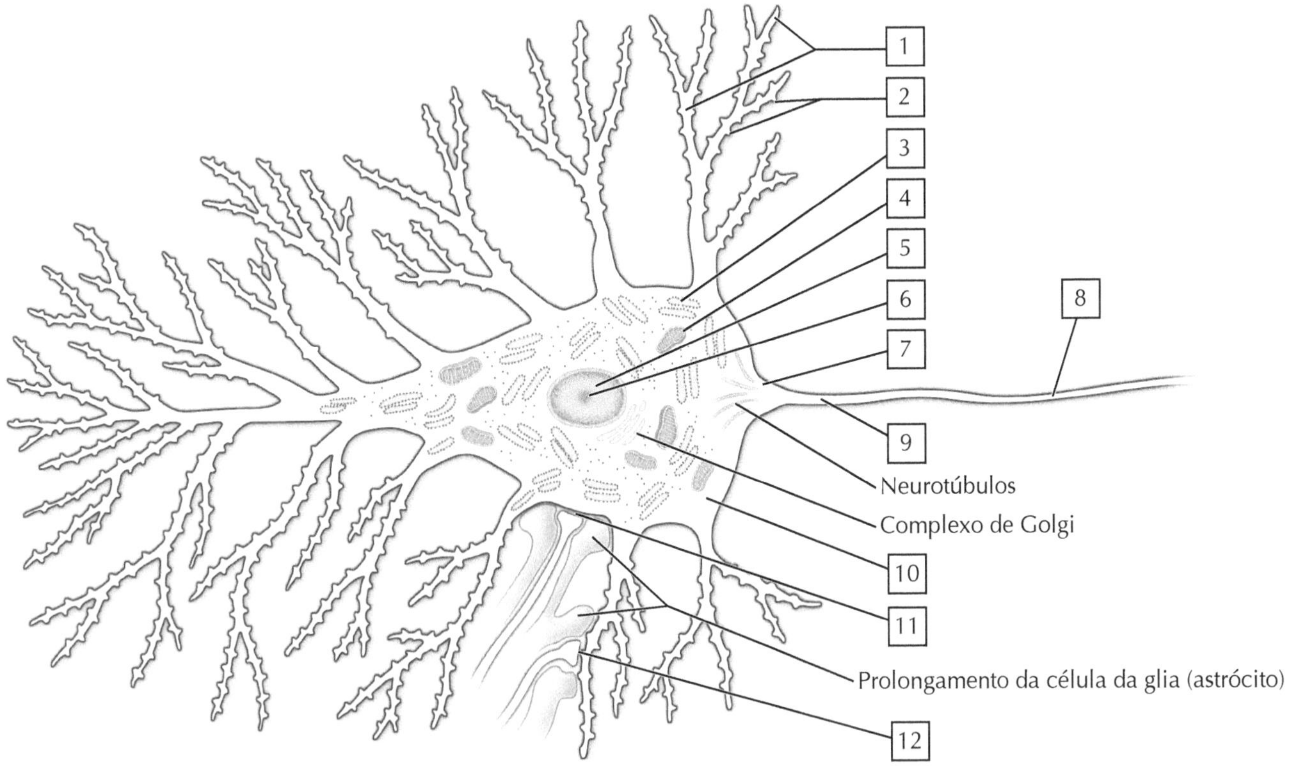

A. Neurônio multipolar grande

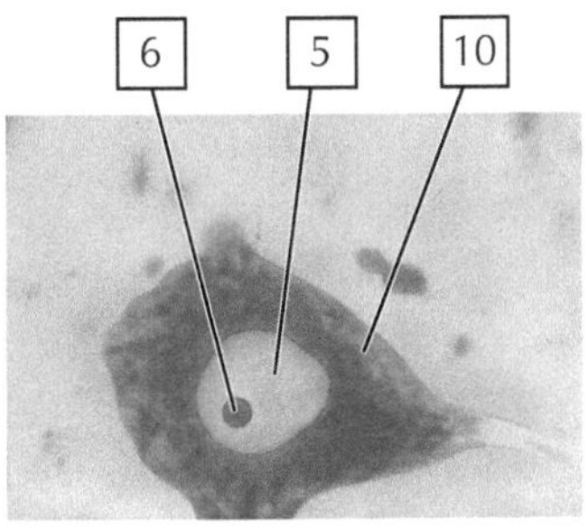

B. Neurônio motor inferior da medula espinal

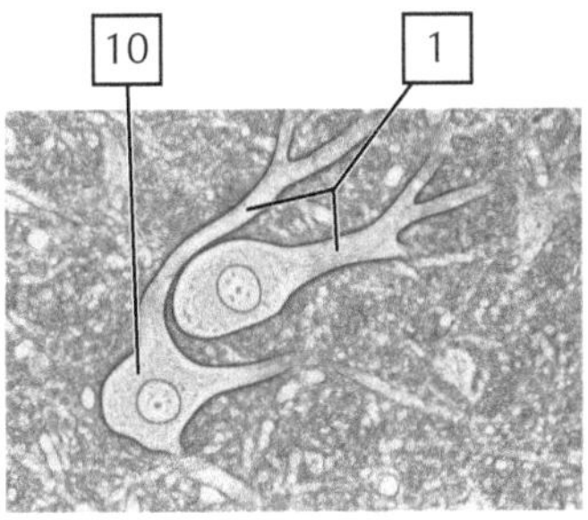

C. Neurônios de Purkinje cerebelares

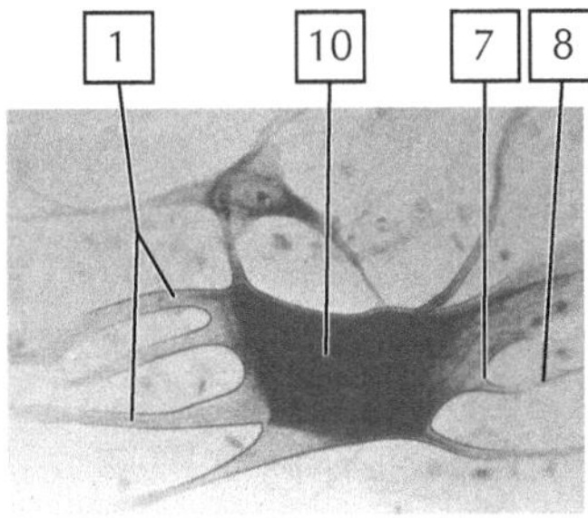

D. Neurônio da medula espinal

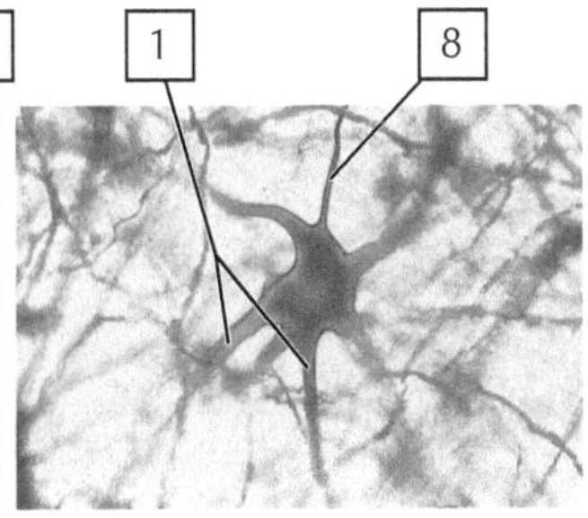

E. Neurônio da formação reticular

1 Tipos de Sinapses

Uma **sinapse** é um sítio estrutural de comunicação entre um componente de um neurônio (corpo celular, dendrito, axônio) com um ou mais componentes ou de um único neurônio ou de um arranjo mais complexo de estruturas neuronais. Os arranjos sinápticos mais comumente encontrados são as sinapses **axossomáticas** (axônio com corpo celular do neurônio-alvo) e as sinapses **axodendríticas** (axônio com dendrito[s] ou espinhas dendríticas do neurônio-alvo). Essas influências sinápticas geralmente adicionam um pequeno incremento ao corpo celular ou ao potencial da membrana dendrítica, seja a **despolarização** ou a **hiperpolarização**, mas raramente causam, por si sós, a iniciação ou o bloqueio de um potencial de ação (PA). As sinapses que terminam no cone de implantação axonal estão próximas o suficiente do local de iniciação do PA (segmento inicial) que uma única influência despolarizante pode levar ao disparo de um PA pelo axônio. Algumas sinapses axonais visam a outros terminais axônicos (sinapses **axoaxônicas**); esses contatos podem impedir que o terminal do axônio-alvo libere seu neurotransmissor, causando, assim, uma inibição pré-sináptica. Algumas sinapses são "**sinapses recíprocas**" porque cada elemento neuronal se comunica com sua contraparte. Uma **sinapse em série** envolve múltiplos locais em um único axônio, onde aglomerados de vesículas sinápticas são encontrados em muitos locais adjacentes, proporcionando a liberação do transmissor ao longo de um trecho extenso da membrana-alvo. Essas sinapses em série proporcionam estimulação suficiente para a membrana-alvo a fim de garantir um efeito sináptico desejado. Alguns axônios formam pequenas acumulações semelhantes a gotas de vesículas sinápticas (denominadas **varicosidades** ou botões de passagem), que proporcionam um grande número de locais de liberação de neurotransmissores, como aqueles encontrados com os axônios noradrenérgicos, dopaminérgicos e serotoninérgicos. Esses locais de contato são úteis para a secreção geral (secreção parácrina) em determinada vizinhança, em vez de um contato anatômico direcionado com precisão. Algumas estruturas apresentam interações sinápticas altamente complexas entre três ou mais elementos neuronais, denominados "glomérulos", encontrados na retina, no cerebelo, no bulbo olfatório e em outros lugares. Veja mais exemplos de sinapses nas duas figuras superiores da Prancha 1.15.

PINTE as seguintes estruturas, usando uma cor diferente para cada uma delas.

- ☐ **1. Sinapse axossomática ou axodendrítica**
- ☐ **2. Sinapse axodendrítica em uma espinha dendrítica**
- ☐ **3. Sinapse axoaxônica em um terminal que está formando uma sinapse axodendrítica**
- ☐ **4. Sinapse axodendrítica e axoaxônica combinada**
- ☐ **5. Varicosidades axonais**
- ☐ **6. Sinapse dendrodendrítica**
- ☐ **7. Sinapse recíproca**
- ☐ **8. Sinapse em série**

Nota Clínica

A configuração estrutural das sinapses em determinado neurônio fornece informações sobre como aquele neurônio é controlado. Na JNM, as sinapses colinérgicas do axônio motor terminam em depressões adjacentes às regiões invaginadas da membrana muscular, estabelecendo conexões extensas com um único alvo. Geralmente, acetilcolina (ACh) suficiente é liberada desses terminais durante um único PA motor para levar a membrana muscular até o limiar, causando, assim, a contração das fibras musculares naquela unidade motora. Na parte central do sistema nervoso (sistema nervoso central [SNC]), algumas sinapses do neurônio motor superior, tais como as sinapses corticospinais em uma membrana de um neurônio motor inferior (NMI) próxima ao cone de implantação axonal, levam o NMI ao limiar e disparam um PA, possibilitando o início bem-sucedido dos movimentos voluntários. Em muitos casos, sinapses coletivas que convergem em um neurônio-alvo, por exemplo, um neurônio na formação reticular, convergirão nos dendritos e no corpo celular, sem um único axônio ou grupo de axônios tendo capacidade de despolarização suficiente para disparar um PA naquele axônio do neurônio. Levar esse axônio até o limiar demanda somação espacial (excitação por muitos axônios) ou somação temporal (excitação por múltiplos aportes recorrentes ao longo do tempo). Algumas interações sinápticas complexas, como arranjos de **sinapses dendrodendríticas** em feixes de dendritos, ocorrem entre os NMIs que suprem axônios motores ao diafragma e ajudam a pulsar a atividade de arranjos de neurônios para proporcionar a ativação coordenada de seus alvos. Alguns neurotransmissores modulatórios, como a norepinefrina, alteram o limiar ou a excitabilidade de outros sistemas de aporte, como aportes excitatórios de glutamato e aportes inibitórios de ácido γ-aminobutírico (GABA), mesmo em um único neurônio (p. ex., células de Purkinje no cerebelo).

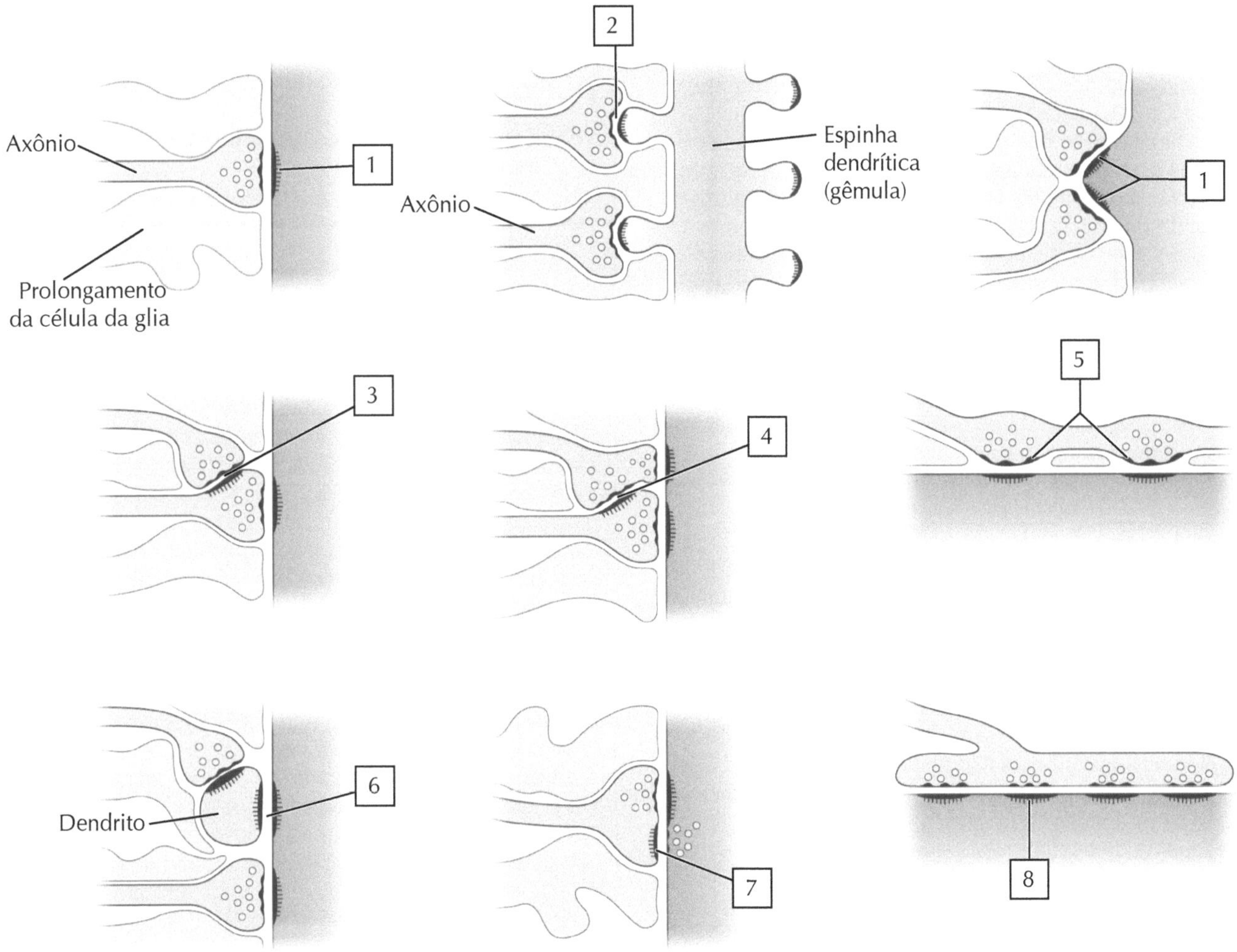
Axônio
1
Prolongamento
da célula da glia
2
Axônio
Espinha
dendrítica
(gêmula)
1
3
4
5
Dendrito
6
7
8

1

Tipos de Células Neuronais

O tamanho e a estrutura neuronal, a arborização dendrítica e os padrões de projeção axonal revelam o papel funcional pelas linhas tracejadas, onde a região inferior corresponde à medula espinal e a região superior, ao encéfalo), os **neurônios motores inferiores** (NMI) têm grandes corpos celulares com extensas arborizações dendríticas, refletindo o substancial aporte de neurônios motores superiores que converge sobre eles a partir do encéfalo, de interneurônios e de aportes sensoriais. Os NMIs apresentam axônios que saem pelas raízes ventrais, direcionados especificamente a um grupo de fibras musculares, constituindo uma unidade motora. Os neurônios autônomos pré-ganglionares, encontrados no tronco encefálico e na medula espinal sacral para a parte parassimpática da divisão autônoma do sistema nervoso, e na medula espinal toracolombar para a parte simpática da divisão autônoma do sistema nervoso, também têm grandes corpos celulares com ramificação dendrítica extensa. Seus axônios têm como alvo as células ganglionares autônomas na periferia. Alguns neurônios do SNC, tais como as **células piramidais do córtex cerebral**, têm sistemas de dendritos apicais e dendritos basolaterais que recebem aportes significativos de muitas estruturas do SNC. Seus axônios distribuem-se para outros neurônios corticais (fibras comissurais e de associação) ou estruturas subcorticais (fibras de projeção), incluindo os NMI. Os neurônios da formação reticular e as células de Purkinje do cerebelo apresentam árvores dendríticas únicas que são características desses neurônios. Muitos **interneurônios** são **neurônios multipolares** menores, que interagem com neurônios específicos maiores, como os NMI.

Na parte periférica do sistema nervoso (sistema nervoso periférico [SNP]), neurônios sensoriais primários dos **gânglios da raiz dorsal** e dos **gânglios dos nervos cranianos** são **unipolares** (um único axônio e não há dendritos) ou **bipolares**[a] (um axônio tanto proximal quanto distal, e não há dendritos). Esses axônios transmitem informações (sucessão de PA) dos receptores sensoriais periféricos para neurônios sensoriais secundários no SNC que informam os neurônios-alvo deste sistema das modalidades sensoriais transduzidas. As **células ganglionares autônomas** são neurônios multipolares que atuam tanto como receptores de aportes pré-ganglionares quanto de atividades integrativas para regulação subsequente de estruturas-alvo (músculo cardíaco, musculatura lisa, glândulas secretoras, células metabólicas, imunócitos).

Os neurônios do SNC são sustentados pelas células da glia, incluindo **astrócitos**, **micróglia** e **oligodendrócitos** (glia produtora de mielina), e os neurônios do SNP são sustentados pelas **células de Schwann**.

Esta figura apresenta o substrato neuronal hierárquico para compreensão das entradas (sensoriais) e saídas (motoras, autônomas) do encéfalo, a base fundamental para a organização neuronal.

[a]Nota de Revisão Técnica (N.R.T.): Alguns autores ainda citam que os neurônios do gânglio espinal (ou gânglio da raiz dorsal) são pseudounipolares; ou seja, eles saem como se fossem do tipo unipolar, mas terminam por se dividir em dois outros segmentos, o que os caracteriza com tal nome.

PINTE as seguintes estruturas, usando uma cor diferente para cada uma delas.

- ☐ 1. **Neurônio sensorial primário bipolar (em um gânglio do nervo craniano)**
- ☐ 2. **Neurônio sensorial primário unipolar (em um gânglio do nervo craniano)**
- ☐ 3. **Célula de Schwann**
- ☐ 4. **Neurônio sensorial primário unipolar (em um gânglio da raiz dorsal)**
- ☐ 5. **Interneurônio do SNC (na medula espinal)**
- ☐ 6. **Astrócito**
- ☐ 7. **Neurônio do gânglio autônomo (pós-ganglionar)**
- ☐ 8. **Neurônio motor inferior (célula motora somática do corno anterior da medula espinal)**
- ☐ 9. **Oligodendrócito**
- ☐ 10. **Célula motora somática multipolar (de núcleos de nervos cranianos motores)**
- ☐ 11. **Neurônio piramidal (no córtex cerebral)**

Nota Clínica

Os neurônios são organizados em hierarquias sensoriais, motoras e autônomas, com cada tipo celular em cada hierarquia refletindo seu papel por meio de sua configuração e conexões neuronais únicas. Na hierarquia sensorial, os neurônios sensoriais primários (unipolar e bipolar) transduzem estímulos sensoriais específicos na periferia para os potenciais axônicos que são transmitidos sem modificações prévias para os neurônios sensoriais secundários no SNC. No sistema motor, os NMIs são neurônios multipolares grandes que recebem grande convergência de aportes, incluindo aportes dos neurônios motores superiores no córtex e no tronco encefálico, interneurônios na medula espinal e aportes sensoriais transmitidos diretamente (reflexo de estiramento muscular monossináptico) ou indiretamente (outros reflexos somáticos). Na hierarquia autônoma, tanto os neurônios pré-ganglionares no SNC quanto as células ganglionares do SNP são grandes neurônios multipolares com grande influência convergente (para pré-ganglionares, de interneurônios da medula espinal, de centros autônomos do tronco encefálico, de conexões hipotalâmicas e de conexões do prosencéfalo límbico).

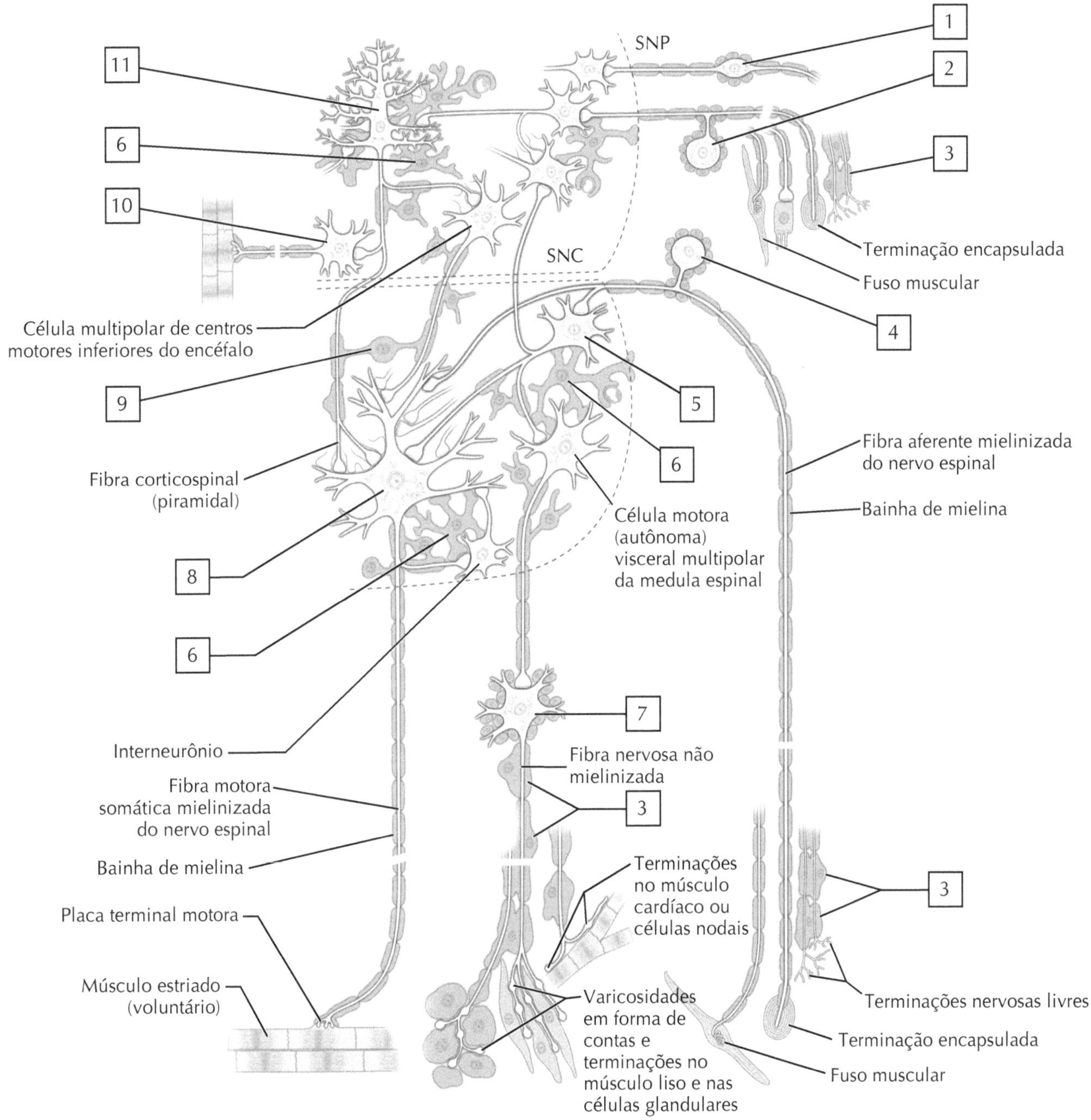

4. *SNC*, parte central do sistema nervoso; *SNP*, parte periférica do sistema nervoso.

Tipos de Células da Glia

Os três tipos principais de células da glia proporcionam sustentação extensiva para os **neurônios** no SNC. Os **astrócitos** e **oligodendrócitos** derivam de células do tubo neural, enquanto a maioria das **células da micróglia** se origina de células mesenquimais especializadas que se infiltram a partir do saco vitelino. Alguns anatomistas chamam os astrócitos da substância cinzenta de "astrócitos protoplasmáticos" e os astrócitos da substância branca de "astrócitos fibrosos". Os astrócitos proporcionam sustentação estrutural para os neurônios; eles fortificam zonas de interação sináptica (p. ex., sinapses axossomáticas) e protegem as membranas celulares neuronais no SNC. Os **prolongamentos do pedículo terminal do astrócito** também entram em contato com as células piais da pia-máter e formam uma membrana glial-pial para proteger toda a superfície externa do encéfalo. Eles também formam **prolongamentos do pedículo terminal** a fim de fornecer suporte para as células endoteliais capilares e suas zônulas de oclusão que constituem o componente anatômico principal da barreira hematencefálica. Os astrócitos sequestram o K^+, fornecem suporte metabólico e trófico e sustentam o crescimento e as funções de sinalização dos neurônios.

A micróglia age como células de limpeza do SNC e pode invadi-lo a partir da periferia. Elas desempenham papéis proeminentes na fagocitose de escórias, iniciação e participação em respostas inflamatórias do encéfalo, secreção de alguns fatores de crescimento e citocinas no encéfalo e participação em algumas funções imunes do encéfalo, como reconhecimento e apresentação de antígenos. Algumas **células perivasculares** podem participar de funções semelhantes.

A função principal dos oligodendrócitos é a mielinização dos **axônios centrais**. Cada oligodendrócito pode mielinizar um único segmento de muitos axônios. As **células ependimárias** revestem os ventrículos do cérebro, separando o líquido cerebrospinal (LCS) do espaço extracelular. Algumas células ependimárias especializadas, denominadas **tanicitos**, sequestram substâncias do LCS e transportam as mesmas por meio de prolongamentos extensos que terminam em locais específicos do SNC, onde podem ser liberadas para influenciar os neurônios do SNC.

PINTE as seguintes estruturas, usando uma cor diferente para cada uma delas.

- ☐ **1. Neurônio**
- ☐ **2. Célula ependimária**
- ☐ **3. Tanicito**
- ☐ **4. Micróglia**
- ☐ **5. Axônio**
- ☐ **6. Oligodendrócito**
- ☐ **7. Sinapse axossomática**
- ☐ **8. Célula perivascular (pericito)**
- ☐ **9. Prolongamento do pedículo terminal do astrócito**
- ☐ **10. Astrócito**
- ☐ **11. Pia-máter**

Nota Clínica

As células da glia são aproximadamente 10 vezes mais abundantes que os neurônios no SNC. Os astrócitos têm sua própria zona para sustentação neuronal, e os oligodendrócitos têm seus próprios segmentos de axônios múltiplos providos de mielina protetora. As micróglias estão presentes no SNC (micróglia residente), mas também podem invadir o SNC quando necessário. Elas podem converter-se em micróglia reativa e iniciar respostas inflamatórias, realizar funções imunológicas, fagocitar debris e liberar íons e moléculas reativas.

As células da glia são a principal fonte dos tumores cerebrais. Astrocitomas, oligodendrogliomas, ependimomas, glioblastomas e outros tumores derivados da glia podem ser tumores altamente invasivos e destrutivos, danificando neurônios, atuando como massas ocupadoras de espaço e resultando em morte. Muitos tumores gliais são bastante resistentes à quimioterapia e à radioterapia. Os meningiomas são tumores benignos frequentemente encontrados aderidos às estruturas durais, como a foice do cérebro. Eles podem causar danos por invasão local e efeitos de ocupação do espaço, mas não são malignos e invasivos. Os meningiomas frequentemente podem ser removidos com sucesso por meios cirúrgicos.

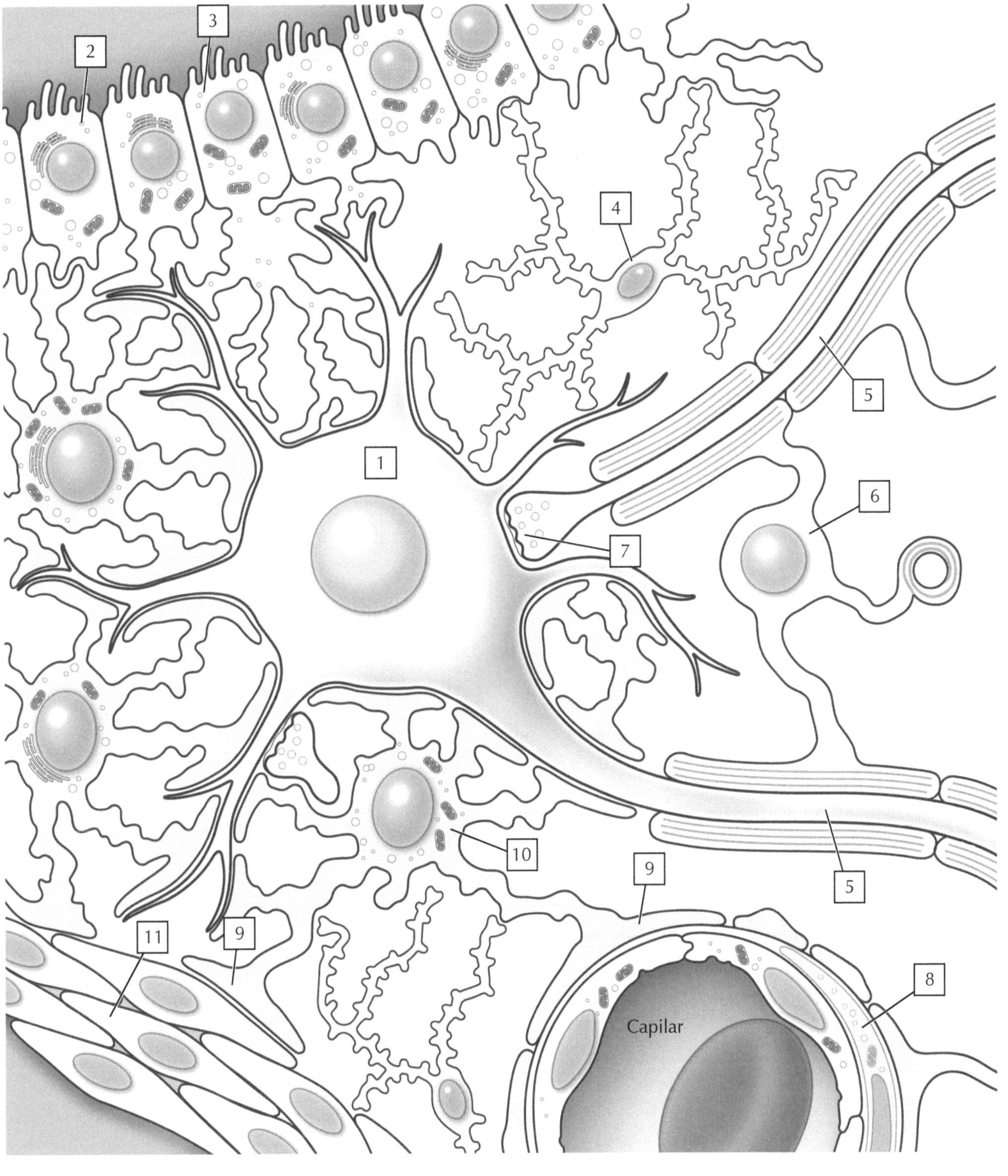
2
3
4
5
1
6
7
10
9
5
11
9
8
Capilar

1 Biologia do Astrócito

Os **astrócitos** são células da glia abundantes, organizadas em **domínios poliédricos tridimensionais não sobrepostos**. Um grande número de **prolongamentos em forma de arbusto** preenche os espaços dentro desses domínios. Os prolongamentos astrocíticos formam **junções comunicantes** entre os astrócitos adjacentes, que compõem um sincício. Eles são altamente eficazes no isolamento das sinapses, impedindo a entrada de terminais axonais e os locais sinápticos nos quais eles se completam. Os astrócitos também formam os **prolongamentos do pedículo terminal**, que envolvem arteríolas e capilares (e auxiliam na formação da barreira hematencefálica), terminam adjacentes às **células musculares lisas vasculares** ou células endoteliais, regulam a formação de zônulas de oclusão endoteliais e o transporte de água via aquaporina-4. Os pedículos terminais também podem liberar moléculas bioativas, tais como glutamato, trifosfato de adenosina (ATP) e adenosina, às vezes chamadas de "**gliotransmissores**". Prolongamentos de astrócitos circundam e isolam sinapses, fornecem **suporte iônico** (**sequestro de K^+** e tamponamento do pH), **captam glutamato e GABA** a partir da fenda sináptica, e inativam o glutamato a glutamina. Outros suportes metabólicos proporcionados pelos astrócitos incluem o fornecimento de lactato para os neurônios, a secreção de fatores de crescimento neural e a deposição de tecido cicatricial glial após uma lesão.

PINTE as seguintes estruturas, usando uma cor diferente para cada uma delas.

- ☐ **1. Domínios poliédricos tridimensionais não sobrepostos**
- ☐ **2. Prolongamentos em forma de arbusto (preenchendo espaços nos domínios)**
- ☐ **3. Isolamento astrocítico de sinapses**
- ☐ **4. Local de sequestro de K^+ e equilíbrio iônico**
- ☐ **5. Local de recaptação de glutamato e GABA por astrócitos**
- ☐ **6. Células musculares lisas vasculares**
- ☐ **7. Prolongamentos do pedículo terminal do astrócito**
- ☐ **8. Células endoteliais**
- ☐ **9. Junção comunicante (entre prolongamentos astrocíticos adjacentes)**

Nota Clínica

Os astrócitos fornecem uma série de atividades de suporte para ajudar os neurônios com funções metabólicas, para isolar sinapses e afastar a interferência indesejada de interações sinápticas específicas, para ajudar as **células endoteliais** a formarem suas zônulas de oclusão de suporte à barreira hematencefálica, para proporcionar a membrana pial-glial de sustentação ao longo de todo o exterior da superfície do encéfalo e para auxiliar na inativação (via captação) de neurotransmissores potencialmente bastante prejudiciais, glutamato e GABA. Uma função reativa dos astrócitos é responder aos danos e agravos pela deposição de tecido fibrótico glial. Isso ajuda a fornecer ao SNC o equivalente à formação de uma cicatriz. Uma função indesejada potencial dessa formação fibrótica astrocítica central é a possível ocorrência de focos irritativos a partir do tecido cicatricial, que podem iniciar uma atividade convulsiva. O tratamento cirúrgico do tecido cicatricial geralmente não é bem-sucedido e é necessário prescrever fármacos anticonvulsivantes.

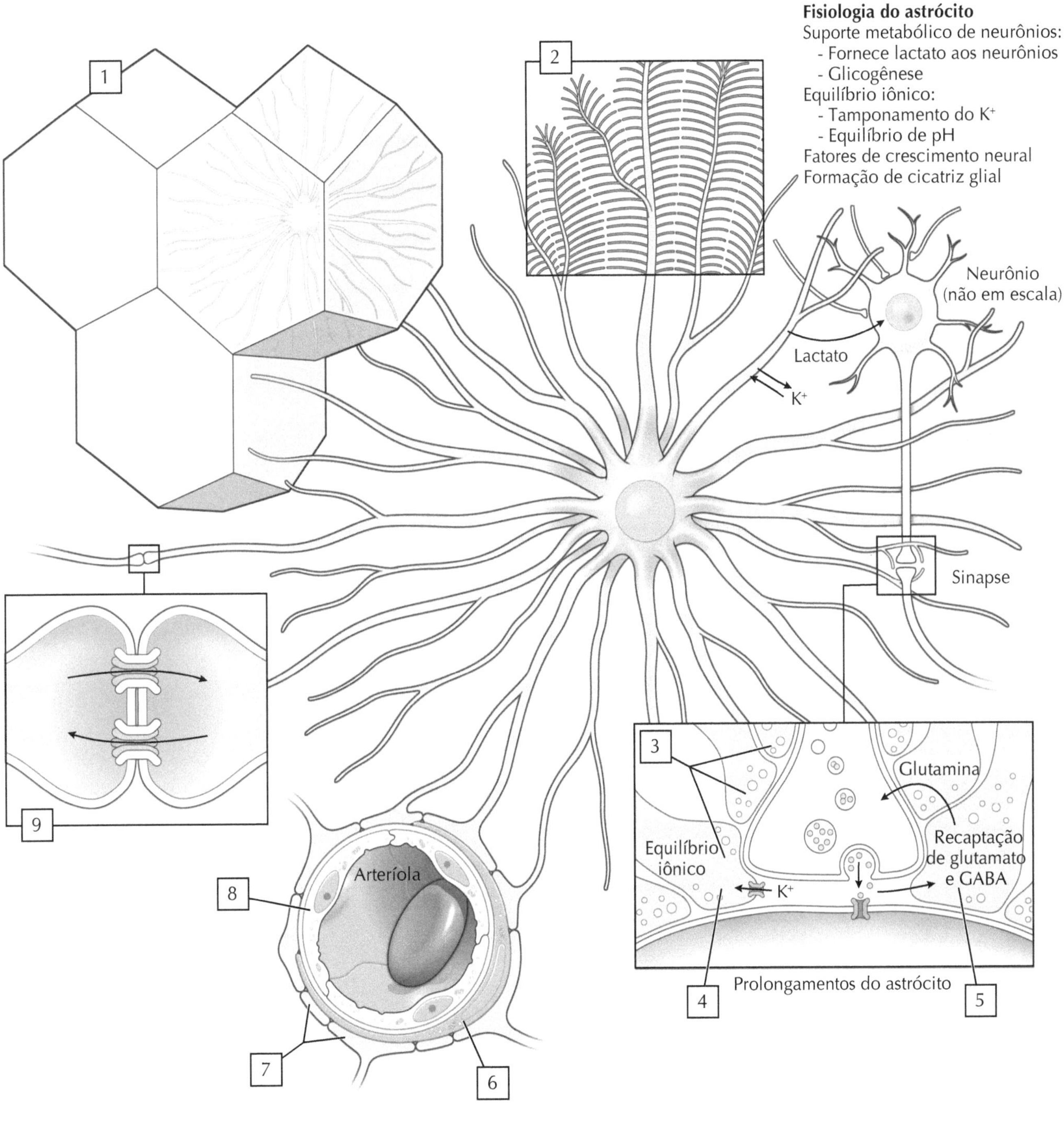
Fisiologia do astrócito
Suporte metabólico de neurônios:
- Fornece lactato aos neurônios
- Glicogênese
Equilíbrio iônico:
- Tamponamento do K+
- Equilíbrio de pH
Fatores de crescimento neural
Formação de cicatriz glial
1
2
Neurônio
(não em escala)
Lactato
K+
Sinapse
3
Glutamina
Equilíbrio iônico
K+
Recaptação de glutamato e GABA
Prolongamentos do astrócito
4
5
9
8
Arteríola
7
6

Biologia da Micróglia

Micróglia é encontrada no SNC, onde seus **prolongamentos constantemente coletam amostras do microambiente local**, em um movimento oscilatório. Aproximadamente uma vez por hora, os **prolongamentos fazem contato com as sinapses e percebem a atividade sináptica**. A micróglia consegue remover sinapses que não são necessárias; consegue **remodelar os sítios sinápticos** de interação e tem participação importante na plasticidade sináptica. A **micróglia responde à lesão celular e à apoptose** de neurônios por meio da secreção de padrões moleculares associados a danos (DAMP, do inglês *damage-associated molecular patterns*), também chamados de alarminas, que ativam *toll-like receptors* (TLR) para produzir a expressão genômica de citocinas como a interleucina 1-beta (IL-1β), que ativa a micróglia. A micróglia inicia uma **resposta ativacional a patógenos** (vírus, bactérias, estímulos semelhantes a citocinas) similar por meio da secreção de padrões moleculares associados a patógenos (PAMP, do inglês *pathogen-associated molecular pattern*) e subsequente ativação de TLR.

Quando a micróglia é ativada, as células adotam um formato ameboide, retraem seus prolongamentos para se tornarem mais curtas e espessas e **liberam moléculas sinalizadoras**, incluindo espécies reativas de oxigênio e espécies reativas de nitrogênio, citocinas pró-inflamatórias, metaloproteinases de matriz e fatores neurotróficos. A micróglia ativada também **fagocita patógenos e restos celulares**. A **liberação de interleucinas e citocinas da micróglia ativada** pode ativar linfócitos T para **apresentação de antígenos e iniciação de uma resposta imune**. A micróglia invasora pode adicionar a este processo.

PINTE as seguintes estruturas, usando uma cor diferente para cada uma delas.

- ☐ **1. Prolongamentos microgliais que coletam amostras do microambiente**
- ☐ **2. Prolongamentos microgliais que fazem contato com sinapses**
- ☐ **3. Micróglia remodelando sinapses e auxiliando na plasticidade sináptica**
- ☐ **4. Resposta microglial à lesão e à apoptose**
- ☐ **5. Resposta microglial a patógenos**
- ☐ **6. Liberação microglial de moléculas sinalizadoras e espécies iônicas reativas**
- ☐ **7. Fagocitose microglial de patógenos e restos celulares**
- ☐ **8. Liberação microglial de citocinas**
- ☐ **9. Apresentação de antígenos pela micróglia**

Nota Clínica

A micróglia tem um papel importante na avaliação da atividade sináptica, remodelando sinapses, eliminando interações desnecessárias e desempenhando um papel contínuo na plasticidade sináptica. Ao examinar o microambiente local, a micróglia pode fornecer uma resposta rápida.

A micróglia consiste em células imunes residentes e células imunes provenientes da periferia. Elas têm a capacidade de se tornarem ativadas quando ocorre lesão celular, apoptose neuronal e quando existem patógenos. A micróglia ativada libera vários mediadores, incluindo espécies reativas de oxigênio e espécies reativas de nitrogênio, bem como citocinas pró-inflamatórias e metaloproteinases de matriz. Esses mediadores podem induzir respostas inflamatórias prejudiciais, levando a lesões neuronais e apoptose. Este processo está envolvido no dano contínuo e destruição de neurônios na doença de Alzheimer. O dano inflamatório ocorre tanto pela reatividade microglial quanto pela reatividade astrocítica. Alguns dados experimentais recentes sugerem que a radiação pode reduzir essa resposta inflamatória e intensificar a depuração da proteína beta-amiloide (Aβ) aberrante.

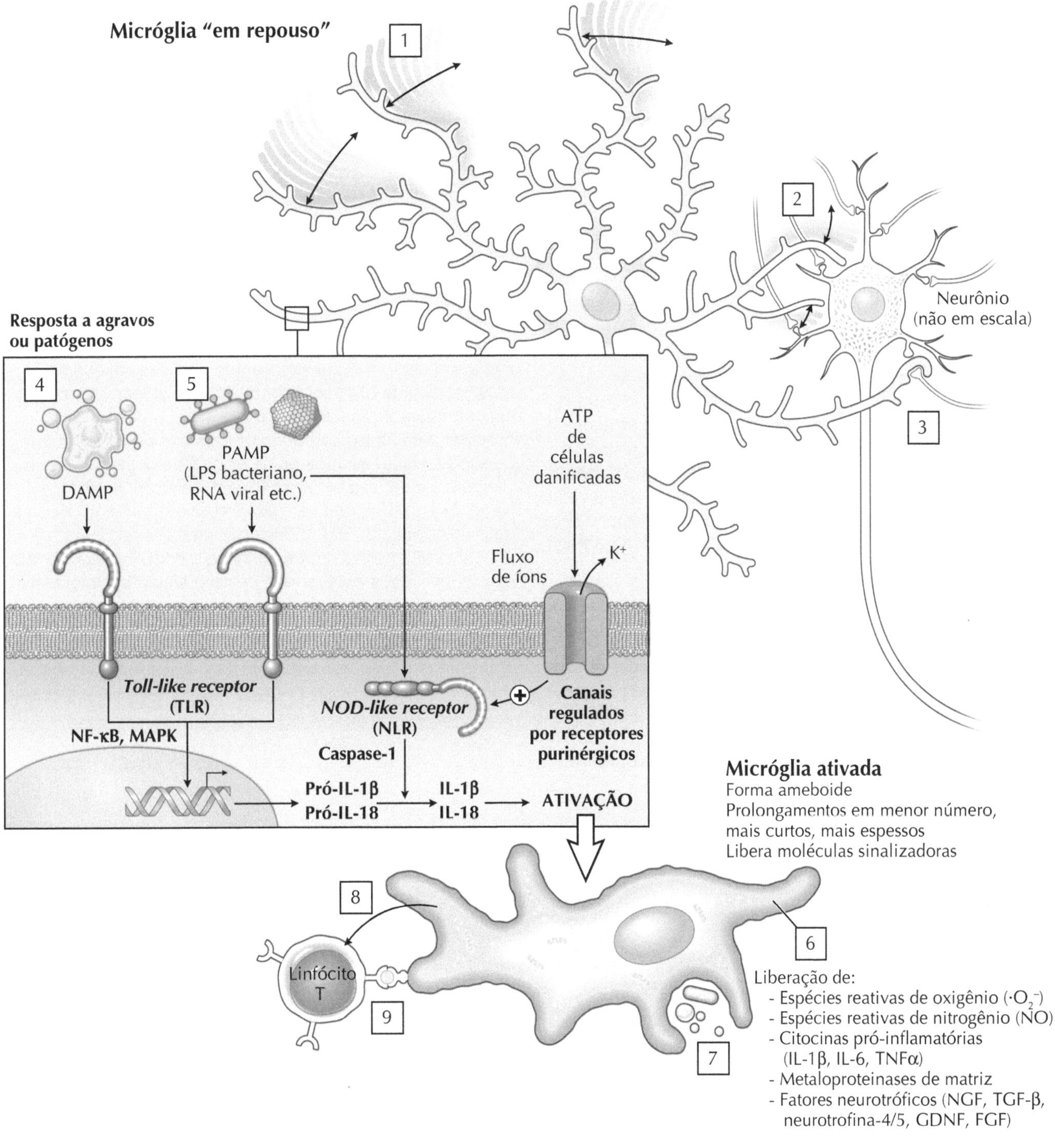
Micróglia "em repouso"
1
2
Neurônio
(não em escala)
3
Resposta a agravos
ou patógenos
4
5
DAMP
PAMP
(LPS bacteriano,
RNA viral etc.)
ATP
de
células
danificadas
Fluxo
de íons
K+
Toll-like receptor
(TLR)
NF-κB, MAPK
NOD-like receptor
(NLR)
Caspase-1
Canais
regulados
por receptores
purinérgicos
Pró-IL-1β
Pró-IL-18
IL-1β
IL-18
ATIVAÇÃO
Micróglia ativada
Forma ameboide
Prolongamentos em menor número,
mais curtos, mais espessos
Libera moléculas sinalizadoras
8
Linfócito
T
9
6
7
Liberação de:
- Espécies reativas de oxigênio (·O2-)
- Espécies reativas de nitrogênio (NO)
- Citocinas pró-inflamatórias
(IL-1β, IL-6, TNFα)
- Metaloproteinases de matriz
- Fatores neurotróficos (NGF, TGF-β,
neurotrofina-4/5, GDNF, FGF)

1 Biologia do Oligodendrócito

Os **oligodendrócitos** são células de suporte derivadas do tubo neural cujo papel principal é fornecer a mielinização para os axônios no SNC. Essas células apresentam prolongamentos que se estendem a partir do corpo celular, que então **envolvem um único segmento de axônio por um único neurônio** para cada prolongamento; um único oligodendrócito pode mielinizar um único segmento axonal para cada um de 30 ou mais axônios. Um único axônio pode possuir dúzias de oligodendrócitos mielinizando segmentos adjacentes do axônio. Há uma **interação trófica** por meio da qual um axônio central **sinaliza a oligodendrócitos para mielinizar o axônio**; estes sinais podem incluir ATP, íon potássio, glutamato, GABA e moléculas de adesão celular. O diâmetro do axônio pode ser um fator importante, visto que os grandes axônios do trato corticospinal são mielinizados, mas os axônios noradrenérgicos dos neurônios do *locus coeruleus*, que dão origem a um número substancial de varicosidades de axônios de pequeno diâmetro, não sinalizam oligodendrócitos para mielinização. A bainha de mielina consiste em lamelas de **camadas unidas de membrana celulares dos oligodendrócitos** envolvidas concentricamente em torno do segmento de axônio. Volumes muito pequenos de citoplasma ficam presos entre as camadas de membrana unidas. O **transportador de monocarboxilato 1 (MCT1)** fornece lactato, piruvato e corpos cetônicos do oligodendrócito através da bainha de mielina. Os **nós de Ranvier** adjacentes permanecem sem mielina e apresentam a membrana axonal com seus **canais de sódio** acumulados, local no qual o PA é reiniciado à medida que se move para baixo na membrana axonal (condução saltatória).

PINTE as seguintes estruturas, usando uma cor diferente para cada uma delas.

- ☐ **1. Local de sinal trófico que provoca um oligodendrócito para mielinizar um segmento de axônio**
- ☐ **2. Oligodendrócito envolvendo um único segmento de um único axônio**
- ☐ **3. Segmentos adjacentes de um axônio do SNC mielinizados por oligodendrócitos diferentes**
- ☐ **4. Oligodendrócito mielinizando um segmento único de múltiplos axônios**
- ☐ **5. Nó de Ranvier**
- ☐ **6. Sítio dos canais de sódio**
- ☐ **7. Transportador de monocarboxilato 1 em membrana do oligodendrócito**
- ☐ **8. Camadas unidas da membrana do oligodendrócito**

Nota Clínica

A mielinização dos oligodendrócitos dos axônios do SNC é essencial para a comunicação rápida de PA entre centenas de milhões de neurônios no SNC. Qualquer interrupção na mielinização resultará em disfunção neuronal e déficits neurológicos. O exemplo clássico de disfunção dos oligodendrócitos no SNC é a esclerose múltipla (EM). Nesta doença, uma reação autoimune resulta em ataque imunomediado no oligodendrócito, produzindo desmielinização segmentar, lentidão na condução axonal e disfunção neurológica, incluindo atividade motora, sensação, visão, reatividade emocional, movimentos oculares e muitas outras. A EM costuma exibir remissões e exacerbações ou, ocasionalmente, debilitação progressiva. Em alguns casos de EM, os oligodendrócitos conseguem se replicar, remielinizar os axônios centrais e, ao menos parcialmente, restaurar a função, embora a velocidade da condução raramente se recupere para a taxa total anterior à EM. É claro que, nas circunstâncias corretas, os oligodendrócitos conseguem se replicar, fornecendo mais células para participar do processo de remielinização. Observou-se que circunstâncias de vida estressantes por vezes exacerbam os episódios de EM nesta condição, que se caracteriza por exacerbações e remissões. Parece que o momento mais provável para as exacerbações é logo após uma situação de alto estresse; eventos de estilo de vida constantes, sem períodos de estresse muito alto, parecem proporcionar a melhor oportunidade para exacerbações menores. Após a desmielinização da EM, muitos pacientes se recuperam, enquanto alguns indivíduos continuam com déficit. Não raro, alguns indivíduos apresentam declínio funcional progressivo.

A. Amadurecimento do oligodendrócito

A atividade funcional nos neurônios desencadeia a mielinização por células precursoras de oligodendrócitos (OPC)

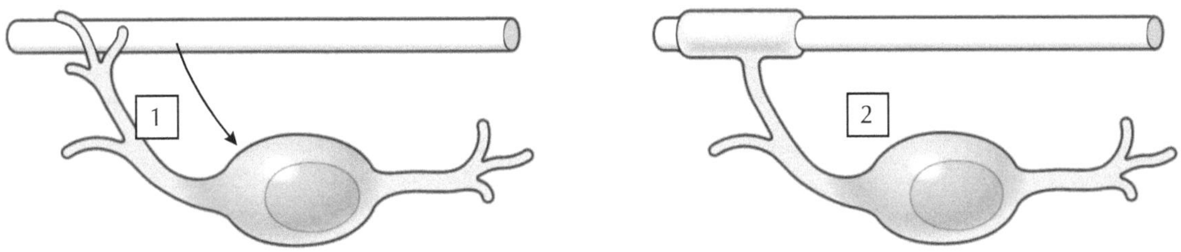

B. Fisiologia do oligodendrócito

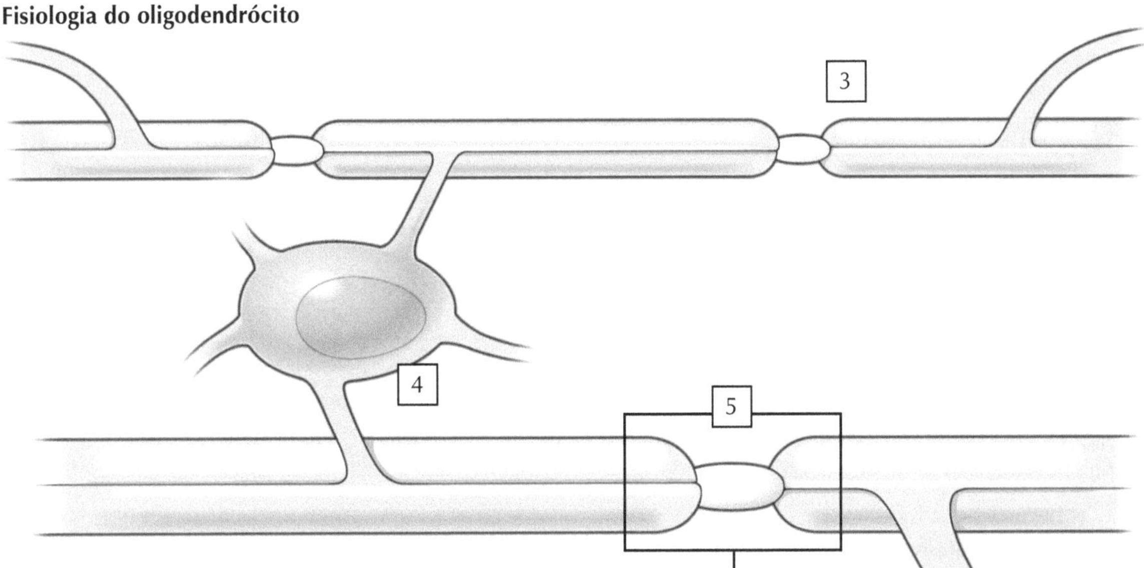

C. Bainha de mielina

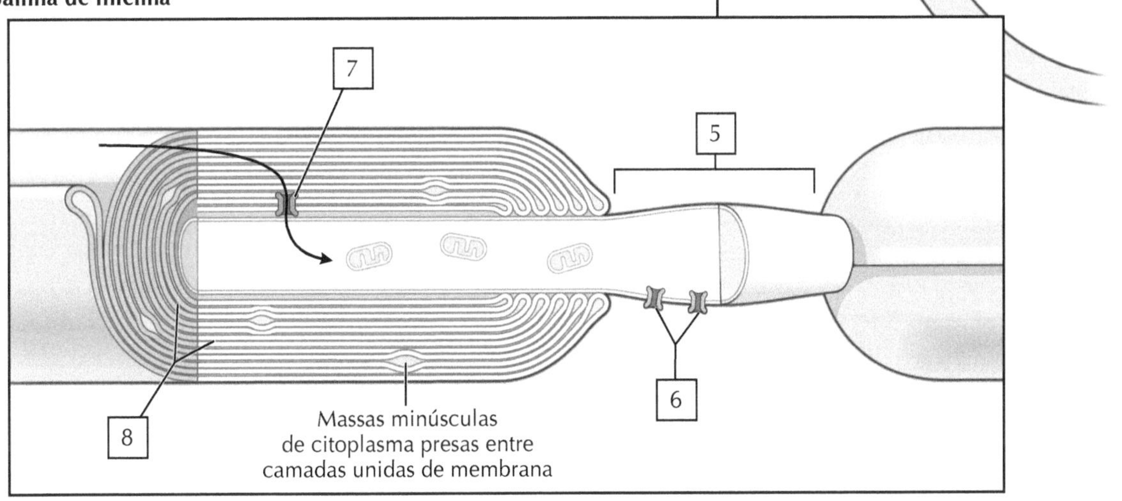

1 Barreira Hematencefálica

A **barreira hematencefálica** é a interface protetora entre a circulação periférica e o SNC. Os componentes celulares que permitem essa barreira protetora incluem as **células endoteliais capilares** e sua elaborada rede de **zônulas de oclusão** e as células associadas, tais como os **astrócitos** e seus **pedículos terminais astrocíticos**, que confinam as células endoteliais e suas **membranas basais**, além de auxiliarem na presença e manutenção das **zônulas de oclusão endoteliais**. Os pericitos perivasculares envolvem os capilares e ajudam a prevenir extravasamentos.
Os macrófagos perivasculares atuam como micróglia residente e ajudam a regular a integridade da barreira vascular e a permeabilidade vascular. Os pedículos terminais astrocíticos ajudam a transportar alguns metabólitos importantes do sangue para os neurônios, bem como a eliminar o K^+ e alguns neurotransmissores (glutamato e GABA) do espaço extracelular adjacente. Esses elementos celulares excluem muitas moléculas grandes e impedem que substâncias potencialmente tóxicas na circulação periférica danifiquem os elementos neuronais e gliais do SNC. As células endoteliais demonstram baixos níveis de atividade pinocitótica, restringindo ainda mais o acesso fácil ao SNC de moléculas periféricas. As células endoteliais têm alguns sistemas de transporte especializados, tais como moléculas transportadoras para o transporte de moléculas essenciais à produção de energia e metabolismo de aminoácidos no SNC. Como um exemplo, existe um sistema de transporte competitivo para mover tirosina, triptofano, leucina, isoleucina e valina para dentro do encéfalo. Durante uma dieta rica em proteínas, a tirosina ganhará competitivamente a entrada no encéfalo, aumentando o metabolismo das catecolaminas (dopamina, norepinefrina); durante uma dieta pobre em proteínas, o triptofano ganhará competitivamente a entrada no encéfalo, aumentando o metabolismo da serotonina.

PINTE as seguintes estruturas, usando uma cor diferente para cada uma delas.

- ☐ **1. Macrófagos perivasculares**
- ☐ **2. Zônulas de oclusão nas células endoteliais**
- ☐ **3. Célula endotelial capilar**
- ☐ **4. Pericito perivascular**
- ☐ **5. Astrócito**
- ☐ **6. Prolongamentos do pedículo terminal astrocítico**
- ☐ **7. Membrana basal**
- ☐ **8. Proteínas da zônula de oclusão**

Nota Clínica

A presença de uma barreira hematencefálica tem muitas vantagens e algumas desvantagens. A vantagem conspícua é a função protetora de manter moléculas potencialmente tóxicas e moléculas grandes indesejadas fora do SNC e longe dos neurônios que elas poderiam prejudicar. Os danos tóxicos a neurônios grandes (não substituíveis) poderiam resultar em danos cerebrais funcionais irreparáveis.
A barreira hematencefálica também apresenta células endoteliais com sistemas de transporte especializados, como aqueles para os aminoácidos citados anteriormente. Isso possibilita a regulação da expressão de alguns neurotransmissores específicos, permitindo que uma dieta rica em proteínas forneça as catecolaminas essenciais durante o desenvolvimento que contribuem para a conectividade e o enriquecimento neuronal.

Uma desvantagem fundamental de uma barreira hematencefálica é a probabilidade de que grandes moléculas terapêuticas sejam excluídas do acesso ao encéfalo. Muitos antibióticos, agentes quimioterápicos e outros medicamentos são excluídos do acesso ao encéfalo, necessitando de injeção intratecal para terem sua ação terapêutica de forma eficaz. Uma alternativa mais recente é o acoplamento de moléculas terapêuticas maiores a moléculas transportadoras, que podem obter acesso ao encéfalo através da barreira hematencefálica. Um perigo de alguns distúrbios neurológicos, como os tumores do SNC, as infecções, os traumas, os acidentes vasculares centrais e outras perturbações, é a ruptura física da barreira hematencefálica, permitindo que algumas moléculas cruzem esta para dentro do encéfalo e exerçam efeitos danosos sobre os neurônios. Esses efeitos nos neurônios podem ser fatais, levando a déficits neurológicos significativos e irreversíveis. Os efeitos não fatais, mas prejudiciais, podem criar reações inflamatórias crônicas que deixam o encéfalo suscetível a danos adicionais.

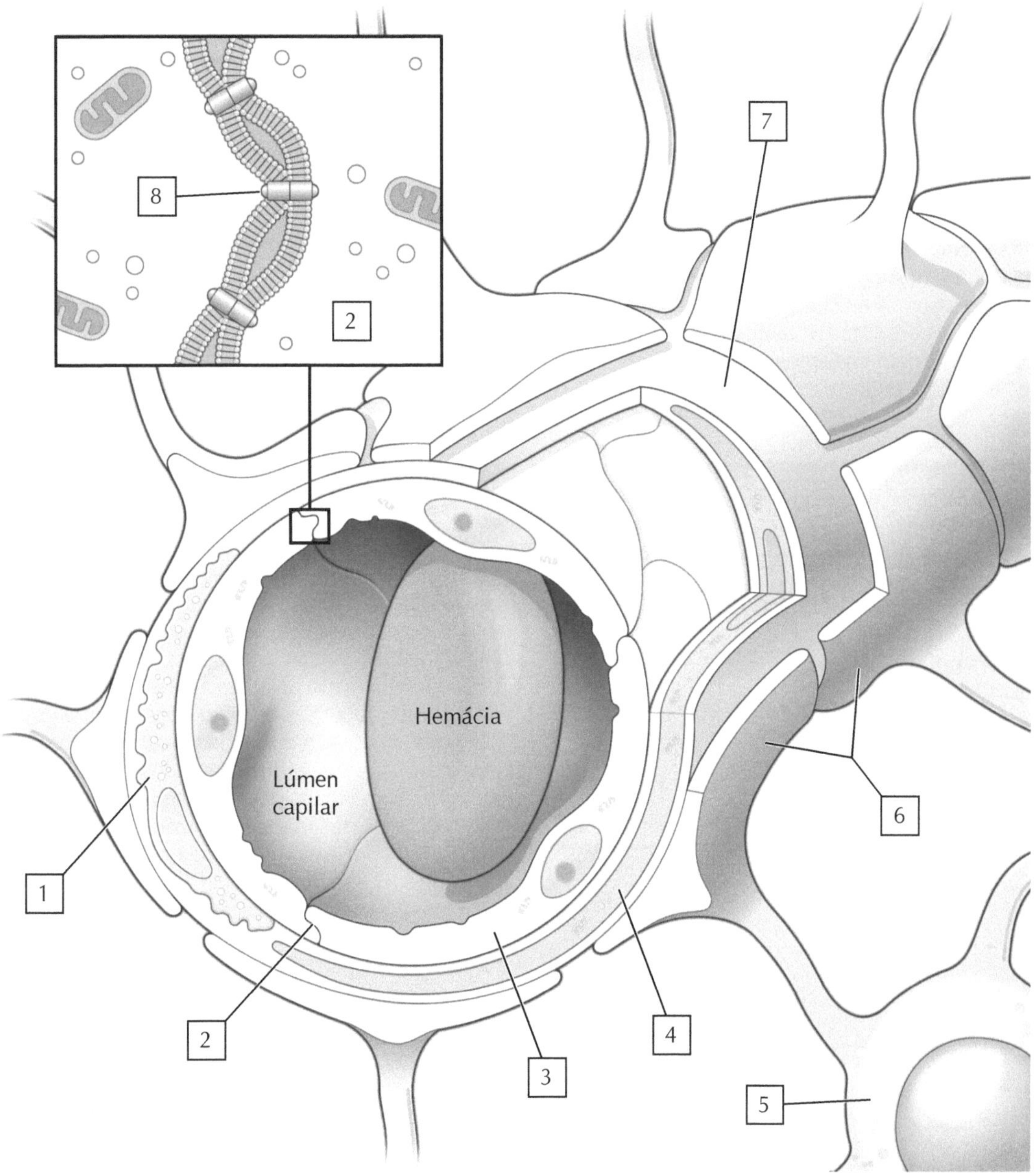
8
2
7
Hemácia
Lúmen
capilar
6
1
2
3
4
5

Transporte Axonal nas Partes Central e Periférica do Sistema Nervoso

Proteínas, organelas intracelulares e outras substâncias são transportadas ao longo do **axônio**, tanto para longe do corpo celular (anterógrado) quanto em direção ao corpo celular (retrógrado). Os sistemas de transporte são rápidos (**transporte axonal anterógrado rápido, transporte axonal retrógrado rápido**) ou lentos (**transporte axonal lento**, apenas anterógrado). O transporte anterógrado rápido move **vesículas**, **mitocôndrias**, organelas, proteínas de membrana, o retículo endoplasmático liso e componentes dos sistemas neurotransmissores a uma taxa que varia de 100 a 400 mm/dia. Esses componentes movem-se de uma maneira saltatória (parada e recomeço), usando a **cinesina** como um mecanismo de transporte. O transporte retrógrado rápido movimenta as organelas danificadas, **endossomos**, alguns vírus e toxinas e fatores de crescimento e fatores tróficos em direção ao corpo celular a uma taxa de 200 a 270 mm/dia, usando a **dineína** como um mecanismo de transporte. O transporte anterógrado lento movimenta **microtúbulos**, **neurofilamentos** e algumas proteínas do citoesqueleto a uma taxa de 0,2 a 2,5 mm/dia (componente "A" lento) e move algumas enzimas e proteínas a uma taxa de 5 a 6 mm/dia (componente "B" lento). Algumas organelas celulares, como o **retículo endoplasmático rugoso**, permanecem no corpo celular e nos dendritos e não são transportadas.

PINTE as seguintes estruturas, usando uma cor diferente para cada uma delas.

- ☐ **1. Retículo endoplasmático rugoso**
- ☐ **2. Mitocôndria**
- ☐ **3. Vesícula**
- ☐ **4. Cinesina**
- ☐ **5. Microtúbulo**
- ☐ **6. Axônio**
- ☐ **7. Endossomo**
- ☐ **8. Dineína**
- ☐ **9. Transporte de neurofilamentos**

Nota Clínica

O transporte axonal é essencial para o envio normal de organelas, proteínas e outras moléculas do corpo celular (transporte anterógrado) ao longo do axônio (e também ao longo dos dendritos) e para o envio de organelas e proteínas de volta ao corpo celular para descarte ou modificação.

O transporte axonal retrógrado também é usado para a capacidade de um neurônio de coletar amostras na região de seus terminais axonais. Em alguns casos, as moléculas sinalizadoras (p. ex., citocinas) são absorvidas nos terminais e transportadas retrogradamente para o corpo celular, onde são induzidas alterações na transcrição nuclear; isso altera a expressão genômica e possibilita que o neurônio modifique sua síntese proteica. O mesmo processo ocorre se o axônio ou os terminais nervosos estiverem danificados.

As moléculas sinalizadoras são transportadas de volta ao corpo celular, e a síntese proteica alterada possibilita que ocorram reparos e remodelações para restaurar a integridade estrutural e funcional do axônio e seus terminais.

Em algumas ocasiões, um vírus ou toxina pode obter acesso aos terminais nervosos (p. ex., vírus da poliomielite ou herpes-zóster), utilizar o sistema de transporte axonal retrógrado e obter acesso à maquinaria do corpo celular. Em alguns casos, o vírus destrói o neurônio (poliomielite) e, em outros casos, fica latente (herpes-zóster), ativando-se muito mais tarde, talvez em resposta à disfunção imunológica ou a sinais imunológicos durante um período de estresse elevado, produzindo bolhas dolorosas e a reativação do vírus nos locais de distribuição dos terminais nervosos ou distribuição dos receptores sensoriais.

Os sistemas de transporte anterógrado e retrógrado têm sido utilizados para marcar conexões axonais em modelos experimentais. Um corante transportado retrogradamente pode ser absorvido pelos terminais nervosos em uma região de distribuição e transportado de volta para os corpos celulares, revelando as células de origem para esses terminais. As substâncias marcadas podem ser injetadas na região dos corpos celulares neuronais, captadas e transportadas descendo pelo axônio, revelando a distribuição dos terminais axonais derivados desses neurônios. O uso de múltiplos agentes pode revelar se um único neurônio é capaz de fornecer ramos múltiplos a várias estruturas distantes ou se neurônios separados dão origem cada um a axônios destinados a uma única região.

O transporte axonal incorreto pode contribuir para os déficits clínicos, como a hiperfosforilação da proteína tau, levando ao colapso dos microtúbulos e do citoesqueleto na doença de Alzheimer.

A. Transporte axonal anterógrado rápido

100 a 400 mm/dia de maneira saltatória (partida-parada-recomeço)

O carregamento inclui:
- Vesículas sinápticas e precursores de vesículas sinápticas
- Mitocôndrias e outras organelas de membrana
- Proteínas de membrana integrais
- Polipeptídeos secretórios
- Neurotransmissores
- Elementos do retículo endoplasmático liso

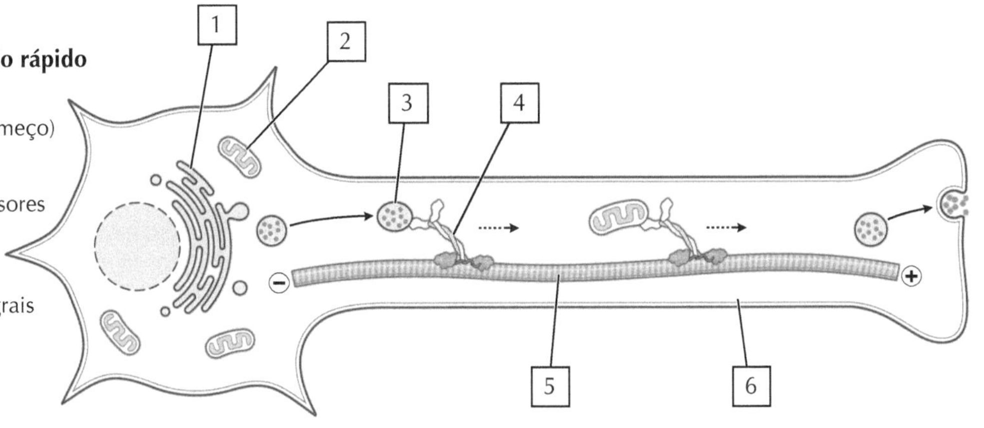

B. Transporte axonal retrógrado rápido

200 a 270 mm/dia

O carregamento inclui:
- Endossomos
- Mitocôndrias e outras organelas danificadas
- Elementos do retículo endoplasmático liso
- Sinais regulatórios (fatores de crescimento e neurotrofinas)
- Vírus e toxinas (p. ex., tétano, herpes simples, raiva, poliomielite)

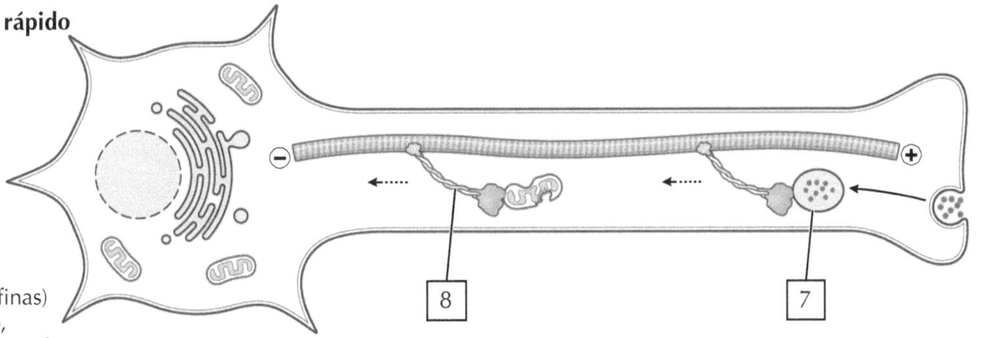

C. Transporte axonal lento (apenas anterógrado)

Substâncias diferentes movem-se em duas velocidades diferentes:

Componente "A" lento:
0,2 a 2,5 mm/dia (taxa de alongamento das neurites)
- Microtúbulos
- Neurofilamentos
- Proteínas do citoesqueleto (p. ex., α and β-tubulina)

Componente "B" lento:
5 a 6 mm/dia
- Proteínas citosólicas
- Clatrina
- Calmodulina
- Enzimas solúveis e outras proteínas

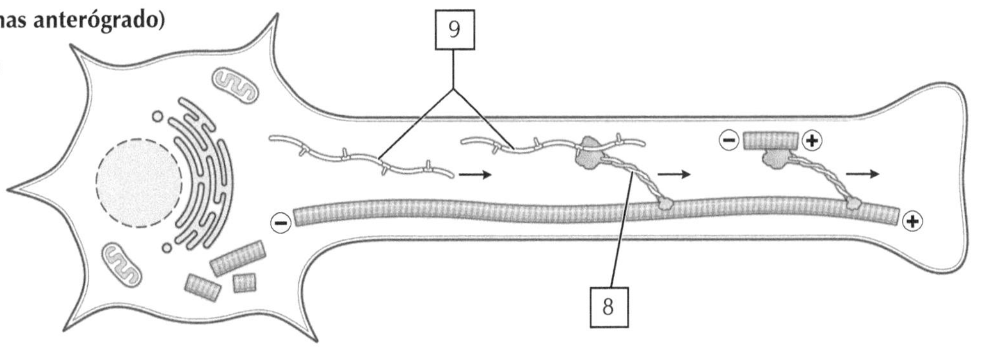

1 Mielinização dos Axônios das Partes Central e Periférica do Sistema Nervoso

A **mielinização** dos axônios centrais é proporcionada pelos **oligodendrócitos**, que envolvem um único segmento de cada um dos vários axônios (30 ou mais) com lamelas (camadas concêntricas) da membrana dos oligodendrócitos. O tamanho parece ser um gatilho para a mielinização, com axônios de 1 a 2 μm de diâmetro fornecendo um sinal para a mielinização. Um único axônio central é mielinizado por muitos oligodendrócitos, um por segmento. Os **nós de Ranvier** intervenientes são locais de axônio sem mielina contendo os canais de sódio, que permitem a reinicialização do PA à medida que ele se propaga descendo pelo axônio (condução saltatória).

Os axônios periféricos (SNP) são mielinizados pelas **células de Schwann** e também têm um limite de tamanho de 1 a 2 μm de diâmetro para desencadear a mielinização. Uma única célula de Schwann envolve um único segmento de um axônio com lamelas de membrana celular. As células de Schwann mielinizam axônios de **neurônios motores inferiores** (porção periférica apenas), **axônios sensoriais primários** outros que não as fibras C (porção periférica apenas), **axônios autônomos pré-ganglionares** (porção periférica apenas) e alguns **axônios autônomos pós-ganglionares**. No SNP, todos os axônios não mielinizados são circundados por uma bainha de células de Schwann, ramificação do citoplasma das células de Schwann que os protegem.

PINTE as seguintes estruturas, usando uma cor diferente para cada uma delas.

- ☐ **1. Oligodendrócito**
- ☐ **2. Corpo celular sensorial primário**
- ☐ **3. Células de Schwann (associadas às bainhas de mielina dos axônios mielinizados do SNP)**
- ☐ **4. Astrócitos**
- ☐ **5. Sinapses axossomáticas nos neurônios centrais**
- ☐ **6. Neurônio pós-ganglionar de um gânglio autônomo**
- ☐ **7. Nó de Ranvier**
- ☐ **8. Axônios terminando em músculo estriado em uma placa terminal motora**

Nota Clínica

A bainha de mielina ao redor tanto dos axônios centrais quanto dos periféricos possibilita a condução rápida do PA, a velocidades de 100 m/s ou mais. Sem a bainha de mielina, as atividades funcionais desses axônios são perdidas e ocorre disfunção neurológica grave. A desmielinização central pode ocorrer quando os oligodendrócitos são atacados em um processo autoimune, como a esclerose múltipla (EM). À medida que os oligodendrócitos são danificados e seus segmentos mielinizados perdem seu isolamento, podem ocorrer déficits funcionais em muitos locais, como cegueira, diplopia por perda de coordenação dos músculos oculares, fraqueza, perdas sensoriais, perda de coordenação, alterações cognitivas e emocionais, entre outros. Os oligodendrócitos podem se replicar e, com frequência, remielinizar segmentos desnudados dos axônios centrais, proporcionando, assim, alguma recuperação da função. Em alguns casos, a recuperação funcional é incompleta ou não ocorre.

A desmielinização periférica pode ocorrer durante um ataque autoimune à mielina (síndrome de Guillain-Barré) após um processo infeccioso, como uma infecção gastrintestinal (*Campylobacter jejuni*) ou uma infecção viral (Zika vírus), resultando em paresia e perda da sensação epicrítica nas regiões afetadas. A paresia frequentemente começa distalmente e se move proximalmente.
A recuperação gradual e a remielinização podem ocorrer, mas podem levar muitos meses. Em alguns casos, déficits residuais permanecem ou a recuperação não ocorre.
A capacidade tanto dos oligodendrócitos quanto das células de Schwann em replicar e iniciar a remielinização é fundamental para a sua capacidade de reparar os danos deixados por esses ataques autoimunes.

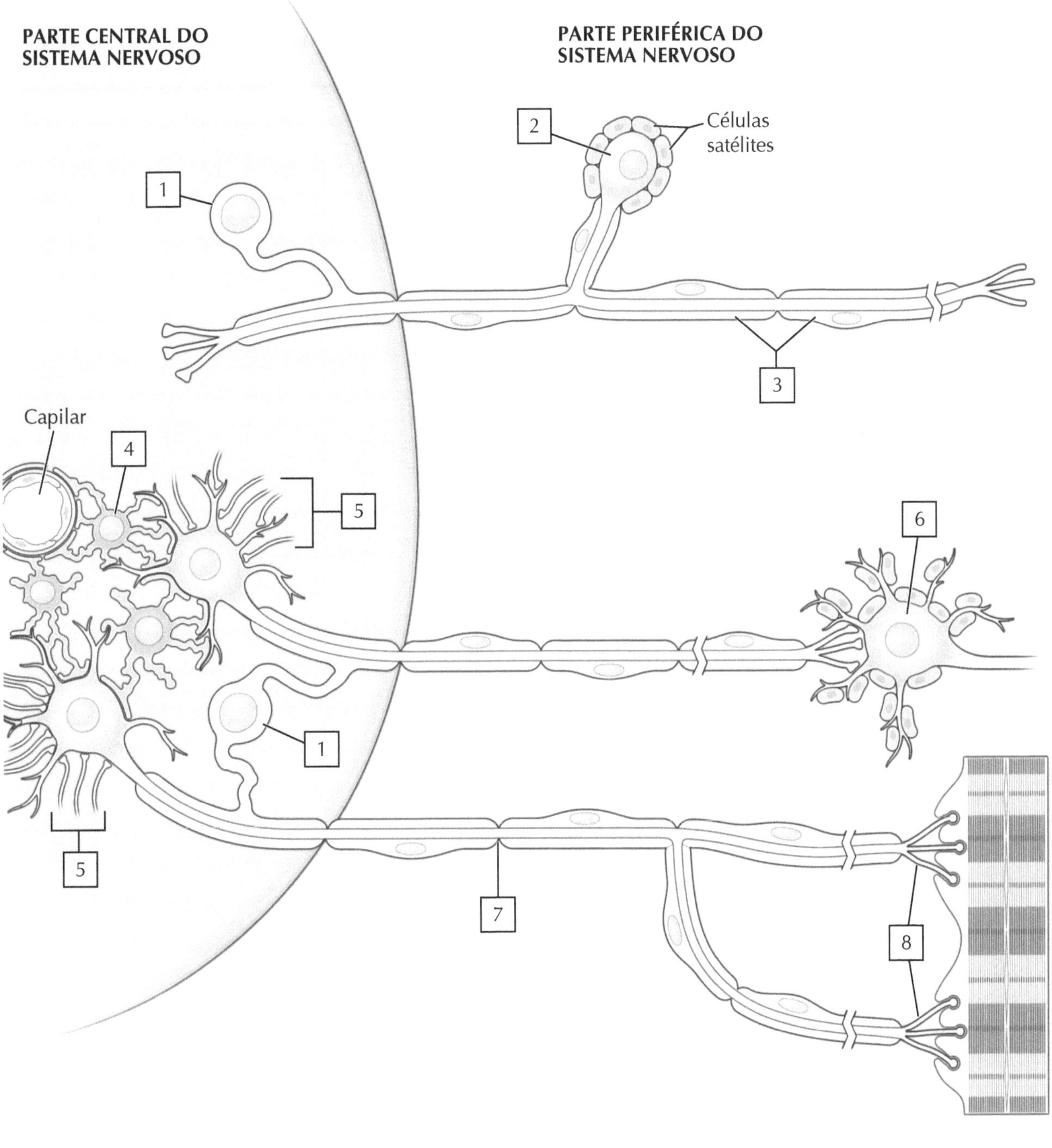
PARTE CENTRAL DO SISTEMA NERVOSO
PARTE PERIFÉRICA DO SISTEMA NERVOSO
2
Células satélites
1
3
Capilar
4
5
6
1
5
7
8

1 Potencial de Repouso Neuronal

A **membrana neuronal (uma bicamada lipídica)** é uma membrana diferencialmente permeável, com os **principais cátions (Na^+, K^+) e ânions (Cl^- e ânions intracelulares)** distribuídos de forma desigual no exterior e no interior do neurônio. As duas forças principais que causam essa distribuição desigual são a **separação de cargas** e a **difusão de espécies iônicas específicas**. A membrana neuronal altera sua permeabilidade aos íons principais dependendo do estado de **despolarização**. Em repouso, o potencial de repouso da membrana é de aproximadamente –70 a –90 mV em relação ao **líquido extracelular**; neste estágio, a membrana está próxima do potencial de equilíbrio do K^+ (ponto em que apenas K^+ é permeável através da membrana). Em repouso, a concentração extracelular de Na^+ (145 mEq/ℓ) e a concentração extracelular de Cl^- (105 mEq/ℓ) são altas quando comparadas às concentrações intracelulares de Na^+ (15 mEq/ℓ) e Cl^- (8 mEq/ℓ). A concentração extracelular de K^+ é baixa (3,5 mEq/ℓ) em comparação à concentração intracelular (130 mEq/ℓ). Essas distribuições iônicas desiguais estabelecem gradientes de difusão. O íon Na^+ é ativamente bombeado para fora do neurônio, e o íon K^+ é bombeado ativamente para dentro do neurônio pela **bomba de membrana Na^+-K^+-ATPase**. Em repouso, a distribuição das **concentrações intracelular e extracelular** dos íons principais reflete a permeabilidade diferencial da membrana e sua alteração à medida que ocorre a despolarização (carga se movendo em direção a 0 mV) e a separação resultante de cargas e a difusão das espécies iônicas.

PINTE as seguintes estruturas, usando uma cor diferente para cada uma delas.

- ☐ **1. Axoplasma (espaço intracelular) (assinale com uma pequena região de cor)**
- ☐ **2. Membrana neuronal**
- ☐ **3. Espaço extracelular (assinale com uma pequena região de cor)**
- ☐ **4. Gradiente de difusão de Na^+**
- ☐ **5. Gradiente de difusão de K^+**
- ☐ **6. Gradiente de difusão de Cl^-**
- ☐ **7. Ânions intracelulares**
- ☐ **8. Gradiente de concentração de K^+**
- ☐ **9. Diferença do potencial elétrico de difusão de K^+**
- ☐ **10. Canal de Na^+ em repouso**
- ☐ **11. Canal de Na^+ ativado (aberto) durante a despolarização**
- ☐ **12. Canal de Na^+ inativado durante a repolarização**

Nota Clínica

A permeabilidade diferencial da membrana de bicamada lipídica neuronal e suas bombas dependentes de ATPase mantêm os íons separados por carga e difusão; esse processo é muito dispendioso do ponto de vista do consumo de energia pelos neurônios. O SNC usa muito mais oxigênio e glicose do que o esperado (aproximadamente 20%) unicamente pelo tamanho e peso (2%). Sem a eficácia das bombas de íons e alterações na entrada do íon Na^+ para dentro do neurônio durante a despolarização (causando o PA axonal quando ocorre mais influxo de Na^+ do que pode ser contraposto pelo efluxo de K^+), a atividade elétrica neuronal e a comunicação com outros neurônios através de axônios cessariam. Os canais de Na^+ são distribuídos ao longo da membrana em axônios não mielinizados, mas são encontrados apenas nos nós de Ranvier nos axônios mielinizados. O bloqueio do canal de Na^+ nos nós de Ranvier interrompe a condução axonal dos PA; os anestésicos locais impedem a condutância nervosa ao bloquear os nós consecutivos (p. ex., bloqueio do nervo mandibular para o trabalho odontológico).

Existem muitas doenças relacionadas com disfunções e mutações do canal iônico, incluindo distúrbios fisiológicos, neuronais, renais, de secreção, da visão, entre outros. Para uma revisão, consulte Dworakowska B, Dolowy K. Ion channels-related diseases. *Acta Biochem Pol*. 2000; 47(3): 685-703.[b]

[b]N.R.T.: Para revisão mais atualizada, consulte Musio C. Ion channels and neurological disease. *Life (Basel)*. 2024 Jun 13;14(6):758 e Orfali R, Alwatban AZ, Orfali RS, Lau L, Chea N, Alotaibi AM, Nam YW, Zhang M. Oxidative stress and ion channels in neurodegenerative diseases. *Front Physiol*. 2024 Jan 29;15:1320086.

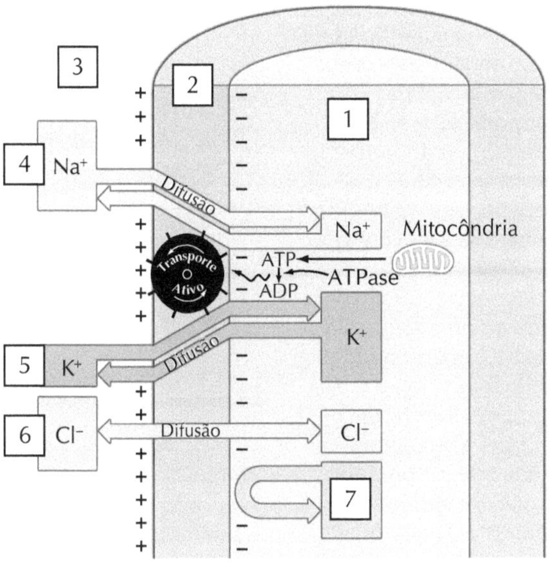

A. Distribuição dos íons no axônio separado por carga e difusão

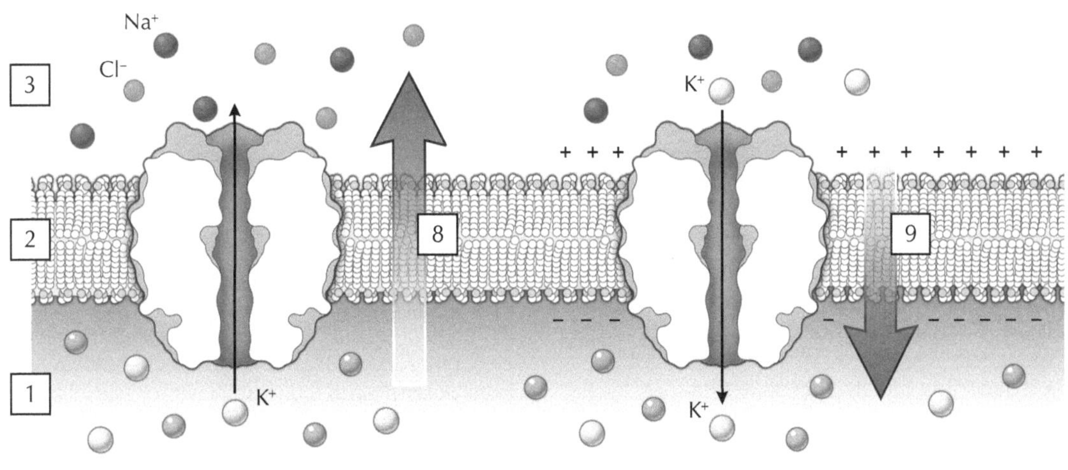

B. Movimento dos íons através da membrana do axônio

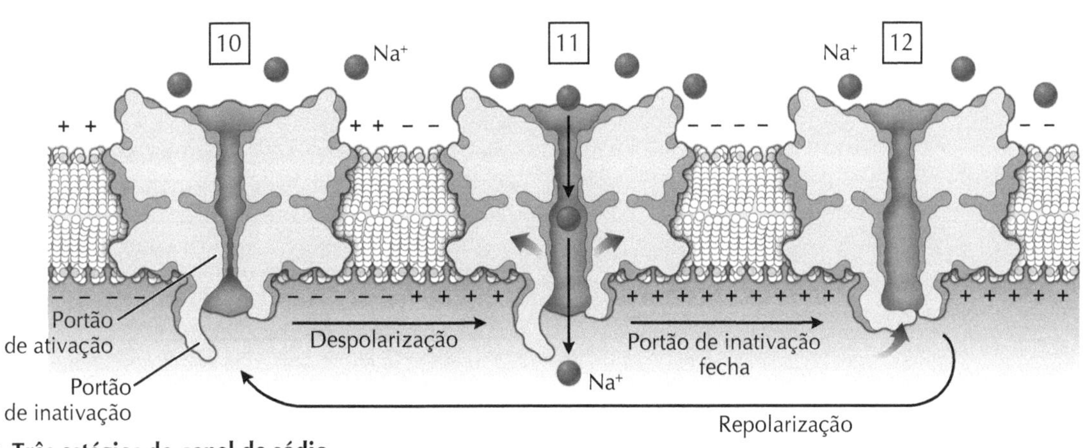

C. Três estágios do canal de sódio

Potenciais Graduais em Neurônios

As perturbações da membrana neuronal (**despolarização**, em direção a 0 mV; **hiperpolarização**, afastando-se de 0 mV) podem ser induzidas pela ação de **neurotransmissores** (liberados de **vesículas sinápticas** na **terminação nervosa pré-sináptica**) em seus **receptores cognatos** na superfície da membrana pós-sináptica. A interação neurotransmissor-receptor **pode alterar o potencial de membrana (por meio de canais de íons ativados por ligantes)**, bem como **ativar vias de transdução do sinal (por meio de receptores metabotrópicos) intracelular** que influenciam a expressão genômica e outras funções neuronais intracelulares. No fragmento de membrana no qual ocorre a interação neurotransmissor-receptor, é observada ou uma **resposta excitatória despolarizante** (influxo de Na^+ a partir do aumento da permeabilidade da membrana para íons carregados positivamente) ou uma **resposta inibitória hiperpolarizante** (influxo do íon Cl^-). Essas alterações no potencial de membrana são chamadas de **potenciais graduais** e denominadas **potenciais pós-sinápticos excitatórios** (**EPSP**, do inglês *excitatory postsynaptic potentials*) e **potenciais pós-sinápticos inibitórios** (**IPSP**, do inglês *inhibitory postsynaptic potentials*). Esses potenciais pós-sinápticos excitatórios e inibitórios locais exercem efeitos locais que se dissipam no espaço e no tempo. Não é comum que um EPSP despolarize a membrana axonal o suficiente para levá-la ao limiar para o início de um PA no segmento inicial do axônio. Os potenciais pós-sinápticos excitatórios (EPSP) podem acumular-se no espaço (**somação espacial**) e no tempo (**somação temporal**) para atingir tal despolarização ao limiar. Potenciais pós-sinápticos inibitórios (IPSP) estrategicamente colocados podem bloquear a despolarização e impedir o disparo de um PA. Este processo de neurotransmissão, com liberação de neurotransmissores excitatórios e inibitórios, geralmente ocorre a partir da liberação no terminal do axônio do neurotransmissor para atuar na membrana neuronal do corpo celular e dendritos pós-sinápticos; entretanto, a liberação axonal do neurotransmissor pode atuar em outros terminais nervosos (p. ex., inibição pré-sináptica) e os dendritos também podem liberar o neurotransmissor adjacente a outros dendritos e terminais do axônio. Note que se um neurotransmissor é excitatório ou inibitório depende dos efeitos que ele exerce em seu(s) receptor(es) pós-sináptico(s).

PINTE as seguintes estruturas, usando uma cor diferente para cada uma delas.

- ☐ **1. Vesículas sinápticas nas terminações nervosas**
- ☐ **2. Membrana pré-sináptica**
- ☐ **3. Neurotransmissor na fenda sináptica**
- ☐ **4. Membrana pós-sináptica**
- ☐ **5. Terminação nervosa pré-sináptica**
- ☐ **6. Local do fluxo corrente de potenciais graduais**
- ☐ **7. Fibra excitatória usando glutamato**
- ☐ **8. Fibra inibitória usando GABA**
- ☐ **9. Canais de Ca^{++} para o influxo de Ca^{++} na terminação nervosa pré-sináptica**
- ☐ **10. Canais de Na^+**

Nota Clínica

A convergência de entradas é um princípio geral da comunicação neural. Muitos neurônios funcionalmente importantes (NMI, neurônios autônomos pré-ganglionares, neurônios sensoriais secundários, células de Purkinje cerebelares, células piramidais corticais e centenas de outros tipos de células) recebem entradas de informações de milhares de axônios provenientes de muitas fontes, às vezes de muitos grupos celulares neuronais diversos. Os axônios dessas entradas terminam em uma variedade de locais anatômicos dos neurônios-alvo, incluindo o corpo celular, dendritos, espinhas dendríticas e até mesmo outros terminais de axônio que entram. Essas influências de entrada geralmente requerem a somação espacial e a somação temporal dos EPSP para despolarizar significativamente a membrana neuronal próxima ao cone de implantação axonal, o sítio adjacente ao segmento inicial e o local de iniciação do PA no axônio. Os IPSP podem equilibrar ou evitar essa despolarização. Dependendo da intensidade de entradas para determinado local em um neurônio-alvo, a excitabilidade da membrana neuronal-alvo é alterada. Com uma sucessão mais intensa de PA de determinado conjunto de entradas, pode haver uma concentração alterada de neurotransmissores liberados; muitos terminais do axônio contêm mais de um neurotransmissor e a liberação usualmente é não linear em relação à frequência do PA. Algumas moléculas presentes no líquido extracelular podem alterar a configuração estrutural de outro neurotransmissor (p. ex., dopamina, serotonina e norepinefrina modificando a conformação tridimensional de alguns neuropeptídeos) ou a interação de outro neurotransmissor com seus receptores cognatos (p. ex., norepinefrina alterando a resposta das células de Purkinje tanto à neurotransmissão do GABA quanto do glutamato).

O balanço das entradas neuronais e dos potenciais graduais que eles provocam é essencial para a função neuronal apropriada. Se essas entradas forem perdidas ou se reorganizarem, como ocorre com os neurônios motores inferiores após danos à medula espinal, esses neurônios podem exibir respostas aberrantes, tais como hipertonia e hiper-reflexia.

A. Movimento dos íons

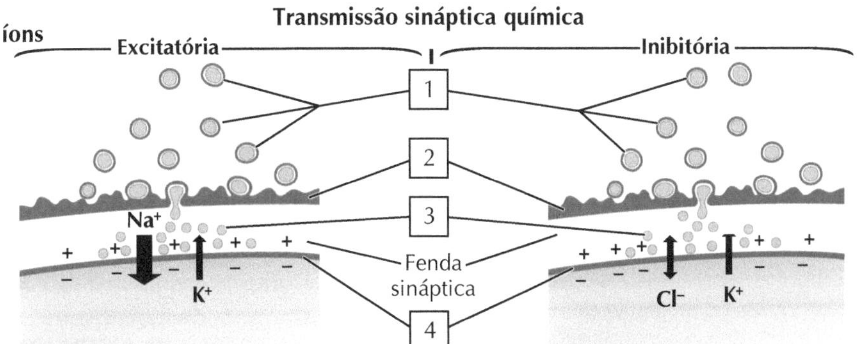

Quando o impulso atinge o botão sináptico excitatório, ele causa a liberação de uma substância transmissora dentro da fenda sináptica. Isso aumenta a permeabilidade da membrana pós-sináptica a Na^+ e K^+. Mais íon Na^+ se move para dentro da célula pós-sináptica do que o íon K^+ se move para fora, devido ao maior gradiente eletroquímico.

Na sinapse inibitória, a substância transmissora liberada por um impulso aumenta a permeabilidade da membrana pós-sináptica a K^+ e Cl^-, mas não a Na^+. O íon K^+ se move para fora da célula pós-sináptica.

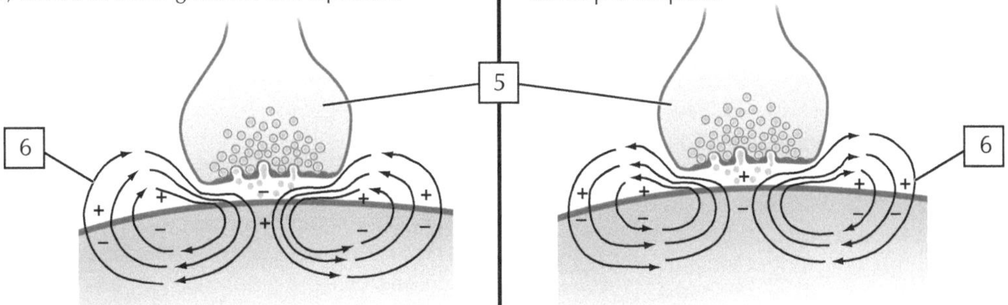

O fluxo de corrente iônica líquida resultante está em uma direção que tende a despolarizar a célula pós-sináptica. Se a despolarização atingir o limiar de disparo no cone de implantação axonal, um impulso é gerado na célula pós-sináptica.

O fluxo de corrente iônica resultante está em uma direção que tende a hiperpolarizar a célula pós-sináptica. Isso torna a despolarização por sinapses excitatórias mais difícil – mais despolarização é necessária para atingir o limiar.

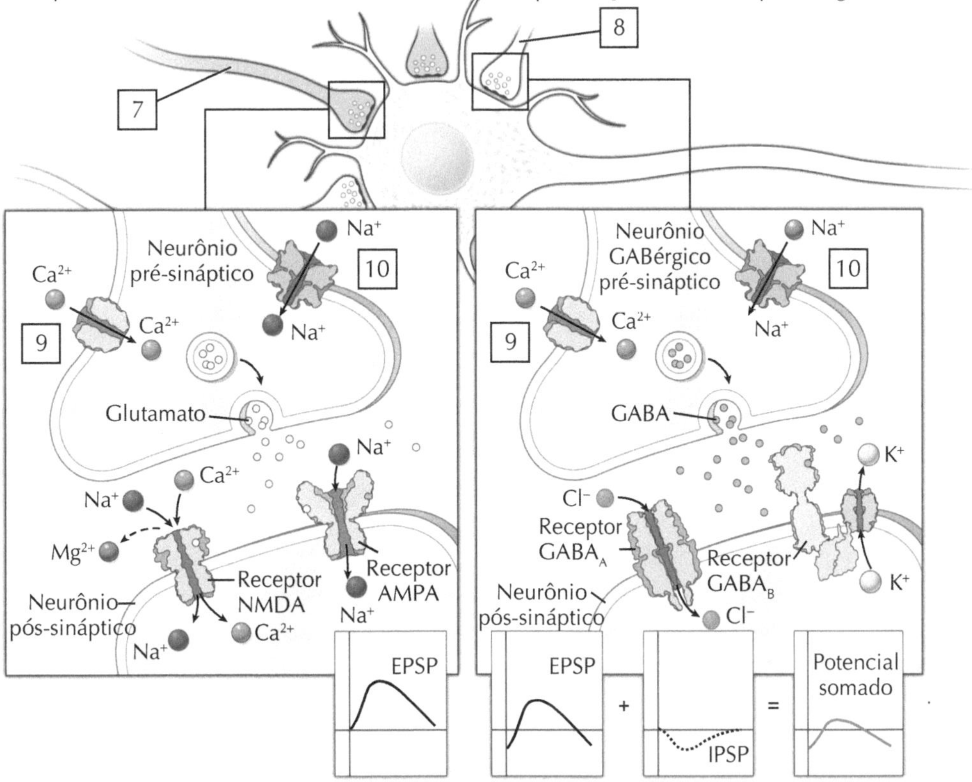

B. Fibras excitatórias e inibitórias provocando um potencial pós-sináptico excitatório (EPSP) e um potencial pós-sináptico inibitório (IPSP), respectivamente

1 Potenciais de Ação

Em repouso, a concentração do íon Na^+ é muito maior no **líquido extracelular** do que no **axoplasma (líquido intracelular**). Esse íon é ativamente bombeado para fora do axônio pelas **bombas de membrana Na^+-K^+-ATPase**. O **potencial de repouso** é de aproximadamente –70 a –90 mV. À medida que as entradas axonais atingem várias porções da membrana neuronal, porções da membrana despolarizam (devido à abertura dos canais para cátions), aproximando-a de 0 mV. À medida que a membrana despolariza, alguns **canais de Na^+** são abertos, permitindo que o Na^+ entre no neurônio **(condutância do Na^+)** como uma **corrente despolarizante**. Esse influxo de Na^+ pode ser contraposto por outro cátion, K^+, deixando o axônio para o líquido extracelular **(condutância do K^+)**. O efluxo de K^+ pode contrabalançar o influxo de Na^+ até certo ponto. Quando o influxo de Na^+ atinge o ponto em que efluxo de K^+ não consegue mais contrabalançar, a membrana atinge o limiar (entre –40 e –55 mV), o íon Na^+ entra rapidamente no neurônio e leva o potencial de membrana a cerca de +20 mV, aproximando-se do **potencial de equilíbrio do Na^+ (+55 mV)**. Este rápido influxo de Na^+ e a despolarização resultante consistem no **potencial de ação (PA)**. É um potencial elétrico não decremental do tipo "tudo ou nada" (só acontece quando o limiar é alcançado). Como o influxo de Na^+ rapidamente causa despolarização durante a fase de subida do PA, isso aumenta a condutância de K^+, o que então permite que o efluxo de K^+ se oponha à despolarização e traga o potencial de membrana de volta ao seu nível de repouso **(corrente repolarizante)**. O local importantíssimo para o início do PA é o **segmento inicial** do axônio; portanto, influências próximas a esse local (**cone de implantação axonal**, membrana adjacente) afetam mais significativamente a despolarização do que entradas em locais mais distantes, como, por exemplo, os dendritos distais.

PINTE as seguintes estruturas, usando uma cor diferente para cada uma delas.

- ☐ **1. Potencial de ação**
- ☐ **2. Condutância do Na^+**
- ☐ **3. Condutância do K^+**
- ☐ **4. Líquido extracelular**
- ☐ **5. Membrana axonal**
- ☐ **6. Líquido intracelular (axoplasma)**
- ☐ **7. Corrente repolarizante**
- ☐ **8. Corrente despolarizante**

Nota Clínica

O PA, envolvendo a condutância não decremental rápida da corrente descendo um axônio, permite a transmissão elétrica rápida da informação de um neurônio a sítios distantes. O PA invade os terminais nervosos e inicia um acoplamento excitação – secreção do neurotransmissor, usando, assim, o acoplamento eletroquímico para sinalizar neurônios-alvo ou o tecido efetor (na periferia). A condução rápida (até 120 m/s) fornece respostas rápidas que são essenciais para o funcionamento adequado dos sistemas neuronais e para a sobrevida. A desmielinização elimina a condução rápida dos PA e produz disfunção neuronal profunda nos sistemas afetados. Este processo de desmielinização ocorre em doenças autoimunes (síndrome de Guillain-Barré no SNP, esclerose múltipla no SNC), em neuropatias periféricas (p. ex., neuropatia diabética) e em outras doenças desmielinizantes centrais.

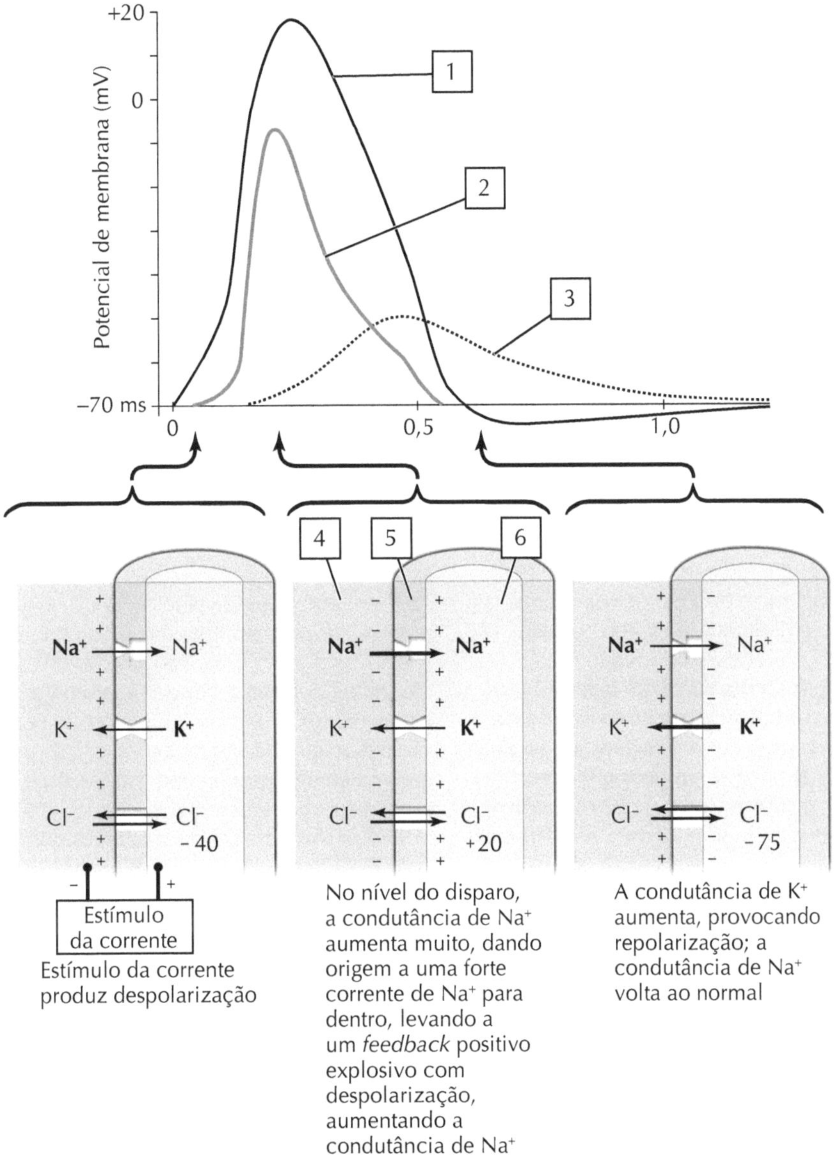

A. Potencial de ação, condutâncias iônicas e íons durante o movimento no PA

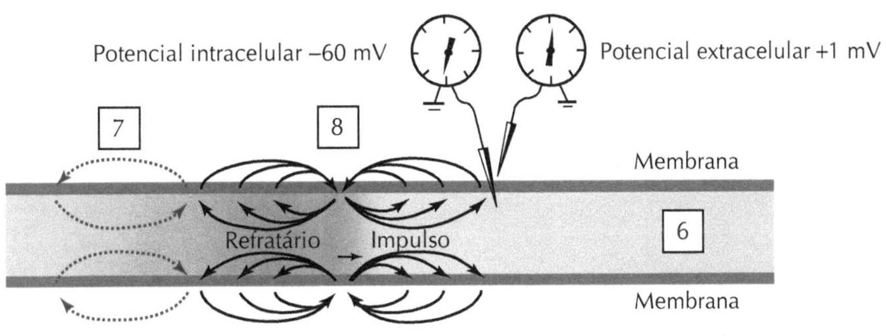

B. Despolarização e repolarização de correntes passivas que acompanham um potencial de ação

1 Velocidade de Condução

A despolarização rápida da membrana durante a fase de subida de um PA causa um **fluxo de corrente local**, o que pode resultar em um trecho adjacente de membrana axonal em um axônio não mielinizado para atingir o **limiar** e **reiniciar o PA**. Isso faz com que o PA se mova para baixo pela membrana axonal, o que se denomina **propagação do PA**. A velocidade de condução aumenta com o **aumento do diâmetro** de um axônio não mielinizado. Em um axônio mielinizado, os **canais de Na^+** são confinados aos **nós de Ranvier**. O **fluxo de corrente passiva local** leva o nó seguinte ao seu limiar, reiniciando, assim, o PA no nó seguinte (isso é chamado de **condução saltatória**). A velocidade de condução aumenta com o aumento do diâmetro do axônio e a extensão da mielinização.

O tamanho do nervo (diâmetro) é categorizado pelos algarismos romanos I a IV para fibras sensoriais (I é o maior e IV é o menor) e por um sistema A, B, C para todas as fibras (motora, sensorial, autônoma) (A é a maior e C é a menor).

Em um gráfico da **velocidade de condução *versus* diâmetro do axônio**, os axônios condutores mais lentos (1 a 2 m/s) são os pequenos **axônios não mielinizados do grupo IV** (**fibras C** – axônios nociceptivos e axônios não mielinizados autônomos pós-ganglionares), com diâmetro de 1 a 2 μm. Os axônios com mais de 2 μm de diâmetro (2 a 20 μm) desencadeiam a **mielinização** tanto no SNC quanto no SNP. No SNP, os axônios de condução mais rápida são os **aferentes do fuso muscular Ia** (até 120 m/s), seguidos pelos **axônios de neurônios motores inferiores** e pelo **grupo de axônios aferentes do órgão tendinoso de Golgi Ib** (60 a 100 m/s). Os **aferentes do grupo II** (aferentes do fuso muscular secundário, **aferentes proprioceptivos** para toque e pressão) conduzem a 30 a 70 m/s. As **fibras do grupo III** (fibras A-delta) de alguns receptores musculares e articulares, alguns receptores de toque e pressão, aferentes viscerais, termorreceptores e outros, conduzem a 10 a 30 m/s. Os **axônios do neurônio motor gama** sobrepõem-se às categorias dos grupos II e III e conduzem a 20 a 40 m/s. Os **axônios mielinizados pré-ganglionares autônomos** conduzem a 5 a 15 m/s.

PINTE as seguintes estruturas, usando uma cor diferente para cada uma delas.

- ☐ **1. Nó de Ranvier**
- ☐ **2. Bainha de mielina**
- ☐ **3. Membrana bilipídica axonal**
- ☐ **4. Axoplasma (espaço intracelular) (denote com um pequeno trecho de cor)**
- ☐ **5. Espaço extracelular (denote com um pequeno trecho de cor)**
- ☐ **6. Velocidades de condução dos aferentes Ia**
- ☐ **7. Velocidades de condução dos aferentes proprioceptivos**
- ☐ **8. Velocidades de condução do axônio do neurônio motor inferior**
- ☐ **9. Velocidades de condução do axônio pré-ganglionar autônomo**
- ☐ **10. Velocidades de condução de fibras C nociceptivas**

Nota Clínica

As mensurações da velocidade de condução periférica podem ser prontamente avaliadas em um ambiente clínico. A eletromiografia (EMG) registra a atividade elétrica nos músculos durante a contração voluntária. Esses registros eletromiográficos fornecem informações sobre possíveis miopatias e neuropatias axonais, que podem resultar em fibrilações e fasciculações. Fibrilação é a contração de uma fibra muscular individual, que geralmente ocorre quando essa fibra perde o contato com seu axônio motor de entrada. Fasciculações são contrações visíveis de unidades motoras inteiras, geralmente benignas, mas às vezes indicativas de um NMI danificado disparando PA aberrantes. Estudos de velocidade de condução nervosa fornecem informações sobre a capacidade dos axônios mielinizados de conduzir PA evocados eletricamente em axônios sensoriais e motores na periferia, útil para avaliar doenças e neuropatias desmielinizantes.

No SNC, a velocidade de condução de muitas vias axonais não pode ser alcançada. Entretanto, o fluxo de informações por uma via funcional, como os potenciais evocados visuais e os potenciais evocados auditivos, pode ser avaliado e a disfunção nesses sistemas pode ser detectável.

A. Fibras mielinizadas

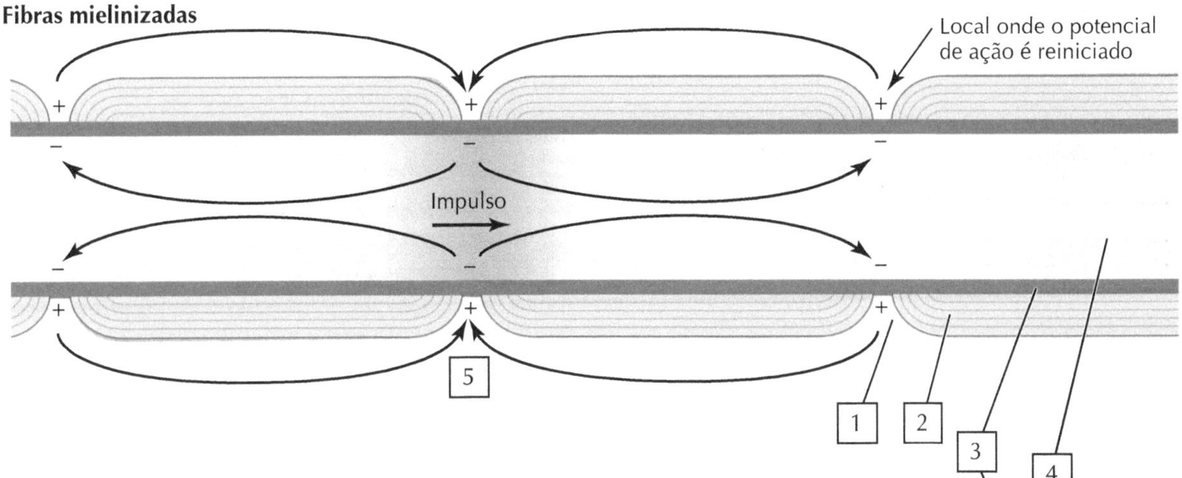

B. Fibras desmielinizadas

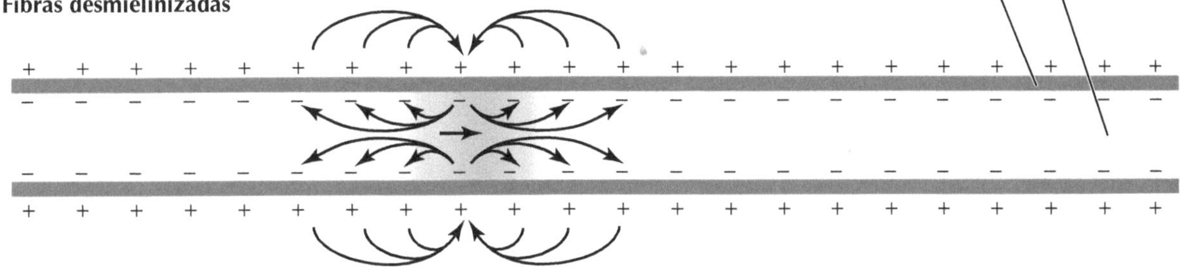

C. Classificação das fibras nervosas periféricas por tamanho e velocidade de condução

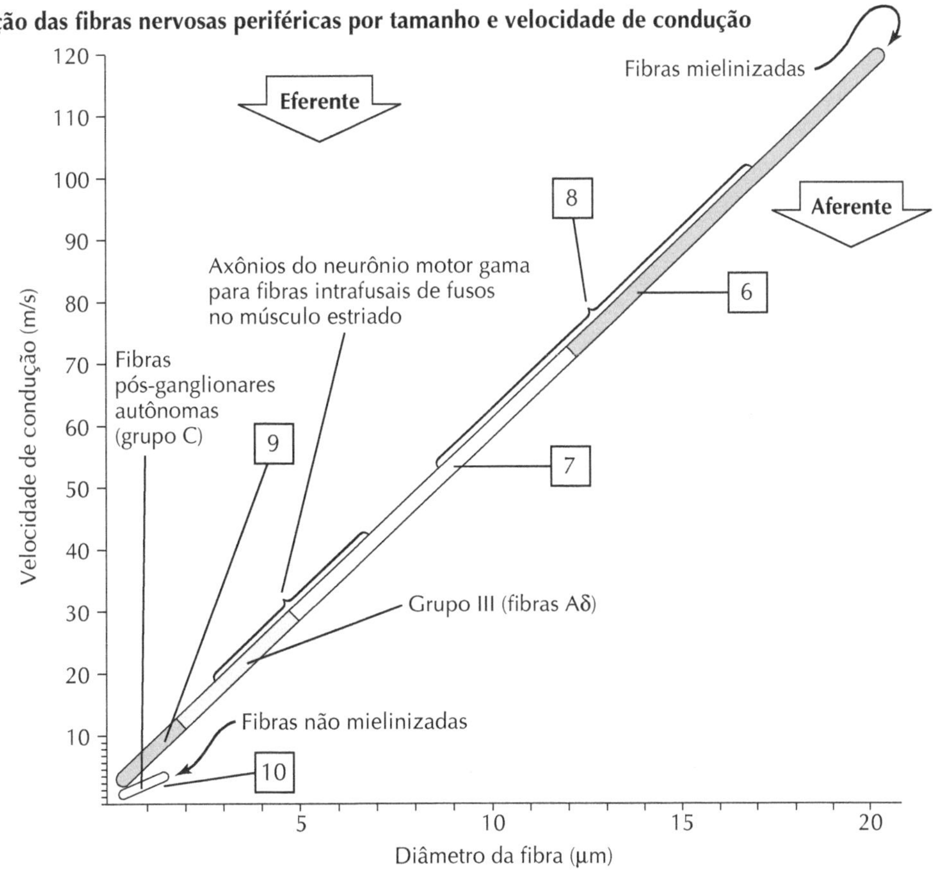

1 Liberação de Neurotransmissores

As **sinapses** são locais especializados onde as **terminações nervosas** (e, às vezes, os **dendritos** ou o **corpo celular**) se comunicam com outros neurônios ou tecidos-alvo. As terminações nervosas são derivadas tanto de **axônios** mielinizados quanto não mielinizados e terminam em dendritos, corpo celular, no **cone de implantação axonal** ou outros terminais nervosos. As sinapses são protegidas e isoladas por **prolongamentos astrocíticos (gliais)**. Quando um PA invade um terminal nervoso, ele causa o **influxo de Ca^{2+}**, o qual ajuda a mobilizar as **vesículas sinápticas** que contêm um ou mais **neurotransmissores**. Essas vesículas fundem-se com a **membrana pré-sináptica** por meio do **complexo SNARE** (proteínas de ancoragem, fusão de membranas, liberação simultânea de vesículas) e liberam seu "pacote" de neurotransmissores (conteúdo quantal, liberação quantal) na **fenda sináptica**. O neurotransmissor atua, então, nos receptores nos **canais iônicos dependentes de ligantes** para afetar a excitabilidade da **membrana pós-sináptica** ou nos **receptores pós-sinápticos metabotrópicos** para afetar as respostas intracelulares, tais como cascatas de transdução de sinal ou fatores de transcrição genômica. As sinapses geralmente têm receptores de neurotransmissores tanto pré-sinápticos quanto pós-sinápticos; os **autorreceptores pré-sinápticos** podem influenciar a liberação subsequente de neurotransmissores ou outras atividades no terminal nervoso pré-sináptico. Os neurotransmissores são inativados pela captação pré-sináptica através de **transportadores de captação de alta afinidade** (p. ex., dopamina, norepinefrina, serotonina), por mecanismos não receptores gliais e pré-sinápticos (p. ex., glutamato, GABA), por difusão ou por degradação enzimática (p. ex., acetilcolina, alguns peptídeos, catecolaminas, serotonina). O transportador de captação de alta afinidade pode recaptar tanto o neurotransmissor recém-liberado da fenda sináptica quanto uma fonte não sináptica do neurotransmissor (p. ex., norepinefrina e epinefrina circulantes), os quais podem subsequentemente ser liberados como um **neurotransmissor "substituto"**. Esse processo possibilita que as catecolaminas circulantes reforcem e aumentem a ativação noradrenérgica simpática durante uma resposta de "luta ou fuga".

PINTE as seguintes estruturas, usando uma cor diferente para cada uma delas.

- ☐ **1. Dendrito**
- ☐ **2. Cone de implantação axonal**
- ☐ **3. Prolongamento glial (astrócito)**
- ☐ **4. Vesículas sinápticas**
- ☐ **5. Fenda sináptica**
- ☐ **6. Membrana pré-sináptica**
- ☐ **7. Membrana pós-sináptica**
- ☐ **8. Canal de Na^{+} dependente de ligante**
- ☐ **9. Complexo SNARE**
- ☐ **10. Receptor pós-sináptico metabotrópico**
- ☐ **11. Autorreceptor pré-sináptico**
- ☐ **12. Transportador de captação de alta afinidade**

Nota Clínica

O padrão de terminação das sinapses axodendríticas e axossomáticas em um neurônio-alvo determinará a responsividade e a atividade daquele neurônio a importantes tipos de aporte. Assim, um neurônio motor inferior (NMI) responde a uma combinação de aporte descendente de neurônios motores superiores, ao aporte monossináptico de aferentes primários do fuso muscular Ia, às cascatas de outros aportes interneuronais locais e às conexões recorrentes de outros neurônios motores inferiores adjacentes. Se uma dessas fontes críticas de aporte estiver danificada, como algumas das vias descendentes (corticospinais, corticorrubrospinais) em um acidente vascular encefálico na cápsula interna, ou todas as conexões descendentes de neurônios motores superiores em uma lesão da medula espinal, os neurônios motores inferiores serão desprovidos desse aporte e as fontes terminais nervosas remanescentes irão brotar para ocupar os locais desnudados nos dendritos e no corpo celular. Isso mudará significativamente a capacidade de resposta dos neurônios motores inferiores (NMI) e, por fim (após a reorganização), os tornará hiper-responsivos a reflexos de estiramento muscular (hiper-reflexia) e estímulos sensoriais (respostas de retirada exageradas) e à responsividade intestinal e vesical. Este é o quadro de espasticidade observado após uma lesão medular.

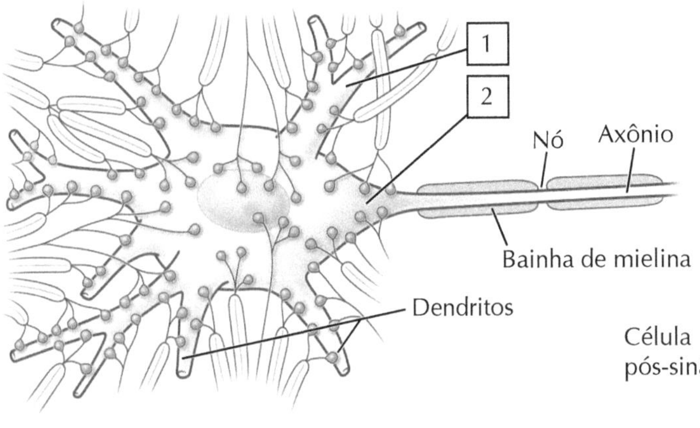

A. Vários botões sinápticos de neurônios pré-sinápticos terminando em um neurônio motor e seus dendritos

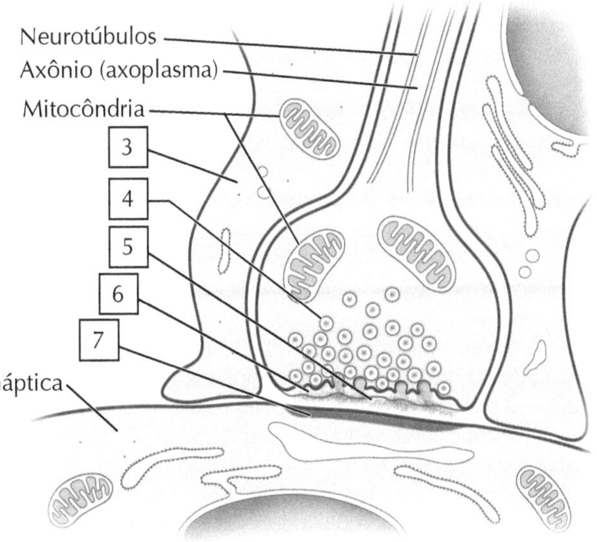

B. Morfologia da Sinapse no SNC

C. Potencial de ação

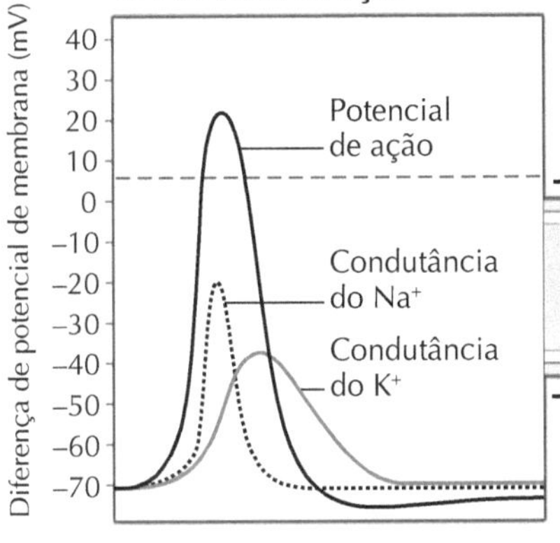

D. Canais ligante-dependentes

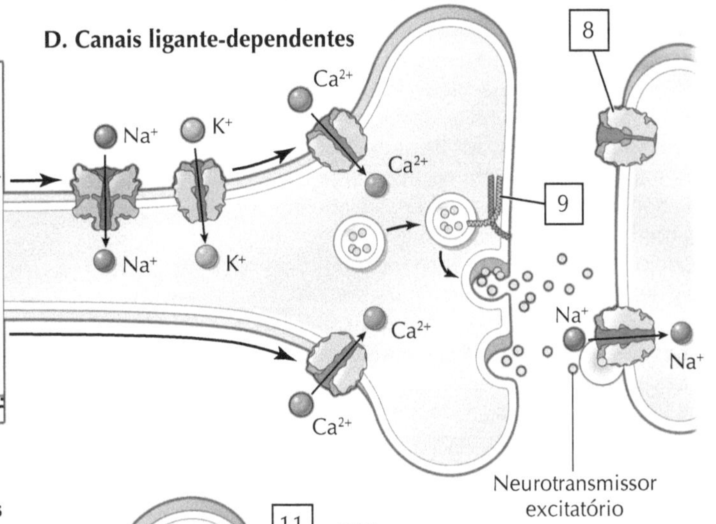

E. Receptores metabotrópicos

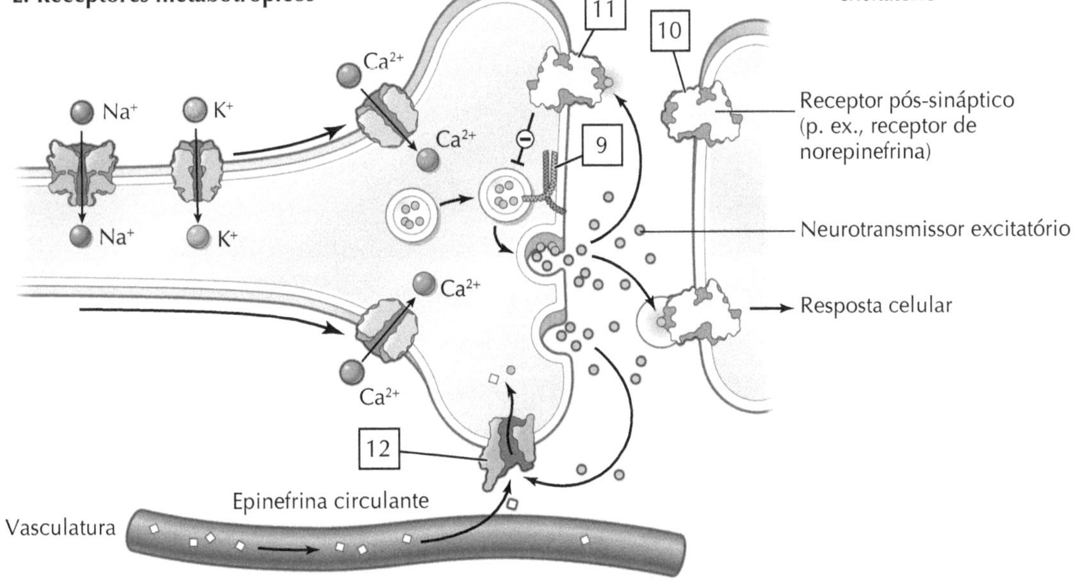

1 Síntese, Liberação e Sinalização de Neurotransmissores Múltiplos de Neurônios Individuais

A ativação da liberação de neurotransmissores não é necessariamente linear com a frequência de PA que invadem os terminais; a liberação usualmente é **não linear** e também pode ser acompanhada pela liberação não linear diferencial de **neurotransmissores adicionais (múltiplos)** nos terminais nervosos (p. ex., **norepinefrina** e **neuropeptídeo Y [NPY]**, **substância P** e **peptídeo relacionado ao gene da calcitonina [CGRP]**). Alguns neurônios normalmente sintetizam, armazenam e liberam vários neurotransmissores, muitas vezes nos mesmos terminais (p. ex., norepinefrina e neuropeptídeo Y); no entanto, alguns neurônios, até mesmo no mesmo grupo celular, sintetizam apenas norepinefrina ou neuropeptídeo Y, mas não os dois. Em alguns casos, os principais ramos sintetizam e liberam um neurotransmissor (p. ex., axônios motores inferiores terminando em fibras musculares esqueléticas em **junções neuromusculares** liberando **acetilcolina**), enquanto outro ramo desses mesmos axônios (na medula espinal) libera outro neurotransmissor (**glutamato**). Moléculas sinalizadoras no líquido extracelular próximo a alguns terminais nervosos (p. ex., **citocinas** próximas dos terminais nervosos noradrenérgicos que inervam o parênquima de órgãos linfoides secundários) podem ser captadas pelos terminais nervosos, transportadas de volta ao corpo celular, atuar como, ou induzir, um **fator de transcrição nuclear** e induzir a síntese de uma nova molécula sinalizadora (p. ex., uma citocina como a **interleucina 1-β**), que pode ser subsequentemente transportada anterogradamente pelo axônio e liberada como um novo "neurotransmissor" na zona neural-imune de contato no órgão linfoide secundário.

Embora o modelo usual de neurotransmissor tanto para efeitos **dependentes de ligantes** quanto para efeitos **metabotrópicos** mostre a liberação de neurotransmissores dos terminais nervosos e a existência de receptores responsivos no sítio pós-sináptico imediato, isso às vezes não é o caso. Os receptores responsivos mais próximos podem estar a longas distâncias, criando uma significativa **incompatibilidade neurotransmissor-receptor** na localização. Assim, as previsões sobre os efeitos da liberação de neurotransmissores e as respostas neuronais subsequentes são ambas não lineares e altamente complexas.

PINTE as seguintes estruturas, usando uma cor diferente para cada uma delas.

- ☐ **1. Terminal nervoso usando tanto norepinefrina quanto neuropeptídeo Y (NPY)**
- ☐ **2. Acetilcolina em terminais de um axônio motor**
- ☐ **3. Glutamato em terminais de um axônio motor**
- ☐ **4. Junção neuromuscular**
- ☐ **5. Terminal nervoso mostrando diminuição da liberação de neurotransmissores com aumento da frequência de potenciais de ação**
- ☐ **6. Exemplo de receptor demonstrando incompatibilidade neurotransmissor-receptor**

Nota Clínica

A frequência de disparo de PA aferentes dos axônios pode determinar a quantidade e a porcentagem de neurotransmissores específicos liberados e disponíveis para interagir com o alvo a partir de um aferente. Assim, não é possível fornecer uma resposta simples à pergunta "O que o aporte A faz quando entra em contato com seu alvo B?" O efeito do aporte A depende de qual ou quais neurotransmissor(es) relacionados são liberados e em quais quantidades, que outros neurotransmissores são liberados na mesma vizinhança ao mesmo tempo a partir de outros aferentes, que sinais inibitórios estão chegando para contrabalançar possíveis estímulos excitatórios, que sinais autócrinos, parácrinos ou endócrinos também existem, e qual é o estado elétrico e metabólico do neurônio-alvo. Como resultado, alguns sistemas neuronais atuam como sistemas "permissivos" ou neuromodulatórios (dopamina, norepinefrina, serotonina); sua presença altera a capacidade de resposta dos locais pós-sinápticos para outros sistemas. Isso explicaria os muitos efeitos colaterais de medicamentos antidepressivos que alteram a existência, a liberação ou a inativação desses neurotransmissores monoaminérgicos, especialmente devido à distribuição incrivelmente ampla das varicosidades axonais em praticamente todas as grandes subdivisões do SNC.

Neurotransmissor	Cotransmissores
Dopamina (DA)	Glutamato, neurotensina, colecistoquinina ou múltiplos + calbindina
Norepinefrina (NE) (simpático)	Neuropeptídeo Y, somatostatina
Norepinefrina (*locus coeruleus*)	Galanina
Substância P (SP)	CGRP (peptídeo relacionado ao gene da calcitonina)
Serotonina (5-HT)	Glutamato, GABA
Fator liberador de corticotrofina (CRF)	GABA
Hormônio liberador do hormônio do crescimento (GHRH)	Dopamina, GABA
Acetilcolina (ACh)	VIP (peptídeo intestinal vasoativo)
Met-encefalina	Oxitocina (em neurônios magnocelulares do hipotálamo)

Tipo de fibra	Neurotransmissores colocalizados
Axônio motor	Acetilcolina na junção neuromuscular, glutamato no SNC
Habênula medial	Acetilcolina, glutamato
Núcleo arqueado	Dopamina, GABA, muitos outros
Fibras musgosas	GABA, glicina
Neurônios do corno dorsal	Met-encefalina, GABA
Neurônios do estriado	Met-encefalina, GABA

A. Colocalização e liberação

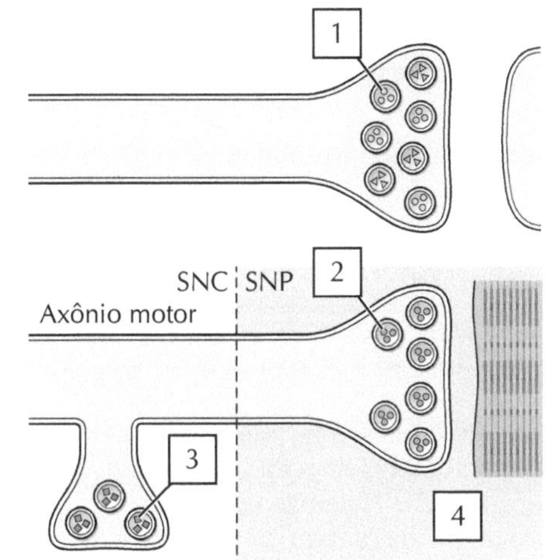

B. Não linearidade de liberação

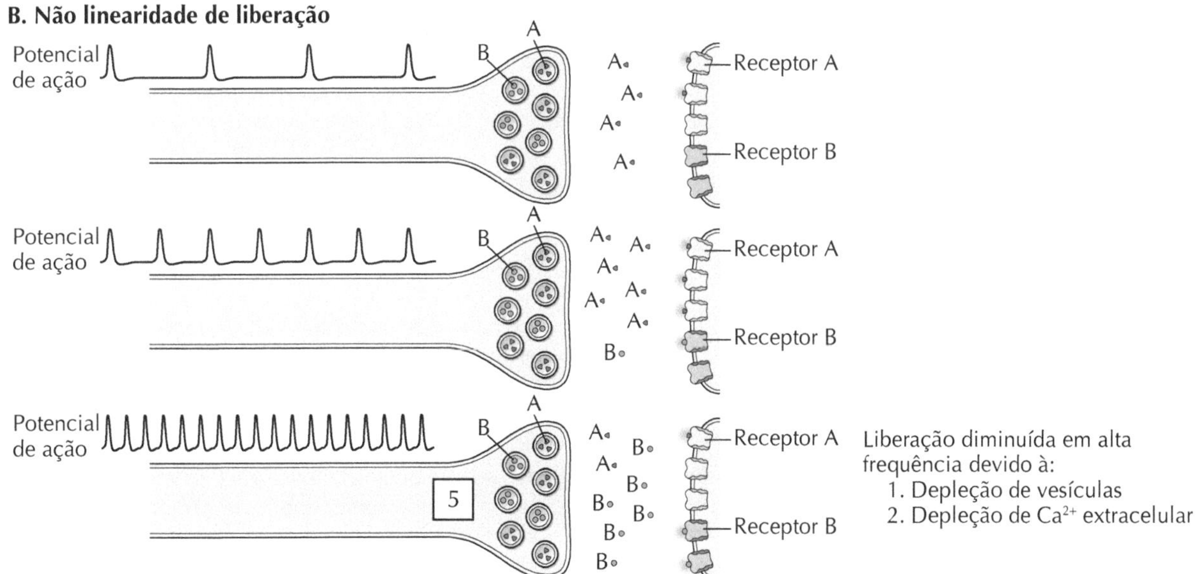

C. Incompatibilidade neurotransmissor–receptor

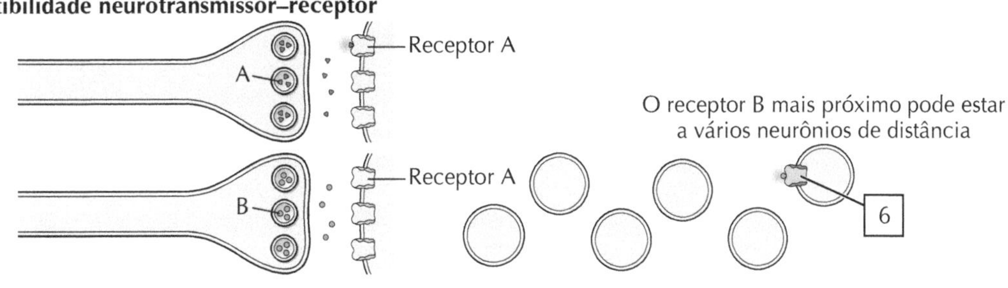

1 Neurotransmissão Química

Os neurotransmissores variam de moléculas muito pequenas a moléculas muito grandes, de sítios de síntese e regulação metabólica e de mecanismos de ação e inativação.
Os neurotransmissores aminoácidos (**glutamato** e **aspartato** como **excitatórios**, **GABA** e **glicina** como inibitórios) são encontrados no citoplasma nas terminações nervosas e são captados pelas **vesículas sinápticas**. Os PA que invadem os terminais nervosos induzem a liberação do neurotransmissor aminoácido (p. ex., glutamato), que então atua nos receptores pós-sinápticos (p. ex., receptores N-metil-D-aspartato [NMDA] ou ácido α-amino-3-hidroxi-5-metil-4-isoxazol propiônico [AMPA]) para atingir uma resposta pós-sináptica.

A **norepinefrina (noradrenalina)** é sintetizada no terminal nervoso pela ação da **tirosina hidroxilase**, a enzima limitante da velocidade sintetizada no corpo celular, na precursora tirosina (obtida da dieta). A resultante L-dopa é convertida em dopamina (pela descarboxilase dos l-aminoácidos aromáticos), o produto final em alguns terminais, ou é ainda convertida em norepinefrina pela **dopamina-beta-hidroxilase**. As catecolaminas são inativadas principalmente pela recaptação no terminal de liberação graças às ações de um **transportador de captação de alta afinidade**.

A **serotonina** é sintetizada no terminal nervoso pela ação da enzima **triptofano hidroxilase (TrH)**, a enzima sintética limitante da velocidade sintetizada no corpo celular, no precursor triptofano (obtido da dieta). O 5-hidroxitriptofano resultante é convertido em 5-hidroxitriptamina (serotonina) pela decarboxilase do l-aminoácido aromático. A serotonina é inativada principalmente pela recaptação no terminal de liberação graças às ações de um transportador de captação de alta afinidade.

Os neurotransmissores peptídicos são sintetizados no corpo celular graças às ações do retículo endoplasmático rugoso, às vezes modificados pós-tradução, empacotados em vesículas e transportados anterogradamente pelo axônio até os terminais nervosos. Os neuropeptídeos podem difundir-se após a liberação de uma sinapse peptidérgica e agir sobre os **receptores neuropeptídicos**.
Os neurotransmissores peptídicos são inativados principalmente pelas **peptidases**.

A neurotransmissão colinérgica ocorre graças às ações da **colina acetiltransferase** na acetil-coenzima A e colina no terminal nervoso. A acetilcolina (ACh) resultante é acondicionada nas vesículas sinápticas e é liberada quando os PA invadem os terminais nervosos, atuando nos **receptores colinérgicos** nos neurônios-alvo ou nos tecidos efetores. A ACh é rapidamente inativada (hidrolisada) pela **acetilcolinesterase (AChE)**, e tanto a colina quanto a acetil-coenzima A são recicladas de volta para o terminal nervoso para reutilização.

PINTE as seguintes estruturas, usando uma cor diferente para cada uma delas.

- ☐ **1. Sinapse de aminoácidos (terminal)**
- ☐ **2. Glutamato**
- ☐ **3. Sinapse de catecolaminas (terminal)**
- ☐ **4. Tirosina hidroxilase**
- ☐ **5. Transportador de captação de alta afinidade para a norepinefrina**
- ☐ **6. Sinapse de serotonina (terminal)**
- ☐ **7. Triptofano hidroxilase**
- ☐ **8. Transportador de captação de alta afinidade para a serotonina**
- ☐ **9. Sinapse de peptídeo (terminal)**
- ☐ **10. Peptidases**
- ☐ **11. Sinapse de acetilcolina (terminal)**
- ☐ **12. Colina**
- ☐ **13. Colina acetiltransferase**
- ☐ **14. Acetilcolinesterase**

Nota Clínica

A liberação e as subsequentes ações pós-sinápticas dos neurotransmissores são essenciais para o funcionamento fisiológico bem-sucedido dos sistemas neuronais. Igualmente importante é a **inativação** de neurotransmissores após a liberação na fenda sináptica, a fim de evitar seu possível efeito tóxico prolongado e persistente. A ACh liberada na junção neuromuscular (JNM) é essencial para a contração muscular após PA dos neurônios motores inferiores (NMI). ACh suficiente geralmente é liberada para levar as fibras musculares inervadas ao seu limiar, garantindo contração muscular. A AChE é essencial para a hidrólise da ACh em colina e coenzima A. Se a AChE for bloqueada (p. ex., por inseticidas organofosforados ou carbamatos), a ACh persistirá na junção neuromuscular e nas sinapses colinérgicas autônomas. Como consequência, o paciente apresentará salivação, lacrimejamento, micção, diarreia e uma ampla gama de efeitos ativadores autônomos. Se for bloqueada na junção neuromuscular, o paciente apresentará espasmos musculares, fasciculações, fraqueza, depressão respiratória, coma e, finalmente, morte (dependendo da dosagem do agente inibidor da AChE). Existem alguns agentes, como a pralidoxima, que conseguem reativar a AChE e possibilitar alguma reversão dos efeitos da inibição da AChE.

O glutamato também pode persistir nas sinapses centrais, onde é liberado. No hipocampo, a alta exposição a glicocorticoides pode resultar em liberação excessiva de glutamato, o que pode induzir a apoptose neuronal, especialmente no setor CA3 do hipocampo.

Inibidores seletivos da recaptação da serotonina (ISRSs) prolongam a atividade da serotonina na fenda sináptica. Eles são um dos pilares para o tratamento de transtornos do humor.

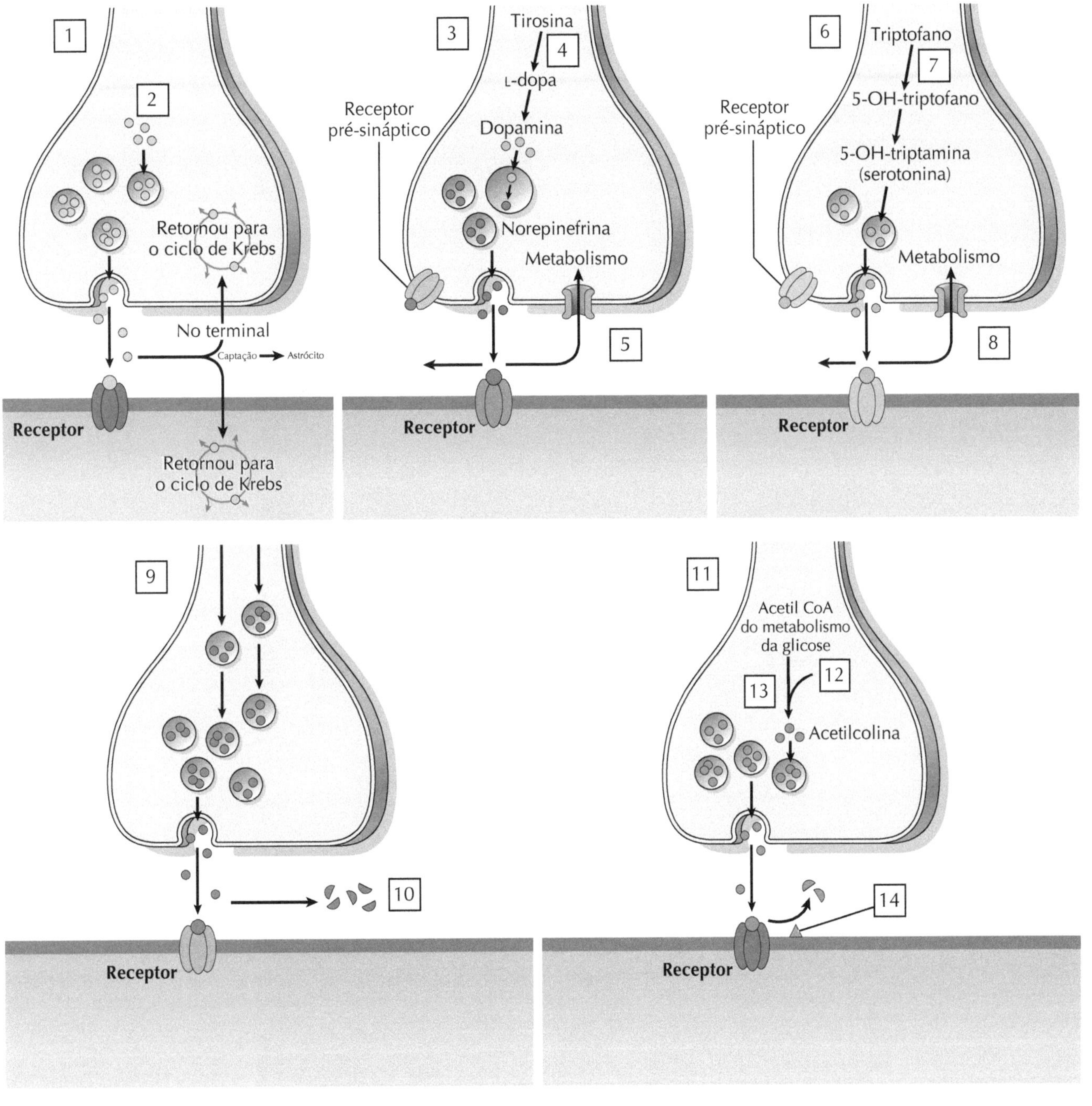
1
2
Retornou para o ciclo de Krebs
No terminal
Captação
Astrócito
Receptor
Retornou para o ciclo de Krebs
3
Tirosina
4
L-dopa
Dopamina
Receptor pré-sináptico
Norepinefrina
Metabolismo
5
Receptor
6
Triptofano
7
5-OH-triptofano
5-OH-triptamina (serotonina)
Receptor pré-sináptico
Metabolismo
8
Receptor
9
10
Receptor
11
Acetil CoA do metabolismo da glicose
12
13
Acetilcolina
14
Receptor

Capítulo 2 Encéfalo, Crânio e Meninges

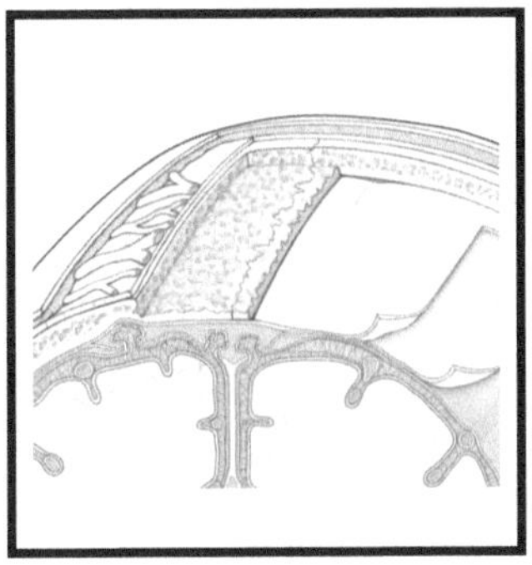

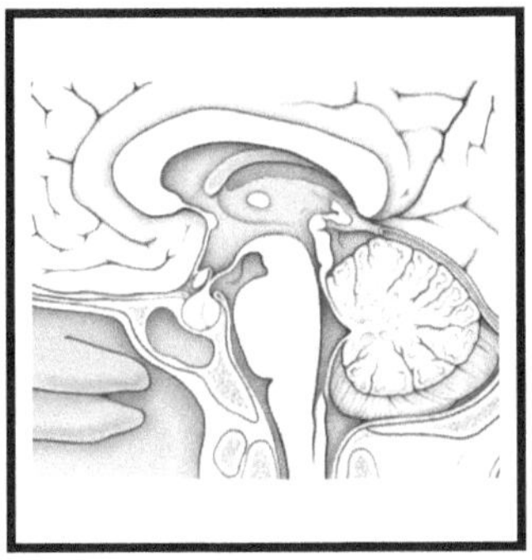

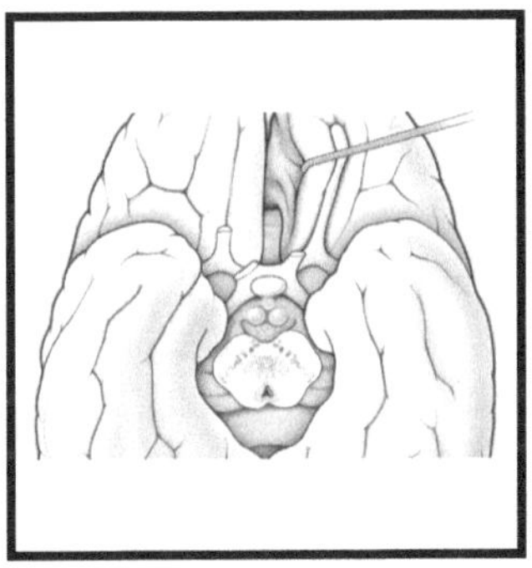

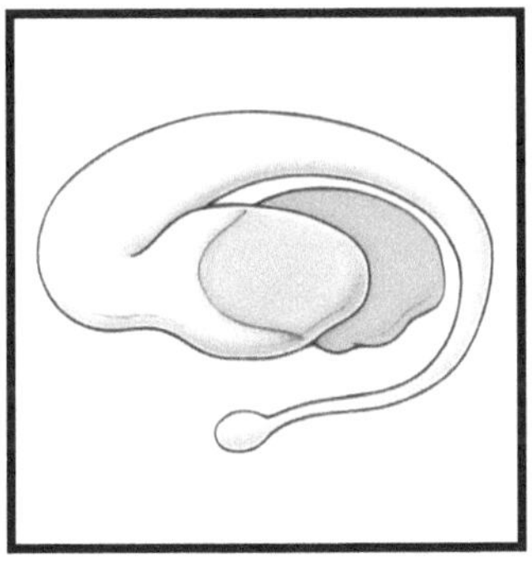

2 Meninges e sua Relação com o Encéfalo e o Crânio

As **meninges** protegem e dão suporte ao tecido neural subjacente na parte central do sistema nervoso (sistema nervoso central [SNC]). A **pia-máter** adere a todos os contornos do SNC, seguindo as invaginações (sulcos, folhas do cerebelo e do tálamo). Os pedículos terminais gliais astrocíticos entrelaçam-se com as células piais dessa membrana, formando a **membrana pio-glial**. A **aracnoide-máter** é uma membrana delicada externa à pia-máter; ela conecta os sulcos e as folhas do cerebelo e intergeniculadas. O espaço entre a aracnoide-máter e a pia-máter é o **espaço subaracnóideo**, no qual se encontra o líquido cerebrospinal (LCS). Este líquido proporciona flutuabilidade e amortecimento do encéfalo, protegendo-o de danos causados por movimentos aceleratórios e desaceleratórios. A **dura-máter** é uma membrana externa protetora dura e fibrosa, em geral aderente à aracnoide-máter internamente e à lâmina interna do **crânio** (**calvária**) externamente. A dura-máter divide-se em uma **camada interna** e uma **camada externa** em alguns locais, formando os seios da dura-máter, nos quais o sangue venoso retorno ao sistema jugular interno. As camadas internas da dura-máter viajam juntas até a linha mediana entre os hemisférios cerebrais, formando uma membrana protetora resistente, a **foice do cérebro**. As **granulações aracnóideas** projetam-se do espaço subaracnóideo para os seios venosos, especialmente no **seio sagital superior**, possibilitando a drenagem do LCS para o sangue venoso e seu retorno ao coração.

As veias cerebrais estão localizadas no espaço subaracnóideo e drenam o sangue venoso do encéfalo para os seios da dura-máter. As **artérias cerebrais** também estão localizadas no espaço subaracnóideo; um aneurisma cerebral roto pode sangrar no espaço subaracnóideo.

PINTE as três meninges, usando uma cor diferente para cada uma delas.

- ☐ **1. Dura-máter**
  - 1A. Foice do cérebro
  - 1B. Lâmina interna da dura-máter
  - 1C. Lâmina externa da dura-máter
  - 1D. Lâminas fundidas da dura-máter
- ☐ **2. Aracnoide-máter**
- ☐ **3. Pia-máter (membrana pio-glial)**

PINTE as protuberâncias que se estendem do espaço subaracnóideo para os seios da dura-máter, especialmente o seio sagital superior.

- ☐ **4. Granulações aracnóideas**

PINTE um dos principais seios venosos durais.

- ☐ **5. Seio sagital superior**

PINTE as estruturas importantes:

- ☐ **6. Espaço subaracnóideo**
- ☐ **7. Artéria meníngea média**
- ☐ **8. Veia cerebral superior**

Nota Clínica

As **artérias cerebrais** encontram-se no espaço subaracnóideo. A ruptura de um **aneurisma cerebral**, que ocorre mais frequentemente em um local no círculo arterial do cérebro (círculo de Willis) ou próximo a este, resulta em **hemorragia subaracnóidea**, causando cefaleia excruciante e, às vezes, perda de consciência ou morte. Veias comunicantes também atravessam o espaço subaracnóideo, incluindo a grande veia cerebral superior. Se essas veias comunicantes forem dilaceradas, seja por um traumatismo grave em um indivíduo jovem, seja por um traumatismo mais leve em um adulto mais velho (devido à atrofia cerebral), as veias comunicantes podem sangrar no espaço subdural, com o sangue separando-o da aracnoide-máter subjacente. O **hematoma subdural** resultante pode ser agudo (traumatismo grave) ou mais gradual (crônico). O hematoma subdural atua como uma lesão expansiva; pode aumentar a pressão intracraniana (PIC), bem como provocar **edema cerebral** e herniação cerebral através da margem livre do tentório do cerebelo. As granulações aracnóideas proporcionam válvulas unidirecionais para a drenagem do LCS para a circulação venosa. Se essas granulações aracnóideas ficarem bloqueadas (p. ex., meningite purulenta aguda), a pressão do LCS volta a subir, resultando em hipertensão intracraniana. Este aumento da pressão intracraniana pode resultar em compressão do encéfalo, herniação encefálica e morte. Uma **fratura no crânio** pode dilacerar os vasos aderidos ao crânio, como a **artéria meníngea média**. O sangue de uma laceração da artéria meníngea média pode separar a dura-máter da lâmina interna do crânio, produzindo um **hematoma extradural**, que atua como uma lesão expansiva e uma causa potencial de herniação encefálica.

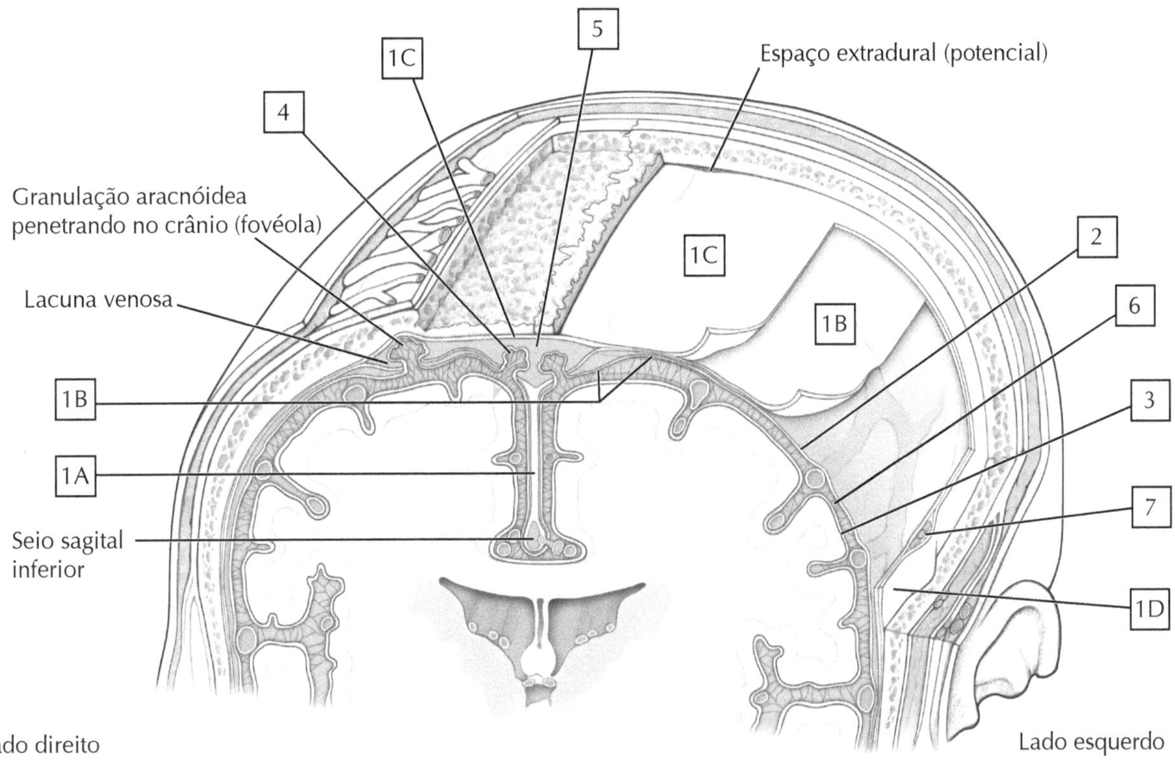

A. Vasos sanguíneos do couro cabeludo, do crânio, meníngeos e cerebrais

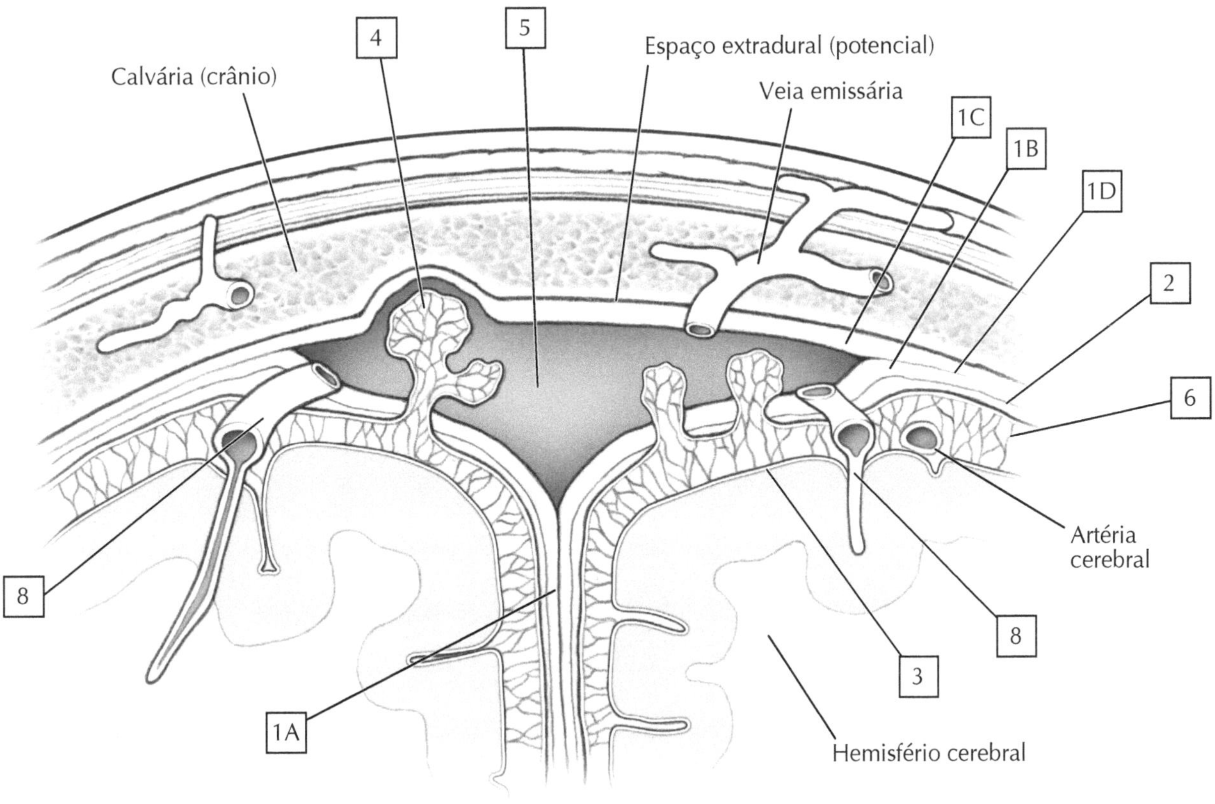

B. Meninges e veias cerebrais superficiais

2 Anatomia de Superfície do Prosencéfalo: Vista Lateral

O córtex cerebral é convoluto e dobrado em **sulcos** (depressões) e **giros** (circunvoluções). Este arranjo possibilita o acondicionamento de grande volume de córtex cerebral em um volume pequeno. Os principais sulcos e giros servem como pontos de referência importantes. O córtex cerebral é subdividido em quatro lobos: frontal, parietal, temporal e occipital. O **sulco lateral** do cérebro (fissura de Sylvius) separa o lobo temporal abaixo dos lobos frontal e parietal, localizados acima. O **sulco central** separa o **lobo frontal** na frente do **lobo parietal**, atrás. O sulco parieto-occipital na superfície mediana separa o lobo parietal na frente do lobo occipital, que está atrás.

Vários dos chamados giros têm funções específicas. O **giro pré-central** serve como **córtex motor primário**. O **giro pós-central** serve como córtex sensitivo primário. O **giro temporal transverso (de Heschl)**, na parte superior do giro temporal superior, serve como **córtex auditivo primário**. As **margens** superior e inferior do **sulco calcarino** no lobo occipital atuam como **córtex visual primário**.

No hemisfério esquerdo, a **área de Broca**, na parte interna do **giro frontal inferior**, serve como centro para a função da linguagem expressiva, e a **área de Wernicke** (**giros supramarginal e angular**) serve como centro para a linguagem receptiva. Alguns giros, como os **giros frontal superior, médio e inferior e o giro temporal**, servem como referências anatômicas em vez de áreas com modalidades funcionais específicas. O **lóbulo parietal superior** é responsável pela orientação espacial e percepção da imagem corporal. Algumas funções complexas, como o armazenamento de memória de longo prazo, envolvem muitas regiões do córtex cerebral em múltiplas regiões do encéfalo e não podem ser localizadas especificamente em uma zona. Algumas regiões profundas do córtex, como o **córtex insular**, têm funções viscerais múltiplas.

PINTE cada região usando uma cor específica.

- ☐ **1. Sulco lateral**
- ☐ **2. Giro frontal inferior**
- ☐ **3. Giro pré-central**
- ☐ **4. Sulco central**
- ☐ **5. Giro pós-central**
- ☐ **6. Giro supramarginal**
- ☐ **7. Lóbulo parietal superior**
- ☐ **8. Giro angular**
- ☐ **9. Giro temporal superior**
- ☐ **10. Córtex insular**
- ☐ **11. Pinte cada lobo principal na Parte B**

Nota Clínica

Devido à localização de algumas funções cerebrais específicas em regiões específicas do córtex cerebral, o dano a essa região do córtex, por traumatismo, lesões expansivas ou vasculares, pode resultar na perda da função específica. Danos ao giro pré-central e ao córtex pré-motor adjacente (p. ex., infarto da artéria cerebral média) no hemisfério lateral podem resultar em **paresia espástica contralateral** do membro superior e queda da face inferior contralateral. Danos ao giro pós-central no hemisfério lateral podem levar à perda de sensibilidade na parte superior contralateral do corpo. Danos à zona medial do giro pré-central e do giro pós-central (o lóbulo paracentral) causados por infarto da artéria cerebral anterior podem resultar em paresia espástica contralateral e perda de sensibilidade no membro inferior. Danos às margens superior e inferior do **sulco calcarino** (infarto da artéria cerebral posterior) podem causar perda de visão contralateral (**hemianopsia contralateral**). Danos específicos em algumas regiões relacionadas à visão do lobo temporal podem resultar em **agnosia** (perda de conhecimento) para o reconhecimento de faces ou para a capacidade de distinção entre objetos animados e inanimados.

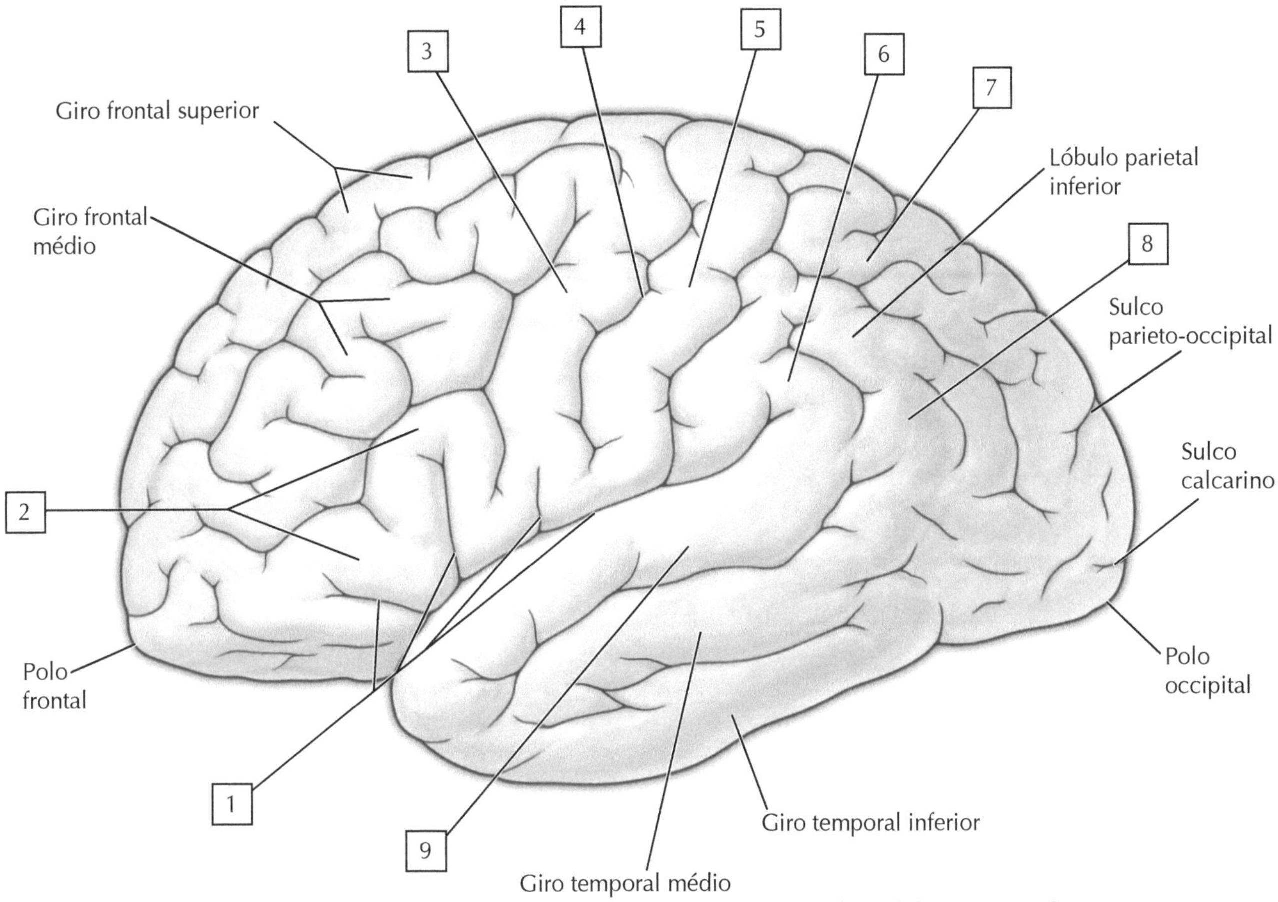

A. Vista lateral do prosencéfalo

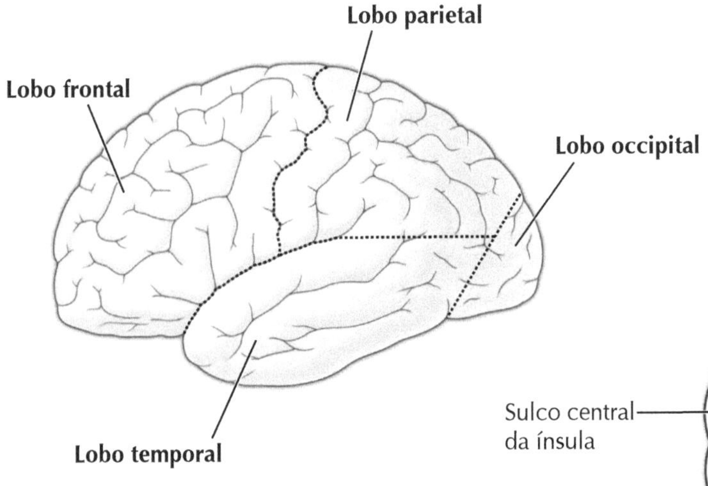

B. Lobos principais do córtex (vista lateral)

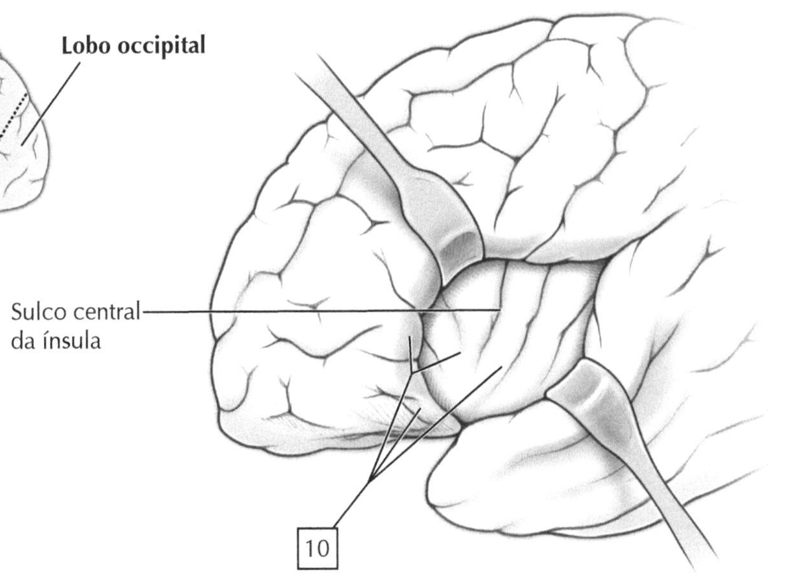

C. Córtex insular (vista lateral)

2 Anatomia do Córtex Cerebral e Regiões Funcionais: Vista Lateral

O **córtex cerebral** (neocórtex) consiste em seis camadas horizontais de neurônios, incluindo células piramidais, células granulares e outras populações mistas de neurônios. Algumas regiões do córtex cerebral estão associadas a funções específicas, às vezes organizadas topograficamente por meio de **"colunas verticais"** de neurônios que processam informações específicas de regiões específicas do corpo.

As regiões bem organizadas do córtex cerebral às vezes são descritas como **"córtex primário"** (córtex somatossensitivo, córtex sensitivo trigeminal, córtex visual, córtex auditivo, córtex motor) ou **"córtex secundário"** (modalidades sensitivas). Para o córtex somatossensitivo primário e o córtex motor primário, o membro inferior é representado medialmente, o corpo o membro superior mais lateralmente e a região da cabeça mais lateralmente, perto do sulco lateral. Outras regiões do córtex estão organizadas menos especificamente, em especial regiões integradoras que recebem estímulos multimodais de uma ampla gama de regiões do SNC.

REGIÃO CORTICAL	PAPEL FUNCIONAL
Área de Broca	Responsável por iniciar a linguagem expressiva
Córtex somatossensitivo primário lateral	Recebe informação relacionada ao toque da extremidade contralateral superior através do núcleo ventral posterolateral do tálamo
Córtex motor primário lateral	Região a partir da qual ocorre o movimento dos músculos da mão e dos dedos contralaterais
Córtex motor suplementar	Torna-se ativo quando o movimento é antecipado, mas ainda não foi iniciado
Córtex visual primário	Recebe informações visuais do campo visual contralateral
Campos oculares frontais	Iniciam o movimento conjugado contralateral dos olhos
Córtex parietal	Facilita a análise do movimento e das relações posicionais dos objetos visualizados
Lóbulo parietal superior	Proporciona a consciência integrada das regiões do corpo e da posição
Córtex auditivo primário	Recebe informação auditiva bilateral
Giro temporal médio	Fornece reconhecimento e forma do objeto visual
Área de Wernicke	Responsável pela compreensão da linguagem falada

PINTE as seguintes regiões funcionais, usando uma cor diferente para cada uma delas.

- ☐ **1. Área de Broca**
- ☐ **2. Campos oculares frontais**
- ☐ **3. Córtex motor suplementar e pré-motor**
- ☐ **4. Córtex motor primário lateral**
- ☐ **5. Córtex somatossensitivo primário lateral**
- ☐ **6. Córtex auditivo primário**
- ☐ **7. Giro temporal médio**
- ☐ **8. Área de Wernicke**
- ☐ **9. Lóbulo parietal superior**
- ☐ **10. Córtex visual primário**

Nota Clínica

Regiões do córtex cerebral podem ser danificadas por lesões vasculares (hemorragias, infartos), por lesões expansivas que comprimem uma área cortical específica ou por processos degenerativos. **Isquemia** (falta de fluxo sanguíneo) ou **anoxia** (falta de oxigênio) pode provocar disfunção mais global com consequências cognitivas sérias, incluindo **coma**. A consciência exige um sistema de ativação reticular do tronco encefálico em funcionamento e pelo menos um hemisfério funcional. A organização topográfica de algumas regiões corticais primárias (p. ex., o córtex somatossensitivo e o córtex motor primário) é importante na interpretação dos achados neurológicos. Um acidente vascular encefálico ou na artéria cerebral média ou na artéria cerebral anterior em um lado pode levar a déficits sensitivos e/ou motores em uma região contralateral específica do corpo. Danos corticais no hemisfério dominante (geralmente o hemisfério esquerdo em indivíduos destros e na maioria dos indivíduos canhotos) podem levar a **afasia expressiva** (área de Broca), **afasia receptiva** (área de Wernicke) ou **afasia global** (zona cortical irrigada pela artéria cerebral média). O córtex cerebral de um lado ou de ambos os lados pode tornar-se disfuncional pelo aumento da pressão intracraniana (PIC).

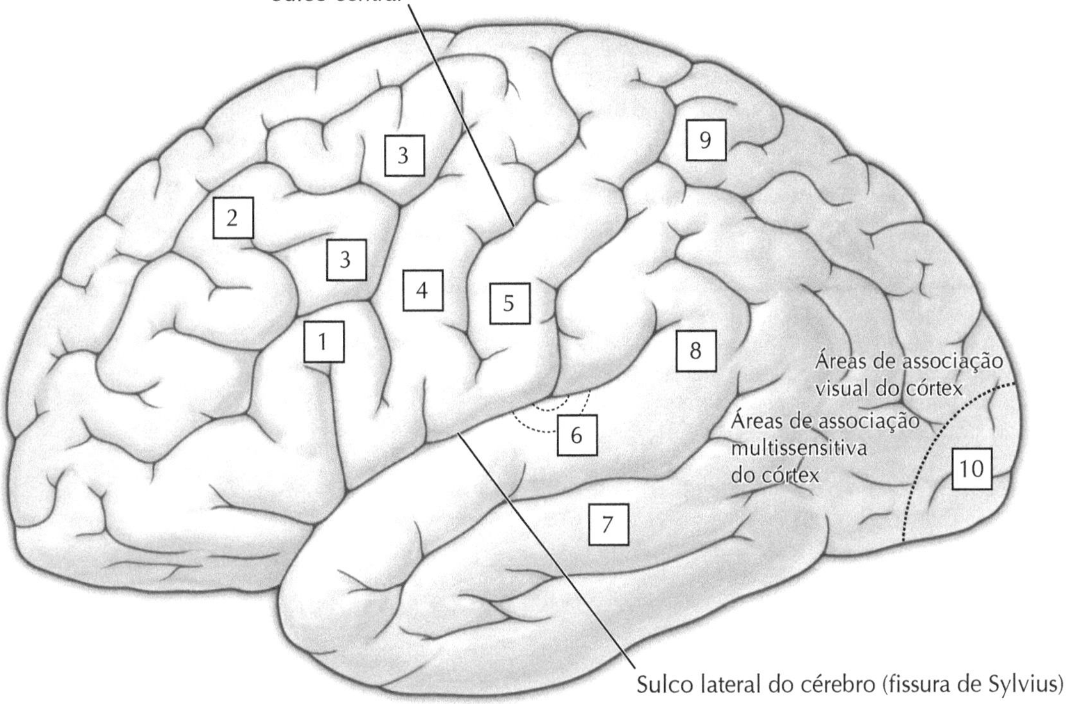

A. Vista lateral do prosencéfalo

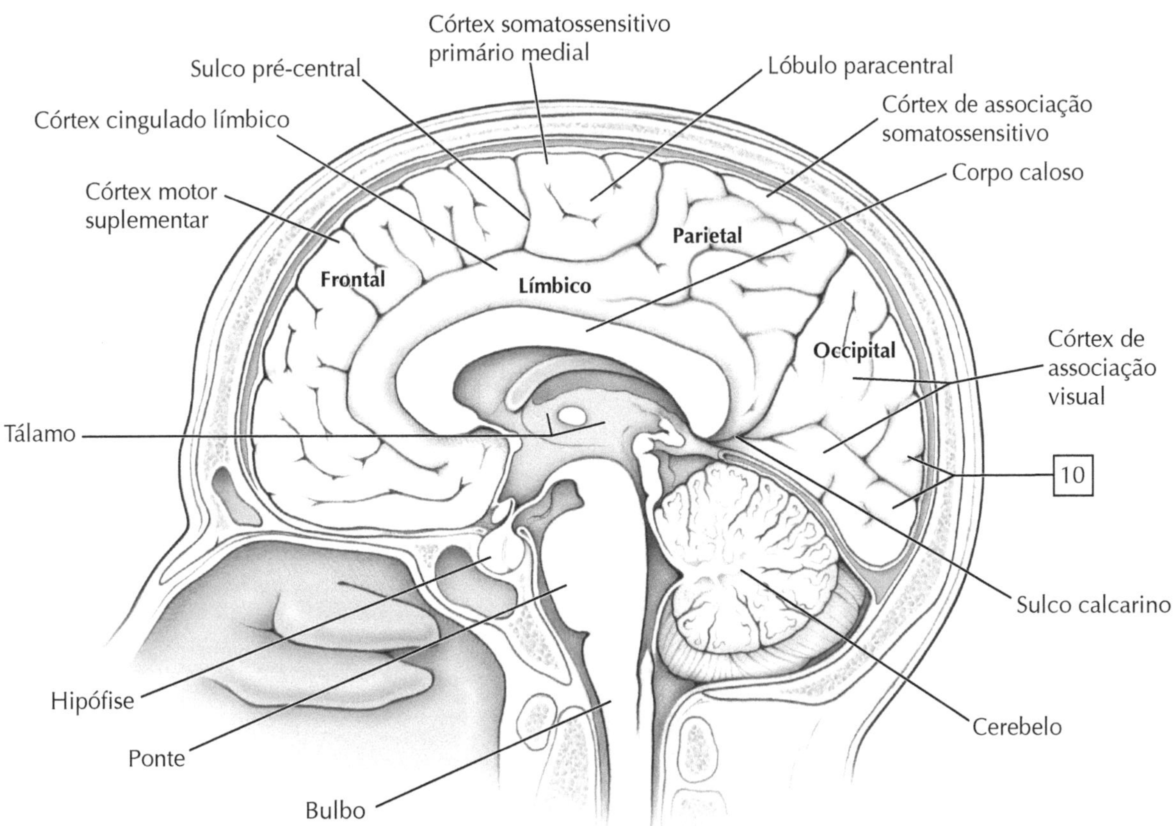

B. Face medial (plano sagital mediano) do encéfalo *in situ*

2 Arquitetura Cortical: Áreas de Brodmann

Com o advento da coloração neuro-histológica, os neuroanatomistas pioneiros, como Golgi e Cajal, demonstraram uma grande variedade de formas, tamanhos, padrões de ramificação e conectividade neuronais. O córtex cerebral, chamado **neocórtex**, contém **seis camadas de neurônios**, dispostas horizontalmente, que variam tanto em espessura quanto em camadas; as camadas de **células granulares** (lâminas IV e II), compostas de neurônios pequenos que recebem aporte substancial, são abundantes no córtex somatossensitivo, enquanto as **células piramidais** (lâminas V e III), que enviam axônios para outras regiões do córtex do mesmo lado **(fibras de associação)**, do lado oposto **(fibras calosas)** e áreas subcorticais **(fibras de projeção)** são abundantes no córtex motor. Em razão da complexidade do neocórtex, vários neuroanatomistas propuseram descrições de **tipos diferentes de córtex**, variando de 40 a mais de 200 tipos separados de córtex. O sistema de nomenclatura que perdura é o proposto por Korbinian Brodmann em 1909, com o qual ele forneceu números para diferentes regiões funcionais e tipos de córtex. Essas **áreas de Brodmann** são amplamente utilizadas em neurociências para se referir às zonas funcionais do córtex.

ÁREAS DE BRODMANN	PAPEL FUNCIONAL DO CÓRTEX	LOCAL ANATÔMICO
Áreas 3, 1, 2	Córtex somatossensitivo primário	Giro pós-central
Área 40 (anterior)	Córtex somatossensitivo secundário	Lobo parietal (parte anterior inferior)
Áreas 5, 7	Percepção corporal, orientação espacial	Lóbulo parietal superior
Área 4	Córtex motor primário	Giro pré-central
Área 6	Córtex motor suplementar, pré-motor	Giro frontal médio – parte superior
Área 8	Campos oculares frontais	Giro frontal médio – parte superior anterior
Áreas 44, 45	Área de Broca (hemisfério esquerdo)	Giro frontal inferior lateral
Áreas 40, 39	Área de Wernicke (hemisfério esquerdo)	Lobo parietal anteroinferior
Área 11	Córtex orbitofrontal	Base do lobo frontal lateral
Áreas 41, 42	Córtex auditivo primário	Giro transverso de Heschl (giro temporal transverso)
Área 17	Córtex visual primário	Margens do sulco calcarino
Áreas 18, 19	Córtex visual de associação	Córtex occipital externo à área 17
Áreas 21, 22, 37	Córtex de associação sensitiva polimodal	Partes média e superior do lobo temporal

PINTE cada região usando uma cor diferente e observe a representação das regiões funcionais com as áreas de Brodmann.

- ☐ **1. Área 11**
- ☐ **2. Área 8**
- ☐ **3. Áreas 44, 45**
- ☐ **4. Área 6 (contribui com o trato corticospinal, juntamente com o córtex motor)**
- ☐ **5. Área 5**
- ☐ **6. Áreas 3, 1, 2**
- ☐ **7. Áreas 5, 7**
- ☐ **8. Áreas 40, 39**
- ☐ **9. Área 40**
- ☐ **10. Áreas 41, 42**
- ☐ **11. Áreas 18, 19**
- ☐ **12. Área 17**

Nota Clínica

Danos a zonas específicas do córtex, denotadas por áreas de Brodmann (números), resultam em sintomas e achados clínicos específicos. Danos ao córtex somatossensitivo primário causam perda de sensibilidade contralateral no corpo e no membro superior, e no membro inferior inferior se o dano envolver a zona medial e a linha mediana. Danos aos córtices motor primário e motor suplementar/pré-motor resultam em **hemiplegia espástica contralateral** afetando o membro superior (lateral), o membro inferior (córtex medial e linha mediana) ou todo o corpo (se a cápsula interna também for lesionada). Os danos à área de Broca à esquerda (em todos os indivíduos destros e na maioria dos indivíduos canhotos) resultam em **afasia expressiva**, enquanto danos à área de Wernicke à esquerda resultam em **afasia receptiva**. Danos à zona occipital nas margens do sulco calcarino resultam em **cegueira contralateral (hemianopsia)**. O dano ao córtex auditivo primário resulta em perda auditiva parcial (bilateral, não apenas contralateral), com negligência contralateral a estímulos auditivos simultaneamente apresentados. Danos aos campos oculares frontais resultam na incapacidade de direcionar os olhos para o lado oposto à lesão.

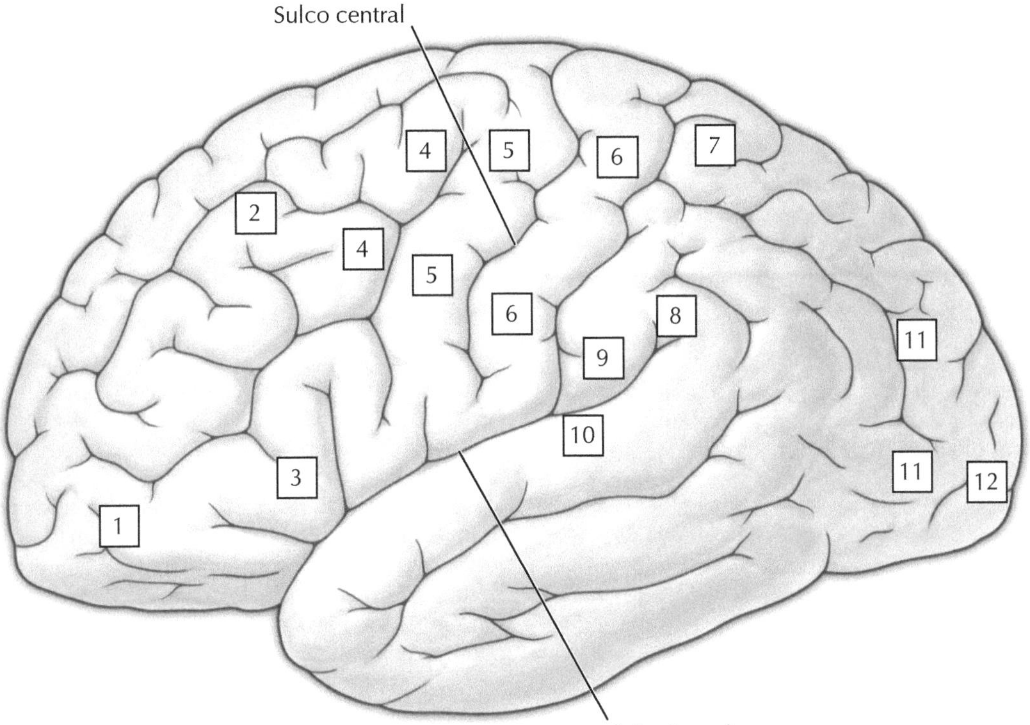

A. Vista lateral do prosencéfalo

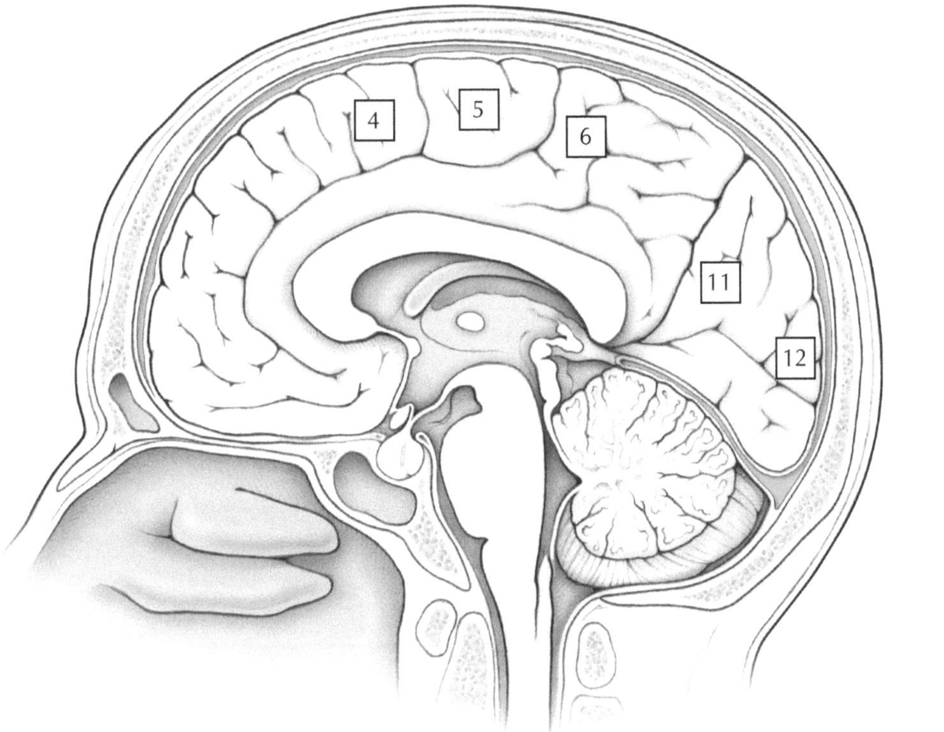

B. Face medial (plano sagital mediano) do encéfalo *in situ*

Face Sagital Mediana do Encéfalo

O corte **sagital mediano** (vista lateral ao longo da linha mediana) do encéfalo proporciona o esboço de todo o **neuroeixo**, incluindo **medula espinal**, **tronco encefálico (bulbo, ponte, mesencéfalo)**, **diencéfalo** e partes do **telencéfalo**. A medula espinal recebe estímulos **sensoriais** do corpo e dá origem a um fluxo motor e autônomo para o corpo.

O tronco encefálico recebe aporte sensitivo da cabeça e do pescoço, fornece efluxo motor para os músculos da cabeça e do pescoço e provê efluxo pré-ganglionar parassimpático para o controle das vísceras torácicas e algumas vísceras abdominais, glândulas salivares, glândulas lacrimais, músculo constritor da pupila e o músculo ciliar para acomodação para visão de perto. Essas funções parassimpáticas são realizadas por meio dos nervos cranianos III, VII, IX e X. A formação reticular do tronco encefálico é essencial para a consciência e ajuda a alertar o córtex. O **cerebelo** ajuda a regular a coordenação e o equilíbrio para a regulação motora graças aos neurônios motores superiores do tronco encefálico e do córtex cerebral (através do tálamo).

O diencéfalo consiste em dois componentes principais: o **tálamo** e o **hipotálamo**. O tálamo serve como porta de entrada para o córtex cerebral e ajuda a regular os estímulos aferentes para o córtex (córtex sensitivo, motor e outros tipos de córtex) e o efluxo do córtex. O hipotálamo regula as funções viscerais/autônomas do corpo (através do tronco encefálico e da medula espinal) e o efluxo neuroendócrino via **adeno-hipófise e neuro-hipófise**.

O telencéfalo consiste em **núcleos da base, prosencéfalo límbico, sistema olfatório** e **córtex cerebral**. Os núcleos da base interconectam-se com o tálamo e o córtex cerebral e ajudam o córtex a selecionar padrões e sub-rotinas de atividade automáticos e desejados, e a suprimir padrões e sub-rotinas de atividade indesejáveis. O prosencéfalo límbico proporciona reatividade emocional a estímulos externos e internos e fornece individualidade de resposta. O sistema olfatório projeta informações olfativas para o prosencéfalo límbico e fornece respostas rápidas e apropriadas a odores no ambiente. O córtex cerebral fornece uma análise detalhada do mundo externo e interno, controle motor sofisticado e complexo, função da linguagem, capacidade de olhar para o passado e o futuro, capacidade de desempenhar funções executivas e é a fonte do intelecto e da compreensão cognitiva.

PINTE cada região usando uma cor diferente.

- ☐ **1. Hipotálamo**
- ☐ **2. Tálamo**
- ☐ **3. Córtex cerebral**
- ☐ **4. Cerebelo (pinte um lobo)**
- ☐ **5. Medula espinal**
- ☐ **6. Bulbo**
- ☐ **7. Ponte**
- ☐ **8. Mesencéfalo**
- ☐ **9. Hipófise**

Nota Clínica

As lesões da medula espinal geralmente envolvem perda somatossensitiva da sensação de dor contralateral à região do aporte, perda da sensibilidade discriminatória fina ipsilateral à região do aporte, déficits motores no corpo (com alterações de força, tônus, reflexos) ipsilaterais à região da lesão e, às vezes, alterações autônomas na parte simpática (como a **síndrome de Horner**) ou na parte parassimpática pélvica (alterações intestinais, vesicais ou do sistema genital).

As lesões do tronco encefálico frequentemente envolvem disfunção específica dos nervos cranianos (NC) III-XII. Esta pode ser acompanhada por perda de funções motoras somáticas e somatossensitivas e por disfunção cerebelar (ipsilateral). Uma grande lesão no tronco encefálico que danifica a formação reticular frequentemente resulta em coma e morte.

As lesões do prosencéfalo frequentemente são acompanhadas de déficits motores e sensitivos no lado oposto do corpo e, às vezes, de **paralisia facial contralateral** inferior. Danos a outras funções sensitivas, como visão, algumas atividades auditivas ou olfato (por danos ao bulbo ou trato olfatório) podem ocorrer. As lesões do lado esquerdo podem ser acompanhadas por **afasia expressiva (frontal, área de Broca)** ou **afasia receptiva (posterior, área de Wernicke)**. Lesões grandes nos hemisférios podem resultar em disfunção cognitiva. Danos a regiões específicas dos núcleos da base podem causar distúrbios do movimento. Danos à formação hipocampal (especialmente bilateral) levam a perda importante de memória de curto prazo, confusão e desorientação. As lesões límbicas podem resultar em alterações emocionais, medo e ansiedade, transtornos compulsivos (pelo envolvimento do *nucleus accumbens*), entre outros.

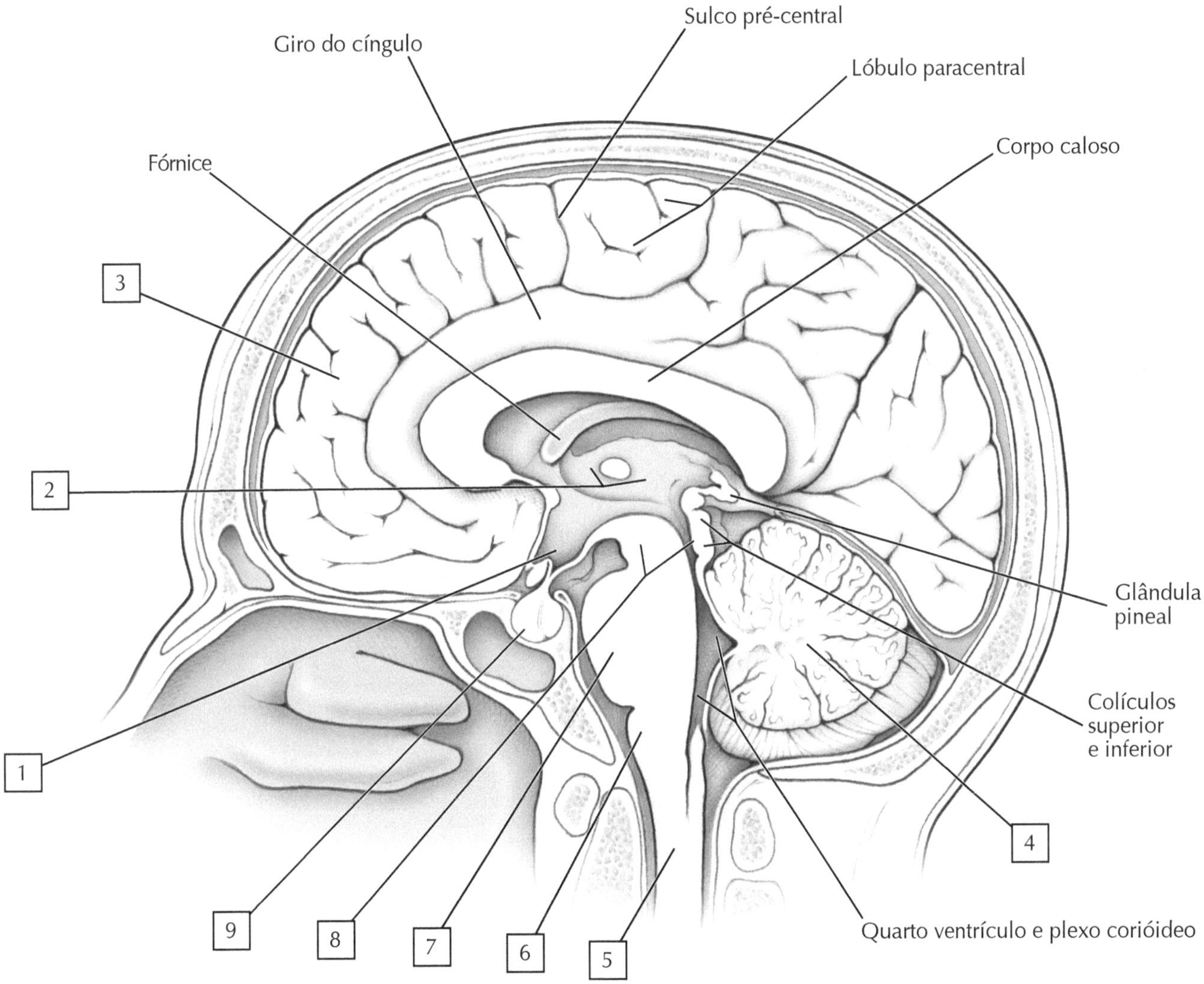
Sulco pré-central
Giro do cíngulo
Lóbulo paracentral
Corpo caloso
Fórnice
3
2
1
Glândula pineal
Colículos superior e inferior
4
Quarto ventrículo e plexo corióideo
9
8
7
6
5

2 Face Basilar do Encéfalo

Uma vista da **face basilar do encéfalo**, com o tronco encefálico e o cerebelo removidos, revela a parte inferior do **lobo temporal**. Essas estruturas incluem o **córtex olfatório primário (unco)**, o **giro para-hipocampal** (sobrejacente ao **hipocampo**) e o **córtex periamigdaloide** (adjacente ao **corpo amigdaloide** subcortical). A face inferior ao **lobo occipital** é visível, com o **córtex visual primário** e o **córtex de associação visual**. Regiões do **tálamo** são visíveis, incluindo o **pulvinar**, o **núcleo geniculado medial** (corpo) e o **núcleo geniculado lateral** (corpo). Na **região hipotalâmica**, os **corpos mamilares**, o **nervo óptico**, o **quiasma óptico** e o **trato óptico** e a **hipófise** são visíveis. O **bulbo olfatório** e o **trato olfatório** correm pela face inferior medial do lobo frontal. No corte transversal do mesencéfalo, produzido pela remoção do tronco encefálico e do cerebelo, os **pedúnculos cerebrais** são proeminentes, representando a continuação caudal do ramo posterior e do joelho da cápsula interna. A **substância negra** (com neurônios dopaminérgicos pigmentados) e o **núcleo rubro** (origem do trato rubrospinal) também são observados.

PINTE as seguintes estruturas, usando uma cor diferente para cada uma delas.

- ☐ **1. Bulbo e trato olfatório**
- ☐ **2. Hipófise**
- ☐ **3. Córtex olfatório primário (unco)**
- ☐ **4. Corpos mamilares**
- ☐ **5. Pedúnculo cerebral**
- ☐ **6. Substância negra**
- ☐ **7. Córtex de associação visual**
- ☐ **8. Córtex visual primário**
- ☐ **9. Giro para-hipocampal**
- ☐ **10. Córtex periamigdaloide**

Nota Clínica

O pedúnculo cerebral é uma continuação caudal do ramo posterior e do joelho da cápsula interna. O ramo posterior carreia axônios do trato corticospinal, axônios corticorrubrais e corticorreticulares e conexões corticais com estruturas sensitivas subcorticais e núcleos pontinos (para transmitir planos motores para o cerebelo). O joelho da cápsula interna carreia axônios do trato corticobulbar, da região mais lateral do córtex pré-central e pré-motor para os núcleos dos nervos cranianos motores. Danos ao pedúnculo cerebral de um lado têm o mesmo efeito clínico que o dano ao ramo posterior e ao joelho da cápsula interna em relação à função motora. O resultado clínico é **hemiplegia contralateral** com hipertonia, hiper-reflexia e alguns reflexos patológicos (resposta extensora plantar) e a **queda da face inferior contralateral** (devido à perda do controle cortical sobre a parte do núcleo motor do nervo facial que supre os músculos inferiores de expressão facial, NC VII). Uma diferença é observada na disfunção sensitiva. Os axônios sensitivos das vias ascendentes somatossensitivas dos núcleos talâmicos ventrais posterolateral (somatossensitivos) e posteromedial anterior (trigeminal, facial) correm no ramo posterior da cápsula interna, entrando nela no nível do tálamo, mas não no pedúnculo cerebral (que está no mesencéfalo, não no diencéfalo).

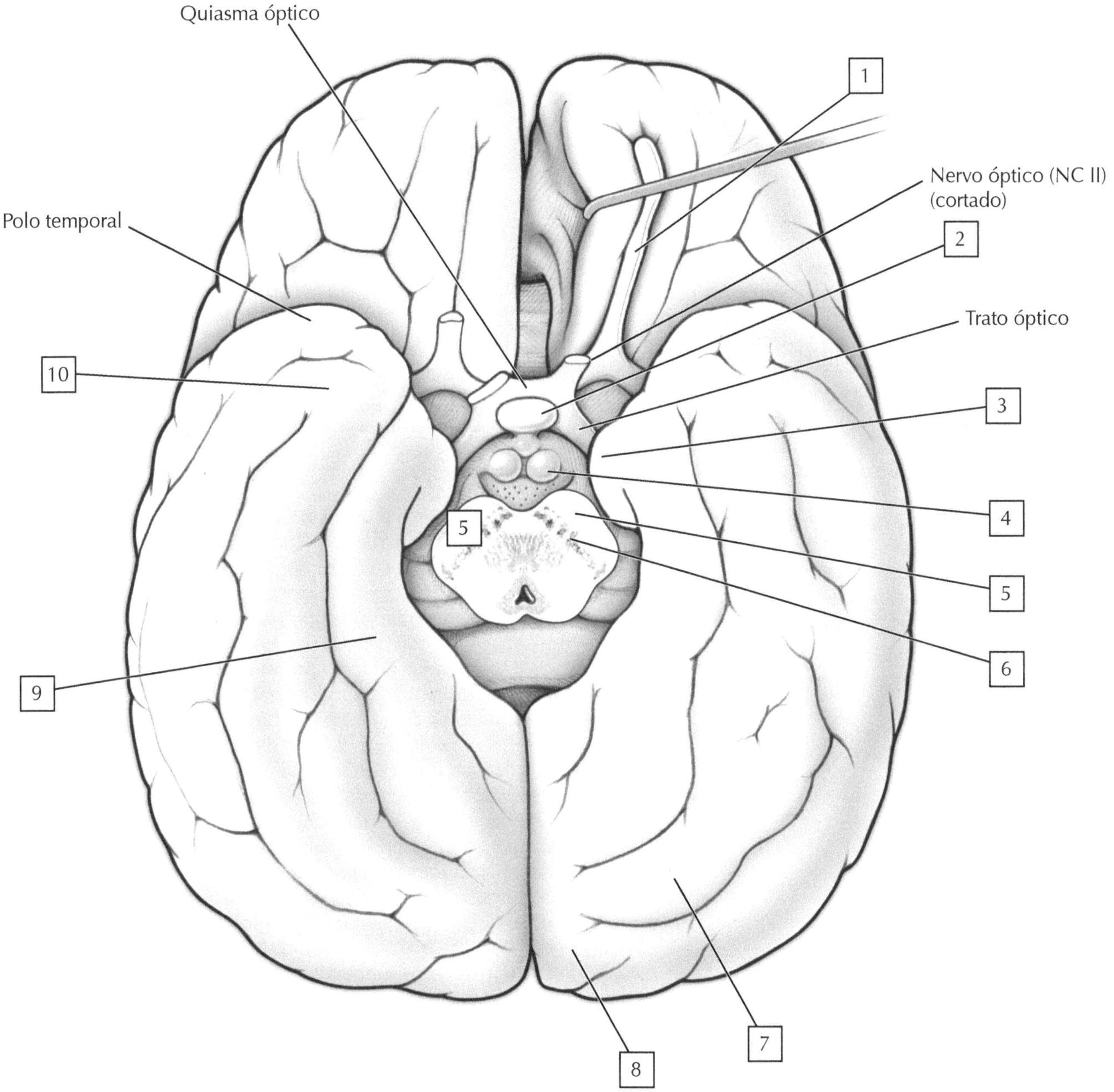
Quiasma óptico
1
Nervo óptico (NC II)
(cortado)
Polo temporal
2
Trato óptico
10
3
4
5
5
9
6
7
8

2 Cortes Axial e Sagital Mediano da Parte Central do Sistema Nervoso

O **sistema nervoso** consiste na **parte central do sistema nervoso** (sistema nervoso central [**SNC**]) e na **parte periférica do sistema nervoso** (sistema nervoso periférico [**SNP**]). O SNC é constituído pelo **encéfalo** e pela **medula espinal**. O encéfalo é subdividido em **tronco encefálico** (**bulbo**, **ponte**, **mesencéfalo** e **cerebelo** associado) e **prosencéfalo** (**diencéfalo** e **telencéfalo**). Os principais componentes do diencéfalo são o **tálamo** e o **hipotálamo**. Os principais componentes do telencéfalo são os **núcleos da base**, as estruturas do **prosencéfalo límbico**, o **córtex cerebral** e o **sistema olfatório**. O SNP recebe e envia sinais para o SNC. Esses sinais provêm de axônios **sensitivos** primários, células ganglionares e receptores sensitivos; os axônios dos **neurônios motores inferiores** e suas conexões com os músculos esqueléticos; e os axônios pré-ganglionares **autônomos**, células ganglionares e conexões pós-ganglionares para os músculos lisos, músculo cardíaco, glândulas secretoras, órgãos metabólicos e imunócitos em órgãos linfoides.

Radiografias-padrão do encéfalo e da medula espinal não fornecem uma boa representação de estruturas neurais detalhadas. Para observar detalhes neuroanatômicos, realiza-se a **ressonância magnética (RM)**. Esta usa pulsos curtos (pulso de radiofrequência) de ondas eletromagnéticas que são absorvidos pelos prótons no tecido cuja imagem está sendo obtida. Durante o pulso, os prótons estão alinhados devido ao estado de energia mais alto. Depois do pulso, durante a fase de relaxamento, os prótons retomam seu estado não alinhado. Os intervalos entre os pulsos e entre os tempos de coleta estabelecem os parâmetros para o contraste na imagem resultante. **Imagens ponderadas em T1** proporcionam uma excelente visualização detalhada da anatomia; os ventrículos aparecem escuros. **Imagens ponderadas em T2** são usadas para observar patologia; os ventrículos aparecem brancos.

PINTE os seguintes componentes do SNC, usando uma cor diferente para cada um deles.

- ☐ **1. Medula espinal**

Tronco encefálico

- ☐ **2. Bulbo**
- ☐ **3. Cerebelo**
- ☐ **4. Ponte**
- ☐ **5. Mesencéfalo (e colículos)**

Diencéfalo

- ☐ **6. Hipotálamo**
- ☐ **7. Tálamo**

Telencéfalo

- ☐ **8. Substância branca corticalmente relacionada (corpo caloso, cápsula interna)**
- ☐ **9. Prosencéfalo límbico (formação hipocampal e fórnice, córtex cingulado)**
- ☐ **10. Núcleos da base (núcleo caudado, putame, globo pálido)**

Sistema ventricular

- ☐ **11. Ventrículo lateral**

Nota Clínica

A cápsula interna é uma estrutura fundamental, tanto anatômica quanto funcionalmente. Anatomicamente, ela é um ponto de referência importante nos cortes axial e coronal. No corte axial, a cápsula interna tem a forma de um "V" apontando medialmente. Mediais ao ramo anterior, estão a cabeça e o corpo do núcleo caudado (parte dos núcleos da base). Medial ao ramo posterior, está o tálamo. Lateral ao V, está o globo pálido e lateral a esse, o putame, ambos componentes dos núcleos da base.

Funcionalmente, a cápsula interna é a principal "rodovia" para dentro e para fora do córtex. Por ela passam axônios de todos os sistemas sensitivos, exceto o sistema olfatório, do tálamo até as zonas apropriadas do córtex cerebral. Ela transporta todo o efluxo motor do córtex para os neurônios motores inferiores da medula espinal (trato corticospinal) e do tronco encefálico (trato corticobulbar). A cápsula interna também transporta conexões para o cerebelo (via núcleos da ponte) e para os núcleos da base. Existem conexões recíprocas entre todos os principais núcleos talâmicos específicos e suas zonas de projeções corticais. Danos à cápsula interna, uma ocorrência frequente em acidentes vasculares encefálicos envolvendo a artéria cerebral média, resultam em **hemiplegia contralateral** (aumento de tônus e reflexos, e reflexos patológicos) e **paralisia facial central contralateral** (queda da parte inferior da face), bem como perda contralateral da sensibilidade somática.

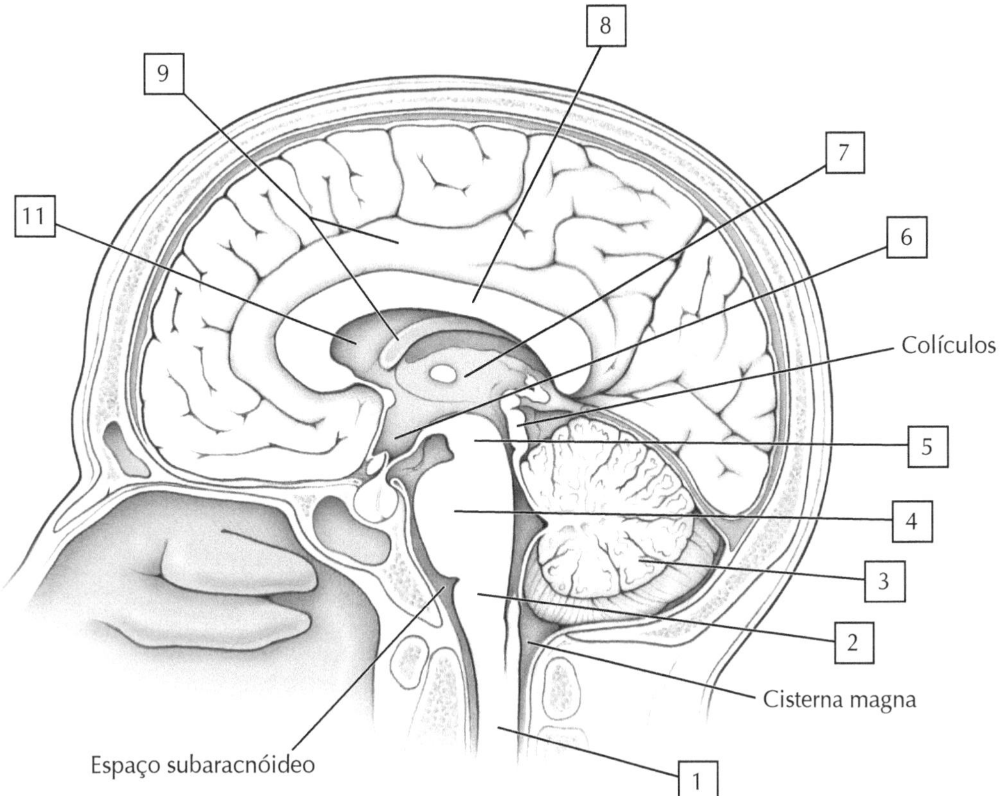

A. Corte sagital

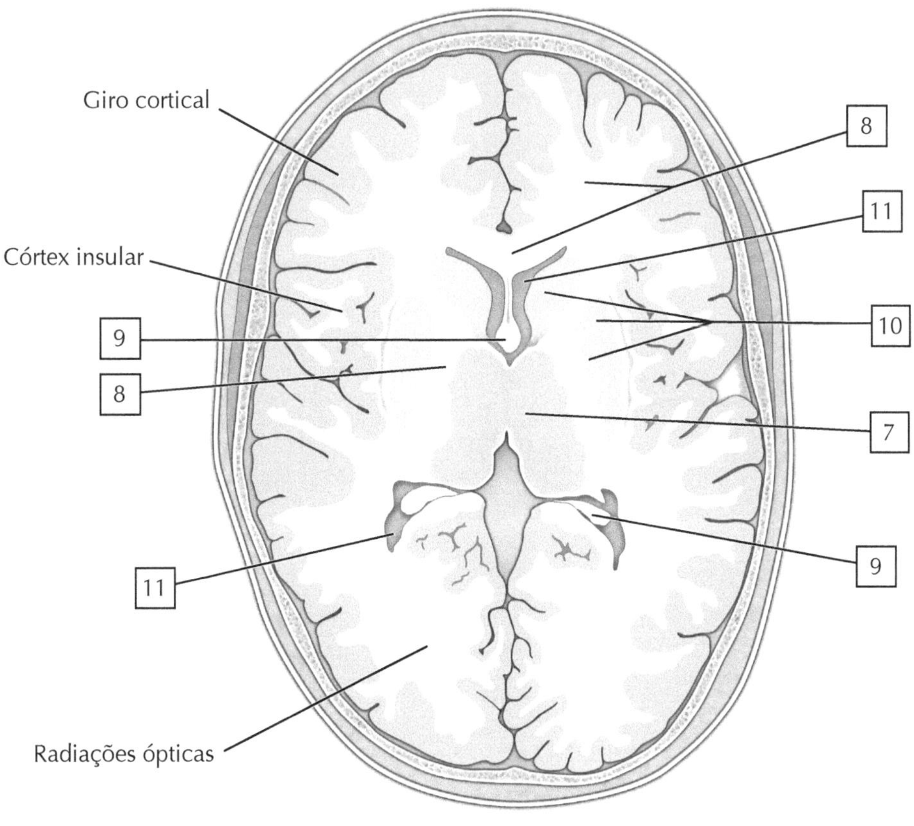

B. Corte axial

2 Cortes Cerebrais Horizontais (Axiais) Mostrando os Núcleos da Base

Os núcleos da base são uma coleção de núcleos telencefálicos (**núcleo caudado**, **putame** e **globo pálido**) e seus tratos associados, e alguns núcleos subtelencefálicos (substância negra, subtálamo) que se interconectam com um ou mais dos componentes telencefálicos. O núcleo caudado e o putame são semelhantes na composição nuclear e conectividade (p. ex., ambos recebem aporte dopaminérgico da parte compacta da substância negra); nos seres humanos, esses dois núcleos são divididos anatomicamente pelo **ramo anterior da cápsula interna**, enquanto em outras espécies, esses dois núcleos estão unidos como núcleo "caudoputame". O globo pálido tem neurônios maiores e atua como o principal elemento de saída para os núcleos da base telencefálicos. Os núcleos da base compartilham alças de circuitos com o tálamo e as regiões corticais associadas, auxiliando o córtex a selecionar sub-rotinas automáticas e desejáveis de atividade e suprimir sub-rotinas indesejáveis de atividade. As alças dos circuitos relacionados aos núcleos da base incluem uma alça motora, uma alça límbica, uma alça cognitiva e uma alça oculomotora.

Para os pontos de referência anatômicos, a ilustração superior revela, de lateral para medial: o lobo temporal, o sulco lateral, o córtex insular, a cápsula extrema, o claustro, a cápsula externa, o putame, o segmento externo do globo pálido, o segmento interno do **globo pálido**, o **joelho** e o **ramo posterior da cápsula interna** e o **tálamo**. Enumere essas estruturas como os principais pontos de referência anatômicos de um corte axial através dos núcleos da base telencefálicos.

PINTE as seguintes estruturas, usando uma cor diferente para cada uma delas.

- ☐ **1. Núcleo caudado (cabeça)**
- ☐ **2. Ramo anterior (cápsula interna)**
- ☐ **3. Joelho (cápsula interna)**
- ☐ **4. Ramo posterior (cápsula interna)**
- ☐ **5. Putame**
- ☐ **6. Globo pálido**
- ☐ **7. Tálamo**
- ☐ **8. Núcleo caudado (cauda)**
- ☐ **9. Corno occipital (posterior) do ventrículo lateral**

Nota Clínica

Quando os núcleos da base são comprometidos, seja por lesões físicas, degeneração neural ou alteração de um neurotransmissor importante (p. ex., dopamina), o circuito é interrompido entre o tálamo, o córtex e os núcleos da base. O mais notável dos sistemas a exibir disfunção clínica com lesões nos núcleos da base é o sistema motor, resultando em distúrbios do movimento. Na **doença de Parkinson**, causada pela degeneração de neurônios dopaminérgicos na substância negra, parte compacta, e a subsequente perda de estímulo dopaminérgico para o núcleo caudado e o putame, o paciente apresenta tremor em repouso, rigidez muscular (em todas as amplitudes de movimento) e bradicinesia (dificuldade para iniciar ou parar o movimento), bem como instabilidade postural. Na **coreia de Huntington**, os neurônios no núcleo caudado (e outras estruturas) degeneram, resultando em movimentos coreiformes (vigorosos, parecidos com a dança), disfunção emocional e declínio cognitivo. Outros distúrbios dos núcleos da base podem causar **atetose** (movimentos lentos de contorção), **torcicolo espasmódico** (movimentos rotatórios involuntários do pescoço), **distonia** e **hemibalismo** (movimentos involuntários abruptos). As abordagens de tratamento incluem agentes farmacológicos (p. ex., reposição de dopamina com Sinemet® [L-dopa mais carbidopa]), estimulação cerebral profunda e, em alguns casos, procedimentos ablativos cirúrgicos.

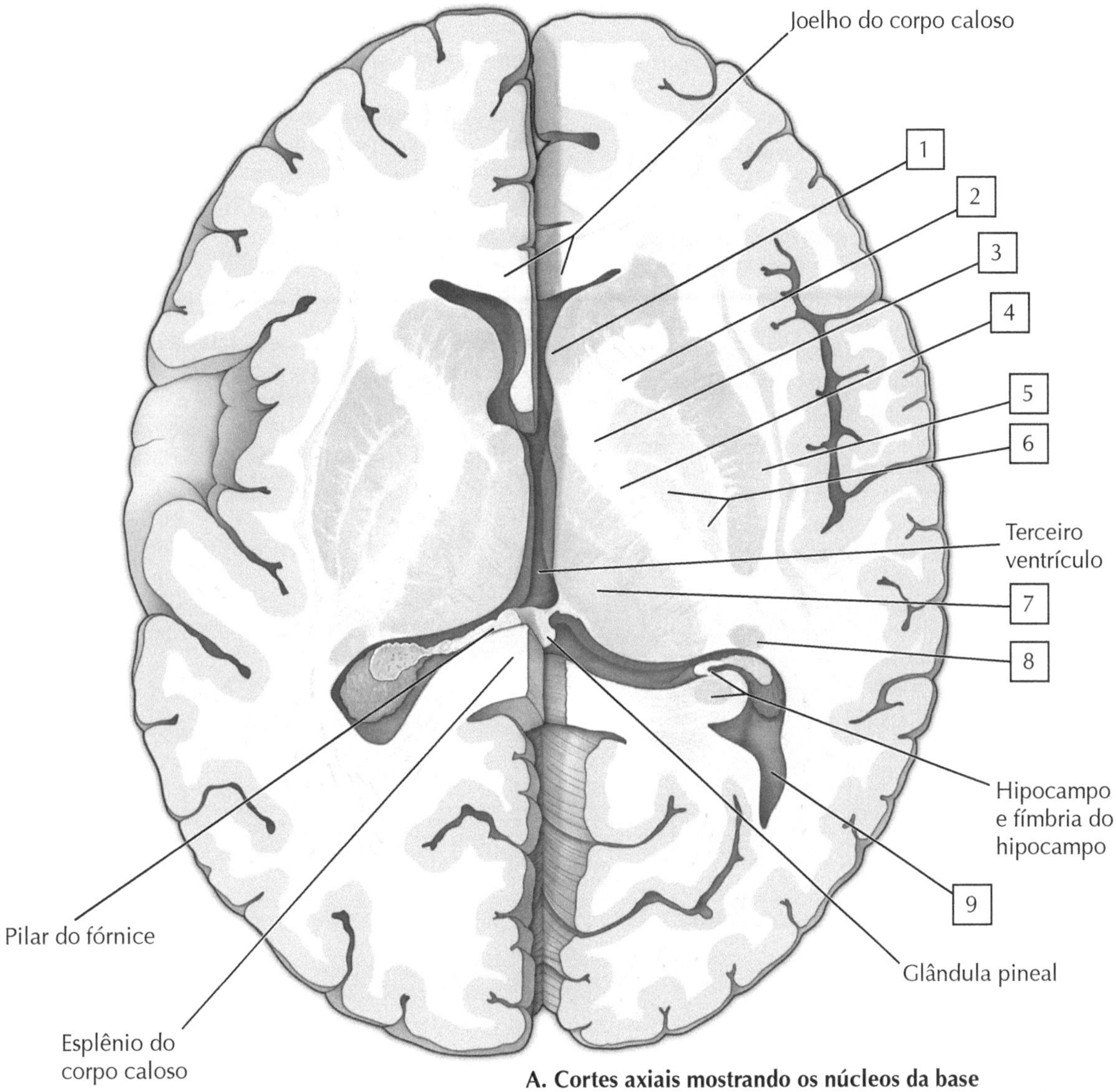

A. Cortes axiais mostrando os núcleos da base

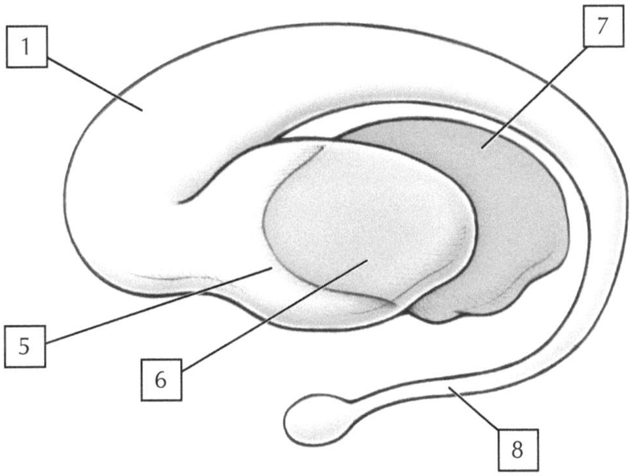

B. Representação esquemática tridimensional (3D) dos núcleos da base (vista lateral)

2 Principais Estruturas do Prosencéfalo Límbico

O **sistema límbico** foi a denominação para um anel de estruturas (**formação hipocampal**, **corpo amigdaloide**, **córtex cingulado**, **núcleos septais**, **unco**, **habênula** etc.) que circundam o tálamo e estão associadas tanto a estruturas corticais quanto subcorticais para regular a reatividade emocional e o comportamento e fornecer individualidade de resposta a estímulos e eventos externos e internos. O neuroanatomista Nauta subdividiu as estruturas límbicas em prosencéfalo límbico e mesencéfalo límbico. Essas estruturas líbicas interagem com os circuitos corticais e as estruturas hipotalâmicas/tronco encefálico para realizar tarefas associadas a responsividade emocional e comportamento relacionado, comportamento motivacional e de recompensa, consolidação da memória de curto prazo e regulação ambientalmente apropriada e situacionalmente apropriada (respostas individualizadas) de respostas viscerais/autônomas e neuroendócrinas, juntamente com os componentes motores para realizar os comportamentos apropriados. Algumas estruturas do prosencéfalo límbico estão dispostas em uma configuração em forma de C, incluindo a formação hipocampal (**hipocampo** com **giro dentado**, giro para-hipocampal, subículo, córtex entorrinal) e o **fórnice** e a amígdala e a **estria terminal** associada.

PINTE as seguintes estruturas, usando uma cor diferente para cada uma delas.

- ☐ **1. Habênula**
- ☐ **2. Estria terminal**
- ☐ **3. Fórnice**
- ☐ **4. Córtex cingulado**
- ☐ **5. Núcleos septais**
- ☐ **6. Corpo amigdaloide (núcleos da amígdala)**
- ☐ **7. Unco (córtex olfatório primário)**
- ☐ **8. Giro para-hipocampal**
- ☐ **9. Hipocampo**
- ☐ **10. Giro dentado**

Nota Clínica

Os núcleos do corpo amigdaloide avaliam estímulos externos e internos, fornecendo um contexto emocional para esse aporte. A informação é processada pelos núcleos do corpo amigdaloide de múltiplas regiões corticais e fornece contexto emocional, particularmente para respostas de medo, tanto medo generalizado quanto medo específico. O dano bilateral no corpo amigdaloide resulta em perda de respostas de medo, bem como perda da capacidade de perceber o medo em outros indivíduos.

A formação hipocampal processa informações extensas a partir do lobo temporal, subículo e córtex entorrinal e envia conexões via fórnice para o hipotálamo e núcleos septais, com conexões subsequentes através do tálamo ao córtex cingulado. A formação hipocampal é muito vulnerável ao **dano isquêmico** (especialmente o setor CA1). Os danos resultam na incapacidade de consolidar novas informações em traços de memória de longo prazo, resultando em substancial esquecimento, desorientação e confusão, apesar da retenção de alguns traços de memória de longo prazo já estabelecidos.

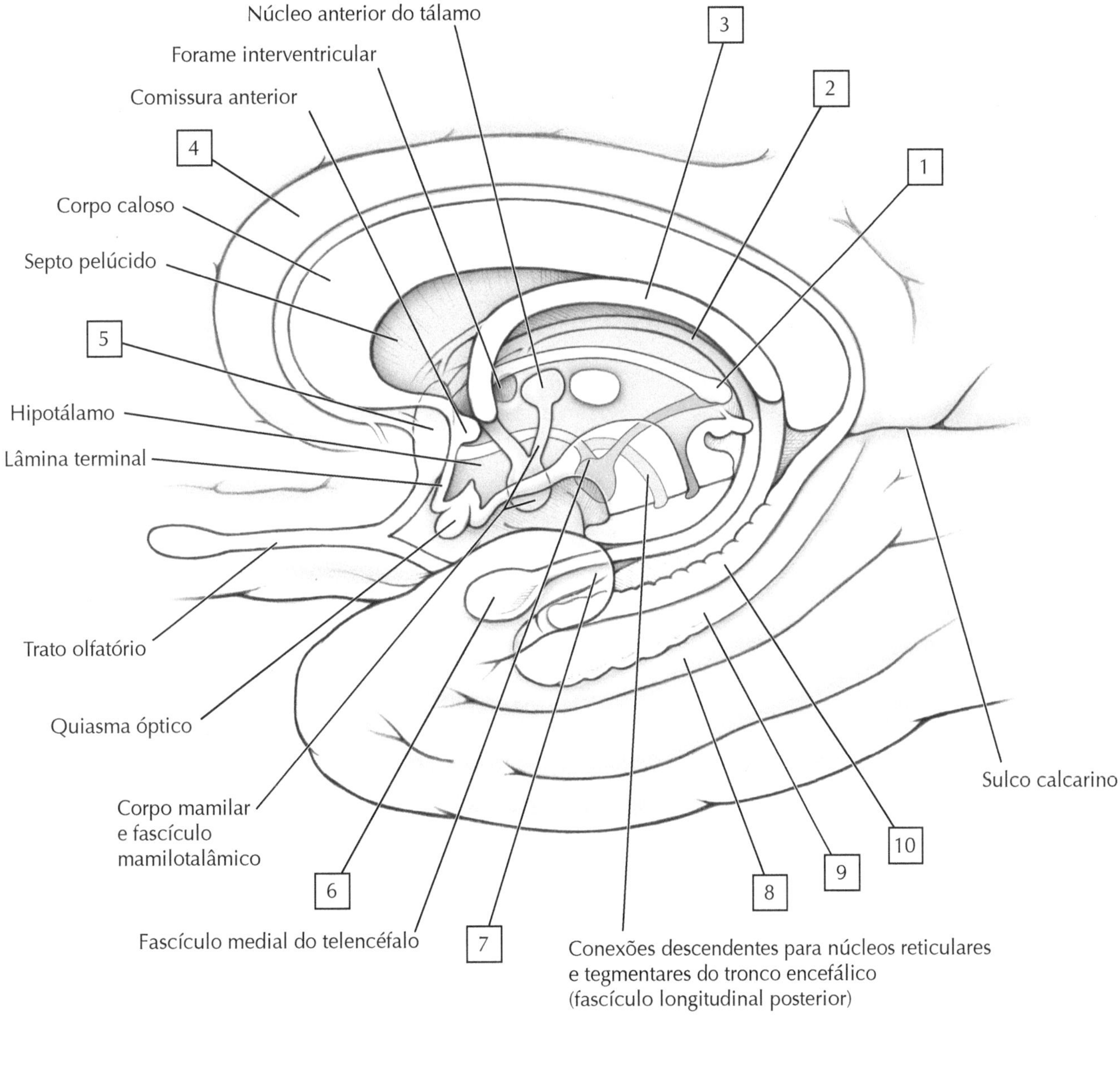
Núcleo anterior do tálamo
Forame interventricular
Comissura anterior
4
Corpo caloso
Septo pelúcido
5
Hipotálamo
Lâmina terminal
Trato olfatório
Quiasma óptico
Corpo mamilar e fascículo mamilotalâmico
6
Fascículo medial do telencéfalo
7
3
2
1
Sulco calcarino
10
9
8
Conexões descendentes para núcleos reticulares e tegmentares do tronco encefálico (fascículo longitudinal posterior)

3

Capítulo 3 Tronco Encefálico, Cerebelo e Medula Espinal

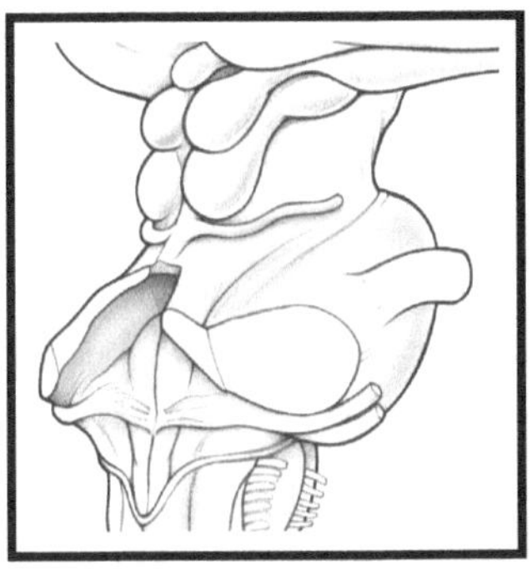
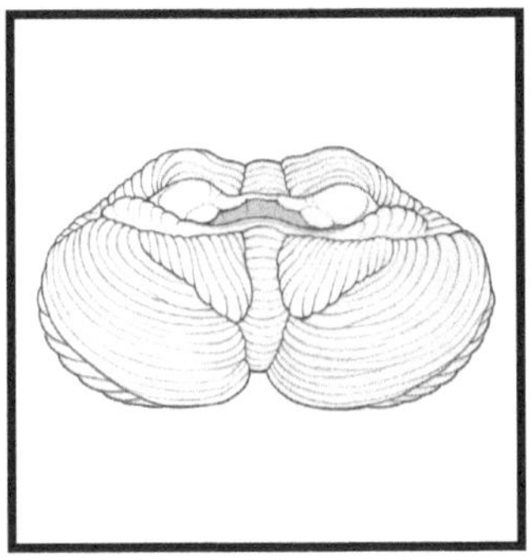
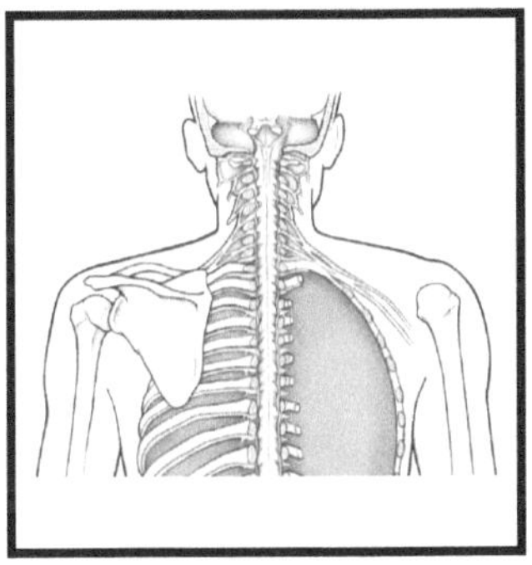
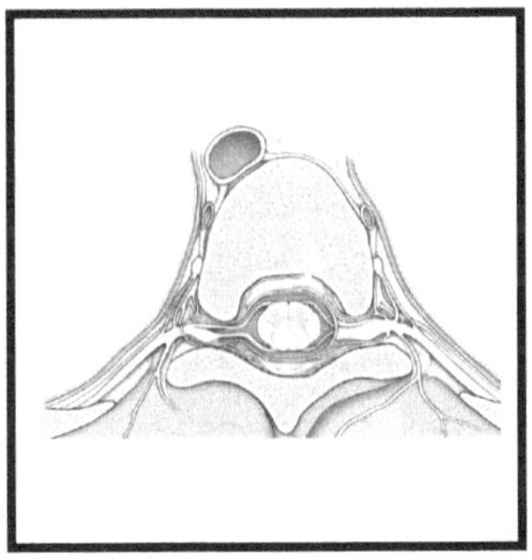

3 Anatomia de Superfície do Tronco Encefálico: Vista Posterolateral

Esta vista do **tronco encefálico** (de cima para baixo) mostra as faces posterior e lateral, com todo o telencéfalo, a maior parte do diencéfalo e o cerebelo removidos. Os três **pedúnculos cerebelares (inferior, médio e superior)**, que transportam informações para dentro e para fora do cerebelo, estão seccionados. As **raízes posteriores** transportam informações para a **medula espinal**, e os componentes sensitivos dos **nervos cranianos** (NCs; p. ex., **trigêmeo, vestibulococlear, facial**) carreiam informações para o **tronco encefálico. Tubérculos, eminências e trígonos** no assoalho do quarto ventrículo são denominados segundo os núcleos logo abaixo deles. O colículo facial é uma elevação na face posterior da ponte, sob o qual se encontram o núcleo abducente e a alça das fibras do nervo facial. Na face posterior do bulbo, os **tubérculos grácil e cuneiforme** são as protuberâncias sob as quais se encontram os núcleos grácil e cuneiforme, processando informações epicríticas (tato discriminativo fino, propriocepção e percepção vibratória). Os **colículos superior e inferior** formam a face posterior do mesencéfalo e processam a informação visual e auditiva, respectivamente. Os **corpos geniculados lateral e medial** estão localizados nas margens caudal e lateral do **tálamo** e processam a informação visual e auditiva, respectivamente.

PINTE as seguintes estruturas, usando uma cor diferente para cada uma delas.

- ☐ **1. Colículo superior**
- ☐ **2. Colículo inferior**
- ☐ **3. Colículo facial**
- ☐ **4. Tubérculo cuneiforme**
- ☐ **5. Tubérculo grácil**
- ☐ **6. Raízes posteriores da medula espinal**
- ☐ **7. Pedúnculo cerebelar inferior**
- ☐ **8. Pedúnculo cerebelar médio**
- ☐ **9. Pedúnculo cerebelar superior**
- ☐ **10. Nervo trigêmeo (NC V)**
- ☐ **11. Corpo geniculado medial do tálamo**
- ☐ **12. Corpo geniculado lateral do tálamo**

Nota Clínica

Danos aos tubérculos grácil e cuneiforme no assoalho do quarto ventrículo interromperiam o fluxo ascendente de informações epicríticas para o lemnisco medial e, então, para o tálamo ventral posterolateral e o córtex sensitivo primário. Danos ao colículo facial no assoalho do quarto ventrículo resultariam em paralisia do olhar lateral ipsilateral (nervo abducente, núcleo do nervo craniano [NNC] VI) e do olhar medial (dano aos interneurônios do NNC VI no fascículo longitudinal medial que regulam o olhar medial) via nervo oculomotor (NC III), que se manifesta clinicamente como diplopia (visão dupla), e paralisia facial ipsilateral por ruptura das fibras motoras do NC VII (nervo facial).

Os pedúnculos cerebelares interconectam o cerebelo com a medula espinal, o tronco encefálico e o tálamo. O pedúnculo cerebelar inferior interconecta o cerebelo principalmente com a medula espinal, o bulbo e a ponte. O pedúnculo cerebelar médio transmite informações corticais, via núcleos na base da ponte, para o cerebelo, informando-o das atividades e dos planos corticais. O pedúnculo cerebelar superior transmite principalmente para o núcleo rubro (trato rubrospinal) e os núcleos anteroventrais e ventrais laterais do tálamo (regulando o efluxo corticospinal). Danos aos hemisférios laterais do cerebelo e seus pedúnculos associados resultam em **ataxia do membro ipsilateral, hipotonia leve, dismetria** (má avaliação de distância), decomposição dos movimentos em várias articulações, tremor de intenção, disdiadococinesia (incapacidade de executar movimentos alternados rápidos) e incapacidade de amortecer os movimentos (fenômeno de rebote).

Anatomia de Superfície do Tronco Encefálico: Vista Posterolateral

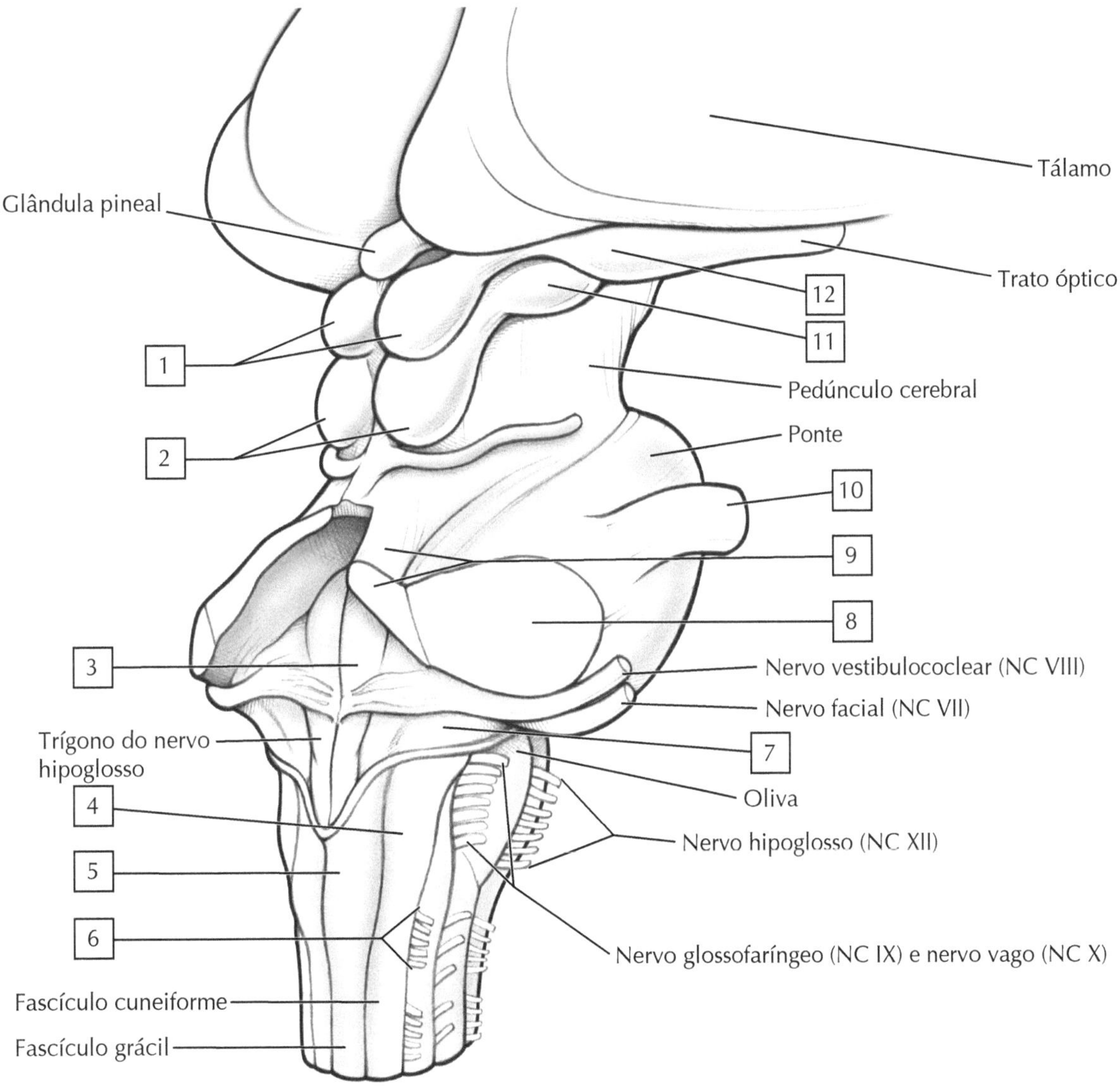

3 Anatomia de Superfície do Tronco Encefálico: Vista Anterior

A face anterior do tronco encefálico caracteriza-se pela emergência dos **nervos cranianos (NCs)**, com exceção do NC IV, que emerge posteriormente. Esses NCs transmitem informações sensitivas do **sistema trigeminal** e órgãos sensitivos especiais para a parte central do sistema nervoso (sistema nervoso central [SNC]), além de transportarem o efluxo dos sistemas motores do tronco encefálico para os músculos da cabeça e pescoço e da **parte parassimpática craniana** via gânglios, para as estruturas dos músculos lisos dos olhos, para as glândulas salivares e lacrimais e para o músculo cardíaco e a musculatura lisa das vísceras torácicas e algumas vísceras abdominais. Também são notáveis na face anterior do tronco encefálico as estruturas anteriores que contêm as fibras descendentes do sistema corticospinal (mesencéfalo [pedúnculos cerebrais], ponte [parte basilar da ponte] e bulbo [pirâmide]). Os NCs I (**olfatório**) e II (**óptico**) são tratos do SNC, com os axônios sendo mielinizados pela glia do SNC (oligodendrócitos), não pelas células de suporte periféricas (células de Schwann) que mielinizam os axônios periféricos dos NCs III-XII.

COMPONENTES SENSITIVO (S), MOTOR (M) E AUTÔNOMO (A) DOS NERVOS CRANIANOS	
NC I – Olfatório	**S:** olfato
NC II – Óptico	**S:** visão
NC III – Oculomotor	**M:** para os músculos retos medial, inferior e superior, músculo oblíquo inferior e músculo levantador da pálpebra superior **A:** para o músculo ciliar e músculo constritor da pupila via gânglio ciliar
NC IV – Troclear	**M:** para o músculo oblíquo superior
NC V – Trigêmeo	**S:** para face, seios paranasais, dentes, sensibilidade geral nos dois terços anteriores da cavidade oral, língua **M:** para os músculos da mastigação, músculo tensor do tímpano
NC VI – Abducente	**M:** para o músculo reto lateral
NC VII – Facial	**S:** paladar nos dois terços anteriores da língua, palato mole **M:** para os músculos da expressão facial, músculo estapédio **A:** para as glândulas salivares submaxilares (submandibulares) e sublinguais e glândulas lacrimais via gânglios pterigopalatino e submandibular
NC VIII – Vestibulococlear	**S:** aceleração linear e angular (equilíbrio e movimento) e audição
NC IX – Glossofaríngeo	**S:** paladar para o terço posterior da língua, sensibilidade geral de tonsilas, faringe, orelha média **M:** para o músculo estilofaríngeo, musculatura faríngea **A:** para a glândula parótida e glândulas mucosas nasais via gânglio ótico
NC X – Vago	**S:** para coração, pulmões, brônquios, traqueia, laringe, faringe, sistema digestório, pequena zona na orelha externa **M:** para a musculatura da faringe e da laringe **A:** para coração, pulmões, brônquios, parte proximal do sistema digestório via gânglios intramurais
NC XI – Acessório	**M:** para o músculo esternocleidomastóideo, dois terços superiores do músculo trapézio
NC XII – Hipoglosso	**M:** para os músculos da língua, os músculos infra-hióideos (via raízes nervosas cervicais)

PINTE as seguintes estruturas, usando uma cor diferente para cada uma delas.

- ☐ **1. Trato olfatório (estendendo-se a partir do nervo olfatório)**
- ☐ **2. Quiasma óptico (local onde o nervo óptico atravessa o trato óptico)**
- ☐ **3. Nervo oculomotor (NC III)**
- ☐ **4. Nervo troclear (NC IV)**
- ☐ **5. Nervo trigêmeo (NC V)**
- ☐ **6. Nervo abducente (NC VI)**
- ☐ **7. Nervo facial (NC VII) (com o nervo intermédio)**
- ☐ **8. Nervo vestibulococlear (NC VIII)**
- ☐ **9. Nervo glossofaríngeo (NC IX)**
- ☐ **10. Nervo vago (NC X)**
- ☐ **11. Nervo hipoglosso (NC XII)**
- ☐ **12. Nervo acessório (NC XI)**

Nota Clínica

O NC II pode ser afetado por desmielinização na esclerose múltipla, uma doença desmielinizante central, resultando em neurite óptica ipsilateral, com perda de visão. Para os NCs de III a XII, os danos podem ter várias causas. Os neurônios motores inferiores (NMIs) do tronco encefálico podem ser comprometidos por doenças dos NMIs (poliomielite, paralisia bulbar), doenças mistas de neurônio motor superior e inferior (esclerose lateral amiotrófica) ou infartos vasculares do tronco encefálico afetando o suprimento sanguíneo vertebrobasilar a regiões do tronco encefálico onde estão os neurônios motores inferiores. Os axônios dos NCs são vulneráveis tanto a doenças desmielinizantes centrais (p. ex., esclerose múltipla) no tronco encefálico quanto a doenças desmielinizantes periféricas (p. ex., doença de Guillain-Barré), tumores, compressão, neuropatia diabética e outras neuropatias. Os axônios sensitivos (NCs V, VII e nervo intermédio, VIII, IX e X) são vulneráveis a neuropatias periféricas, compressão, desmielinização, inflamação, tumores e outros agravos. Lesões ou agravos aos NCs III, VII, IX ou X podem resultar em disfunção parassimpática. A compressão do NC III contra a margem livre do tentório do cerebelo durante uma herniação transtentorial pode resultar em perda ipsilateral da constrição pupilar (pupila fixa e dilatada), um sinal-chave a ser observado no traumatismo cranioencefálico, e perda de acomodação para a visão de perto.

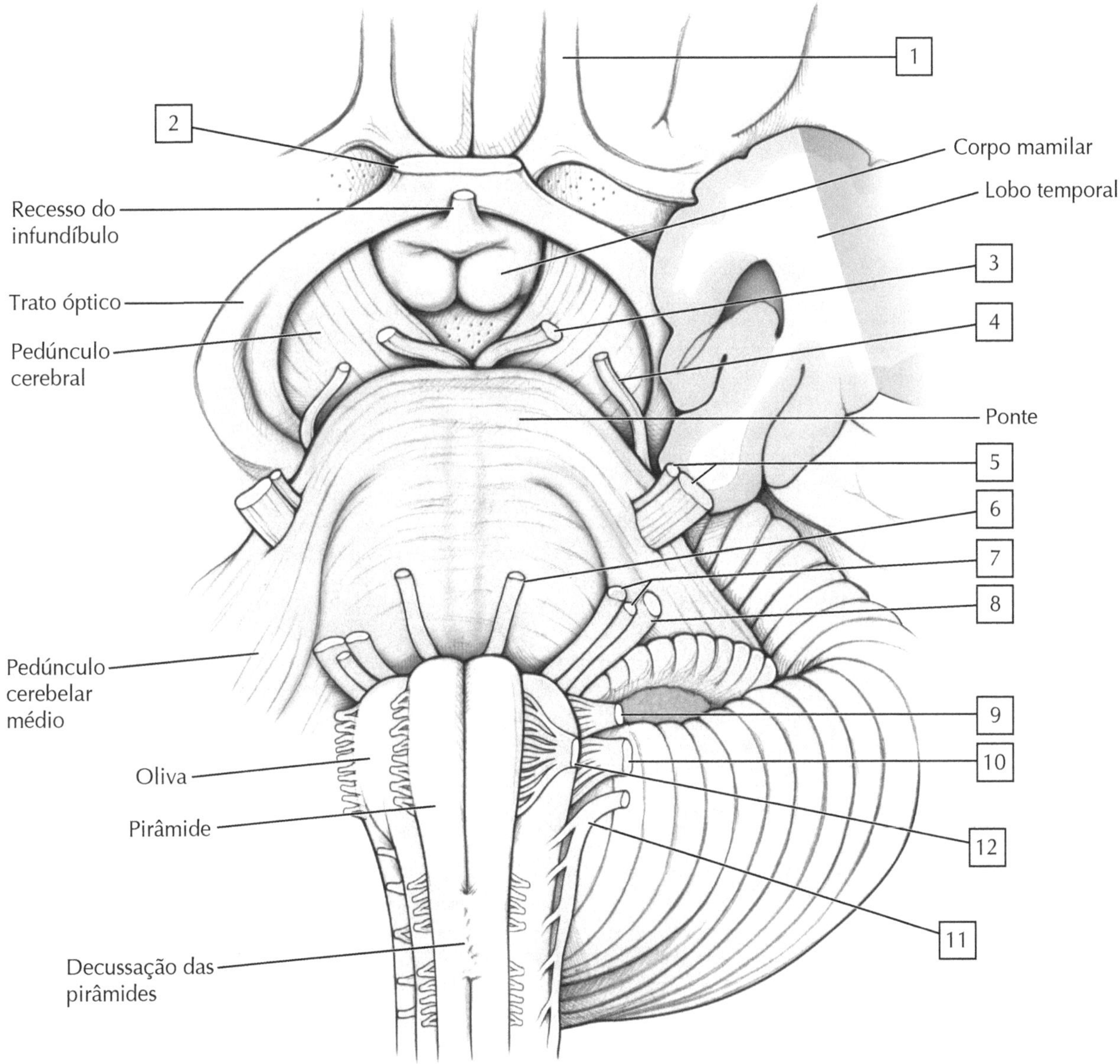
1
2
Corpo mamilar
Lobo temporal
Recesso do infundíbulo
3
Trato óptico
4
Pedúnculo cerebral
Ponte
5
6
7
8
Pedúnculo cerebelar médio
9
10
Oliva
Pirâmide
12
11
Decussação das pirâmides

3 Anatomia do Cerebelo

As ilustrações **A** e **B** mostram as características externas do cerebelo (faces superior/posterior e inferior/anterior, respectivamente). A vista superior mostra a organização vertical do cerebelo, com **verme, paraverme** e **hemisférios laterais do cerebelo**. Cada uma dessas três regiões está associada a núcleos profundos específicos e seus respectivos sistemas de neurônios motores superiores.

REGIÃO	NÚCLEO CEREBELAR PROFUNDO	SISTEMA DE NEURÔNIO MOTOR SUPERIOR
Verme	Núcleo do fastígio Núcleo vestibular lateral	Trato vestibulospinal lateral e tratos reticulospinais
Paraverme	Núcleos globoso, emboliforme	Trato rubrospinal (a partir do núcleo rubro)
Hemisférios laterais	Núcleo denteado	Trato corticospinal (via núcleo ventral lateral do tálamo)

A vista inferior mostra os **lobos anterior e médio e o lóbulo floculonodular** do cerebelo, divisões anatômicas tradicionais com síndromes bem derivadas originadas de lesões conhecidas. Os três **pedúnculos cerebelares (inferior, médio e superior)** estão seccionados para melhor visualização da face inferior. Por esses pedúnculos cerebelares passam o efluxo e o influxo de informações do cerebelo.

A ilustração **C** mostra a anatomia interna do cerebelo, incluindo os **núcleos profundos (do fastígio, globoso, emboliforme, denteado)** e o pedúnculo cerebelar superior.

PINTE as seguintes estruturas, usando uma cor diferente para cada uma delas.

- ☐ **1. Verme do cerebelo (superior e inferior)**
- ☐ **2. Paraverme**
- ☐ **3. Hemisférios laterais do cerebelo**
- ☐ **4. Lobo anterior**
- ☐ **5. Lobo médio**
- ☐ **6. Pedúnculo cerebelar superior**
- ☐ **7. Pedúnculo cerebelar médio**
- ☐ **8. Pedúnculo cerebelar inferior**
- ☐ **9. Lobo floculonodular**
- ☐ **10. Núcleo do fastígio**
- ☐ **11. Núcleos globoso e emboliforme**
- ☐ **12. Núcleo denteado**

Nota Clínica

O lobo anterior e o verme do cerebelo recebem aporte aferente do corpo, particularmente dos membros, através dos tratos espinocerebelares. O lobo anterior ajuda a coordenar os membros inferiores através do núcleo vestibular lateral; danos resultam em **marcha** atáxica de base ampla.

O lobo médio do cerebelo (especialmente os hemisférios laterais) recebe informações aferentes do corpo, do córtex cerebral através dos núcleos pontinos e de outros sistemas sensitivos. Os danos resultam na síndrome cerebelar clássica de **marcha cambaleante, ataxia de membros, dismetria, disdiadococinesia, hipotonia leve, disartria e disfunção oculomotora**. O indivíduo afetado não consegue realizar o teste do caminhar em *tandem*, teste do dedo indicador-nariz, teste do calcanhar-face anterior da perna, teste de marcha, nem consegue produzir padrões coerentes de fala, componentes importantes do teste clássico de sobriedade em campo.

O lóbulo floculonodular, que consiste nos flóculos e no nódulo da linha mediana, está estreitamente relacionado aos núcleos vestibulares e influencia o tônus básico, o movimento da cabeça e o movimento dos olhos. Danos seletivos podem resultar em **rastreamento visual prejudicado, nistagmo, vertigem e perda de equilíbrio devido ao controle descoordenado da musculatura axial (não distal)**. Esta síndrome é observada, às vezes, em crianças com meduloblastoma.

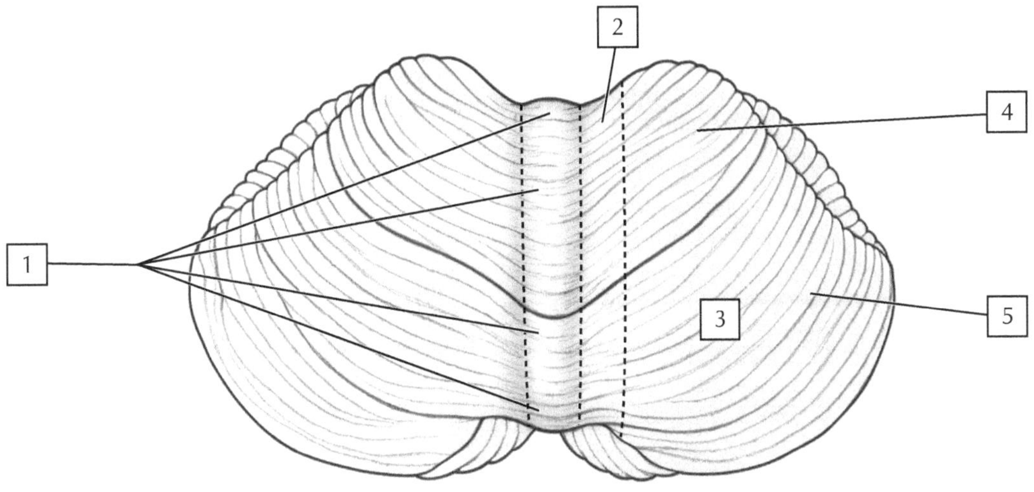

A. Face superior

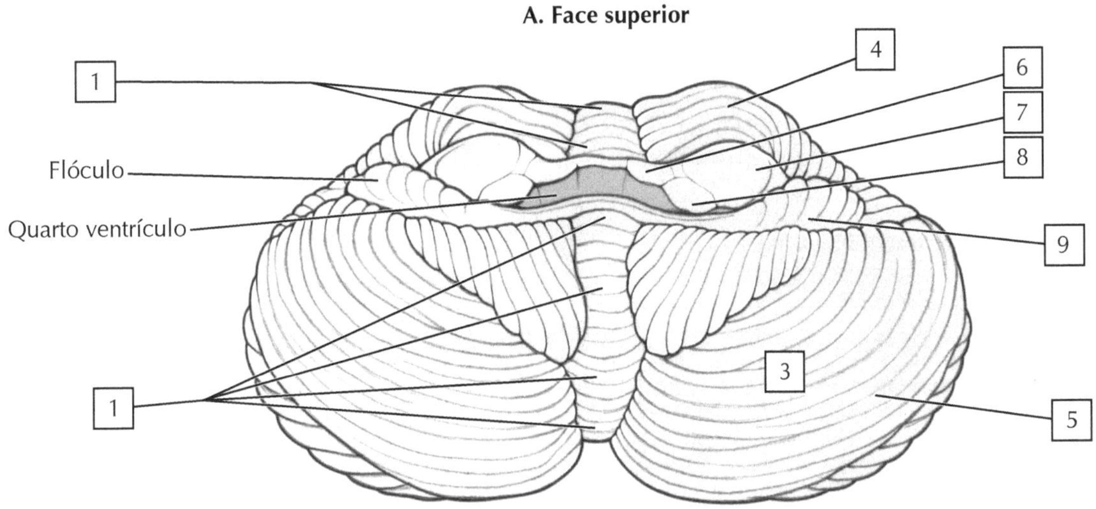

B. Face inferior

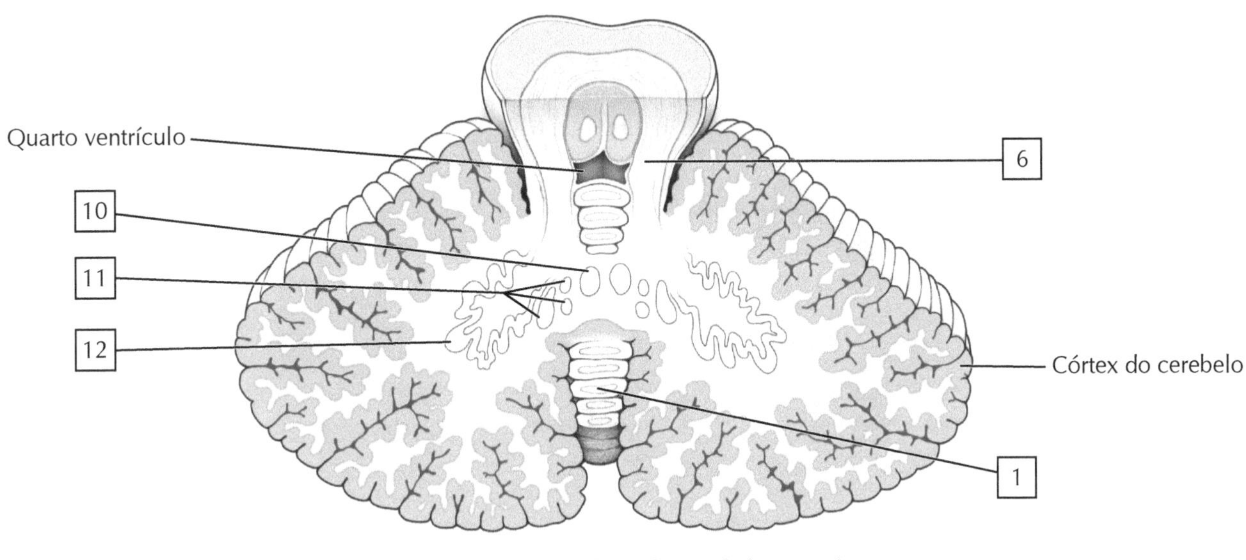

C. Corte no plano do pedúnculo cerebelar superior

3 Anatomia Macroscópica da Medula Espinal: Vista Posterior

A **medula espinal** é protegida no **canal vertebral** das vértebras da coluna vertebral. Na ilustração à direita da medula espinal *in situ*, as partes posteriores das vértebras foram removidas. A medula espinal mostra duas regiões de alargamento, a **intumescência cervical** e a **intumescência lombossacral**, correspondendo ao aumento de entradas e saídas relacionadas aos membros. A medula espinal cervical superior é contínua rostralmente com o bulbo, através do **forame magno**. No desenvolvimento, o crescimento da coluna vertebral supera o crescimento longitudinal da medula espinal; desse modo, a medula espinal termina (no cone medular) sob a região do **corpo da primeira vértebra lombar (L I)**. As **raízes nervosas** (**posterior** [sensitiva], **anterior** [motora, autônoma]) saem lateralmente de cada segmento da medula espinal através do forame intervertebral e atravessam o espaço subaracnóideo. Para os segmentos da medula espinal mais caudais, essas raízes nervosas têm um longo trajeto no espaço subaracnóideo, formando um acúmulo de raízes nervosas, semelhante à cauda de um cavalo – a **cauda equina** –, localizada em uma cisterna aumentada do espaço subaracnóideo, a **cisterna lombar**. Esta cisterna é o melhor local para a retirada de amostras de líquido cerebrospinal (LCS) por meio de uma punção lombar. O **filamento terminal** ancora a medula espinal caudalmente ao cóccix, e os **ligamentos denticulados** (extensões da **pia-máter**) ancoram a medula espinal lateralmente às outras meninges (**dura-máter**, **aracnoide-máter**). Estas meninges envolvem a medula espinal e partes das raízes nervosas, por onde elas saem através do forame intervertebral.

PINTE as seguintes estruturas, usando uma cor diferente para cada uma delas.

- ☐ **1. Intumescência cervical (medula espinal)**
- ☐ **2. Dura-máter**
- ☐ **3. Intumescência lombossacral (medula espinal)**
- ☐ **4. Cone medular**
- ☐ **5. Cauda equina**
- ☐ **6. Filamento terminal**
- ☐ **7. Forame magno**
- ☐ **8. Cisterna lombar**
- ☐ **9. Raiz posterior**
- ☐ **10. Ligamentos denticulados**

Nota Clínica

A cisterna lombar é um local importante para coleta direta de amostras de LCS. O LCS flui do sistema ventricular do encéfalo para o espaço subaracnóideo; sua composição é importante na análise de condições neurológicas, tais como infecções, hemorragias, condições inflamatórias, doenças degenerativas e outros distúrbios neurológicos. A análise do LCS inclui pressão, cor e aspecto, viscosidade, existência de hemácias e leucócitos, celularidade, níveis de proteína e de glicose.

Os forames intervertebrais são locais de emergência das raízes posteriores e anteriores, em curso de se unir e formar os nervos espinais. O núcleo pulposo dos discos intervertebrais pode herniar através da cápsula do disco e pressionar as raízes posteriores (geralmente causando dor irradiada inicial) e/ou raízes anteriores (levando à disfunção motora nos músculos inervados). A lesão resultante é denominada **radiculopatia**. Uma hérnia de disco (especialmente cervical) também pode estender-se e pressionar a medula espinal, resultando em **mielopatia**, danos aos tratos motores descendentes (corticospinais, rubrospinais), tratos espinocerebelares e tratos protopáticos (dor e temperatura) (espinotalâmico/espinorreticular). Os locais mais comuns de **hérnia de disco** são L V-S I e L IV-L V na região lombar e C VI-C VII, C V-C VI e C IV-C V na região cervical.

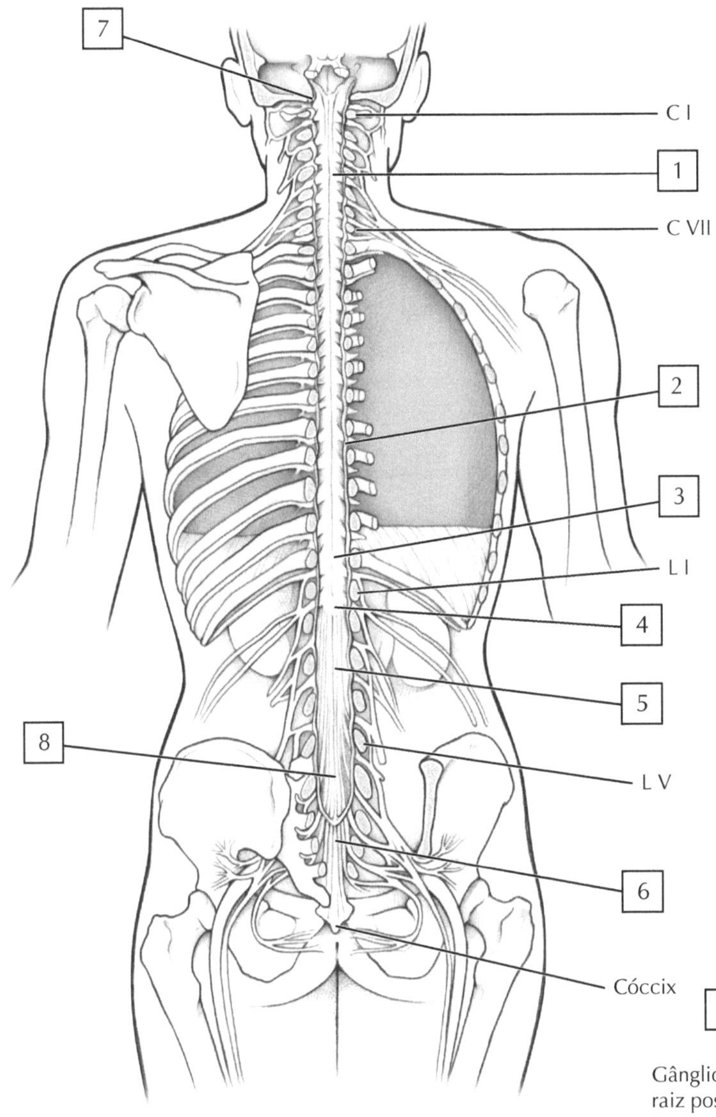

A. Anatomia macroscópica da medula espinal *in situ*

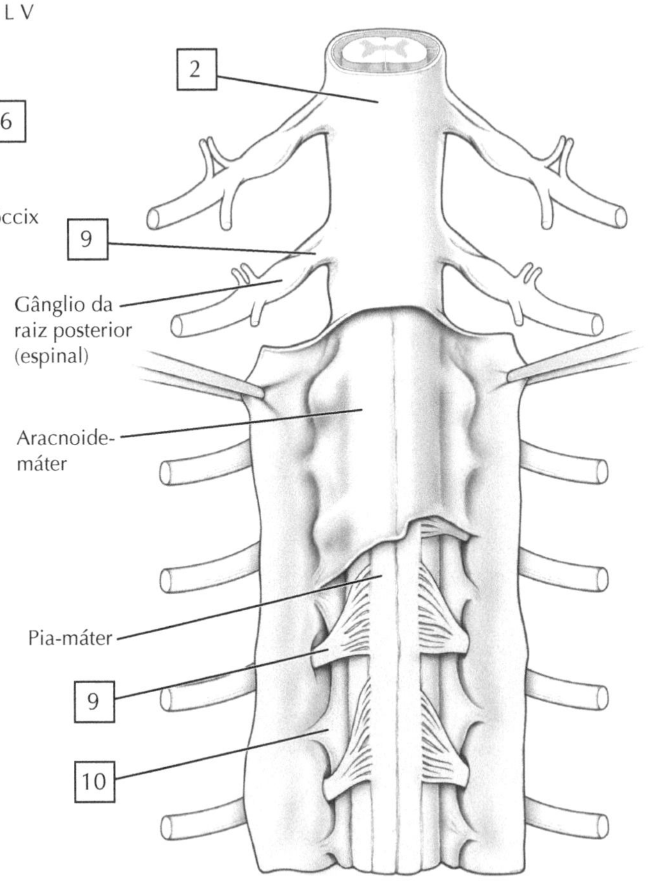

B. Meninges e raízes espinais

3 Anatomia da Secção Transversal da Medula Espinal *in Situ*

Em uma vista da secção transversal, a medula espinal situa-se dentro do canal vertebral formado pelas vértebras (são mostrados o **corpo vertebral**, o **processo espinhoso** e os **processos transversos**). A medula espinal e as raízes nervosas proximais são circundadas por três **meninges** – a **pia-máter** (adere a cada contorno do tecido), a **aracnoide-máter** (que se estende sobre os sulcos) e a resistente **dura-máter** (que ajudam a proteger a medula, ao contrário do crânio, onde o espaço epidural é um espaço potencial, contendo artérias meníngeas). O **espaço epidural** contém gordura e é o local para anestesia regional para alguns partos e determinados procedimentos na coluna vertebral. O espaço subdural é um espaço potencial no qual hemorragia pode ocorrer. O **espaço subaracnóideo** contém LCS e ajuda a banhar e proteger a medula espinal de lesões. A **raiz posterior** está associada ao **gânglio da raiz posterior** (contém os corpos celulares sensitivos primários); une-se à **raiz anterior** (contém axônios do neurônio motor inferior [NMI] e axônios autônomos pré-ganglionares) para formar um **nervo espinal**. O nervo espinal divide-se em um **ramo anterior** (nervo intercostal) e um **ramo posterior**. O nervo espinal também dá origem ao **ramo comunicante branco** (distal) com axônios simpáticos pré-ganglionares mielinizados, que terminam no gânglio da cadeia simpática, e ao **ramo comunicante cinzento** (proximal) com axônios simpáticos pós-ganglionares não mielinizados. A medula espinal termina no nível do corpo da primeira vértebra lombar (L I). Nos níveis vertebrais lombares, o canal vertebral ainda contém a dura-máter e a aracnoide-máter, com um grande espaço subaracnóideo (**cisterna lombar**) contendo raízes nervosas longas (**cauda equina**) estendendo-se em direção aos seus forames intervertebrais apropriados. O **filamento terminal** ancora a medula espinal ao cóccix.

PINTE as seguintes estruturas, usando uma cor diferente para cada uma delas.

- ☐ **1. Corpo vertebral**
- ☐ **2. Espaço epidural com gordura**
- ☐ **3. Dura-máter**
- ☐ **4. Espaço subaracnóideo**
- ☐ **5. Processo espinhoso**
- ☐ **6. Ramo posterior do nervo espinal**
- ☐ **7. Gânglio da raiz posterior**
- ☐ **8. Raiz posterior**
- ☐ **9. Raiz anterior**
- ☐ **10. Ramos comunicantes branco e cinzento**
- ☐ **11. Cauda equina**
- ☐ **12. Filamento terminal**

Nota Clínica

As raízes anterior e posterior em cada nível unem-se para formar um nervo espinal. Essas raízes nervosas são suscetíveis a danos causados pela compressão de um núcleo pulposo (disco intervertebral) herniado, com irradiação bem-definida da dor e, às vezes, disfunção motora. As raízes nervosas e os nervos periféricos também estão propensos a condições desmielinizantes autoimunes inflamatórias agudas (polirradiculopatia, síndrome de Guillain-Barré). Em muitos casos, uma resposta autoimune a *Campylobacter jejuni* (infecção entérica) desencadeia uma resposta inflamatória aguda, resultando em fraqueza simétrica progressiva que pode evoluir para paralisia total, incluindo perda do controle dos músculos respiratórios. O dano aos componentes sensitivos pode resultar em parestesias (dormência e formigamento, sensações dolorosas) nas extremidades distais. O paciente frequentemente recupera-se, mas apresentam déficits residuais.

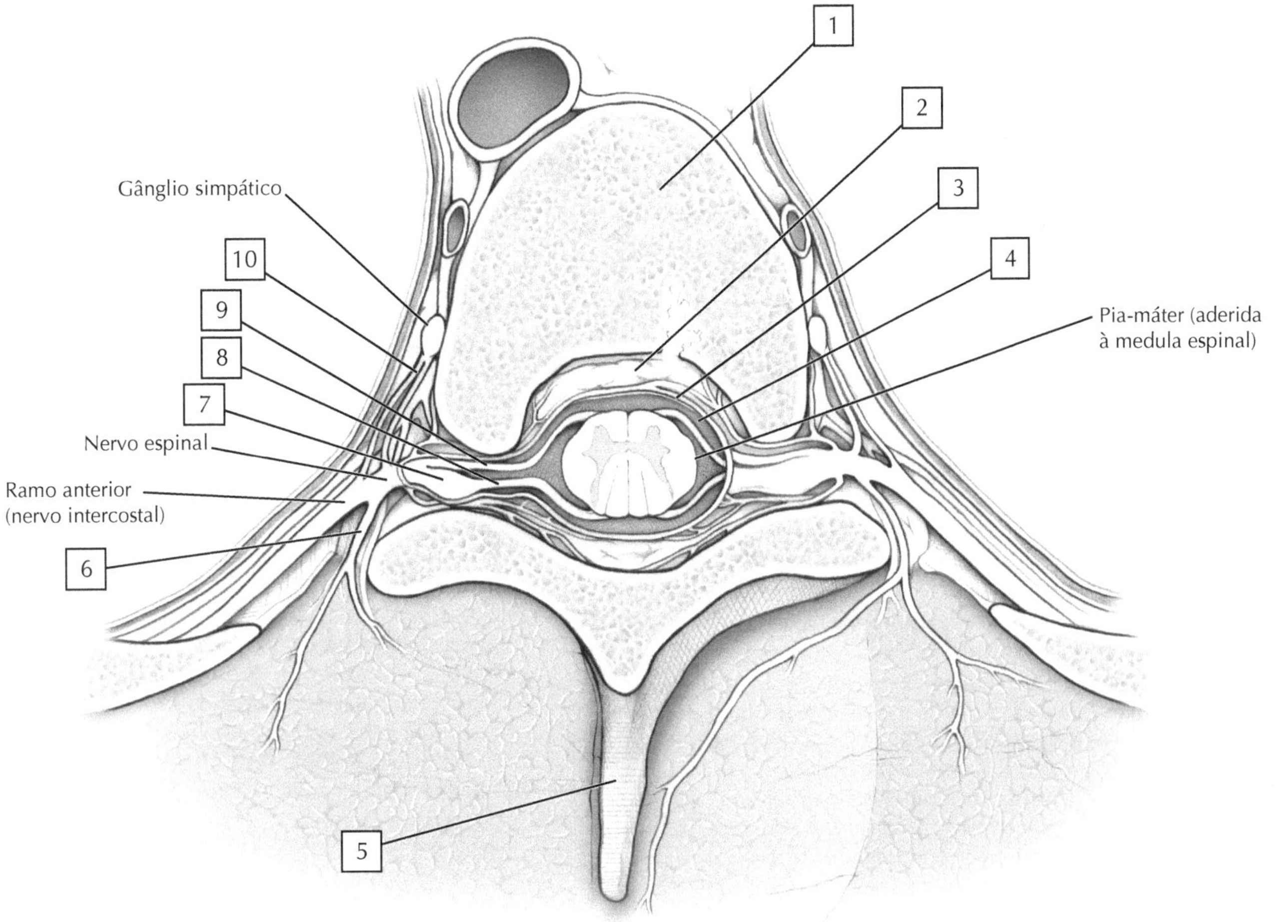

A. Corte através de vértebra torácica

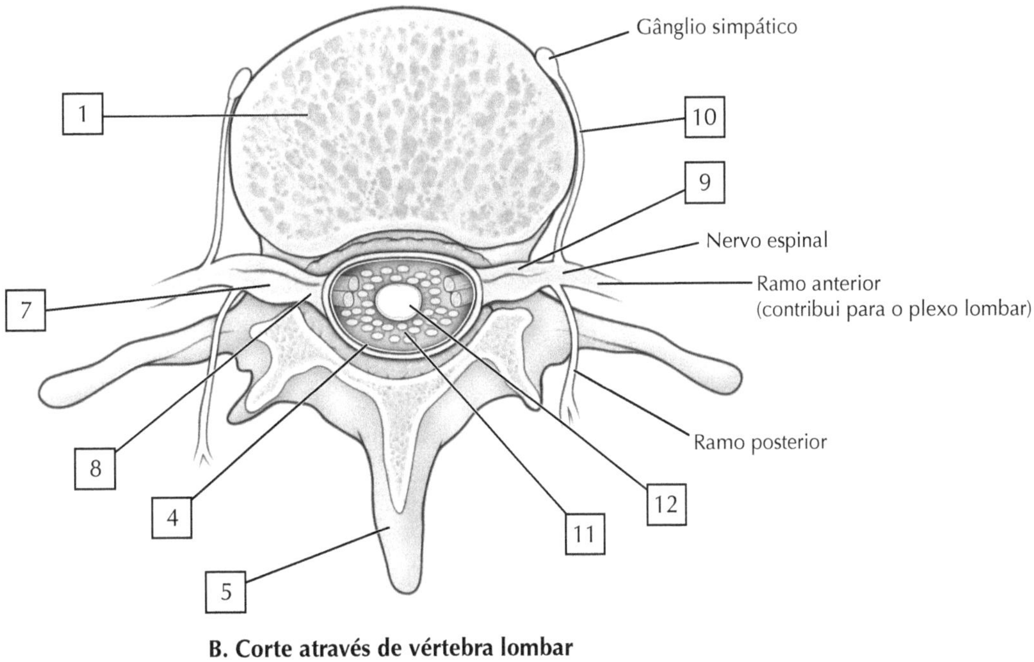

B. Corte através de vértebra lombar

3 Substância Branca e Substância Cinzenta da Medula Espinal

A medula espinal apresenta duas zonas de alargamento – **intumescência cervical** e **intumescência lombossacral** – ocasionadas pelo aumento do aporte aferente sensitivo dos membros e aumento da inervação motora dos músculos que suprem os membros. A **substância branca** (axônios) está localizada nas regiões externas da medula espinal, e a **substância cinzenta** (corpos celulares) é encontrada centralmente, em um padrão "em asas de borboleta" ou "H". A quantidade de substância branca diminui progressivamente no sentido craniocaudal, devido à adição no sentido caudal-craniano de aporte sensitivo e devido à terminação craniocaudal da informação motora descendente. A substância branca é subdividida em **funículos (posterior, lateral e anterior)**, de modo que cada funículo contém vários tratos ou fascículos. A substância cinzenta é subdividida em uma **coluna posterior**, uma **coluna anterior** e uma **coluna intermédia**.

A coluna posterior processa o aporte sensitivo aferente. A coluna anterior contém os neurônios motores inferiores e processa a informação motora. A coluna intermédia processa informações integradas, e de T1 a L2 contém uma coluna lateral (núcleo intermediolateral) no qual se encontram neurônios simpáticos pré-ganglionares. O funículo posterior transmite informações epicríticas (tato discriminativo fino), percepção vibratória, propriocepção nos **fascículos grácil** (parte inferior do corpo) e **cuneiforme** (parte superior do corpo). O funículo lateral transmite informação motora descendente (**trato corticospinal lateral, trato rubrospinal**) na parte dorsal, informação autônoma descendente, informação sensitiva protopática (dor e temperatura) ascendente (**tratos espinotalâmico** e **espinorreticular**) na parte ventrolateral e informação espinocerebelar ascendente (na margem externa do funículo lateral). O funículo anterior transmite informações motoras (**tratos reticulospinal** e **vestibulospinal**) relacionadas ao tônus básico e postura e um pequeno componente (anterior) do sistema corticospinal.

PINTE as seguintes estruturas, usando uma cor diferente para cada uma delas.

- ☐ **1. Funículos posteriores**
- ☐ **2. Intumescência cervical (substância cinzenta)**
- ☐ **3. Funículos laterais**
- ☐ **4. Funículos anteriores**
- ☐ **5. Coluna posterior**
- ☐ **6. Coluna intermédia**
- ☐ **7. Coluna anterior**
- ☐ **8. Intumescência lombossacral (substância cinzenta)**
- ☐ **9. Trato espinotalâmico e trato espinorreticular**
- ☐ **10. Fascículo cuneiforme**
- ☐ **11. Fascículo grácil**
- ☐ **12. Trato corticospinal lateral**
- ☐ **13. Trato rubrospinal**
- ☐ **14. Trato reticulospinal**
- ☐ **15. Trato vestibulospinal**

Nota Clínica

A substância branca e a substância cinzenta são suscetíveis a danos de várias etiologias. Os NMIs podem sofrer degeneração da poliomielite ou doenças neurodegenerativas, tais como a esclerose lateral amiotrófica, resultando em paralisia flácida, perda de tônus e perda de reflexos. Algumas populações de interneurônios na coluna posterior podem sofrer morte celular (apoptose) por agravo contínuo por glutamato em síndromes de dor crônica, prevenindo o amortecimento do processamento ou geração contínua de dor.

Danos ao funículo posterior podem ocorrer em anemia perniciosa ou degeneração de sistemas combinados, resultando em parestesias nos pés e pernas (às vezes também em braços e mãos), ataxia sensitiva com marcha de base ampla e perda de tato discriminativo fino, percepção vibratória e propriocepção.

Danos ao funículo lateral (por dano vascular, compressão do disco [mielopatia], siringomielia, degeneração de sistemas combinados, outros distúrbios degenerativos axonais ou lesão expansiva) podem resultar em paraparesia espástica ipsilateral com tônus aumentado, exacerbação de reflexos de estiramento muscular (espasticidade) e respostas extensoras plantares em decorrência de perda de influências corticospinal e rubrospinal. Danos ao trato espinotalâmico e ao trato espinorreticular (sistema) podem resultar em perda de percepção de dor e de temperatura abaixo do nível da lesão no lado contralateral do corpo (esses sistemas protopáticos já estão cruzados).

A. Cortes através da medula espinal em vários níveis

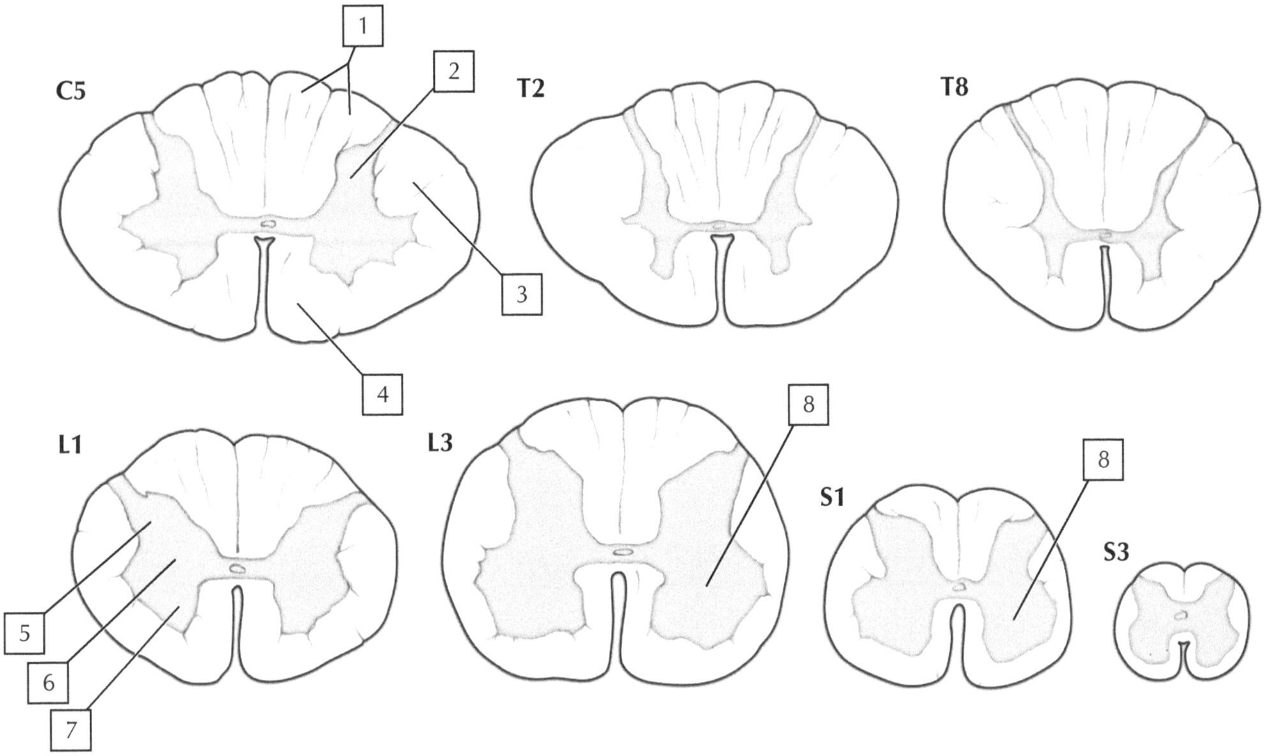

B. Tratos principais de fibras da medula espinal (composto)

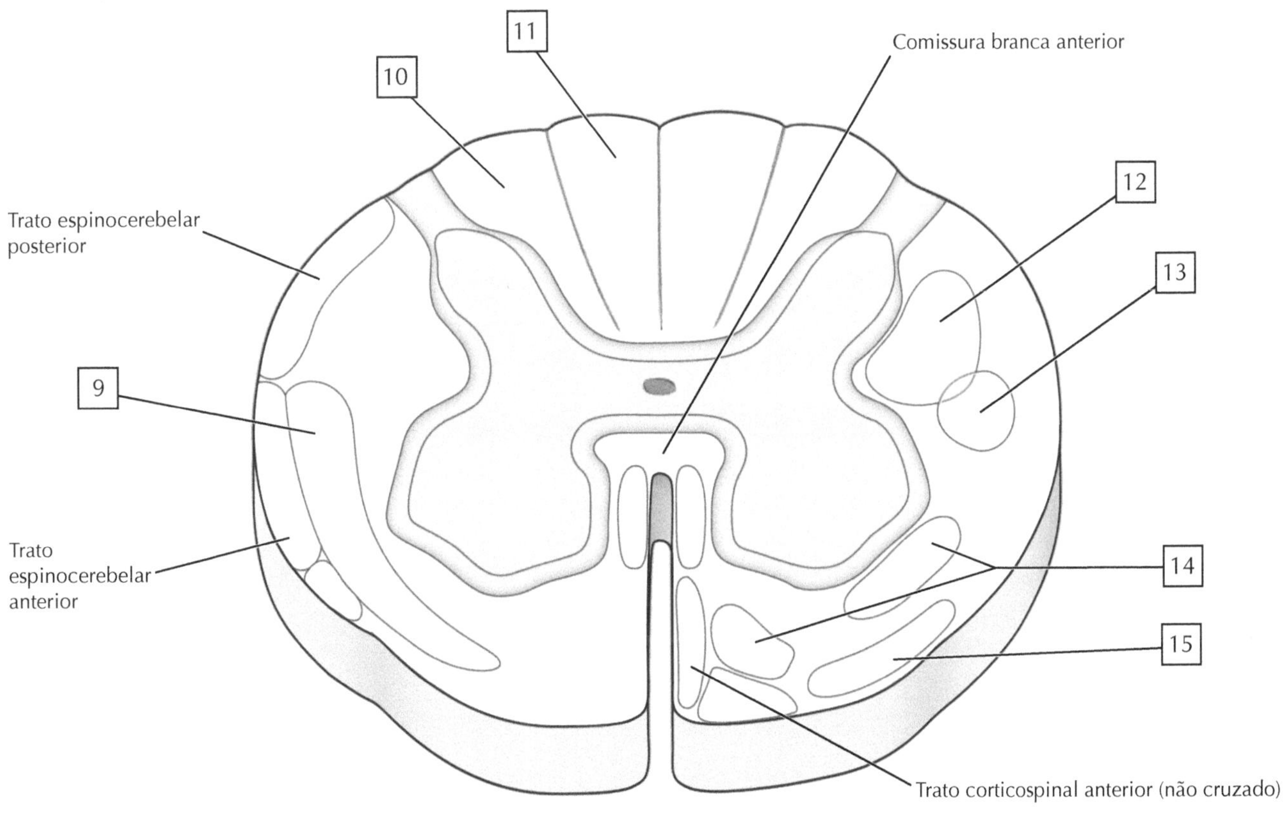

4

Capítulo 4 Ventrículos, Líquido Cerebrospinal e Vasculatura

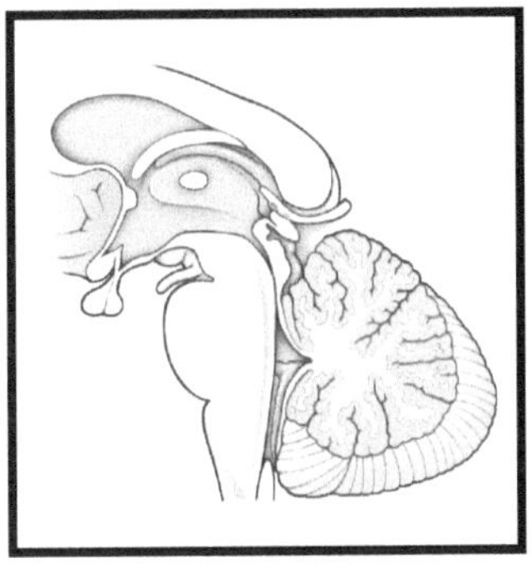

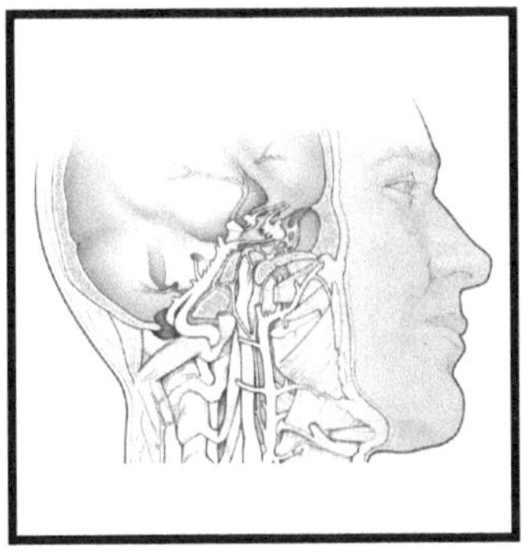

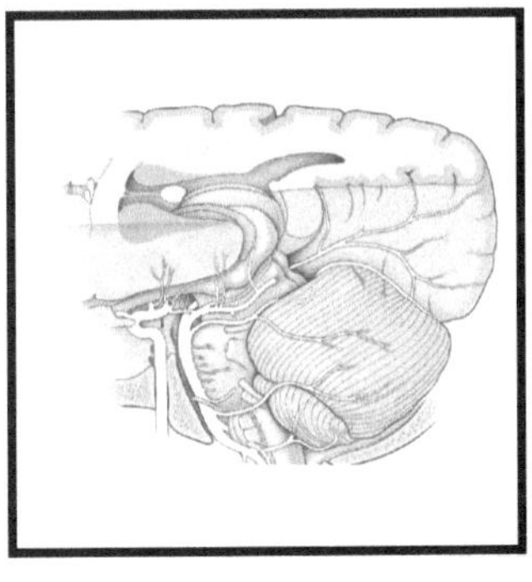

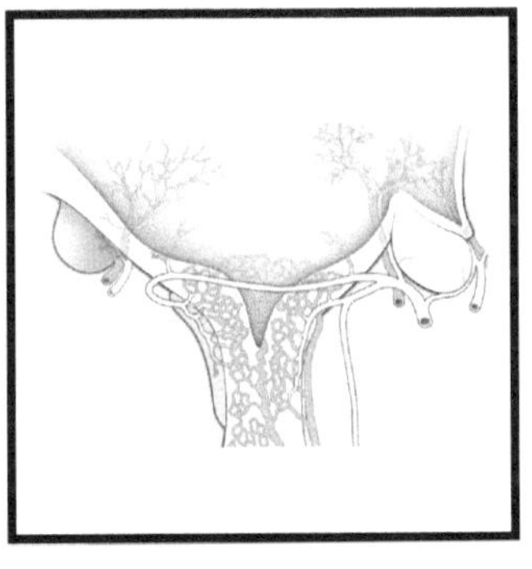

4 Sistema Ventricular

O **sistema ventricular** é um conjunto de cavidades cheias de líquido na parte central do sistema nervoso (sistema nervoso central [SNC]) preenchido com líquido cerebrospinal (LCS). Este sistema é derivado da expansão do canal central do tubo neural. O **terceiro ventrículo** (no diencéfalo), o **aqueduto do mesencéfalo (de Sylvius)**[a] e o **quarto ventrículo** (na ponte e no bulbo) são derivados do crescimento neuronal diferencial e do dobramento do tubo neural durante o desenvolvimento. Os **ventrículos laterais** são extensões massivas da parte craniana do tubo neural, tomando a forma de estruturas pareadas em formato de C, estendendo-se do polo frontal ao redor do polo occipital e descendo até o lobo temporal. Os ventrículos laterais interconectam-se com o terceiro ventrículo através do **forame interventricular (de Monro)**. Os ventrículos lateral, terceiro e quarto apresentam o plexo corióideo, que fornece um ultrafiltrado sanguíneo para a formação do LCS. Este flui no sentido craniocaudal, saindo do sistema ventricular através da **abertura mediana do quarto ventrículo (forame de Magendie)** e da **abertura lateral do quarto ventrículo (forame de Luschka)**, na parte caudal do bulbo. O LCS circula então pelo **espaço subaracnóideo**, proporcionando um amortecimento para o SNC (encéfalo e medula espinal). O LCS é absorvido por meio de válvulas unidirecionais, as **granulações aracnóideas**, nos seios venosos do encéfalo, que drenam o sangue venoso e o LCS para a circulação venosa sistêmica. Anatomicamente, parece que existe um vestígio de células ependimais do canal central na medula espinal adulta, mas o canal central não transporta LCS em circunstâncias normais. Em adultos pode ocorrer cavitação do canal central, produzindo uma siringe (siringomielia), com subsequente lesão da comissura anterior (perda segmentar bilateral da percepção de dor e temperatura), possivelmente expandindo e incluindo neurônios motores inferiores (NMI) e outro envolvimento estrutural na medula espinal.

PINTE as seguintes estruturas, usando uma cor diferente para cada uma delas.

- ☐ **1. Corno anterior do ventrículo lateral esquerdo**
- ☐ **2. Corpo do ventrículo lateral esquerdo**
- ☐ **3. Corno temporal do ventrículo lateral esquerdo**
- ☐ **4. Corno occipital do ventrículo lateral esquerdo**
- ☐ **5. Aqueduto do mesencéfalo (de Sylvius)**
- ☐ **6. Quarto ventrículo**
- ☐ **7. Abertura mediana do quarto ventrículo (forame de Magendie)**
- ☐ **8. Terceiro ventrículo**
- ☐ **9. Forame interventricular (de Monro)**

Nota Clínica

Os ventrículos laterais em forma de C servem como pontos de referência em estudos de imagem para revelar a integridade das estruturas circundantes e a conformação anatômica do sistema ventricular. Na doença de Huntington, na qual o núcleo caudado está degenerado, o polo anterior do ventrículo lateral está alargado medialmente para refletir a cabeça achatada do núcleo caudado. Desvios da linha mediana, tumor compressivo ou ventrículos expandidos na hidrocefalia também são visíveis em exames de imagem. A porção mais estreita do sistema ventricular, o aqueduto do mesencéfalo, é um local de bloqueio potencial do fluxo de LCS (atresia em desenvolvimento), resultando em expansão do terceiro ventrículo a montante e dos ventrículos laterais (hidrocefalia interna). As vias de saída do sistema ventricular nas aberturas mediana e lateral do quarto ventrículo (forames de Magendie e Luschka, respectivamente) também são locais nos quais pode ocorrer o bloqueio do fluxo do LCS, resultando em hidrocefalia interna em todo o sistema ventricular. As granulações aracnóideas podem ser bloqueadas em doenças como meningite purulenta aguda, resultando em elevação da pressão intracraniana e hidrocefalia externa. A produção e a absorção do LCS precisam estar equilibradas para que a pressão do LCS permaneça constante e normal. Amostras do LCS podem ser coletadas a partir da cisterna lombar (punção lombar) e a análise resultante de pressão, eletrólitos, celularidade, glicose, proteína, pH e outros parâmetros químicos fornece informações valiosas sobre o sistema nervoso, todas essenciais para o diagnóstico neurológico acurado.

Hidrocefalia interna – elevação da pressão intracraniana com expansão dos ventrículos acima do nível do bloqueio.

Hidrocefalia externa – elevação da pressão intracraniana no sistema ventricular e nos espaços subaracnóideos.

[a]N.R.T.: Estamos mantendo a fidelidade ao texto original no que concerne ao nome das pessoas que descobriram ou descreveram certas áreas anatômicas do sistema nervoso. Isso se torna relevante, pois em português, desde o lançamento da *Terminologia Anatomica*, em sua última versão de 2001, não usamos os epônimos (que são os nomes desses autores).

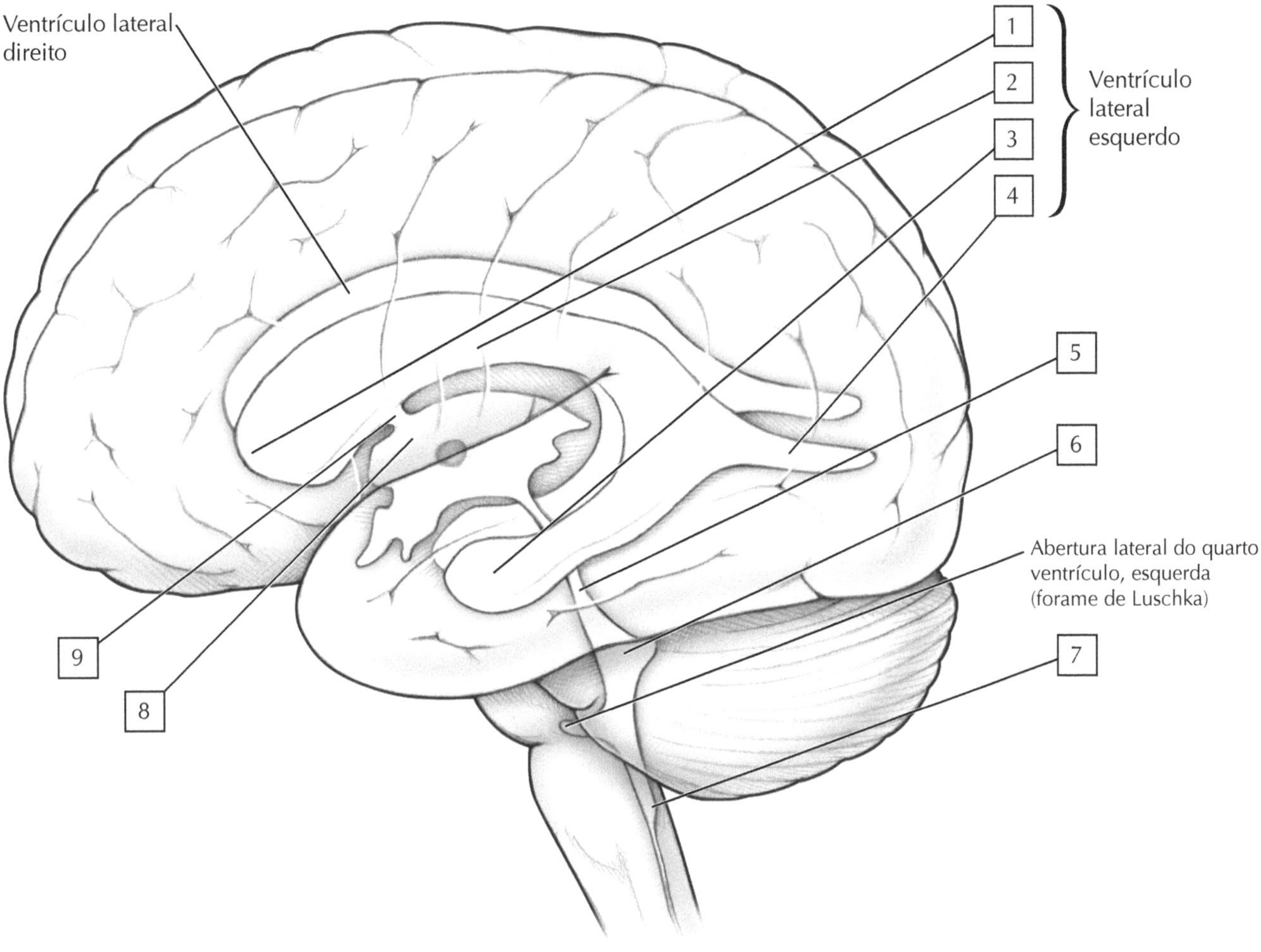

Composição do líquido cerebrospinal (LCS)

	LCS	Plasma sanguíneo
Na^+ (mEq/ℓ)	140-145	135-147
K^+ (mEq/ℓ)	3	3,5-5,0
Cl^- (mEq/ℓ)	115-120	95-105
HCO_3^- (mEq/ℓ)	20	22-28
Glicose (mg/dℓ)	50-75	70-110
Proteína (g/dℓ)	0,05-0,07	6,0-7,8
pH	7,3	7,35-7,45

4 Vista Sagital Mediana do Sistema Ventricular

Uma vista sagital mediana demonstra características estruturais do sistema ventricular. O **quarto ventrículo** tem formato romboide (no rombencéfalo, que consiste em bulbo e ponte), pontiagudo em direção da zona central e estreitado em cada extremidade. O quarto ventrículo estende-se lateralmente, formando recessos laterais, a partir dos quais o líquido cerebrospinal (LCS) escapa para o espaço subaracnóideo. Caudalmente, o quarto ventrículo afunila para a abertura mediana, o **forame de Magendie**.
A extremidade superior do quarto ventrículo afunila em direção ao **aqueduto do mesencéfalo**, atravessando a zona central da região cinzenta central (periaquedutal) do mesencéfalo. O aqueduto abre-se superiormente em uma expansão vertical superficial da linha mediana do sistema ventricular, o terceiro ventrículo, margeando as zonas mais mediais do hipotálamo e do **tálamo** e comunicando-se com os ventrículos laterais via **forame interventricular (de Monro)**. O teto do terceiro ventrículo e o teto do quarto ventrículo contêm o **plexo corióideo**, uma fonte (juntamente com o plexo corióideo dos ventrículos laterais) de secreção do LCS. Na extremidade superior do terceiro ventrículo, está a terminação craniana do tubo neural original, a **lâmina terminal**.

O teto e as paredes dorsolaterais do quarto ventrículo são adjacentes à zona onde se encontram os núcleos profundos do cerebelo e as regiões do **cerebelo**. O assoalho do quarto ventrículo é composto da parte superior do tegmento do tronco encefálico, incluindo tubérculos, eminências, **colículos** (p. ex., colículo facial) e áreas associadas aos núcleos dos nervos cranianos (NC) e suas conexões. No assoalho do quarto ventrículo, lateralmente, está o **sulco limitante**, o ponto de referência de desenvolvimento que separa a lâmina alar (principalmente sensitiva) acima da lâmina basal (principalmente motora e autônoma) abaixo. Essa separação dos componentes sensitivos lateralmente, e os componentes motor e autônomo medialmente, é retida no bulbo e na **ponte** de adultos.

PINTE as seguintes estruturas, usando uma cor diferente para cada uma delas.

- ☐ **1. Plexo corióideo do terceiro ventrículo**
- ☐ **2. Forame interventricular (de Monro)**
- ☐ **3. Tálamo**
- ☐ **4. Lâmina terminal**
- ☐ **5. Colículos superior e inferior**
- ☐ **6. Ponte**
- ☐ **7. Quarto ventrículo**
- ☐ **8. Tonsila do cerebelo**
- ☐ **9. Abertura mediana do quarto ventrículo (forame de Magendie)**
- ☐ **10. Aqueduto do mesencéfalo (de Sylvius)**
- ☐ **11. Plexo corióideo do quarto ventrículo**

Nota Clínica

O plexo corióideo é a fonte de produção do LCS pelos ventrículos laterais e terceiro e quarto ventrículos.
A produção e a absorção do LCS têm de ser exatamente equilibradas; até mesmo diferenças sutis podem induzir alterações na pressão intracraniana. Várias situações patológicas podem levar a elevação da pressão intracraniana e hidrocefalia. A fonte mais comum é a obstrução do efluxo, seja no aqueduto do mesencéfalo, seja nas aberturas lateral e mediana do quarto ventrículo (hidrocefalia interna) ou nas granulações aracnóideas que se projetam para os seios da dura-máter (hidrocefalia externa). Ocasionalmente, o plexo corióideo é comprometido por inflamação ou por um papiloma, resultando em hipersecreção de LCS. O plexo corióideo também pode ser danificado por traumatismo, radiação, meningite ou outros agravos, levando à hipossecreção de LCS. A secreção diminuída de LCS é acompanhada por cefaleia persistente.

Elevação da pressão intracraniana na fossa posterior ou herniação das tonsilas cerebelares no forame magno pode obstruir o efluxo de LCS para o espaço subaracnóideo.

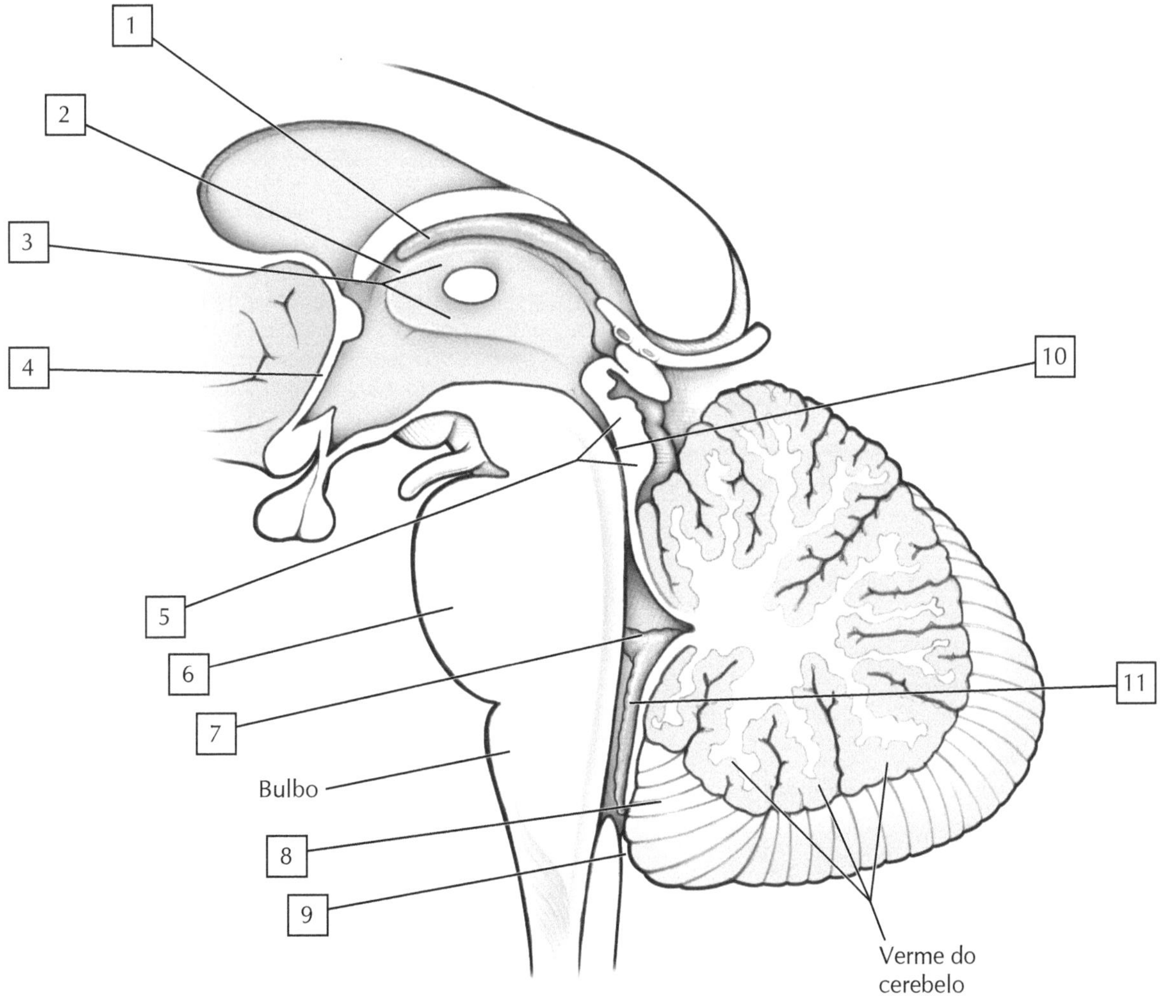
1
2
3
4
10
5
6
7
11
Bulbo
8
9
Verme do cerebelo

4 Circulação do Líquido Cerebrospinal

O **líquido cerebrospinal (LCS)** é secretado a partir do **plexo corióideo** nos ventrículos laterais e terceiro e quarto ventrículos, fluindo no sentido craniocaudal. O LCS ajuda a proporcionar proteção e flutuabilidade ao tecido neural central e pode também carrear sinalizadores moleculares (p. ex., prostaglandinas, interleucinas) de um local do SNC para outro, especialmente na região do hipotálamo. O LCS sai através das aberturas lateral e mediana do quarto ventrículo (forames de Luschka e Magendie) para o **espaço subaracnóideo**. As regiões expandidas do espaço subaracnóideo são denominadas **cisternas**. Na extremidade caudal da medula espinal, a **cisterna lombar**, com suas raízes nervosas formando a cauda equina, proporciona um excelente local para a coleta de amostras de LCS. A **cisterna magna**, na junção da parte posterior do cerebelo com a parte posterior do tronco encefálico dorsal, é uma cisterna distendida de LCS. Outras cisternas visíveis nos exames de imagem incluem a **cisterna pré-pontina**,[b] a **cisterna interpeduncular**, a **cisterna quiasmática** e a **cisterna colicular**. O ponto terminal do fluxo do LCS são as **granulações aracnóideas**, que funcionam como válvulas unidirecionais para permitir o escape do LCS para os seios da dura-máter e, finalmente, para a drenagem venosa do encéfalo (veia jugular interna).

Veias e artérias comunicantes são encontradas no espaço subaracnóideo, especialmente em aposição próxima aos seios da dura-máter, como o **seio sagital superior**.

PINTE as seguintes estruturas, usando uma cor diferente para cada uma delas.

- ☐ **1. Veias comunicantes**
- ☐ **2. Plexo corióideo do ventrículo lateral**
- ☐ **3. Seio sagital superior**
- ☐ **4. Espaço subaracnóideo**
- ☐ **5. Granulações aracnóideas**
- ☐ **6. Cisterna colicular**
- ☐ **7. Cisterna magna**
- ☐ **8. Plexo corióideo do quarto ventrículo**
- ☐ **9. Cisterna pré-pontina**
- ☐ **10. Cisterna interpeduncular**
- ☐ **11. Plexo corióideo do terceiro ventrículo**
- ☐ **12. Cisterna quiasmática**

Nota Clínica

O fluxo do LCS desde sua secreção inicial pelo plexo corióideo, sua circulação pelo sistema ventricular interno, seu fluxo para o espaço subaracnóideo e de volta para a drenagem venosa do encéfalo através das granulações aracnóideas, especialmente para o seio sagital superior, constitui um sistema hídrico balanceado com precisão para amortecer e proteger o SNC, incluindo o nervo óptico (que é um trato do SNC). Qualquer desequilíbrio entre a produção e a absorção tem consequências clínicas significativas em decorrência da pressão intracraniana.

Tanto veias quanto artérias percorrem o espaço subaracnóideo. As **veias comunicantes** estendem-se por todo o espaço subaracnóideo para drenar o sangue venoso para os seios venosos. Traumatismo ou movimentos rápidos de torção da cabeça podem causar laceração nas veias comunicantes no local onde elas entram no seio venoso. Em adultos mais velhos, nos quais algum grau de encolhimento cerebral pode ter ocorrido, o conteúdo craniano pode ser mais móvel e mais suscetível a lesões dilacerantes. O sangue proveniente da veia comunicante lacerada separa a dura-máter da aracnoide-máter subjacente, causando um hematoma subdural. Isso acontece com mais frequência em adultos mais velhos, mas também pode ocorrer em indivíduos jovens que sofrem traumatismo importante. O hematoma resultante atua como massa expansiva atraindo líquido para o local da hemorragia (edema) e provocando elevação da pressão intracraniana e herniação do encéfalo, levando a danos neurológicos importantes e até à morte.

As artérias cerebrais que percorrem o espaço subaracnóideo são suscetíveis a aneurismas cerebrais saculares, fraquezas na parede do vaso que podem se romper e causar hemorragia subaracnóidea. Isso resultará na "pior dor de cabeça da minha vida", irritação das meninges e possivelmente coma e até morte.

[b]N.R.T.: Também denominada cisterna pontina, é uma cisterna subaracnóidea ímpar, preenchida por LCS, localizada anteriormente à ponte e posteriormente ao clivo.

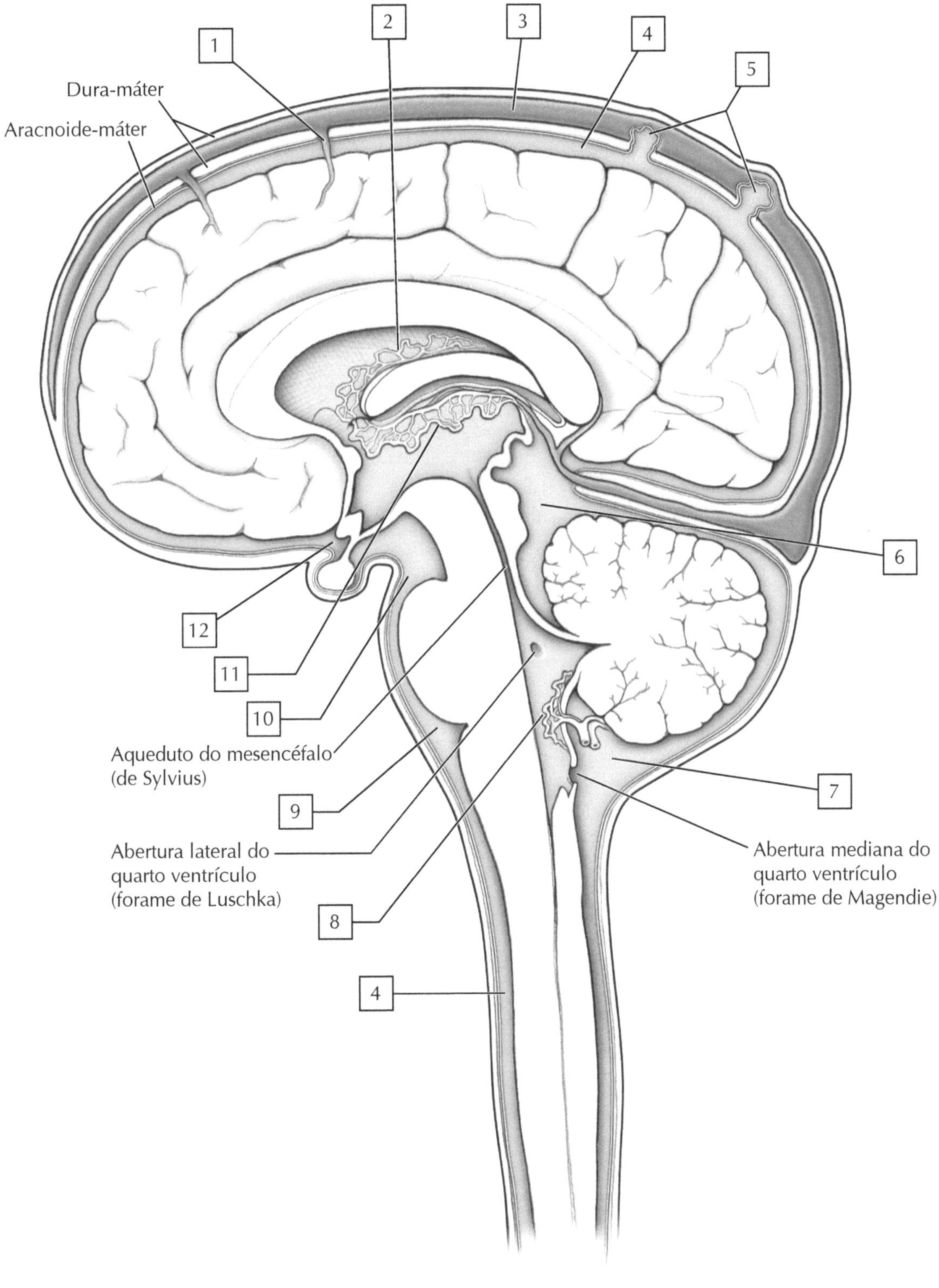
1
2
3
4
5
Dura-máter
Aracnoide-máter
6
12
11
10
Aqueduto do mesencéfalo (de Sylvius)
9
7
Abertura lateral do quarto ventrículo (forame de Luschka)
Abertura mediana do quarto ventrículo (forame de Magendie)
8
4

4 Irrigação Arterial do Encéfalo e das Meninges

O encéfalo é irrigado por duas **artérias carótidas internas** e por duas **artérias vertebrais**. A **artéria carótida comum esquerda** ramifica-se a partir do arco da aorta, e a **artéria carótida comum direita** ramifica-se a partir do tronco braquiocefálico; essas artérias carótidas comuns ramificam-se nas **artérias carótidas internas** e nas **artérias carótidas externas**. A circulação carotídea interna é chamada de **circulação anterior** e irriga a maior parte do prosencéfalo (com exceção do lobo occipital e da parte inferior do lobo temporal) com sangue. A artéria meníngea média, um ramo da artéria carótida externa, e outras artérias meníngeas suprem as meninges com sangue. O par de **artérias vertebrais** ramifica-se a partir das **artérias subclávias** e ascende ao tronco encefálico, unindo-se para formar a **artéria basilar** na base da ponte; essa **circulação vertebrobasilar** é denominada **circulação posterior**, suprindo o lobo occipital e a parte inferior do lobo temporal. As artérias carótidas internas dão origem às **artérias cerebrais anteriores** e às **artérias cerebrais médias**, enquanto a artéria basilar dá origem às **artérias cerebrais posteriores** pareadas. O sistema vertebrobasilar também irriga o tronco encefálico, o cerebelo e a parte superior da medula espinal (**artéria espinal anterior**). As artérias vertebrais e a artéria basilar dão origem a ramos circunferenciais curtos paramedianos e ramos circunferenciais longos, que suprem territórios anatômicos específicos do tronco encefálico e do cerebelo.

A maioria das principais artérias que irrigam o encéfalo consiste nas artérias terminais, com poucas interconexões anastomóticas. Na base do tronco encefálico rostral e no diencéfalo, está o **círculo arterial do cérebro (de Willis)**, um círculo aparente composto pelo par de artérias cerebrais anteriores, pelo par de artérias cerebrais médias e pelo par de artérias cerebrais posteriores, bem como pelo par de **artérias comunicantes posteriores** e pela **artéria comunicante anterior**. Na realidade, o círculo arterial do cérebro (de Willis) geralmente não fornece um fluxo significativo entre as circulações anterior e posterior. Portanto, oclusões importantes das artérias cerebrais usualmente causam dano isquêmico a jusante. Como o encéfalo demanda percentuais desproporcionais de oxigênio e glicose para o metabolismo aeróbico, a tolerância do tecido encefálico à isquemia é muito limitada e os danos podem ocorrer poucos minutos após um episódio isquêmico.

PINTE as seguintes estruturas, usando uma cor diferente para cada uma delas.

- ☐ 1. **Artéria carótida externa direita**
- ☐ 2. **Artérias cerebrais anteriores**
- ☐ 3. **Artéria comunicante anterior**
- ☐ 4. **Artérias comunicantes posteriores**
- ☐ 5. **Artéria meníngea média**
- ☐ 6. **Artérias cerebrais posteriores**
- ☐ 7. **Artéria basilar**
- ☐ 8. **Artéria carótida interna direita**
- ☐ 9. **Artérias vertebrais**
- ☐ 10. **Artéria carótida comum direita**
- ☐ 11. **Artérias cerebrais médias**
- ☐ 12. **Artéria espinal anterior**
- ☐ 13. **Círculo arterial do cérebro (de Willis) (*tracejado*)**

Nota Clínica

As artérias carótidas internas ramificam-se a partir da artéria carótida comum; essa bifurcação representa uma zona de turbulência, onde placas ateroscleróticas comumente ocorrem, levando à isquemia a jusante potencial no território da artéria cerebral média e da artéria cerebral anterior (denominada *acidente vascular encefálico* [AVE]). As opções de tratamento para a ocorrência significativa de placas ateroscleróticas incluem tratamento médico, endarterectomia carotídea (remoção das placas ateroscleróticas) e colocação de um *stent* carotídeo. Qualquer local tortuoso de uma artéria pode intensificar o fluxo turbulento e aumentar a probabilidade de aterosclerose. A artéria carótida interna passa através do seio cavernoso e pode formar fístulas carotídeo-cavernosas, resultando em danos aos nervos cranianos extraoculares e à divisão oftálmica do nervo trigêmeo (V1), que também passa pelo seio cavernoso. O primeiro ramo da artéria carótida interna é a artéria oftálmica (dando origem à artéria central da retina), um local comum onde podem ocorrer ataques isquêmicos transitórios, precursores de um possível AVE completo. Uma laceração na **artéria meníngea média**, em razão de uma fratura craniana, pode precipitar um sangramento epidural, de natureza arterial, que pode tornar-se uma lesão expansiva com possível elevação da pressão intracraniana e herniação cerebral.

Nota: As divisões oftálmica, maxilar e mandibular do NC V são designadas V1, V2 e V3, respectivamente.

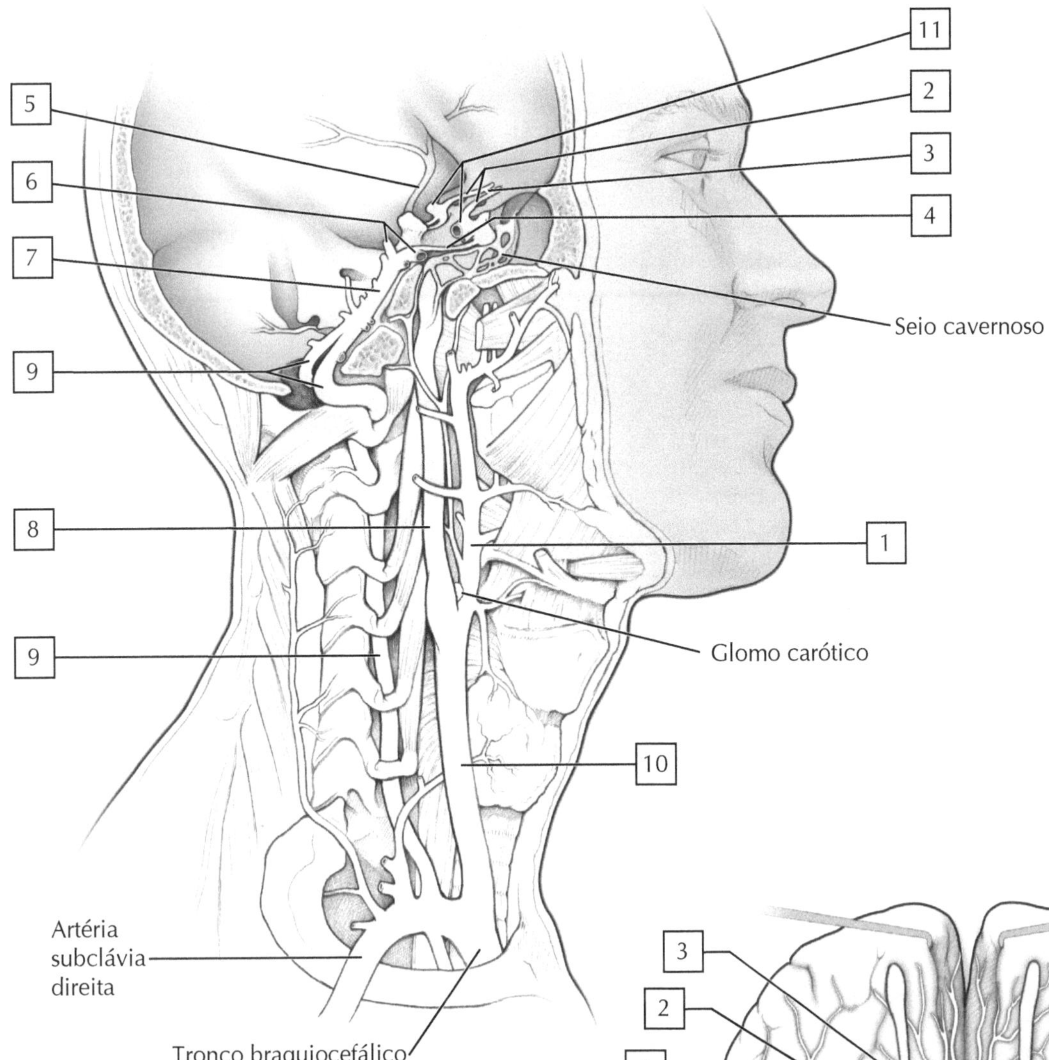

A. Artérias para encéfalo e meninges – vista lateral

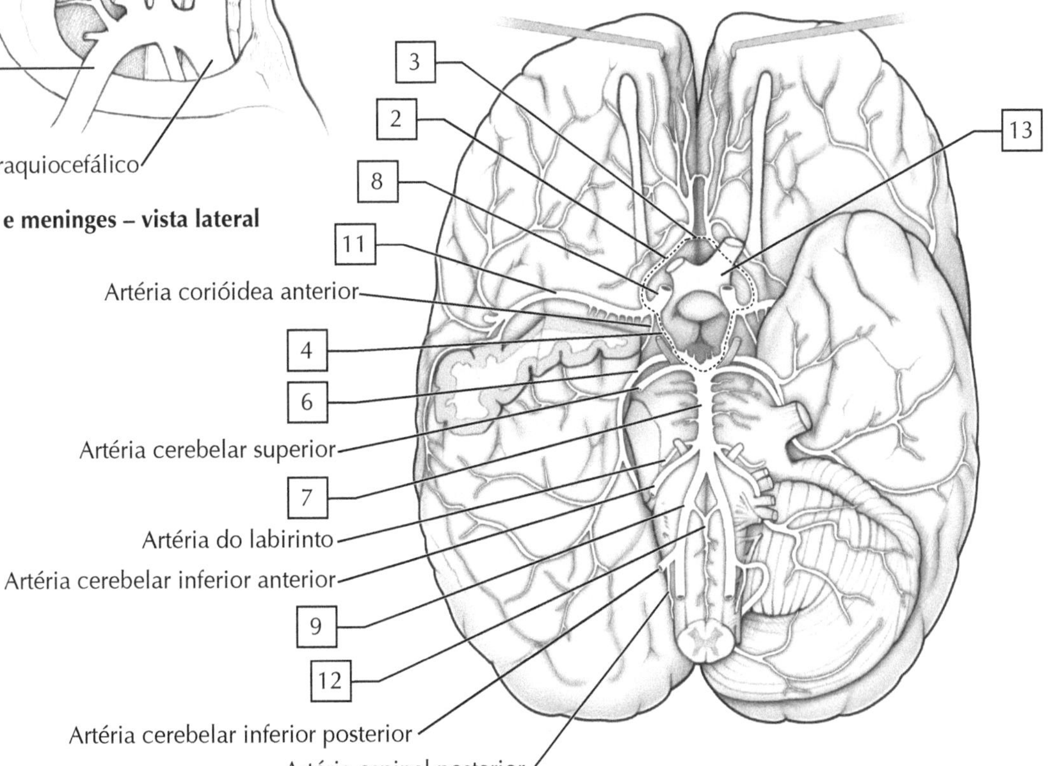

B. Suprimento arterial encefálico – vista basal

4 Distribuição Arterial para o Encéfalo: Círculo Arterial do Cérebro (de Willis), Artérias Corióideas e Artérias Centrais Anterolaterais

A circulação anterior (**artérias cerebrais médias** e **cerebrais anteriores**) e a circulação posterior (**artérias cerebrais posteriores**) unem-se no **círculo de arterial do cérebro (Willis)**, interconectadas pelo par de **artérias comunicantes posteriores**. A **artéria comunicante anterior** interconecta o par de artérias cerebrais anteriores. Embora este arranjo pareça prover interconexão para o fluxo sanguíneo entre a circulação anterior e posterior, este círculo arterial do cérebro (de Willis) é pérvio para tais propósitos em aproximadamente 20% da população.

As **artérias corióideas** fornecem ramos arteriais para partes do mesencéfalo, diencéfalo e telencéfalo. A **artéria corióidea anterior** emerge da **artéria carótida interna** logo acima da sua ramificação para formar a artéria cerebral média e a artéria cerebral anterior. A artéria corióidea anterior irriga o **plexo corióideo** dos ventrículos laterais e do terceiro ventrículo, as estruturas do prosencéfalo (parte da cápsula interna, globo pálido, cauda do núcleo caudado, parte da formação hipocampal e corpo amigdaloide), estruturas diencefálicas (quiasma óptico e trato óptico, parte do corpo geniculado lateral) e estruturas mesencefálicas (parte do pedúnculo cerebral, núcleo rubro e substância negra).

Os **ramos corióideos posteriores laterais** são ramos das artérias cerebrais posteriores; elas atravessam o forame interventricular (de Monro) e irrigam o plexo corióideo dos ventrículos laterais. Os ramos mediais (**artéria corióidea posterior medial**) correm sob o esplênio do corpo caloso e irrigam o plexo corióideo do terceiro ventrículo, o tegmento do mesencéfalo, o tálamo posterior e a glândula pineal. Os ramos laterais (**artéria corióidea posterior lateral**) suprem o plexo corióideo do ventrículo lateral, partes dos núcleos da base (parte posterior do núcleo caudado), o pulvinar do tálamo, partes do tálamo posterior, o fórnice e, às vezes, partes do hipocampo, o giro para-hipocampal e a parte medial do lobo temporal.

As **artérias centrais anterolaterais** são artérias pequenas e penetrantes que surgem da artéria cerebral média proximal; elas irrigam o **ramo posterior da cápsula interna**, partes dos núcleos da base (putame lateral, globo pálido e partes da cabeça e do corpo do núcleo caudado) e a cápsula externa.

PINTE as seguintes estruturas, usando uma cor diferente para cada uma delas.

- ☐ **1. Artéria comunicante anterior**
- ☐ **2. Artéria cerebral anterior**
- ☐ **3. Artéria cerebral média**
- ☐ **4. Artérias comunicantes posteriores**
- ☐ **5. Artéria corióidea anterior**
- ☐ **6. Artéria corióidea posterior medial**
- ☐ **7. Artéria corióidea posterior lateral**
- ☐ **8. Plexo corióideo do ventrículo lateral**
- ☐ **9. Artéria cerebral posterior**
- ☐ **10. Artérias centrais anterolaterais**
- ☐ **11. Artéria carótida interna**
- ☐ **12. Cápsula interna**

Nota Clínica

A oclusão da artéria corióidea anterior afeta mais significativamente a irrigação do ramo posterior da cápsula interna, o tálamo e o quiasma e os tratos ópticos. O dano resultante inclui hemiplegia contralateral (síndrome do neurônio motor superior com hiper-reflexia e hipertonia), sensibilidade contralateral diminuída e hemianopsia homônima contralateral.

Um infarto da artéria corióidea posterior medial raramente ocorre isoladamente e, em geral, é acompanhado por dano vascular a vários outros ramos da artéria cerebral posterior.

Um infarto na artéria corióidea posterior lateral é observado ocasionalmente. O principal déficit funcional geralmente é do campo visual contralateral, quadrantanopia ou hemianopsia, devido ao envolvimento do corpo geniculado lateral. Distúrbios adicionais incluem déficits hemissensitivos, negligência hemiespacial, afasia e distúrbios de memória, devido ao envolvimento do hipocampo e do lobo temporal. Danos à artéria corióidea posterior lateral não costumam ser graves e, com frequência, são transitórios.

Um infarto nas artérias centrais anterolaterais, ramos da artéria cerebral média, usualmente resulta em hemiplegia contralateral e déficit sensitivo contralateral. A linguagem pode ser afetada (comprometimento do lobo temporal medial à esquerda) e pode ocorrer quadrantanopia superior contralateral (comprometimento da alça de Meyer no lobo temporal). O envolvimento de artérias centrais anterolaterais na doença vascular oclusiva é, com frequência, um componente clássico de um acidente vascular encefálico da artéria cerebral média.

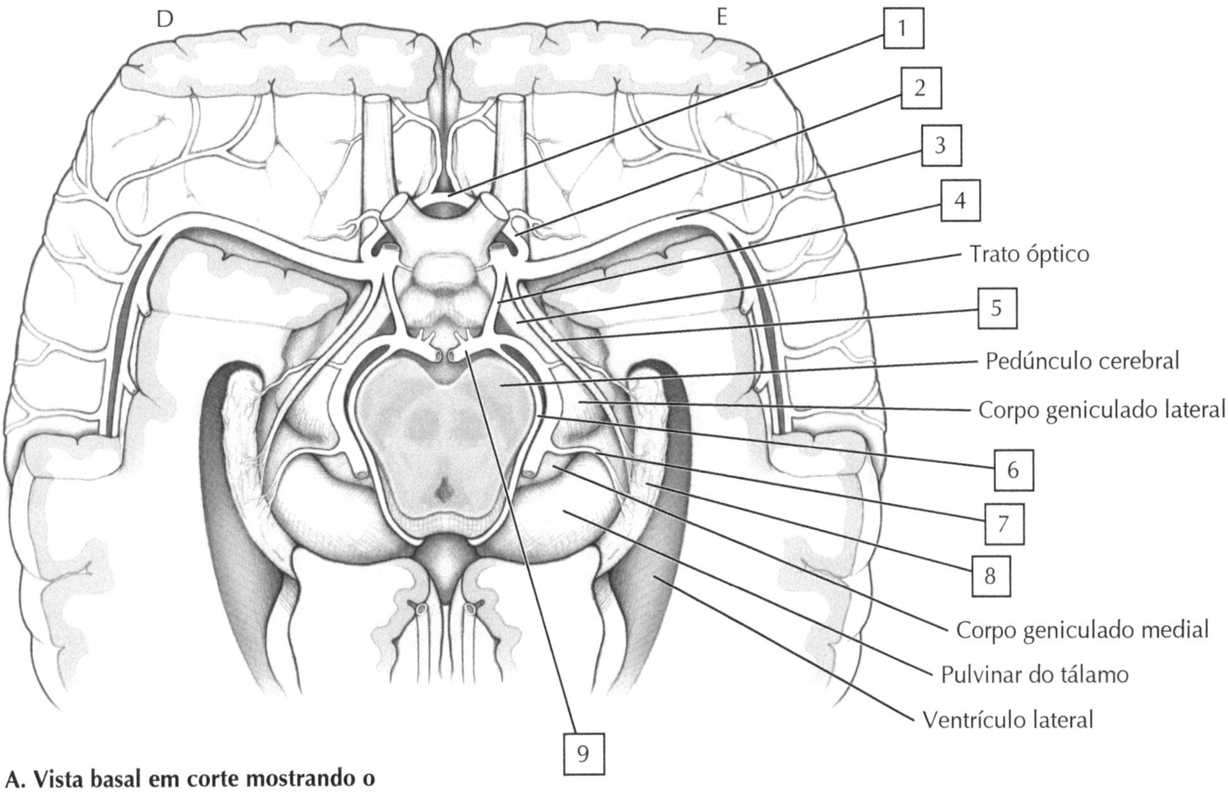

A. Vista basal em corte mostrando o círculo arterial do cérebro (de Willis)

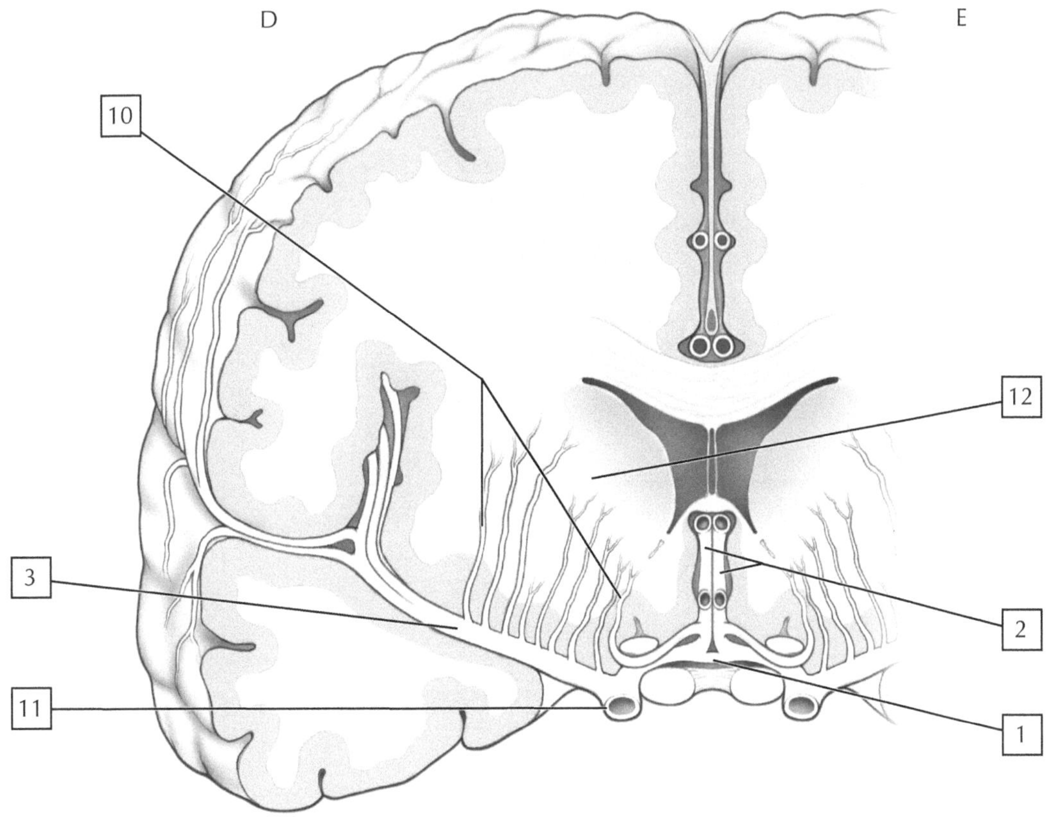

B. Corte coronal através cabeça do núcleo caudado

4 Distribuição Arterial para o Encéfalo: Artérias Cerebrais

As artérias cerebrais são a distribuição de artérias terminais das circulações anterior e posterior. A **artéria carótida interna** ramifica-se na **artéria cerebral anterior** e na **artéria cerebral média**. O ramo terminal do **sistema vertebrobasilar** é o par de **artérias cerebrais posteriores**. A artéria cerebral média emerge do **sulco lateral** e envia muitos ramos para regiões distintas ao longo da superfície da convexidade dos lobos frontal e parietal (separados pelo **sulco central**) e das partes anterior e medial do lobo temporal. Infartos de ramos terminais podem resultar em déficits contralaterais dos sistemas motor e sensitivo, afetando principalmente o membro superior e a região facial. Ramos mais profundos da artéria cerebral média distribuem-se na cápsula interna e nos núcleos da base; infartos mais profundos ou mais extensos podem afetar todos os axônios descendentes e axônios sensitivos ascendentes no ramo posterior da cápsula interna, levando a hemiplegia contralateral e perda de sensibilidade contralateral.

A artéria cerebral anterior irriga as regiões da linha mediana dos lobos frontal e parietal, sobretudo os locais corticais (como o **lóbulo paracentral**) representando o processamento motor e sensitivo do membro inferior contralateral. Infartos de ramos terminais afetarão o membro inferior contralateral.

A artéria cerebral posterior irriga o **lobo occipital** e a **face inferior do lobo temporal**. Infartos de ramos terminais, em especial aqueles ramos que correm no **sulco calcarino**, afetarão principalmente os campos visuais, resultando em uma hemianopsia contralateral.

PINTE as seguintes estruturas, usando uma cor diferente para cada uma delas.

- ☐ **1. Artéria carótida interna**
- ☐ **2. Artéria cerebral anterior**
- ☐ **3. Artéria cerebral média**
- ☐ **4. Sulco central**
- ☐ **5. Sulco lateral**
- ☐ **6. Lóbulo paracentral**
- ☐ **7. Artéria cerebral posterior**
- ☐ **8. Lobo occipital**
- ☐ **9. Sulco calcarino**
- ☐ **10. Face inferior do lobo temporal**

Nota Clínica

A artéria cerebral média, com seus muitos ramos corticais e ramos penetrantes, irriga regiões generalizadas da convexidade do hemisfério e estruturas mais profundas do prosencéfalo. Este sistema arterial é um local muito comum de infartos e agravos vasculares, conhecidos como acidentes vasculares encefálicos (AVEs). O alerta precoce em caso de um AVE iminente pode ser um ataque isquêmico transitório, um breve déficit neurológico (tal como a cegueira transitória) atribuível à oclusão de um ramo da artéria carótida interna proximal ou da artéria cerebral média. Os AVEs envolvendo a artéria cerebral média enquadram-se em várias categorias: (1) AVEs ateroscleróticos (cerca de um terço); (2) AVEs embólicos (cerca de um terço); (3) infartos lacunares em pequenas artérias distais (aproximadamente 20%); (4) hemorragias cerebrais (aproximadamente 10%); e (5) aneurismas rompidos (frequentemente de uma artéria no círculo arterial do cérebro) e malformações arteriovenosas (uma porcentagem pequena).

Os infartos lacunares são pequenos (alguns mícrons a 2 cm de diâmetro) e ocorrem em pequenas artérias penetrantes, frequentemente aquelas que irrigam a cápsula interna, o putame e o núcleo caudado, o tálamo, a ponte e as regiões da substância branca cerebral. Estes infartos lacunares usualmente estão associados à doença aterosclerótica que acompanha o diabetes melito e/ou a hipertensão arterial sistêmica. Como estas são lesões vasculares circunscritas pequenas, os sinais e sintomas refletirão a localização exata e a distribuição da artéria envolvida.

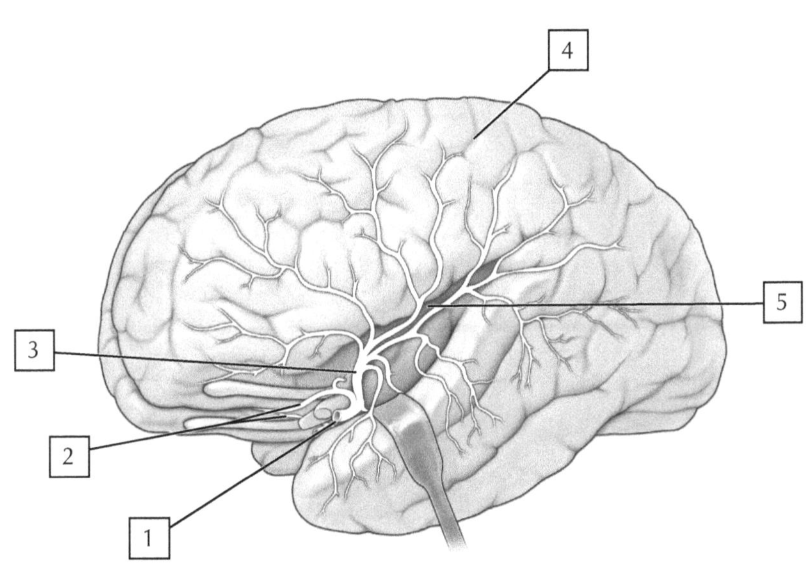

A. Vista lateral com o sulco lateral aberto

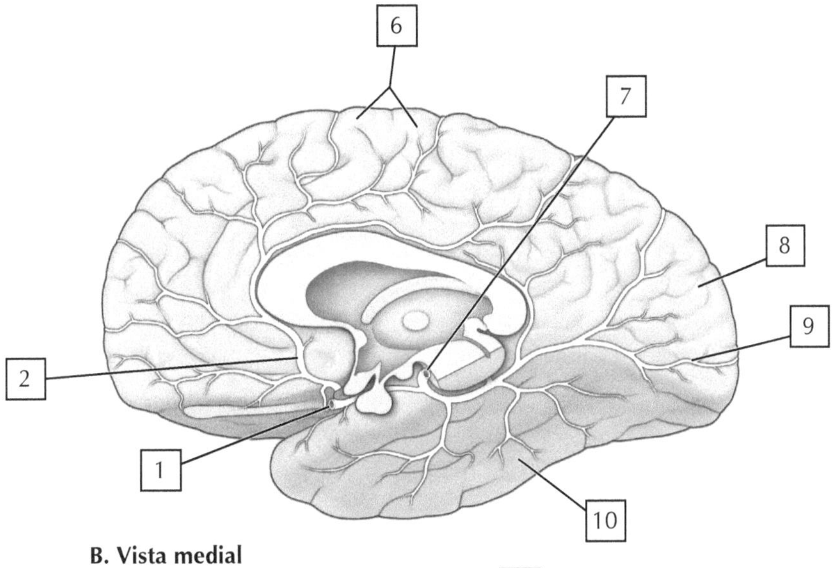

B. Vista medial

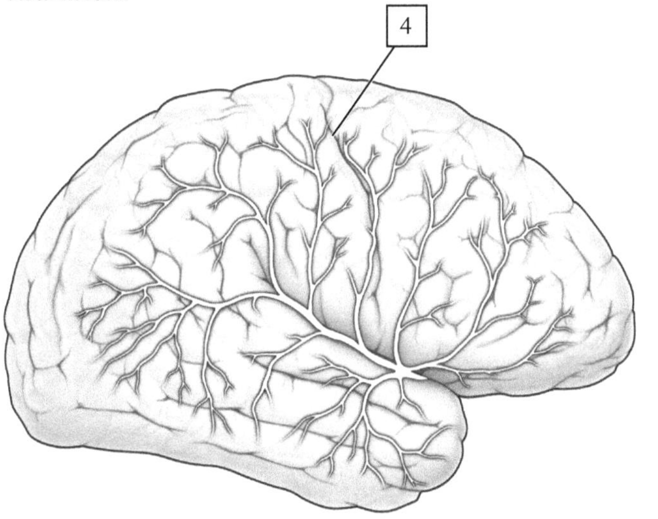

C. Vista lateral com o sulco lateral fechado

4 Distribuição Arterial para o Encéfalo: Sistema Vertebrobasilar

As **artérias vertebrais** surgem das artérias subclávias e sobem em direção ao encéfalo. Elas fazem uma curva fechada, penetram a dura-máter e correm ao longo da face anterior do bulbo, enviando artérias paramedianas penetrantes e artérias circunferenciais (curtas e longas) para irrigar o **bulbo**. As artérias vertebrais unem-se na extremidade rostral do bulbo para formar a única **artéria basilar**, que corre rostralmente no sulco basilar da ponte. Ramos semelhantes da artéria basilar irrigam a **ponte**. Os ramos terminais da artéria basilar são o par de **artérias cerebrais posteriores**, que giram posteriormente para irrigar o lobo occipital e a face inferior do lobo temporal. A artéria cerebral posterior também dá origem a muitos ramos penetrantes, como os **ramos corióideos posteriores laterais**, que irrigam os componentes do prosencéfalo e do mesencéfalo.

Os ramos paramedianos penetrantes da artéria vertebral e da artéria basilar irrigam uma zona de tecido cuneiforme que frequentemente inclui os nervos cranianos (ipsilateralmente) e o sistema motor superior/corticospinal (que regula os neurônios motores inferiores contralaterais e a musculatura associada); portanto, um infarto resulta em uma "hemiplegia alternada" com déficit de nervos cranianos ipsilaterais e de neurônios motores superiores contralaterais. Algumas das principais **artérias circunferenciais** incluem, no sentido caudal-cranial, a **artéria cerebelar inferior posterior**, a **artéria cerebelar inferior anterior**, a **artéria do labirinto** e a **artéria cerebelar superior**. A parte caudal das artérias vertebrais dá origem a ramos curtos pareados, que se unem para formar a **artéria espinal anterior**, que corre ao longo da fissura mediana anterior, e o par de **artérias espinais posteriores**, que correm ao longo da região medial da zona de entrada da raiz dorsal. Essas artérias irrigam funcionalmente a medula espinal cervical.

PINTE as seguintes estruturas, usando uma cor diferente para cada uma delas.

- ☐ 1. **Artéria cerebelar superior**
- ☐ 2. **Artéria basilar**
- ☐ 3. **Ponte**
- ☐ 4. **Artéria do labirinto**
- ☐ 5. **Artéria cerebelar inferior anterior**
- ☐ 6. **Bulbo**
- ☐ 7. **Artéria cerebelar inferior posterior**
- ☐ 8. **Artéria vertebral**
- ☐ 9. **Artéria espinal anterior**
- ☐ 10. **Artéria espinal posterior**
- ☐ 11. **Artéria cerebral posterior**
- ☐ 12. **Artéria corióidea posterior lateral**

Nota Clínica

As artérias penetrantes paramedianas da artéria vertebral e da artéria basilar irrigam uma cunha medial de tecido no bulbo ou ponte. Um infarto resulta em dano do nervo craniano ipsilateral e alterações motoras e sensitivas contralaterais no corpo. No bulbo, essa síndrome resulta em lesão do NC XII ipsilateral, com fraqueza e atrofia dos músculos da língua ipsilaterais, hemiparesia contralateral no corpo (decorrente de danos aos axônios dos neurônios motores superiores descendentes do sistema corticospinal) e perda contralateral do tato discriminativo fino, percepção vibratória e propriocepção (modalidades sensitivas epicríticas) no corpo (pelo dano ao lemnisco medial), com preservação de todo o sistema protopático no tocante a dor e temperatura (sistema espinotalâmico/espinorreticular, localizado lateralmente).

Danos a uma artéria circunferencial resultam em um conjunto aparentemente confuso de sinais/sintomas, a menos que a anatomia detalhada da distribuição arterial seja considerada. Um infarto na artéria cerebelar inferior posterior (síndrome bulbar lateral, síndrome de Wallenberg) induz (1) perda da percepção de dor e temperatura na face ipsilateral (núcleo descendente e trato do NC V) e no corpo contralateral (sistema espinotalâmico/espinorreticular); (2) disfagia e disartria (núcleo ambíguo ipsilateral); (3) ataxia e queda do lado ipsilateral (pedúnculo cerebelar inferior e seus tratos); (4) vertigem com náuseas, vômitos e nistagmo (núcleos vestibulares ipsilaterais); e (5) síndrome de Horner ipsilateral (ptose, miose, hemianidrose) de dano às fibras descendentes no bulbo lateral controlando o fluxo de saída pré-ganglionar simpático intermediolateral T1-T2 para o gânglio cervical superior.

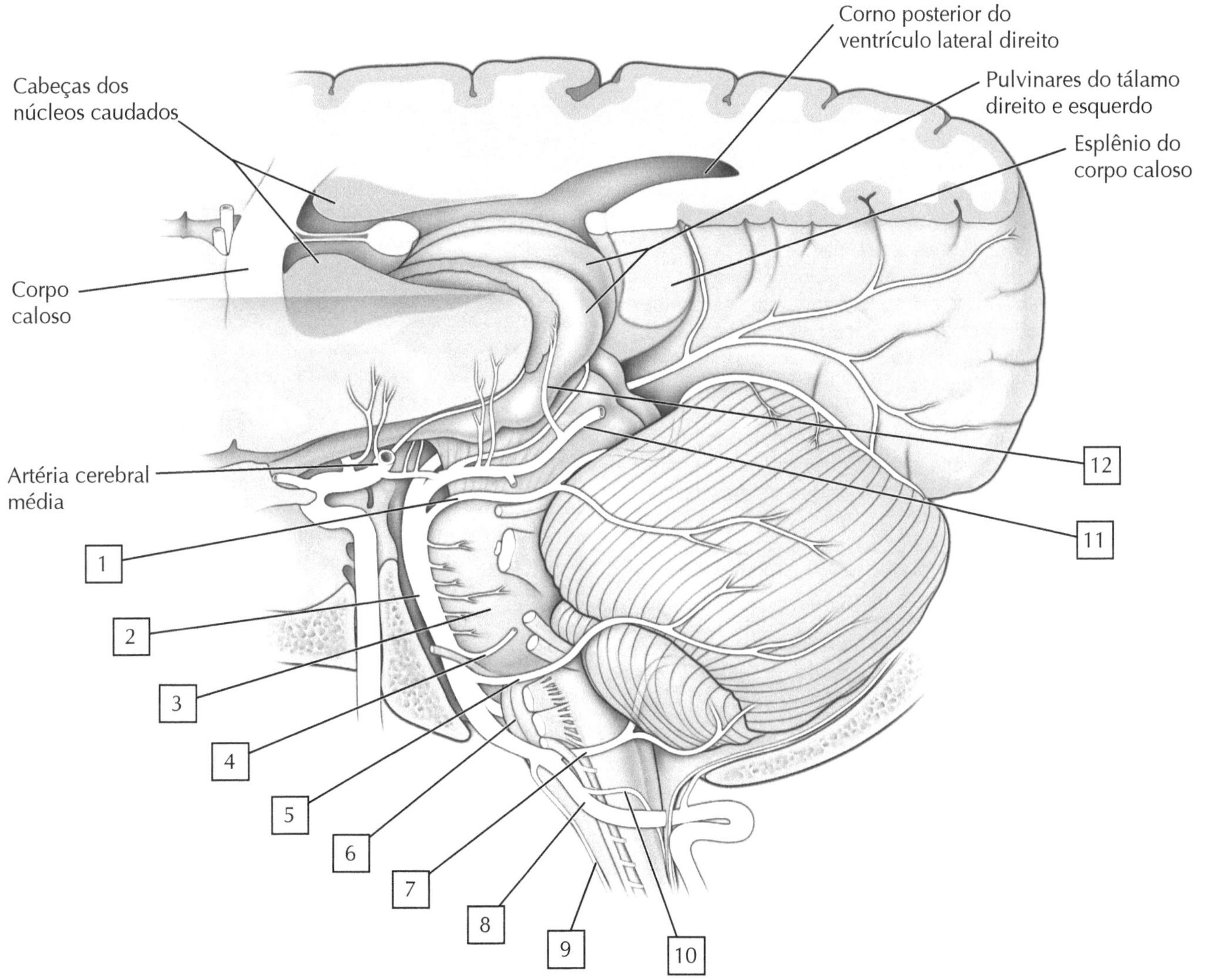
Corno posterior do
ventrículo lateral direito
Cabeças dos
núcleos caudados
Pulvinares do tálamo
direito e esquerdo
Esplênio do
corpo caloso
Corpo
caloso
Artéria cerebral
média
1
2
3
4
5
6
7
8
9
10
11
12

4 Irrigação Sanguínea do Hipotálamo e da Hipófise

A irrigação sanguínea do **hipotálamo** provém de muitos ramos penetrantes dos vasos do círculo arterial do cérebro (de Willis), da artéria cerebral posterior, incluindo a artéria cerebral anterior e a artéria comunicante posterior, e da artéria carótida interna. A **artéria hipofisária superior (ramos anterior e posterior)** derivada da artéria carótida interna (ou, às vezes, da artéria comunicante posterior) irriga o hipotálamo. Existem numerosos e variáveis canais vasculares anastomóticos entre esses pequenos ramos arteriais penetrantes.

As artérias hipofisárias superiores também irrigam o **infundíbulo da hipófise** e anastomosam com ramos das **artérias hipofisárias inferiores**, derivados da artéria carótida interna. Este sistema porta-hipofisário primário surge de pequenas arteríolas e um **plexo primário do sistema porta-hipofisário**. Esses capilares coalescem em **veias hipofisárias longas**, que dão origem a um **plexo hipofisário secundário**, com um segundo conjunto de capilares. Este sistema vascular portal possibilita que neurônios no hipotálamo – que produzem fatores liberadores e fatores inibitórios para a secreção de hormônios da **adeno-hipófise** – secretem esses fatores em um sistema portal privado que os distribui para as células na adeno-hipófise em concentrações extraordinariamente altas, muito superiores às encontradas na circulação geral. Os hormônios da adeno-hipófise são, então, secretados no fluxo venoso eferente, que deságua na circulação geral através do **seio cavernoso**.

A irrigação da **neuro-hipófise** provém dos ramos medial e lateral da artéria hipofisária inferior, que, então, se ramifica em um plexo capilar único e regular, no qual os hormônios da neuro-hipófise, oxitocina e vasopressina (arginina) são secretados. Esses hormônios continuam na circulação geral através das veias eferentes via seio cavernoso. Este arranjo vascular não é um sistema vascular portal.

PINTE as seguintes estruturas, usando uma cor diferente para cada uma delas.

- ☐ **1. Hipotálamo**
- ☐ **2. Plexo primário do sistema porta-hipofisário**
- ☐ **3. Veias porta-hipofisárias longas**
- ☐ **4. Lobo da neuro-hipófise**
- ☐ **5. Plexo capilar da neuro-hipófise**
- ☐ **6. Artéria hipofisária inferior**
- ☐ **7. Plexo secundário do sistema porta-hipofisário**
- ☐ **8. Adeno-hipófise**
- ☐ **9. Infundíbulo da hipófise**
- ☐ **10. Ramos da artéria hipofisária superior**
- ☐ **11. Seio cavernoso**

Nota Clínica

O sistema porta-hipofisário da adeno-hipófise é apenas um dos três sistemas desse tipo no corpo (os outros são o sistema porta-hepático e o sistema porta-suprarrenal). Esse arranjo vascular possibilita o controle refinado da secreção de hormônios da adeno-hipófise por neurônios do hipotálamo que produzem e excretam fatores liberadores e fatores inibitórios. Além disso, possibilita a retroalimentação (*feedback*) periférica dos hormônios do órgão-alvo de volta nos pituícitos anteriores e dos neurônios hipotalâmicos produtores dos fatores liberadores e dos fatores inibitórios. Como um exemplo, o (hormônio) fator liberador de corticotropina é secretado dos neurônios hipotalâmicos para o sistema porta-hipofisário para regular a secreção do hormônio adrenocorticotrófico (ACTH) dos pituícitos. A vasopressina também auxilia na regulação da secreção de ACTH. O ACTH é secretado na circulação geral, onde atua nas células do córtex suprarrenal, que liberam cortisol e outros corticosteroides (chamados glicocorticoides) para a circulação geral. Os glicocorticoides, em seguida, fornecem *feedback* tanto para os pituícitos na adeno-hipófise secretando ACTH e os fatores liberadores hipotalâmicos quanto para os neurônios dos fatores inibitórios do hipotálamo secretando o fator liberador de corticotropina. Esse sistema é denominado eixo hipotálamo-hipófise-suprarrenal. Os glicocorticoides também são secretados no sistema porta-suprarrenal, onde fornecem altas concentrações na proximidade das células cromafins da medula da glândula suprarrenal. Esses glicocorticoides liberados pelo sistema porta induzem a feniletanolamina N-metiltransferase, uma enzima que induz a síntese de epinefrina a partir de norepinefrina, fornecendo um hormônio de estresse adicional importante para a parte simpática da divisão autônoma do sistema nervoso.

Os glicocorticoides ajudam a regular o metabolismo da glicose, a secreção de insulina, a distribuição do tecido adiposo, algumas respostas imunológicas e muitas outras funções.

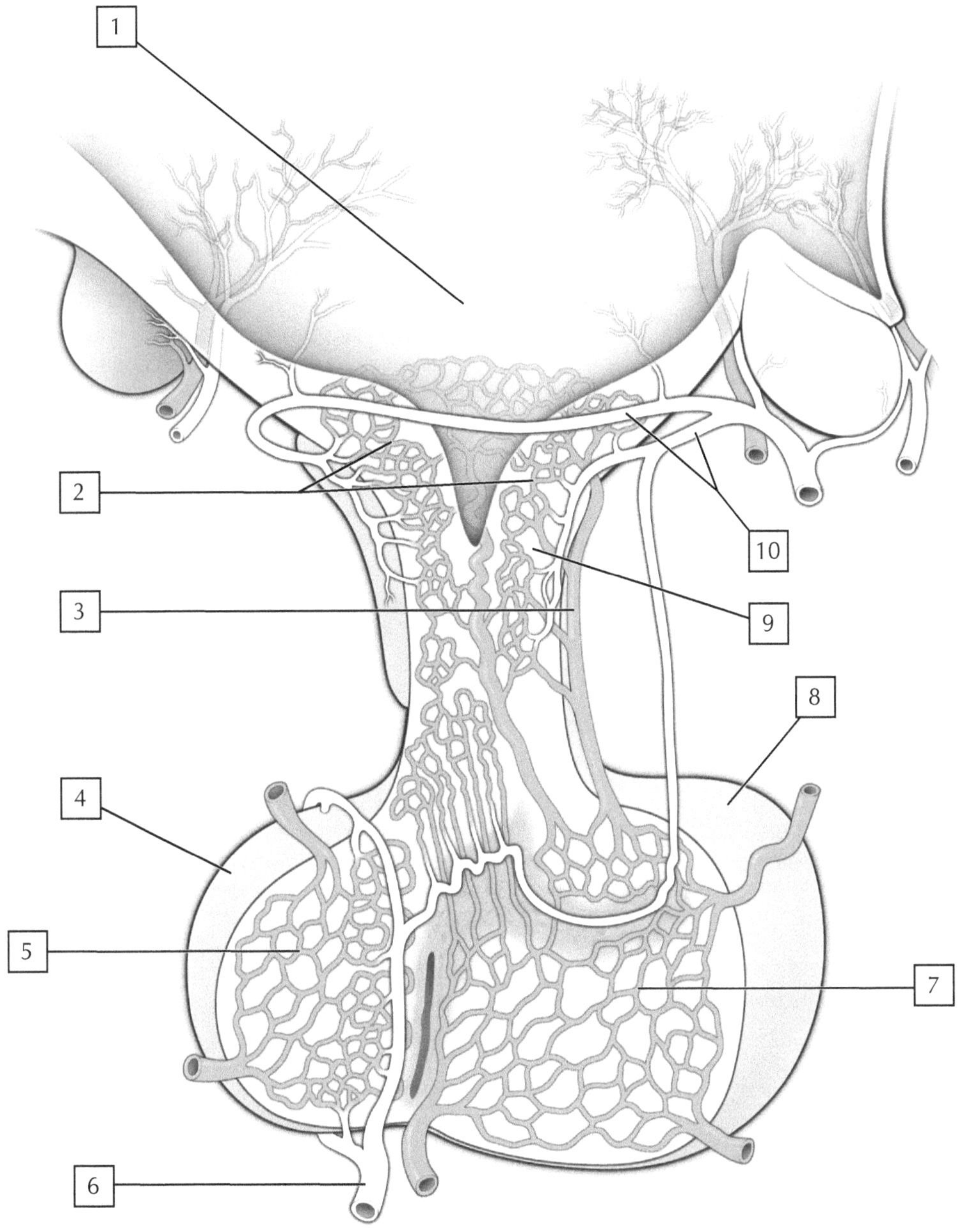
1
2
3
4
5
6
7
8
9
10

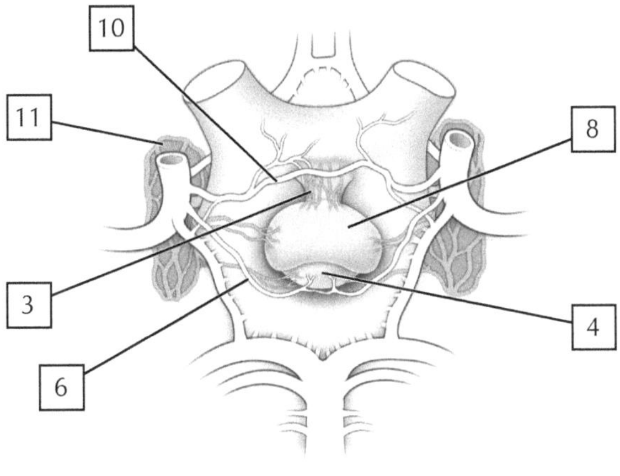
10
11
8
3
4
6

4 Irrigação Sanguínea Arterial para a Medula Espinal

A medula espinal é irrigada principalmente por ramos das **artérias vertebrais**, a **artéria espinal anterior** e o par de **artérias espinais posteriores**, via ramos penetrantes e um **plexo pial**. A artéria espinal anterior corre na linha mediana anterior da medula espinal na fissura mediana anterior e envia **ramos centrais** alternados para os lados esquerdo e direito da medula espinal. As artérias espinais posteriores correm na **zona medial à entrada da raiz dorsal** e formam plexos tortuosos ao longo de todo o comprimento longitudinal da medula espinal. Tanto a artéria espinal anterior quanto as artérias espinais posteriores parecem formar um canal completo para a distribuição de sangue arterial para toda a medula espinal, mas o fluxo das artérias vertebrais para esses sistemas não é suficiente para manter a medula espinal inteira totalmente suprida; as artérias vertebrais irrigam a parte cervical da medula espinal. O restante da medula espinal é irrigado pelas **artérias intercostais** e **artérias radiculares**, que se anastomosam extensamente com os sistemas arteriais espinais. Com frequência, há uma **artéria radicular anterior (artéria de Adamkiewicz)** importante que irriga a parte lombar da medula espinal.

A artéria espinal anterior irriga os dois terços anteriores da medula espinal, enquanto as artérias espinais posteriores irrigam o terço posterior da medula espinal. No corte transversal, o cerne da medula espinal é suprido pelos ramos centrais, a zona média é irrigada tanto pelos ramos centrais quanto pelos ramos do plexo pial, e a zona circunferencial externa é irrigada pelo plexo pial.

PINTE as seguintes estruturas, usando uma cor diferente para cada uma delas.

- ☐ **1. Artéria espinal anterior**
- ☐ **2. Artérias vertebrais**
- ☐ **3. Artéria radicular anterior (artéria de Adamkiewicz)**
- ☐ **4. Artérias intercostais**
- ☐ **5. Artérias espinais posteriores**
- ☐ **6. Artérias radiculares**
- ☐ **7. Ramos centrais das artérias espinais**
- ☐ **8. Plexo arterial pial**
- ☐ **9. Zona medial à zona de entrada da raiz dorsal**
- ☐ **10. Zona da medula espinal irrigada por ramos do plexo pial**
- ☐ **11. Zona da medula espinal irrigada por ramos centrais e ramos do plexo pial**
- ☐ **12. Zona da medula espinal irrigada por ramos centrais**

Nota Clínica

A artéria espinal anterior fornece ramos centrais alternados em níveis longitudinais sucessivos da medula espinal. Se ocorrer um infarto nessa artéria, provavelmente afetará o ramo central de um lado. Inicialmente, haverá dor aguda irradiada na perna, acompanhada por paralisia flácida no(s) membro(s) ipsilateral(is) afetado(s). Se o infarto for bilateral, paralisia flácida será encontrada em um padrão de paraplegia ou quadriplegia. Conforme esta fase de choque espinal agudo se resolva ao longo dos dias ou semanas subsequentes, a paralisia se resolverá em um dano de neurônio motor inferior aos neurônios do corno anterior privados de sangue e um padrão de neurônio motor superior para a musculatura abaixo do nível da lesão, com hipertonia, hiper-reflexia e respostas extensoras plantares nas pernas afetadas (devido a danos no trato rubrospinal e no trato corticospinal lateral descendente). As funções vesical, intestinal e erétil também são afetadas, devido a danos nas fibras de controle descendente que viajam no funículo lateral, e evoluirão para bexiga espástica, contrações intestinais reflexas e disfunção erétil, respectivamente, se houver paraplegia ou quadriplegia. A perda da percepção de dor e temperatura é consequente a dano à irrigação sanguínea do sistema espinotalâmico/espinorreticular (sistema somatossensitivo protopático). Se o dano à artéria espinal anterior ocorrer acima do nível T1 da medula espinal, então a síndrome de Horner (ptose, miose, anidrose) também será vista no lado afetado.

Um infarto da artéria espinal posterior resultará em perda da sensibilidade epicrítica (tato discriminativo fino, percepção vibratória e propriocepção) abaixo do nível da lesão no(s) lado(s) afetado(s) devido à perda de função nos axônios do funículo dorsal.

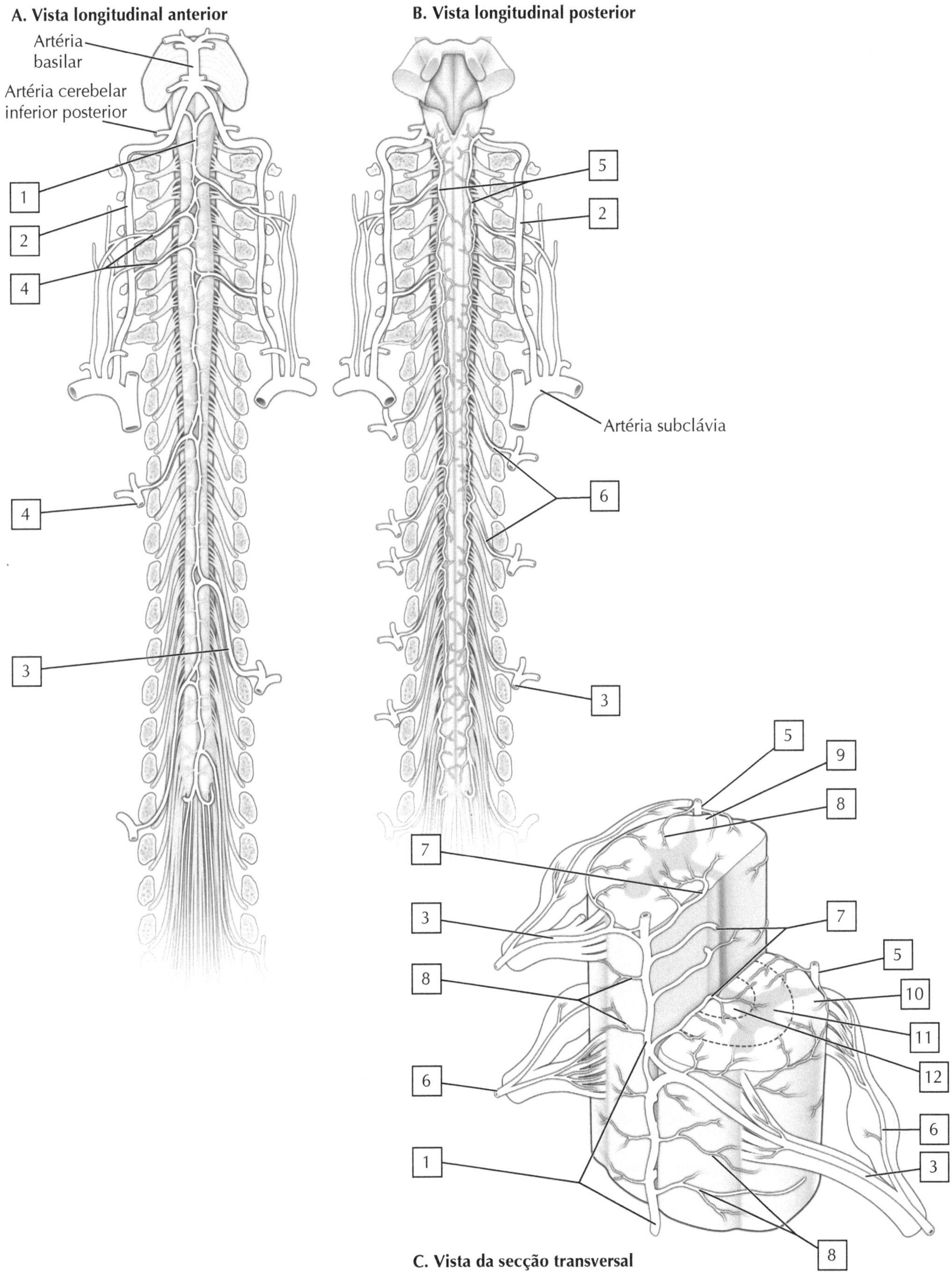
A. Vista longitudinal anterior
Artéria basilar
Artéria cerebelar inferior posterior
1
2
4
4
3
B. Vista longitudinal posterior
5
2
Artéria subclávia
6
3
5
9
8
7
3
7
8
5
10
11
12
6
6
1
3
8
C. Vista da secção transversal

4 Drenagem Venosa do Encéfalo e Seios Venosos

A drenagem venosa do encéfalo ocorre por uma rede de vênulas e veias, desaguando nos seios da dura-máter que drenam para a **veia jugular interna**. A partir das artérias e das arteríolas encefálicas, uma rede capilar muito fina e de paredes finas no tecido encefálico possibilita a rápida transferência de oxigênio e glicose para as regiões com alta demanda de atividade neuronal (uma base para as técnicas de imagem funcionais). As **veias cerebrais** deságuam nos seios da dura-máter que atravessam o espaço subaracnóideo. Os seios da dura-máter são canais de paredes espessas formados a partir de uma divisão das lâminas interna e externa da **dura-máter**. As veias drenam para esses seios da dura-máter; se o traumatismo for significativo, essas veias cerebrais podem romper desde suas zonas de entrada até os seios da dura-máter, resultando em sangue venoso e separação da dura-máter da aracnoide-máter subjacente subjacente. O hematoma subdural resultante pode ser agudo (consequente a traumatismo significativo, especialmente em uma pessoa jovem) ou crônico (em alguns adultos mais velhos, mesmo com traumatismo craniano não grave, nos quais as veias comunicantes têm mais espaço livre para atravessar devido à perda gradual da massa encefálica). As granulações aracnóideas do espaço subaracnóideo, com suas válvulas unidirecionais, drenam o LCS para os seios venosos.

A **foice do cérebro** e o **tentório do cerebelo** são camadas fundidas e rígidas de dura-máter que separam as fossas anterior, média e posterior umas das outras. As camadas da dura-máter dividem-se para formar os seios da dura-máter nas regiões da linha média externa (**seio sagital superior**) e interior (**seio sagital inferior**), drenando o sangue das regiões superficiais e profundas do encéfalo, respectivamente. A **veia cerebral magna (de Galeno)** e o **seio reto** fundem-se com o **seio transverso** e o **seio sigmóideo da dura-máter** para drenar as regiões mais profundas e zonas posteriores do encéfalo para a **confluência dos seios**, drenando, finalmente, para a veia jugular interna.

PINTE as seguintes estruturas, usando uma cor diferente para cada uma delas.

- ☐ **1. Foice do cérebro**
- ☐ **2. Seio cavernoso**
- ☐ **3. Tentório do cerebelo**
- ☐ **4. Seio reto**
- ☐ **5. Confluência dos seios**
- ☐ **6. Seio sagital superior**
- ☐ **7. Veia cerebral magna (de Galeno)**
- ☐ **8. Seio transverso**
- ☐ **9. Seio sigmóideo da dura-máter**
- ☐ **10. Seio sagital inferior**
- ☐ **11. Dura-máter**
- ☐ **12. Veias cerebrais**
- ☐ **13. Veia jugular interna**

Nota Clínica

Trombose venosa pode ocorrer em condições infecciosas. A trombose do seio cavernoso pode ser uma sequela de infecções paranasais ou da orelha média ou de um furúnculo na região facial. A trombose resultante causa dor, cefaleia, perda visual ipsilateral, paralisias dos nervos extraoculares (NC III, IV, VI) com exoftalmia (protrusão do bulbo do olho) ou disfunção do nervo oftálmico (NC V1). A lesão pode expandir-se para o **seio cavernoso** do outro lado ou para outros seios venosos, inclusive resultando em hemiparesia. A trombose venosa do seio transverso pode levar a dano dos nervos cranianos IX, X, XI ipsilaterais.

A trombose do seio venoso também pode ocorrer após desidratação, câncer, policitemia vera, outras síndromes de hipercoagulabilidade ou condições inflamatórias.

Os sinais/sintomas gerais da trombose venosa incluem cefaleia intensa, náusea e vômito, fraqueza, perda sensitiva, às vezes afasia e possivelmente coma.

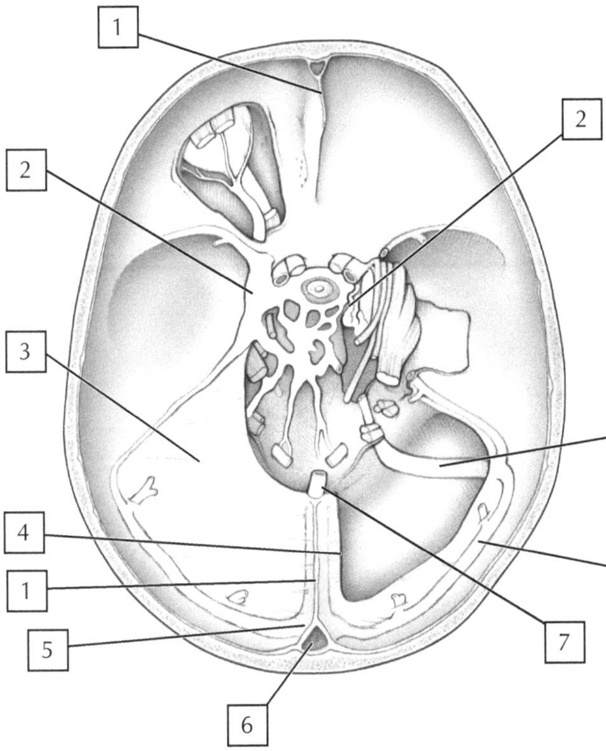

A. Seios venosos – vista axial

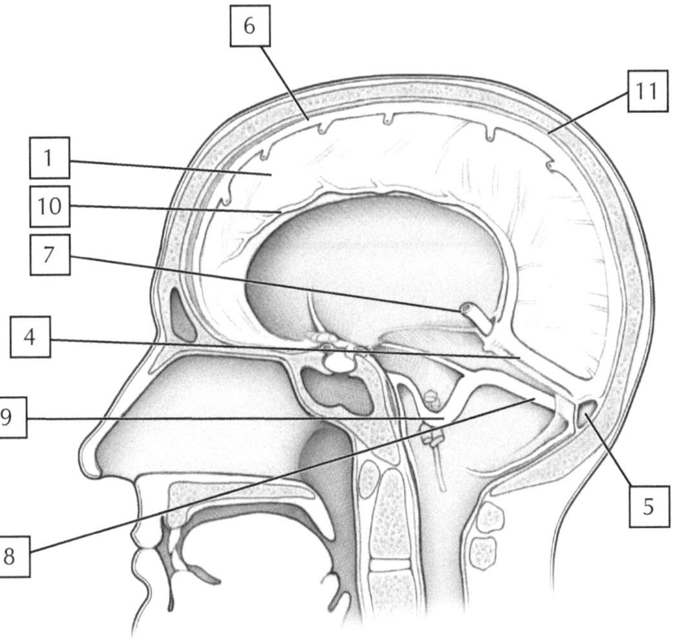

B. Seios venosos – vista sagital

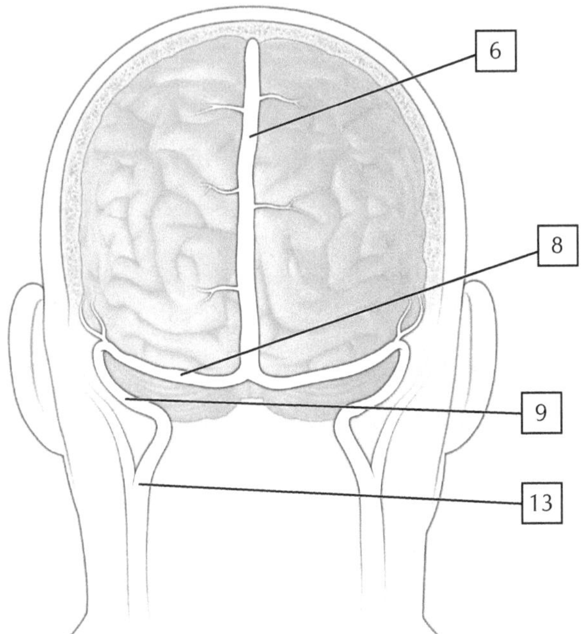

C. Seios venosos – vista posterior

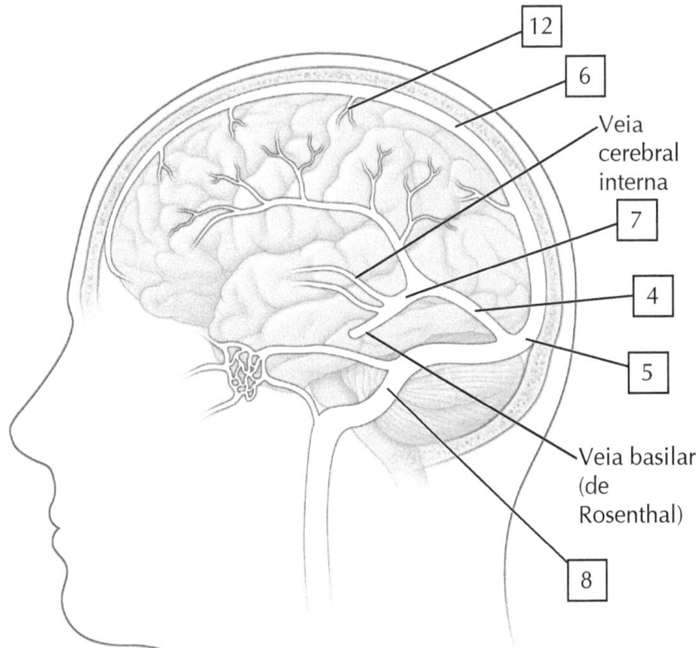

D. Seios venosos – vista lateral

Parte 1 QUESTÕES DE REVISÃO

1. Para cada uma das seguintes descrições, indique qual estrutura está envolvida.

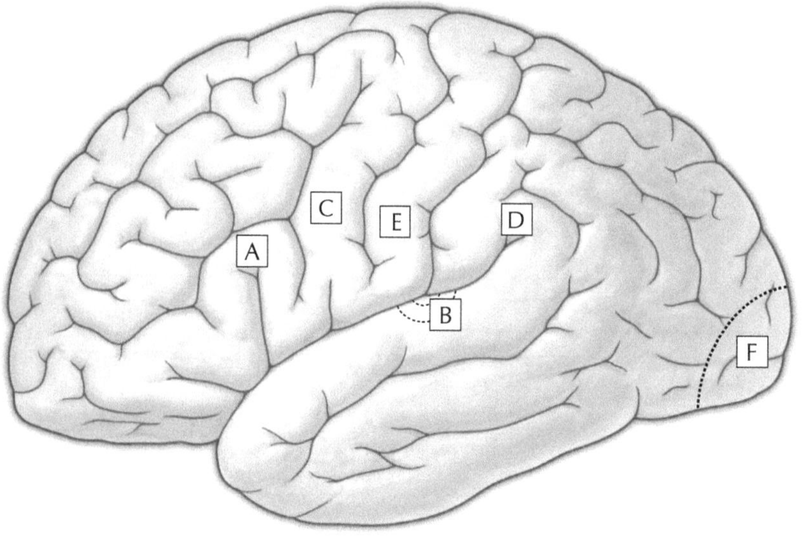

(1) ____________________

(2) ____________________

(3) ____________________

(4) ____________________

(5) ____________________

(6) ____________________

(1) Um tumor que acomete essa área resultará em afasia, afetando a expressão da linguagem.

(2) Um acidente vascular encefálico que afete essa região resultará em perda contralateral da sensibilidade na parte superior do corpo.

(3) Um tumor invadindo esta região resultará em paralisia espástica contralateral, com comprometimento sobretudo do membro superior.

(4) Danos a esta área decorrentes de um abscesso resultarão em negligência contralateral de estímulos auditivos simultaneamente apresentados.

(5) Um evento isquêmico arterial importante que afete este local resultará em hemianopsia contralateral.

(6) Danos a esta região resultarão em incapacidade do paciente para entender a linguagem falada.

2. Combine as seguintes regiões no diagrama com a descrição de sua função ou envolvimento.

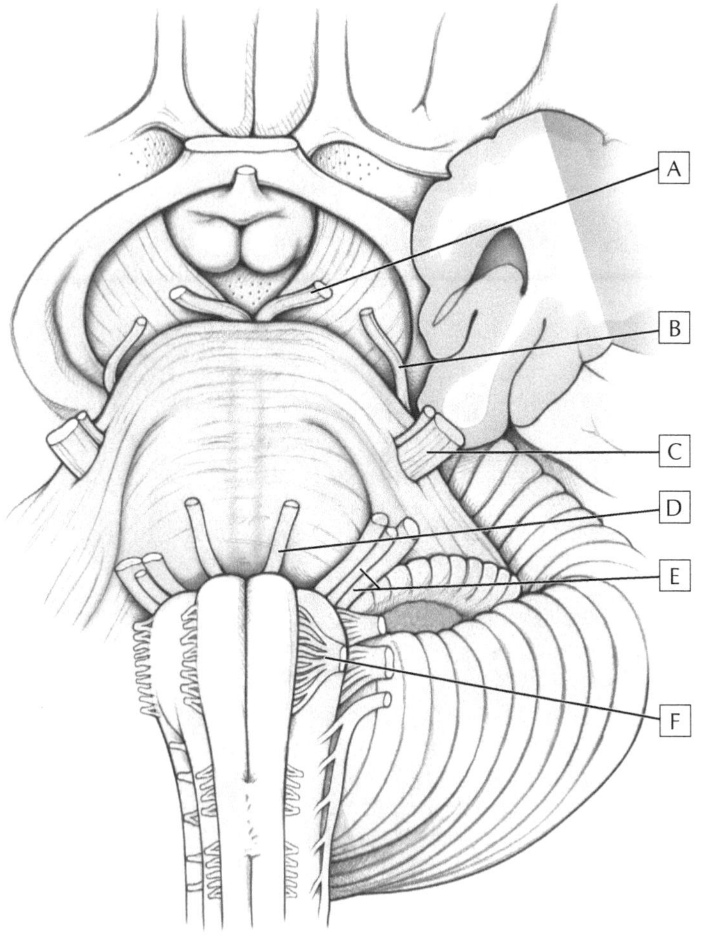

(1) ______________________

(2) ______________________

(3) ______________________

(4) ______________________

(5) ______________________

(6) ______________________

(1) Danos a este nervo resultarão em comprometimento da mirada interna e para baixo no lado afetado.

(2) Danos a este local resultarão em tinido ipsilateral e vertigem.

(3) Um hematoma no prosencéfalo comprimirá este nervo, resultando em pupila fixa e dilatada ipsilateral.

(4) Danos a este nervo resultarão em paralisia dos músculos ipsilaterais da mastigação e perda de sensibilidade ipsilateral da face.

(5) Danos a este nervo resultarão em protrusão da língua para o lado lesado.

(6) Danos a este nervo resultarão na incapacidade ipsilateral de olhar lateralmente.

3. Combine a região da medula espinal com uma descrição de seu papel ou atividade.

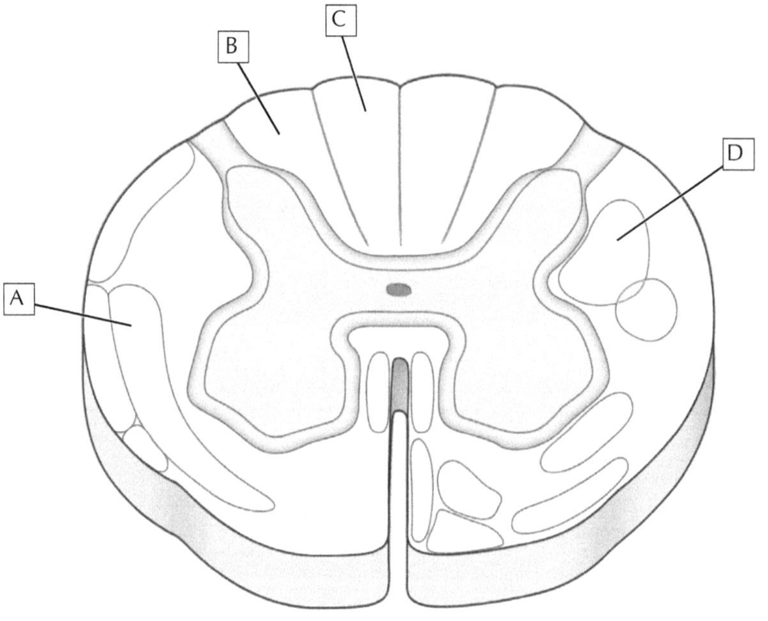

(1) ____________________

(2) ____________________

(3) ____________________

(4) ____________________

(1) Carreia percepção vibratória do pé ipsilateral
(2) Carreia propriocepção da mão, do punho e do cotovelo ipsilaterais
(3) Carreia a percepção de dor e temperatura do membro contralateral
(4) Carreia o controle cortical sobre a ativação do neurônio motor inferior ipsilateral

4. Qual das seguintes substâncias ou estruturas tem maior probabilidade de ser carreada retrogradamente no axônio de um neurônio motor inferior de volta ao corpo celular?
   A. Enzima acetilcolina transferase sintética
   B. Vírus e toxinas
   C. Microtúbulos e neurofilamentos
   D. Calmodulina
   E. Vesículas sinápticas

5. Um adulto mais velho sofre dano isquêmico cerebrovascular, resultando em paresia espástica de sua perna contralateral e perda de sensibilidade nessa perna. A(s) artéria(s) mais provavelmente danificada(s) é(são):
   A. Cerebral média
   B. Cerebral posterior
   C. Cerebral anterior
   D. Centrais anterolaterais pequenas
   E. Vertebral

6. Doenças neurodegenerativas que afetam os núcleos da base provavelmente resultarão em:
   A. Afasias e agnosias
   B. Hemiplegia contralateral
   C. Transtornos perceptivos
   D. Distúrbios do movimento
   E. Distúrbios da memória

7. Qual das seguintes regiões tem maior probabilidade de processar informações que são interpretadas de acordo com o contexto emocional e respostas de medo?
   A. Corpo amigdaloide
   B. Núcleo *accumbens*
   C. Formação hipocampal
   D. Lóbulo parietal superior (córtex)
   E. Núcleos da base

8. A oclusão de qual artéria resultará em hemiplegia espástica direita, hemianestesia direita e afasia expressiva?
   A. Cerebral média esquerda
   B. Cerebral anterior esquerda
   C. Cerebral média direita
   D. Cerebral anterior direita
   E. Basilar

9. Qual tipo de neurônio não tem dendritos estendendo-se do corpo celular e não apresenta sinapses no corpo celular? ____________________

10. Onde o potencial de ação é iniciado primeiro em um neurônio motor inferior? ____________________

11. Qual célula tem maior probabilidade de secretar citocinas inflamatórias no microambiente cerebral local? ____________________

12. Que tipo de patologia é mais provável de ser encontrada no círculo arterial do cérebro (de Willis)? ____________________

13. Que tipo de hemorragia cerebral é mais provável de resultar em sangue no líquido cerebrospinal? _______

____

14. Qual importante via da substância branca transporta tanto o trato corticospinal quanto a informação sensitiva do lado oposto do corpo? _______________

____

15. Quais componentes do cerebelo são considerados "vestibulocerebelo"? _______________________

____

16. Em qual local do sistema ventricular existe um bloqueio com maior probabilidade de resultar em hidrocefalia interna? _______________________________

____

17. A oclusão de qual artéria é mais provável de resultar em perda da percepção de dor e temperatura na face ipsilateral e no corpo contralateral? _______________

____

18. Qual canal iônico é encontrado apenas nos nós de Ranvier, possibilitando a reinicialização do potencial de ação? _______________________________

____

19. Faça a correspondência:
   A. Potencial de repouso
   B. Potencial graduado
   C. Potencial de ação

1. Resulta de uma membrana diferencialmente permeável em virtude da difusão e da separação de cargas elétricas positivas/negativas	____
2. Viaja ao longo da membrana axonal a uma velocidade constante	____
3. Depende da atividade excitatória e inibitória dos canais de íons ativados por ligante	____
4. Ocorre quando o rápido influxo de íons Na^+ não consegue ser contrabalançado pelo efluxo de íons K^+	____
5. Dissipa-se do ponto de origem ao longo do tempo e do espaço	____

20. Faça a correspondência:
   A. Astrócitos
   B. Oligodendróglia
   C. Micróglia

1. Isolam e separam os locais de sinapses no SNC	____
2. Conseguem ser ativados, fagocitar restos celulares e liberar mediadores inflamatórios	____
3. Conseguem se replicar e tentar reparar danos na esclerose múltipla	____
4. Conseguem enviar prolongamentos terminais para os vasos sanguíneos e a pia-máter	____
5. Conseguem produzir tecido cicatricial no encéfalo após uma lesão penetrante	____

21. Faça a correspondência:
   A. Veias comunicantes
   B. Artérias do círculo arterial do cérebro (de Willis)
   C. Granulações aracnóideas
   D. Espaço subdural
   E. Espaço peridural
   F. Dura-máter

1. Esta estrutura atua como uma válvula unidirecional para absorção de LCS em um seio da dura-máter	____
2. Esta estrutura se divide em uma camada interna e uma camada exterior e contém sangue venoso	____
3. Uma fratura do crânio pode romper uma artéria meníngea, causando acúmulo de sangue neste local	____
4. Essas estruturas se estendem do encéfalo para desaguar nos seios da dura-máter	____
5. Veias comunicantes rompidas por traumatismo craniano podem resultar em acúmulo de sangue neste local	____
6. Os aneurismas saculares geralmente são devidos à fraqueza na parede desta estrutura	____

22. Faça a correspondência:
   A. Artéria cerebral média
   B. Artéria cerebral anterior
   C. Artéria cerebral posterior
   D. Ramo paramediano da artéria basilar
   E. Artéria cerebelar inferior posterior

1. Dá origem a artérias centrais anterolaterais, conhecidas como "artérias do acidente vascular encefálico"	____
2. Um acidente vascular encefálico neste local resulta em fraqueza motora contralateral e perda contralateral da sensibilidade epicrítica no membro inferior	____
3. Um acidente vascular encefálico neste local resulta em lesão do nervo craniano ipsilateral e lesão contralateral do neurônio motor superior	____
4. Um acidente vascular encefálico neste local causa perda da percepção de dor e de temperatura na face ipsilateral e no corpo contralateral	____
5. Um acidente vascular encefálico nesta artéria resulta em déficit visual contralateral	____
6. Um acidente vascular encefálico nesta artéria pode resultar em hemiparesia contralateral e queda dos músculos faciais contralaterais	____
7. Esta artéria se ramifica da artéria vertebral	____

23. Em que local, em uma célula piramidal no córtex motor, um axônio de entrada, liberando um neurotransmissor excitatório, teria a maior probabilidade de provocar um potencial de ação no axônio?
   A. No cone de implantação do axônio
   B. Em um grande dendrito ramificando-se do corpo celular
   C. No terminal do axônio distal associado ao axônio
   D. Em um terminal de axônio excitatório de entrada fazendo sinapse no corpo celular perto da emergência do axônio
   E. Em um dendrito de célula piramidal distal

24. Qual das seguintes células tem maior probabilidade de liberar citocinas pró-inflamatórias no microambiente local?
    A. Astrócito protoplasmático
    B. Oligodendrócito
    C. Célula endotelial vascular
    D. Célula microglial ativada
    E. Pituícitos na adeno-hipófise

25. Após uma doença gastrintestinal, um homem de 45 anos desperta e sente fraqueza nos membros inferiores. Ao longo de algumas horas, essa fraqueza progride proximalmente e também acomete os membros superiores. O exame neurológico mostra perda de movimento dos membros, perda de tônus e perda de reflexos miotáticos nos músculos afetados. Se você analisasse esse paciente com um exame de velocidade de condução, que tipo de fibra provavelmente mostraria perda de condução?
    A. Fibras simpáticas pós-ganglionares que inervam a vasculatura
    B. Fibras Ia aferentes dos músculos afetados
    C. Axônios de grande diâmetro no trato piramidal
    D. Axônios nociceptivos que transportam informações de dor dos músculos afetados
    E. Axônios que transportam informações de calor e frio dos membros

26. Qual dos seguintes neurotransmissores é sintetizado e processado pós-tradução no corpo celular?
    A. Norepinefrina
    B. Glutamato
    C. Acetilcolina
    D. Serotonina
    E. Betaendorfina

27. O que é encontrado no seio sagital superior apenas em circunstâncias patológicas?
    A. Sangue arterial
    B. Sangue venoso
    C. Líquido cerebrospinal
    D. Granulações aracnóideas salientes
    E. Canais de veias comunicantes

28. Qual via principal da substância branca transporta o trato corticospinal e as informações sensitivas do lado oposto do corpo?
    A. Ramo posterior da cápsula interna
    B. Corpo caloso
    C. Comissura anterior
    D. Pedúnculo cerebral
    E. Colunas dorsais da medula espinal

29. Em que local uma hérnia de disco (núcleo pulposo) tem maior probabilidade de provocar radiculopatia (dor irradiada) e mielopatia (envolvimento da medula espinal)?
    A. Coluna cervical (C V- C VI)
    B. Coluna lombar (L IV-L V)
    C. Coluna sacral (S I-S II)
    D. Cone medular
    E. Cauda equina

30. Em que local do sistema ventricular é mais provável que um bloqueio resulte em hidrocefalia interna?
    A. Aqueduto
    B. Forame interventricular (de Monro)
    C. Abertura mediana do quarto ventrículo (forame de Magendie)
    D. Terceiro ventrículo
    E. Granulações aracnóideas nos seios da dura-máter

31. Que patologia importante é frequentemente encontrada no círculo arterial do cérebro (de Willis)?
    A. Bloqueio da recirculação do sangue venoso cerebral
    B. Acidentes vasculares encefálicos oclusivos
    C. Ataques isquêmicos transitórios
    D. Hematomas subdurais
    E. Aneurismas saculares

32. Dano a qual artéria tem menos probabilidade de acometer o sistema motor somático ao corpo ou seu controle voluntário neuronal motor superior?
    A. Cerebral média
    B. Espinal anterior
    C. Cerebral anterior
    D. Ramos paramedianos das artérias vertebral e basilar
    E. Artéria cerebelar inferior posterior

RESPOSTAS

1. (1) A, Área de Broca
   (2) E, Córtex somatossensitivo primário lateral
   (3) C, Córtex motor
   (4) B, Córtex auditivo
   (5) F, Córtex visual primário
   (6) D, Área de Wernicke
2. (1) B, Nervo troclear (NC IV)
   (2) E, Nervo vestibulococlear (NC VIII)
   (3) A, Nervo oculomotor (NC III)
   (4) C, Nervo trigêmeo (NC V)
   (5) F, Nervo hipoglosso (NC XII)
   (6) D, Nervo abducente (NC VI)
3. (1) C, Fascículo grácil
   (2) B, Fascículo cuneiforme
   (3) A, Trato espinotalâmico e trato espinorreticular
   (4) D, Trato corticospinal lateral
4. B
5. C
6. D
7. A
8. A
9. Célula do gânglio da raiz dorsal

10. Segmento inicial do axônio
11. Micróglia ativada
12. Aneurismas cerebrais saculares
13. Hemorragia subaracnóidea
14. Ramo posterior da cápsula interna
15. Verme e lóbulo floculonodular do cerebelo
16. Aqueduto do mesencéfalo (de Sylvius)
17. Artéria cerebelar inferior posterior ou artéria vertebral
18. Canal de sódio
19. (1) A
    (2) C
    (3) B
    (4) C
    (5) B
20. (1) A
    (2) C
    (3) B
    (4) A
    (5) A
21. (1) C
    (2) F
    (3) E
    (4) A
    (5) D
    (6) B
22. (1) A
    (2) B
    (3) D
    (4) E
    (5) C
    (6) A
    (7) E
23. A
24. D
25. B
26. E
27. A
28. A
29. A
30. A
31. E
32. E

Capítulo 5 Parte Periférica do Sistema Nervoso

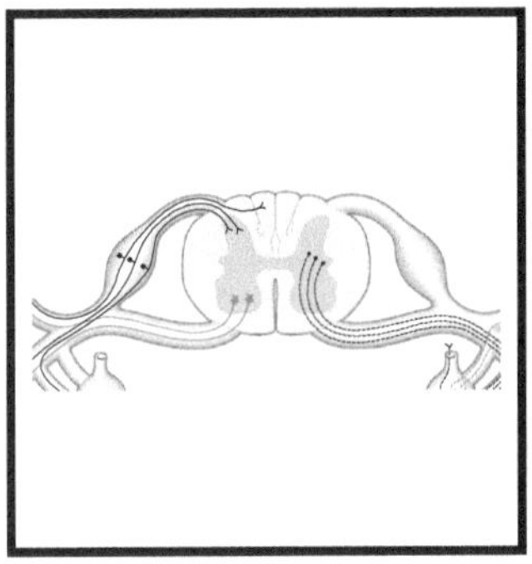
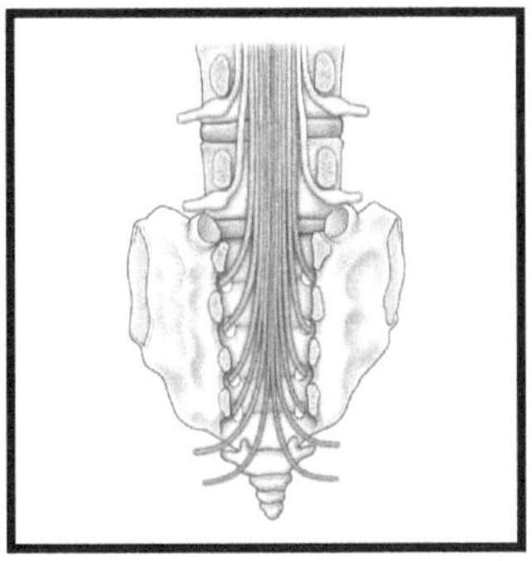
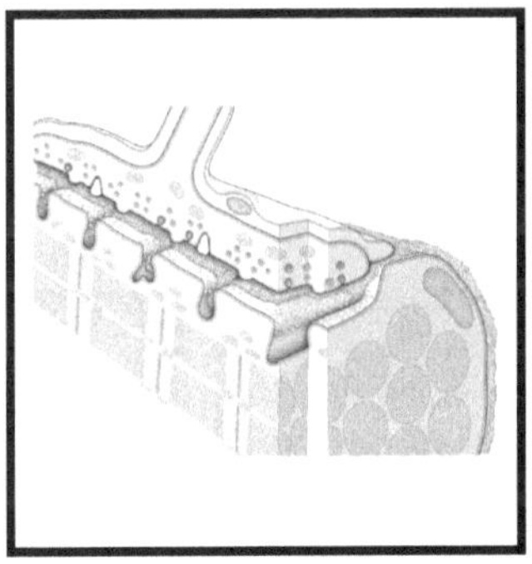
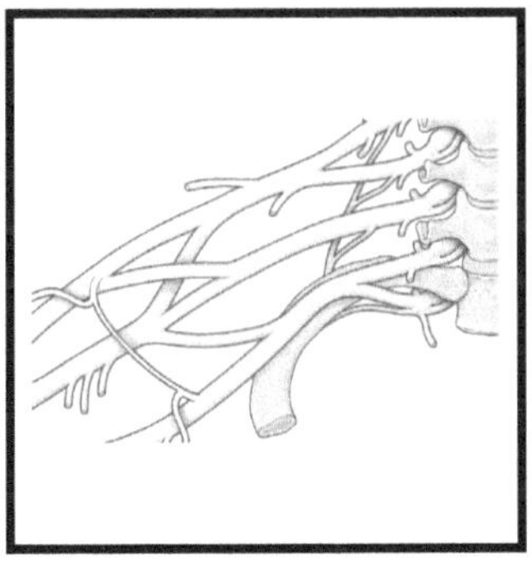

5 Medula Espinal com Componentes Sensitivos, Motores e Autônomos dos Nervos Periféricos

Os **nervos periféricos** são formados por **componentes aferentes (sensitivos)** e **eferentes (motores e autônomos)** da **parte periférica do sistema nervoso** e pelos tecidos de suporte relacionados; os axônios entram e saem da medula espinal via **raízes posteriores** (sensitivas) e **raízes anteriores** (motoras e autônomas) e penetram ou saem do encéfalo via **nervos cranianos**.

Os componentes sensitivos da **parte periférica do sistema nervoso (sistema nervoso periférico [SNP])** incluem os **gânglios das raízes posteriores**, os **gânglios dos nervos cranianos**, os **axônios** periféricos e os **receptores sensitivos** associados. Os receptores sensitivos são os elementos transdutores que respondem a um estímulo adequado (p. ex., nocicepção a partir de **terminações nervosas livres**, distorção mecânica a partir de **terminações nervosas encapsuladas**, como os estímulos vibratórios provenientes de **corpúsculos de Pacini**) e causam o disparo de um potencial de ação no segmento inicial adjacente do axônio sensitivo primário. O receptor sensitivo atua como dendrito. O potencial de ação resultante propaga-se no sentido proximal para o corno posterior da medula espinal via raiz posterior ou para o tronco encefálico) via nervos cranianos. O potencial de ação também pode agir distalmente, às vezes provocando a liberação de moléculas bioativas no local da estimulação do receptor inicial (p. ex., liberação de substância P em locais de iniciação de nocicepção).

Os componentes motores do SNP incluem os **axônios motores periféricos**, cujos corpos celulares dos neurônios motores inferiores se encontram no **corno anterior da medula espinal** ou nos **núcleos motores dos nervos cranianos do tronco encefálico**, e as **junções neuromusculares** (placas motoras) que terminam sobre **fibras musculares estriadas esqueléticas**.

Os componentes autônomos do SNP incluem (1) os **axônios autônomos periféricos pré-ganglionares**, derivados das partes simpática e parassimpática da divisão autônoma do sistema nervoso, incluindo os que seguem nos **nervos esplâncnicos**; os corpos celulares de neurônios desses axônios pré-ganglionares encontram-se na medula espinal (coluna intermédia lateral de T1 a L2 no **corno lateral** para a parte simpática, ou nos **núcleos autônomos dos nervos cranianos no tronco encefálico** e nos **neurônios da substância cinzenta intermédia no nível S2-S4** da medula espinal para a parte parassimpática); (2) os gânglios autônomos nos quais estes axônios fazem sinapses (**gânglios da cadeia simpática e gânglios colaterais** para a parte simpática e **gânglios intramurais** para a parte parassimpática); (3) os **axônios pós-ganglionares**; e (4) os **tecidos-alvo de função autônoma** (músculo cardíaco, músculo liso, glândulas secretoras, células metabólicas e células do sistema imunológico) nos quais as junções neuroefetoras dos axônios pós-sinápticos fazem sinapses.

PINTE as seguintes estruturas, usando uma cor diferente para cada uma delas

- ☐ **1. Corno posterior da medula espinal**
- ☐ **2. Raiz posterior**
- ☐ **3. Gânglio da raiz posterior**
- ☐ **4. Corpúsculo de Pacini**
- ☐ **5. Fibras musculares esqueléticas com placa motora**
- ☐ **6. Terminação nervosa livre**
- ☐ **7. Raiz anterior**
- ☐ **8. Corno anterior da medula espinal**
- ☐ **9. Gânglio simpático colateral**
- ☐ **10. Nervo esplâncnico**
- ☐ **11. Gânglio da cadeia simpática**
- ☐ **12. Corno lateral da medula espinal**

Nota Clínica

Os neurônios sensitivos, motores e autônomos do SNP apresentam alguns componentes na parte central do sistema nervoso. As terminações dos neurônios sensitivos primários encontram-se na medula espinal e no tronco encefálico. Os corpos celulares e os axônios proximais dos neurônios motores e dos neurônios autônomos pré-ganglionares estão situados na medula espinal e no tronco encefálico. Esses componentes centrais são vulneráveis a doenças neurais centrais, e os axônios proximais são suscetíveis à desmielinização central (p. ex., esclerose múltipla). Os axônios periféricos estão protegidos por células de Schwann e são vulneráveis a neuropatias periféricas e a doenças desmielinizantes periféricas (síndrome de Guillain-Barré). Uma neuropatia periférica pode ser uma mononeuropatia (um nervo), uma polineuropatia (múltiplos nervos), uma neuropatia desmielinizante, uma neuropatia axonal seletiva, um aneuropatia traumática ou outras. A lesão a axônios sensitivos periféricos resulta em perda de modalidades sensitivas conduzidas por esses axônios ou dor decorrente de compressão desses axônios. A lesão a axônios motores periféricos leva à perda dos movimentos, da força, do tônus e de reflexos. A lesão a componentes autônomos periféricos pode resultar em perda seletiva de funções autônomas. Neuropatias sensitivomotoras, tais como a doença autossômica dominante de Charcot-Marie-Tooth, ocorrem entre os 5 e 25 anos, causando fraqueza e desgaste muscular (componente motor) que começa nos membros inferiores, perda da sensibilidade nos membros (componente sensitivo) e diminuição da velocidade de condução. Esta é, em geral, uma doença desmielinizante lentamente progressiva.

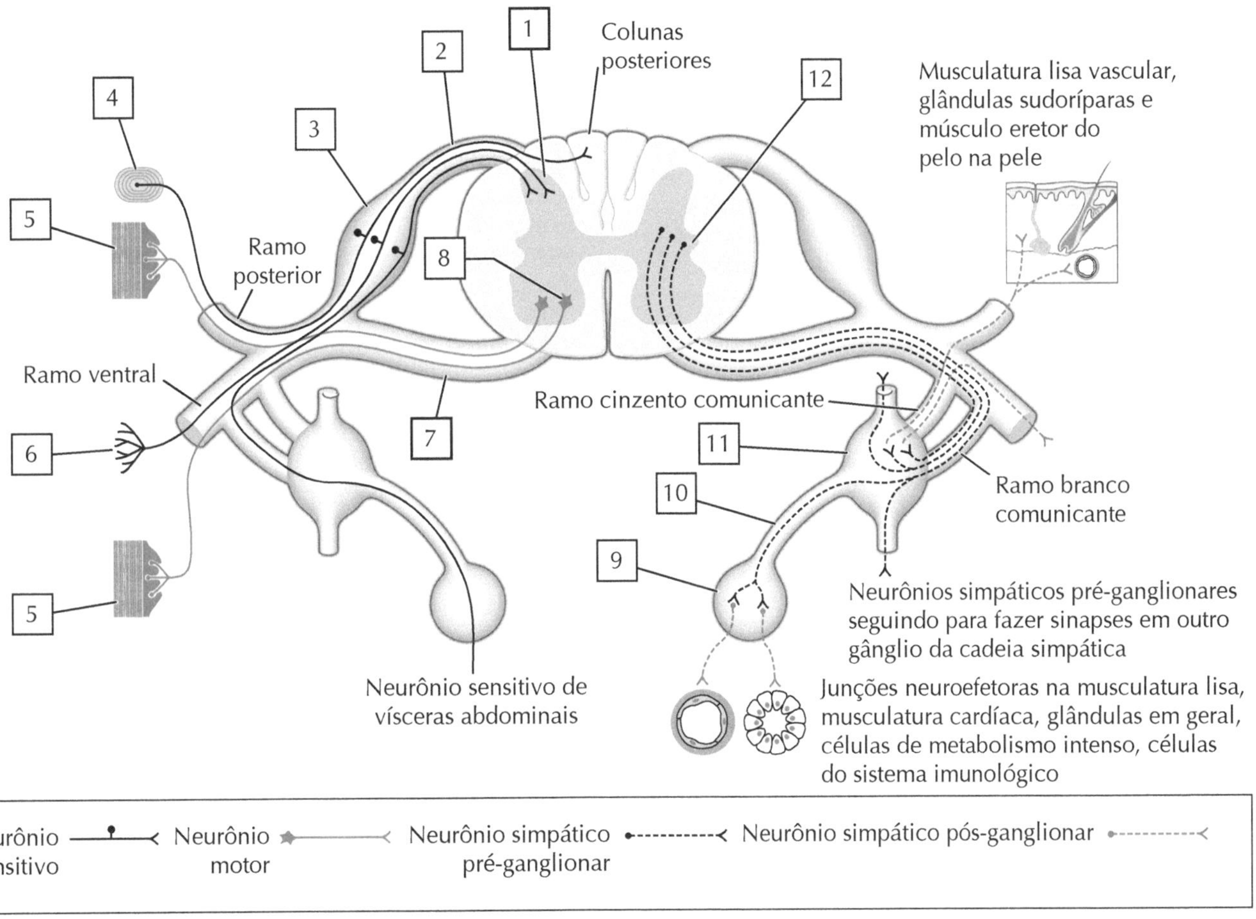
1
2
3
4
5
6
7
8
9
10
11
12
5
Colunas posteriores
Musculatura lisa vascular, glândulas sudoríparas e músculo eretor do pelo na pele
Ramo posterior
Ramo ventral
Ramo cinzento comunicante
Ramo branco comunicante
Neurônios simpáticos pré-ganglionares seguindo para fazer sinapses em outro gânglio da cadeia simpática
Neurônio sensitivo de vísceras abdominais
Junções neuroefetoras na musculatura lisa, musculatura cardíaca, glândulas em geral, células de metabolismo intenso, células do sistema imunológico
Neurônio sensitivo
Neurônio motor
Neurônio simpático pré-ganglionar
Neurônio simpático pós-ganglionar

5 Anatomia de um Nervo Periférico

Um **nervo periférico** contém feixes (ou fascículos) de **axônios mielínicos e amielínicos**, circundados por bainhas de tecido conjuntivo, juntamente com pequenos **vasos sanguíneos (*vasa nervorum*)**, os quais seguem longitudinalmente com o nervo e seus fascículos. Os axônios estão organizados em arranjos espiralados longitudinalmente orientados de feixes de fibras nervosas, caracterizados nos nervos como **fascículos**. Os axônios amielínicos são circundados por uma **bainha formada pelos citoplasmas de células de Schwann**, enquanto os axônios mielínicos são isolados por camadas da membrana plasmática das células de Schwann, que constituem a **bainha de mielina**, com uma célula de Schwann por local internodal em um único axônio. Os **nós de Ranvier** são espaços desprovidos de mielina entre os segmentos mielinizados, os quais abrigam os canais de sódio que possibilitam a iniciação (e reiniciação) do potencial de ação.

O **endoneuro** consiste em tecido conjuntivo frouxo de suporte, encontrado em meio aos axônios em um fascículo. O perineuro envolve cada feixe constituído por múltiplos axônios, fornecendo funções tanto de suporte quanto de barreira, neste caso formando a **barreira hematonervosa**, a qual, nos nervos, é equivalente à barreira hematencefálica. O epineuro é a resistente camada externa de tecido conjuntivo denso não modelado de suporte que envolve todo o nervo.

PINTE as seguintes estruturas, usando uma cor diferente para cada uma delas.

- ☐ **1. *Vasa nervorum* (vasos longitudinais)**
- ☐ **2. Epineuro (camadas externa e interna)**
- ☐ **3. Fascículos**
- ☐ **4. Feixes de fibras nervosas formando um fascículo**
- ☐ **5. Perineuro**
- ☐ **6. Axônios em feixes de fibras nervosas de um fascículo**
- ☐ **7. Axônios intactos**
- ☐ **8. Bainha de mielina**
- ☐ **9. Axônios em processo de dissolução**
- ☐ **10. Endoneuro**

Nota Clínica

Um nervo periférico contém axônios mielínicos e amielínicos. Cada tipo de axônio pode ser lesado por neuropatias específicas, como a hanseníase para axônios amielínicos, e doenças inflamatórias desmielinizantes, como a **síndrome de Guillain-Barré** para axônios mielínicos. Alguns agravos químicos e algumas doenças metabólicas, como o diabetes melito e o alcoolismo crônico, conseguem lesar conjuntamente axônios mielínicos e amielínicos.Tais neuropatias frequentemente manifestam-se como polineuropatias simétricas distais, com a lesão inicialmente ocorrendo em posição distal e, em seguida, movendo-se no sentido proximal.

Se um nervo for submetido a compressão, tração ou traumatismo, todos os axônios no local podem ser lesados. No caso do nervo mediano no retináculo dos músculos flexores, o movimento repetitivo pode causar inflamação ou diminuição no fluxo sanguíneo para este segmento do nervo mediano, resultando em dor intensa na distribuição do nervo, e perda de funções sensitivas e motoras distalmente. Esta neuropatia por compressão é chamada de síndrome do túnel do carpo. Esmagamento ou outro traumatismo físico a um nervo provoca ruptura localizada dos axônios e de suas células de suporte (células de Schwann), causando a degeneração distal dos axônios (denominada **dissolução walleriana**). Os axônios e as células de Schwann rompem-se, formando restos globulares, e sofrem **dissolução** e fagocitose. A membrana basal se mantém íntegra; portanto, se as extremidades proximal e distal do nervo periférico lesionado estiverem alinhadas apropriadamente ou anastomosadas, os axônios proximais conseguem estender-se lentamente no sentido distal, em uma tentativa de alcançar o alvo do qual eles foram separados pela injúria. Este é um lento processo regenerativo, ocorrendo a aproximadamente 1 mm por dia, caso seja bem-sucedido. Os corpos celulares dos neurônios lesados sofrem um processo de reparo, chamado de **cromatólise central**. Seus corpúsculos de Nissl (retículo endoplasmático granular) distribuem-se perifericamente no corpo celular; o genoma desvia sua síntese de proteínas da produção de neurotransmissores para crescimento e reparo. Caso o neurônio consiga estender seu axônio de maneira bem-sucedida de volta ao seu alvo, as células de Schwann vão proliferar e remielinizar os axônios em reconexão, porém os segmentos internodais serão mais curtos do que antes da lesão, com discreta diminuição na velocidade de condução.

A. Anatomia do axônio

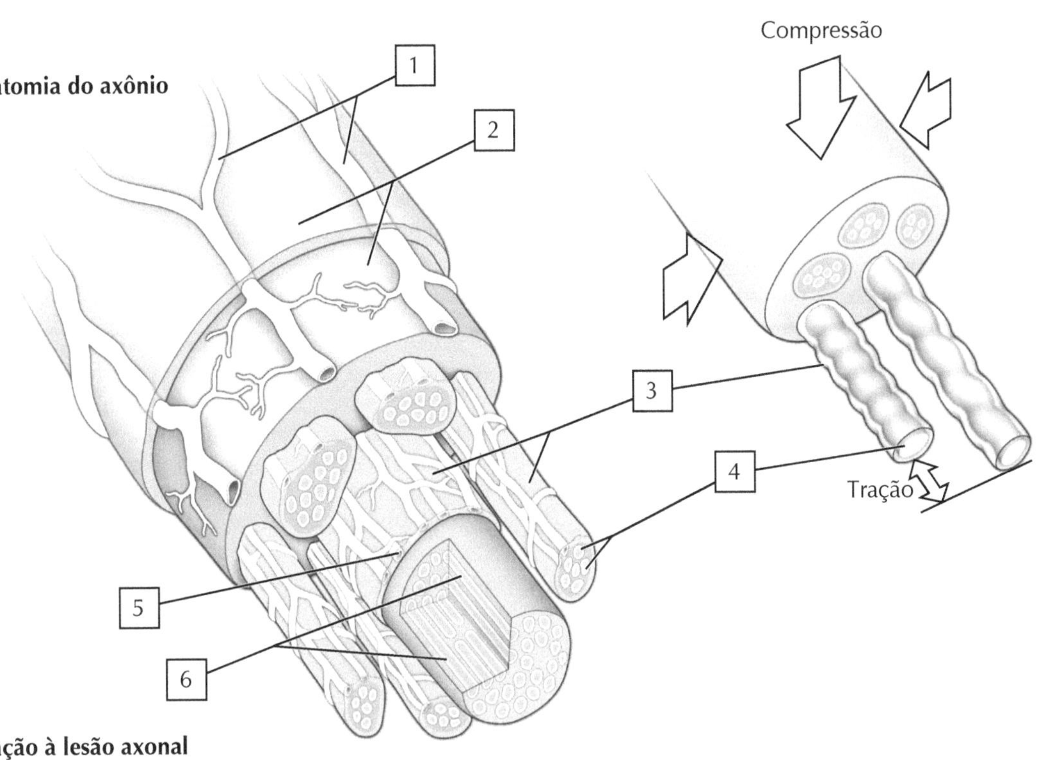

B. Reação à lesão axonal

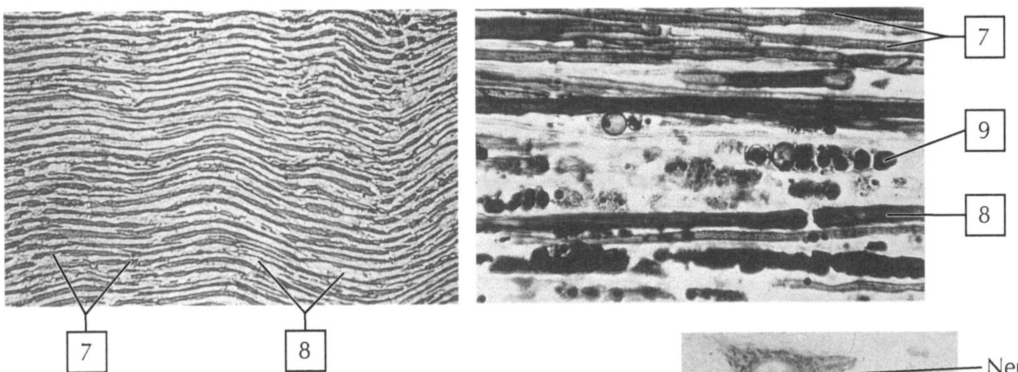

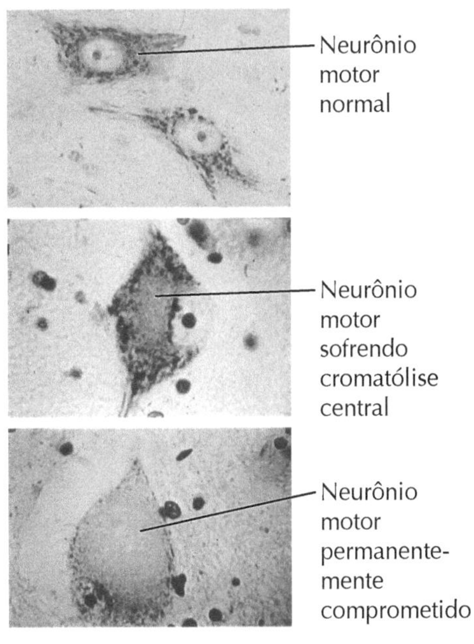

C. Classificação de Sunderland de lesão neural

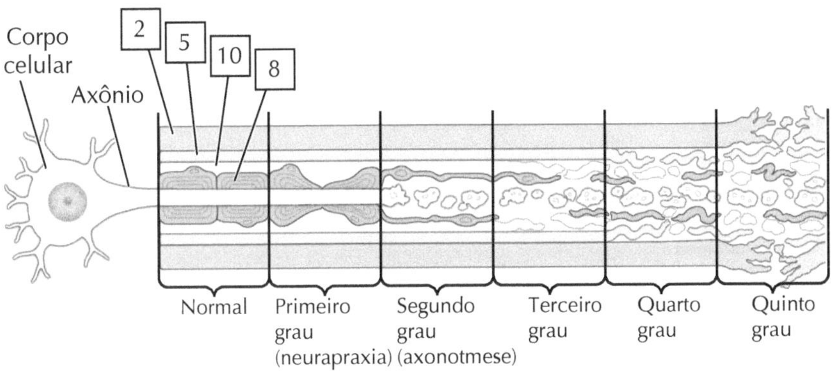

Classificação de lesão neural de acordo com o grau de envolvimento das várias camadas neurais

Relações das Raízes Nervosas Espinais com as Vértebras

Ao nascimento, os **segmentos da medula espinal** encontram-se alinhados verticalmente com as vértebras. À medida que a criança cresce, o crescimento longitudinal da coluna vertebral excede o crescimento longitudinal da medula espinal, com a medula espinal permanecendo em posição mais rostral. A medula espinal apresenta uma **intumescência cervical** e uma **intumescência lombossacral**, representando o progressivo suprimento motor e sensitivo necessário para os membros em crescimento. Consequentemente, as raízes nervosas posteriores e anteriores precisam estender-se caudalmente para reter sua apropriada relação com os forames vertebrais com os quais elas estavam originalmente associadas. Na vida adulta, a parte mais caudal da medula espinal, o chamado **cone medular**, situa-se abaixo do **corpo da 1ª vértebra lombar (L I)**. As raízes nervosas que se estendem caudalmente a esse ponto seguem no **espaço subaracnóideo**, banhadas por líquido cerebrospinal (LCS), formando uma coleção frouxa de raízes nervosas, conhecida como **cauda equina**. A **cisterna lombar** (espaço subaracnóideo) é o local comumente utilizado para a retirada de LCS durante uma punção lombar; a frouxa aglomeração das raízes nervosas na cauda equina evita lesões causadas pela inserção da agulha para a punção lombar. A medula espinal está ancorada ao cóccix pelo **filamento terminal**, uma extensão resistente da pia-máter.

Tanto na região cervical como na lombar (sobretudo L IV-L V e L V-S I) da coluna vertebral, os discos intervertebrais podem sofrer herniação, com extrusão do núcleo pulposo, o que provoca compressão de raízes nervosas específicas, frequentemente resultando em dor irradiada e eventuais disfunções motoras em áreas de distribuição da raiz. Na região cervical da medula espinal, o disco herniado pode comprimir as raízes nervosas (radiculopatia) assim como a área adjacente lateral da medula espinal (mielopatia).

PINTE as seguintes estruturas, usando uma cor diferente para cada uma delas.

- ☐ **1. Intumescência cervical da medula espinal**
- ☐ **2. Intumescência lombossacral da medula espinal**
- ☐ **3. Cone medular**
- ☐ **4. Cauda equina**
- ☐ **5. Filamento terminal**
- ☐ **6. Núcleo pulposo do disco intervertebral**
- ☐ **7. Raiz nervosa comprimida por um núcleo pulposo herniado**
- ☐ **8. Herniação do disco intervertebral**
- ☐ **9. Cápsula do disco intervertebral**

Nota Clínica

As associações anatômicas da medula espinal formam locais de vulnerabilidade para potenciais patologias. A localização do cone medular abaixo do corpo vertebral de L I concentra muitas estruturas vitais em um único local que pode ser lesado por uma injúria à medula espinal. Caso o cone medular seja lesado, uma clássica **síndrome do cone medular** pode ser observada. Esta consiste em lesão incompleta à medula espinal, acompanhada de disfunções dos intestinos e da bexiga urinária, disfunção sexual, lombalgia intensa, possível fraqueza nos membros inferiores, mas sem paralisia total, e alguma dormência ou parestesia nos membros inferiores.

Raízes nervosas lombares e sacrais podem ser comprimidas pela herniação do núcleo pulposo de um disco intervertebral, ocorrendo mais comumente em L IV-L V e L V-S I. Isso é acompanhado por dor irradiada na distribuição da raiz nervosa e possível dormência na distribuição da raiz. Dependendo da raiz nervosa, podem ocorrer fraqueza, atrofia muscular ou alterações de reflexos.

Em nível cervical, uma radiculopatia similar pode ocorrer, com dor irradiada, fraqueza e outras alterações. Além disso, o núcleo pulposo herniado pode comprimir a margem lateral da medula espinal adjacente, o que pode levar a espasticidade ipsilateral abaixo do nível da lesão (danos aos tratos corticospinal lateral e rubrospinal), perda contralateral da sensibilidade álgica e térmica abaixo do nível da lesão (sistema espinotalâmico/espinorreticular), ataxia ipsilateral inicia, e alterações da marcha (devido à compressão inicial sobre os tratos espinocerebelares no funículo lateral), e, caso a mielopatia ocorra acima do nível T1-T2, síndrome de Horner ipsilateral (ptose, miose e anidrose).

A. **Relações entre as raízes nervosas e a medula espinal**

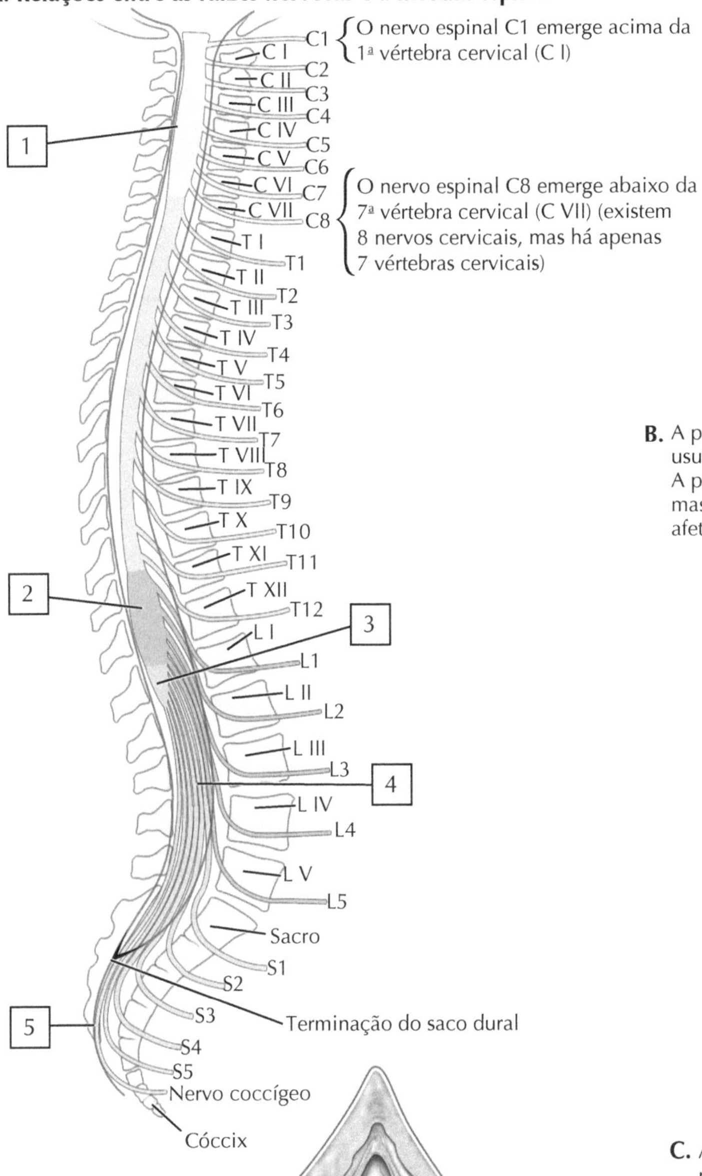

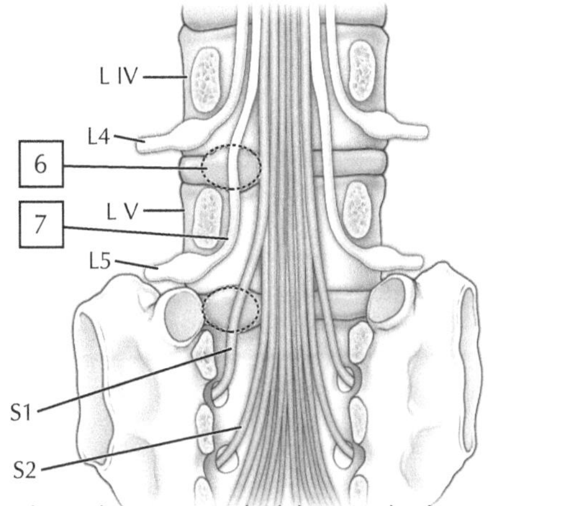

B. A protrusão de um disco intervertebral da região lombar usualmente não afeta a emergência de nervos acima do disco. A protrusão lateral do disco no nível L IV-L V afeta o nervo espinal L5, mas não o nervo espinal L4. A protrusão do disco no nível de L V-S I afeta o nervo espinal S1, mas não o nervo espinal L5

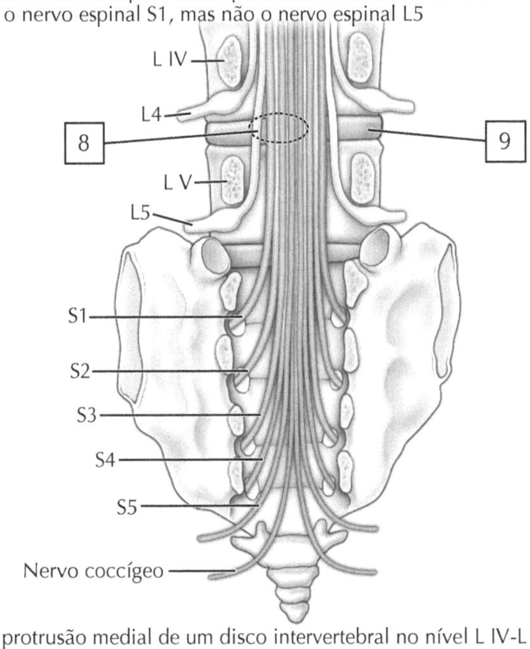

C. A protrusão medial de um disco intervertebral no nível L IV-L V raramente afeta o nervo espinal L4, mas pode acometer o nervo espinal L5 e, às vezes, os nervos espinais S1-S4

E. Exposição cirúrgica da herniação inferior de um disco intervertebral lombar

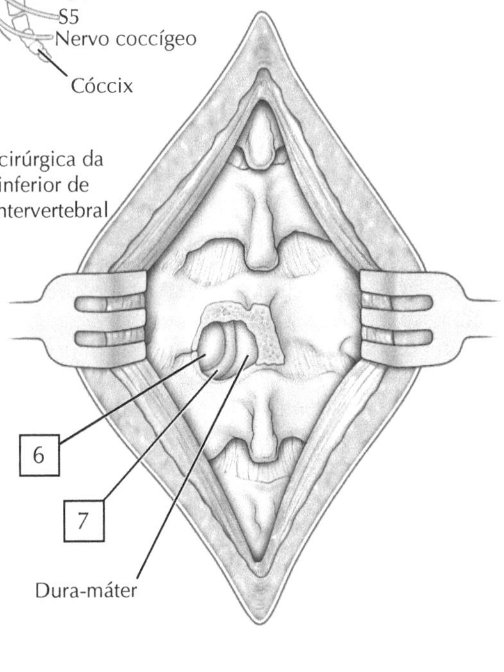

D. Corte transversal mostrando a compressão de uma raiz nervosa

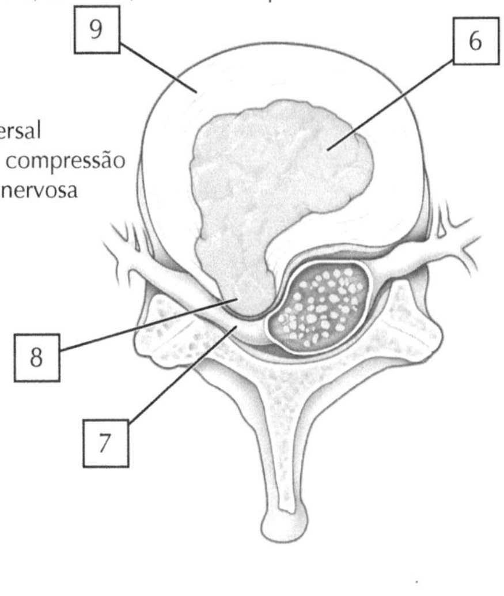

5 Canais Sensitivos: de Reflexos e Cerebelares

Os **receptores sensitivos** transduzem estímulos da periferia em potenciais de ação que seguem ao longo dos axônios sensitivos primários, que terminam na parte central do sistema nervoso. **Axônios sensitivos primários mielínicos e amielínicos**, derivados de **corpos celulares de neurônios situados em gânglios das raízes posteriores**, enviam suas informações em três tipos de canais sensitivos secundários: (1) **canais de reflexos**, por meio dos quais as informações são direcionadas de modo monossináptico ou polissináptico aos neurônios motores inferiores ou a neurônios autônomos pré-ganglionares; (2) **canais cerebelares**, por meio dos quais informações são direcionadas aos núcleos cerebelares profundos e ao córtex cerebelar para o aperfeiçoamento e a coordenação dos movimentos (uma cadeia de 2 neurônios); e (3) **lemniscos**, por meio dos quais as informações sensitivas são levadas ao córtex cerebral via tálamo, para a interpretação consciente (pelo menos uma cadeia de 3 neurônios).

Canais de reflexos monossinápticos direcionam as informações sensitivas primárias advindas de **fusos neuromusculares** via aferentes do tipo Ia para neurônios motores inferiores, os quais, por sua vez, inervam as **fibras musculares estriadas esqueléticas** nas quais esses fusos musculares se encontram, resultando no clássico **reflexo de estiramento muscular**. Canais de reflexos polissinápticos direcionam extensivas informações sensitivas (derivadas de **terminações nervosas livres** e de terminações nervosas encapsuladas) via interneurônios para neurônios motores inferiores de modo a atingir muitos tipos de reflexos, tais como o reflexo flexor, reflexos dos órgãos tendinosos de Golgi, inibição recorrente, inibição de Renshaw, entre outros.

Os canais cerebelares direcionam extensivas informações provenientes de músculos, articulações, tendões, ligamentos e regiões cutâneas (propriocepção inconsciente) para neurônios sensitivos secundários, os quais enviam suas conexões para núcleos cerebelares profundos e para o córtex cerebelar pelas **vias espinocerebelares**; existem quatro vias espinocerebelares principais derivadas de **neurônios sensitivos secundários** na medula espinal e na região caudal do bulbo, incluindo os tratos espinocerebelares posterior e anterior (associados à parte inferior do corpo, T6 e abaixo) e o trato cuneocerebelar e o trato espinocerebelar rostral, para a parte superior do corpo.

Os lemniscos serão abordados na Prancha 5.5.

PINTE as seguintes estruturas, usando uma cor diferente para cada uma delas.

- ☐ **1. Corpo celular de neurônio sensitivo primário**
- ☐ **2. Axônio sensitivo amielínico**
- ☐ **3. Axônio sensitivo mielínico**
- ☐ **4. Terminação nervosa livre**
- ☐ **5. Fuso muscular**
- ☐ **6. Neurônio motor inferior**
- ☐ **7. Fibras musculares esqueléticas**
- ☐ **8. Trato espinocerebelar**
- ☐ **9. Neurônios sensitivos secundários dos sistemas espinocerebelares**

Nota Clínica

Os canais de reflexos fornecem ajustes rápidos das atividades motoras via aporte sensitivo para os neurônios motores inferiores, seja diretamente para os reflexos de estiramento muscular, seja indiretamente via interneurônios para os outros reflexos. Caso os estímulos sensitivos para os reflexos ou o aporte motor de neurônios motores inferiores sejam afetados, os reflexos não ocorrerão mais. Em neuropatias periféricas, os reflexos de estiramento muscular podem ser abolidos e o tônus muscular e os movimentos desaparecem com danos aos axônios de neurônios motores ou danos a aferentes Ia. Os reflexos também podem ser alterados devido a lesões na parte central do sistema nervoso. No caso de lesão da medula espinal, o controle pelos neurônios motores superiores descendentes sobre os neurônios motores inferiores é perdido, resultando em reflexos de estiramento muscular hiper-responsivos e excessivos, à medida que os neurônios motores inferiores são dominados pelo aporte sensitivo. De modo similar, os reflexos flexores de retirada podem tornar-se exacerbados no estado de espasticidade que se segue à lesão da medula espinal.

Canais cerebelares também podem ser danificados devido a lesão dos tratos espinocerebelares na margem lateral do funículo lateral da medula espinal, com lesão ao pedúnculo cerebelar inferior, ou em razão de alguma doença degenerativa que afeta os sistemas espinocerebelares. Como resultado, a pessoa apresenta marcha atáxica, associada a perda de coordenação dos movimentos dos membros superiores, e aparecimento de clássicos sintomas cerebelares. Caso tal lesão se estenda para tratos de neurônios motores superiores mais profundamente no funículo lateral, uma lesão dos neurônios motores superiores ocorrerá, resultando em espasticidade com hemiparesia abaixo do nível da lesão, hipertonia, hiper-reflexia e reflexos patológicos. Lesões aos neurônios motores superiores com espasticidade mascaram o dano aos sistemas espinocerebelares.

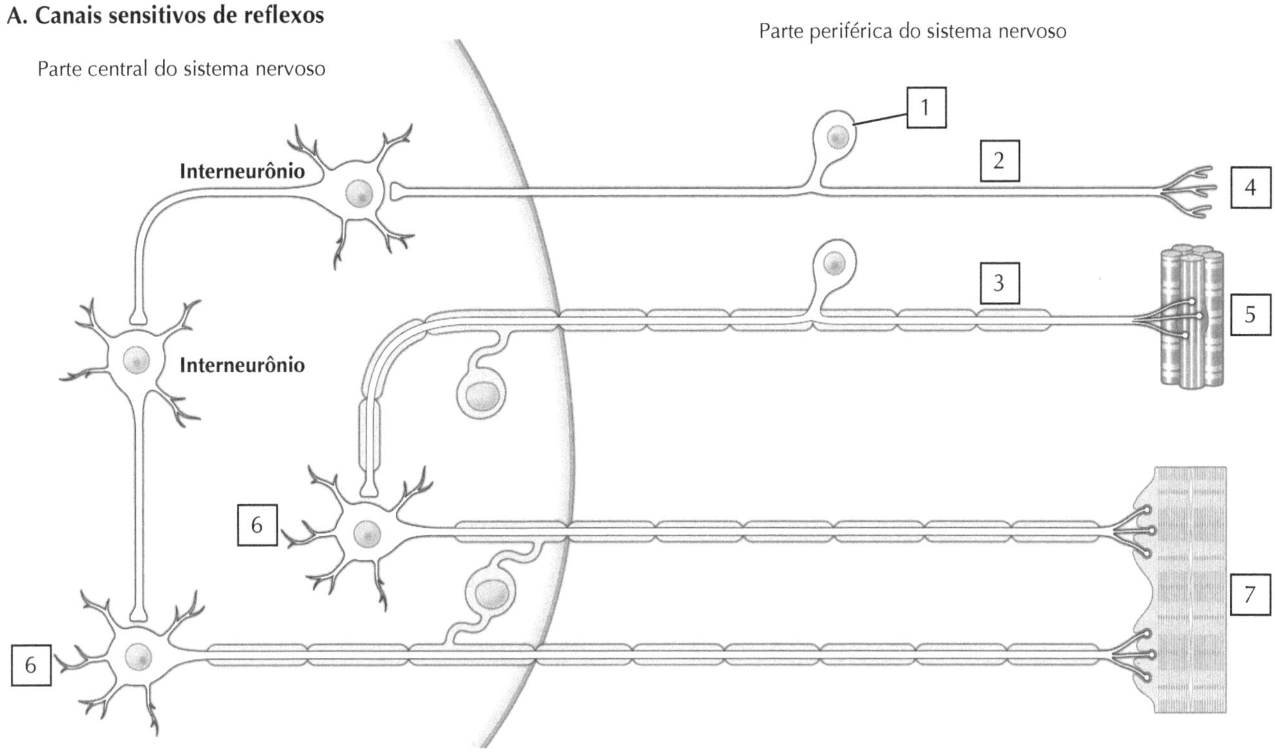
A. Canais sensitivos de reflexos
Parte central do sistema nervoso
Parte periférica do sistema nervoso
Interneurônio
Interneurônio
1
2
3
4
5
6
6
7

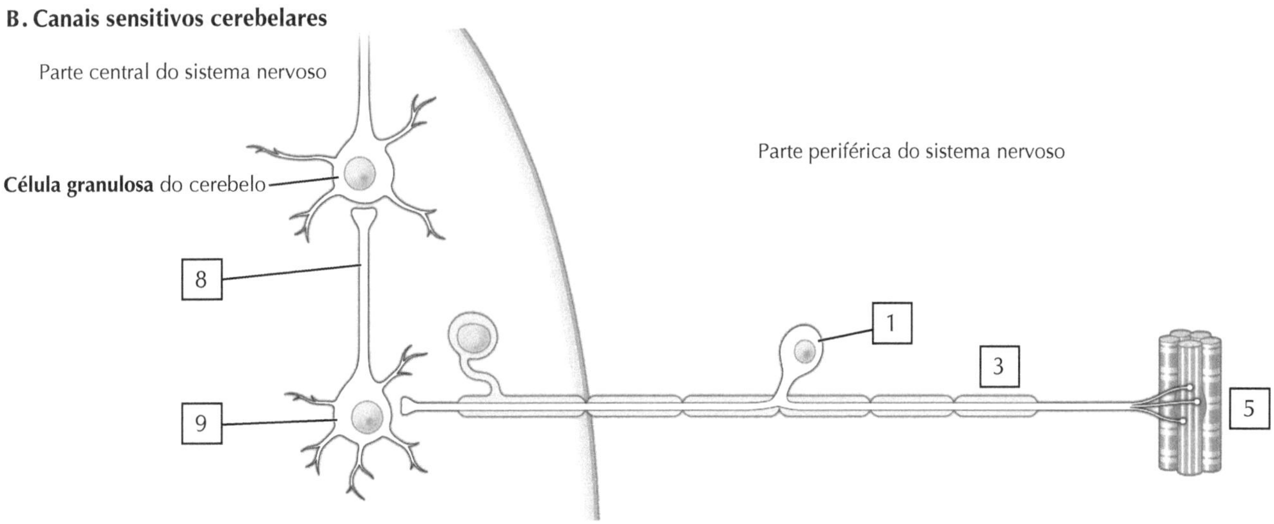
B. Canais sensitivos cerebelares
Parte central do sistema nervoso
Parte periférica do sistema nervoso
Célula granulosa do cerebelo
1
3
5
8
9

5 Canais Sensitivos: Lemniscos

Os **lemniscos** são canais sensitivos secundários que recebem informações sensitivas específicas de **neurônios sensitivos primários**; os **neurônios específicos secundários** conduzem informações sensitivas complexas para **núcleos específicos no tálamo**, que possibilitam a comunicação bidirecional com o **córtex sensitivo primário** para possibilitar a interpretação consciente. Para a interpretação do tato fino e discriminativo, da propriocepção consciente, de percepção vibratória e outras modalidades derivadas, chamadas de **sensações** ou **modalidades epicríticas**, os receptores sensitivos primários (terminações nervosas encapsuladas, tais como **corpúsculos de Pacini**, **corpúsculos de Meissner**, entre outros) iniciam potenciais de ação nos **axônios mielínicos sensitivos primários** (derivados de neurônios sensitivos primários dos **gânglios das raízes posteriores**); estes axônios penetram na medula espinal na zona de entrada das raízes posteriores, dirigem-se rostralmente nos **fascículos grácil e cuneiforme** no funículo posterior e terminam nos núcleos sensitivos secundários – o **núcleo grácil** (para informações abaixo de T6) e o **núcleo cuneiforme** (para informações derivadas de T6 e acima), situados na região caudal do bulbo. Esses núcleos enviam informações topograficamente organizadas através da linha mediana para o **lemnisco medial**, o qual termina no **núcleo ventral posterolateral (VPL) do tálamo**. O núcleo VPL conduz informações via **ramo posterior da cápsula interna** para o **córtex sensitivo primário**, no giro pós-central do lobo parietal.

Para a interpretação de sensações de dor e temperatura, denominadas **modalidades protopáticas**, **terminações nervosas desencapsuladas** e algumas terminações nervosas encapsuladas iniciam potenciais de ação principalmente em **axônios amielínicos sensitivos primários** e em alguns axônios pequenos e mielinizados advindos de neurônios sensitivos primários. Estes axônios terminam no **corno posterior da medula espinal**. Alguns neurônios do corno dorsal (nas lâminas I e V) enviam axônios através da linha média na **comissura branca anterior** da medula espinal e para dentro do **trato espinotalâmico** na substância branca anterolateral da medula espinal. Esses axônios ascendem em direção ao núcleo VPL do tálamo e terminam em diferentes regiões deste núcleo, diferentemente dos axônios epicríticos do lemnisco medial. Em seguida, a informação protopática é enviada ao córtex sensitivo primário, bem como para uma pequena região caudal do lobo parietal em direção ao **córtex sensitivo secundário**. Alguns axônios sensitivos primários protopáticos terminam em uma região do corno posterior denominada **substância gelatinosa**, a qual envia informações nociceptivas via cascata de neurônios na medula espinal. Neurônios em camadas mais profundas do corno posterior enviam **axônios espinorreticulares cruzados** através da comissura branca anterior, e outros axônios não cruzados para a **formação reticular lateral**, para os **núcleos parabraquiais**, para a **substância cinzenta periaquedutal** e para outras regiões do tronco encefálico. Algumas destas informações bilaterais de dor potencialmente neuropática são canalizadas através de **núcleos talâmicos inespecíficos** e ativam regiões do prosencéfalo límbico e extensas áreas do córtex cerebral. Este tipo de processamento de dor envolve o circuito para a conotação emocional e a intensidade da dor.

PINTE as seguintes estruturas, usando uma cor diferente para cada uma delas.

- ☐ **1. Neurônios sensitivos primários (no gânglio da raiz dorsal)**
- ☐ **2. Corpúsculos de Pacini**
- ☐ **3. Terminações nervosas livres**
- ☐ **4. Fascículos grácil e cuneiforme**
- ☐ **5. Núcleos grácil e cuneiforme**
- ☐ **6. Lemnisco medial**
- ☐ **7. Núcleo ventral posterolateral do tálamo**
- ☐ **8. Córtex sensitivo primário**
- ☐ **9. Corno posterior da medula espinal**
- ☐ **10. Trato espinotalâmico**

Nota Clínica

Na medula espinal e na região caudal do tronco encefálico, a informação epicrítica (no lemnisco medial) e a informação protopática (no sistema espinotalâmico/espinorreticular) estão localizadas separadamente. Desse modo, uma lesão na coluna posterior da medula espinal ou na região da linha mediana do bulbo pode resultar em perda da sensibilidade epicrítica, com preservação da informação protopática.
Uma lesão no funículo lateral da medula espinal ou na região lateral do tronco encefálico (p. ex., síndrome da artéria cerebelar posterior inferior) pode resultar em perda do aporte protopático, com preservação da informação epicrítica.
Na medula espinal, a hemissecção (lesão de Brown-Séquard) causará danos aos fascículos grácil e cuneiforme (resultando em perda ipsilateral da sensibilidade epicrítica abaixo do nível da lesão) e ao funículo anterolateral no mesmo lado (induzindo perda contralateral da sensibilidade protopática abaixo do nível da lesão). O paciente relatará sensações anormais, porém diferentes, em ambos os lados do corpo abaixo do nível da lesão. Estas situações são referidas como perda sensitiva dissociada.

A. Canais sensitivos – lemniscos

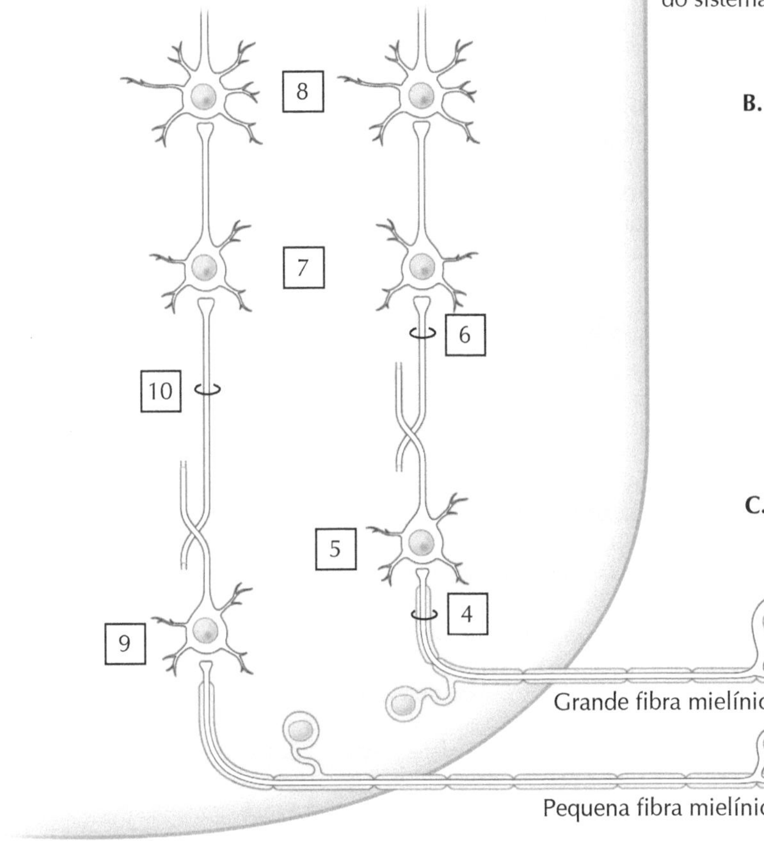

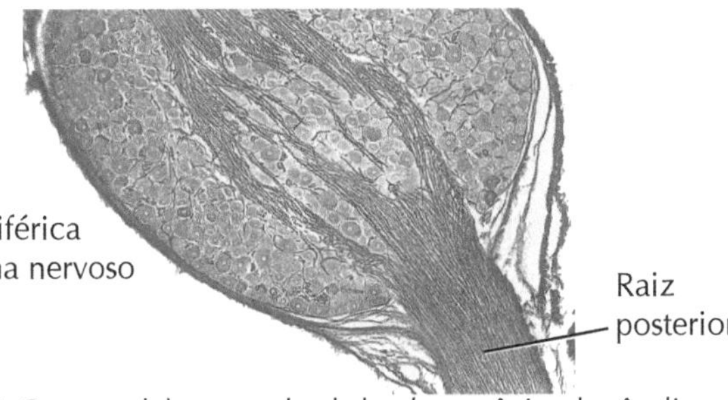

B. Corpos celulares arredondados de neurônios do gânglio da raiz posterior, desprovidos de dendritos. Muitos axônios intensamente corados seguem através do gânglio e formam a raiz posterior. Coloração de Cajal (para fibras).

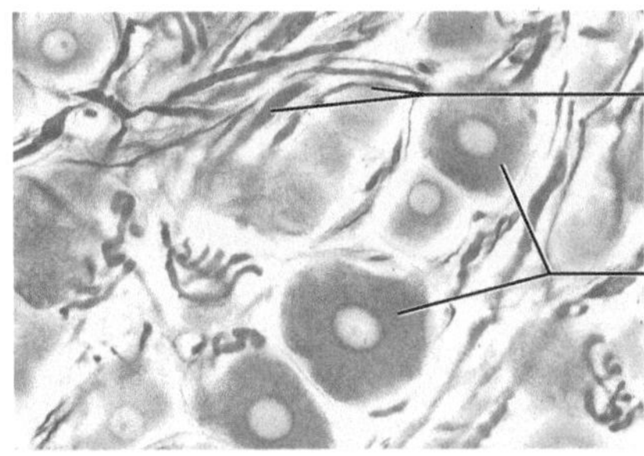

C. Grande aumento de neurônios sensitivos primários do gânglio da raiz posterior e seus axônios. Coloração de Cajal.

5 Canais Motores: Organização Básica dos Neurônios Motores Superiores e Inferiores

Os neurônios motores inferiores (NMIs) são a via neuronal comum final advinda da parte central do sistema nervoso para os músculos esqueléticos. Os NMIs são encontrados no corno anterior da medula espinal e nos núcleos motores de nervos cranianos no tronco encefálico. Esses neurônios motores inferiores enviam axônios mielínicos via nervos cranianos e espinais para suprir grupos de fibras musculares com sinapses colinérgicas, nas junções neuromusculares, consequentemente ativando receptores nicotínicos nas fibras musculares estriadas esqueléticas para iniciar potenciais de ação musculares e causar a contração muscular. Sem os NMIs e suas fibras musculares inervadas (unidade motora), não haveria movimentos ou comportamento. Esses NMIs são regulados por estímulos sensitivos (diretamente advindos dos fusos neuromusculares, indiretamente advindos de outros estímulos sensitivos) e por vias motoras descendentes controladas por neurônios motores superiores (NMSs).

Os neurônios motores superiores são encontrados no tronco encefálico e no córtex cerebral

NEURÔNIOS MOTORES SUPERIORES	AÇÃO
Trato corticospinal	Controla os movimentos finos da mão
Trato rubrospinal	Influencia os movimentos dos membros superiores
Trato vestibulospinal lateral	Regula a poderosa musculatura antigravitacional
Trato reticulospinal bulbar	Regula o tônus e a postura dos músculos flexores
Trato vestibulospinal medial	Regula os movimentos do pescoço associados à posição
Trato tectospinal	Regula os movimentos da cabeça e do pescoço relacionados aos estímulos visuais e auditivos
Trato intersticiospinal	Regula movimentos de torção do tronco ao redor de um eixo central

PINTE as seguintes estruturas, usando uma cor diferente para cada uma delas.

- ☐ **1. Fibras musculares esqueléticas**
- ☐ **2. Axônio motor mielínico**
- ☐ **3. Neurônio motor inferior**
- ☐ **4. Interneurônio**
- ☐ **5. Grupo de NMSs do tronco encefálico**
- ☐ **6. Trato descendente de NMSs do tronco encefálico**
- ☐ **7. NMS cortical**
- ☐ **8. Trato corticospinal**

Nota Clínica

Os NMSs proporcionam a principal regulação dos NMIs. Reflexos fornecem ajustes rápidos da atividade dos NMIs advindos de estímulos sensitivos. Os NMSs do tronco encefálico (**tratos reticulospinais pontino e bulbar** e **trato vestibulospinal lateral**) possibilitam o controle básico do tônus e da postura, com o trato vestibulospinal lateral proporcionando a orientação mais poderosa sobre o tônus antigravitacional (da musculatura extensora). O **trato rubrospinal** auxilia a oposição da predominância da musculatura extensora para os membros superiores ao promover influência flexora. O trato corticospinal fornece um controle motor fino das mãos e dos dedos das mãos e possibilita movimentos especializados e o uso de ferramentas. O **trato tectospinal**, o **trato vestibulospinal medial** e o **trato intersticiospinal** fornecem o controle especializado de movimentos da cabeça e do pescoço e de movimentos torcionais do tronco relacionados à posição e a estímulos visuais/auditivos.

O trato corticospinal desce via ramo posterior da cápsula interna (acompanhado por projeções corticorrubrais e outras projeções motoras descendentes). Na medula espinal, o trato corticospinal lateral desce na parte dorsal do funículo lateral, acompanhado pelo trato rubrospinal. Lesões nessa região interrompem ambos os sistemas, resultando em hemiplegia espástica ipsolateral com hipertonia, hiperreflexia e movimentos patológicos. Nos raros casos de lesão isolada do trato corticospinal (p. ex., nas pirâmides do bulbo, com um infarto arterial paramediano), espasticidade não é observada, mas existe perda do controle dos movimentos delicados da mão e dos dedos das mãos. Lesões ao sistema corticospinal, em associação com lesões ao sistema corticorrubrospinal, são caracterizadas como a típica "síndrome dos NMSs". Lesões a esses neurônios podem ser causadas por acidente vascular encefálico, lesão raquimedular, paralisia cerebral e outras doenças.

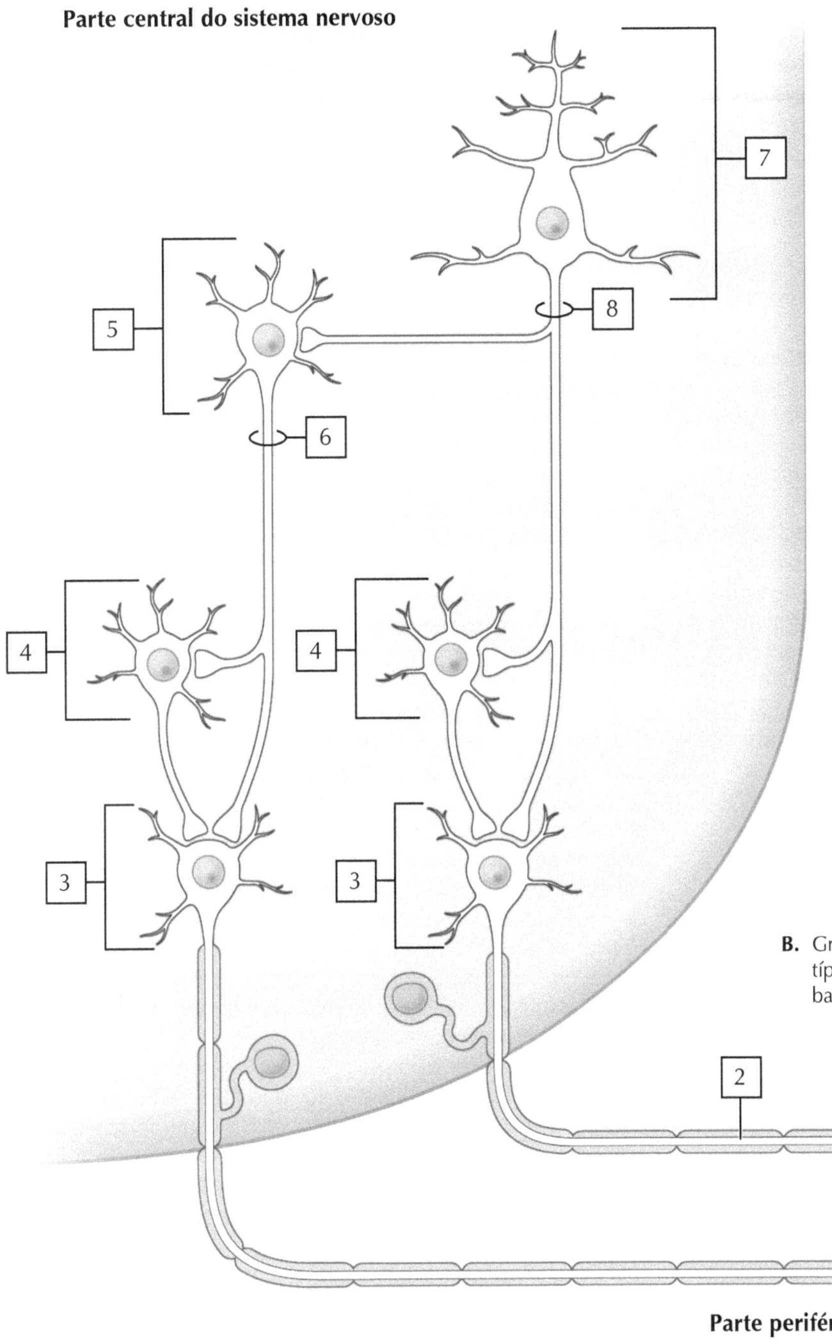

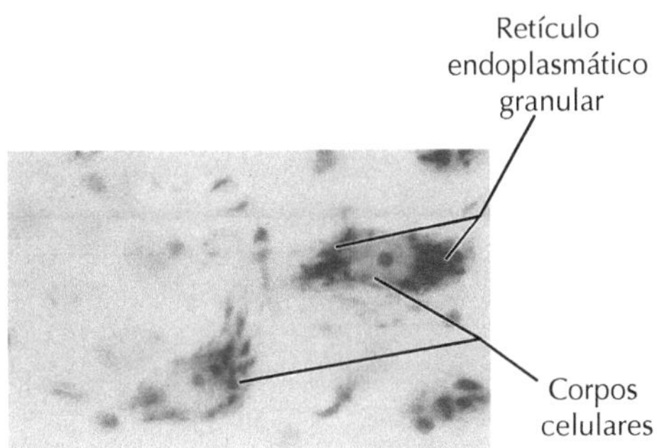

A. Neurônio motor inferior na medula espinal apresentando grandes corpos celulares e corpúsculo de Nissl abundante (retículo endoplasmático granular). Coloração do violeta de cresil.

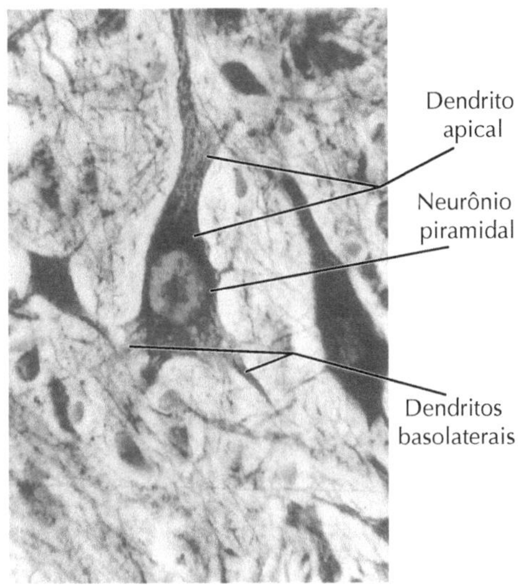

B. Grande neurônio piramidal no córtex cerebral, com um típico dendrito apical ramificado, e múltiplos dendritos basolaterais e suas ramificações. Coloração para fibras.

Canais Autônomos

A via comum final para a inervação autônoma dos **tecidos efetores** (tecido muscular estriado cardíaco, tecido muscular liso, glândulas exócrinas, células de intensa atividade metabólica e células do sistema imunológico) consiste em neurônios autônomos pré-ganglionares na **coluna intermédia lateral no nível T1-L2**, no corno lateral da medula espinal **(parte simpática)**, na **substância cinzenta intermédia da medula espinal, no nível S2-S4**, e **núcleos autônomos específicos do tronco encefálico (parte parassimpática)**. Os neurônios pré-ganglionares enviam axônios colinérgicos para os **neurônios ganglionares** nos **gânglios da cadeia simpática** e nos **gânglios colaterais** (parte simpática) e nos **gânglios intramurais** (parte parassimpática). Os neurônios ganglionares simpáticos enviam principalmente projeções noradrenérgicas para seus tecidos efetores (que têm alfa e betarreceptores), e os neurônios ganglionares parassimpáticos enviam projeções colinérgicas para seus tecidos efetores (que têm sobretudo receptores colinérgicos do tipo muscarínico).

Os neurônios autônomos pré-ganglionares são controlados por um complexo arranjo de **núcleos e centros do tronco encefálico** (p. ex., núcleo solitário, núcleos serotoninérgicos da rafe, núcleos centrais noradrenérgicos e adrenérgicos no bulbo e na ponte, núcleos parabraquiais, grupos de neurônios liberadores de opioides, centros cardiovasculares e respiratórios, entre outros), do **hipotálamo** (p. ex., núcleos paraventriculares e regiões hipotalâmicas anterior e posterior) e de **estruturas do prosencéfalo límbico** (p. ex., núcleos amidaloides), todos os quais sendo extensivamente interconectados. Essas zonas regulatórias centrais que exercem controle sobre os neurônios autônomos pré-ganglionares são equivalentes aos neurônios motores superiores para o sistema motor. Muitas das regiões do tronco encefálico, hipotálamo e prosencéfalo límbico que regulam a emissão de estímulos autônomos e suas funções regulatórias viscerais relacionadas também controlam as células responsáveis pela liberação de **hormônios pela neuro-hipófise** (oxitocina e vasopressina) e **pela adeno-hipófise** (neurônios que secretam fatores de liberação e fatores de inibição que se projetam para a eminência mediana e para seu **sistema porta-hipofisário)**. Embora algumas dessas conexões regulatórias centrais para neurônios autônomos pré-ganglionares sejam precisas e localizadas em níveis superiores (p. ex., centros cardiovascular e respiratório), muitas das projeções encontram-se disseminadas e regulam o estado geral de excitação simpática ("lutar ou fugir") ou ativação parassimpática (funções digestórias ou de eliminação, homeostáticas ou de reparação).

Os neurônios autônomos pré-ganglionares também estão propensos a **estímulos sensitivos** através dos **neurônios dos gânglios das raízes dorsais**,com regulação apropriada de reflexos através de canais polissinápticos que utilizam **interneurônios**.

PINTE as seguintes estruturas, usando uma cor diferente para cada uma delas.

- ☐ **1. Estruturas do prosencéfalo límbico**
- ☐ **2. Hipotálamo**
- ☐ **3. Núcleos do tronco encefálico e centros para controle autônomo**
- ☐ **4. Neurônio simpático pré-ganglionar**
- ☐ **5. Interneurônio da medula espinal**
- ☐ **6. Neurônio do gânglio simpático**
- ☐ **7. Neurônios sensitivos do gânglio da raiz posterior**
- ☐ **8. Tecido-alvo da divisão autônoma do sistema nervoso (tecido efetor)**
- ☐ **9. Sistema porta-hipofisário**
- ☐ **10. Hormônios da adeno-hipófise**

Nota Clínica

A ativação simpática fornece uma resposta aguda de defesa (luta ou fuga) à percepção do perigo. O sangue é desviado das vísceras para os músculos, a frequência cardíaca aumenta, a respiração se aprofunda, as pupilas dilatam e o corpo se prepara para uma imediata resposta à emergência. Quando o eixo simpático-suprarrenal permanece cronicamente elevado, com liberação cronicamente alta de adrenalina (epinefrina) e de noradrenalina (norepinefrina), ocorrem efeitos fisiológicos prejudiciais.

Dos pontos de vista metabólico e fisiológico, estes hormônios do estresse promovem a coagulação e a agregação plaquetária; exacerbam os danos às células endoteliais vasculares, contribuindo, assim, para aterosclerose; aumentam a produção de radicais livres; elevam a probabilidade de arritmias e de eventos cardiovasculares; aumentam a liberação de glicose pelo fígado (e, por consequência, a glicogenólise); aumentam a produção de insulina e do fator de crescimento semelhante à insulina; aumentam a resistência e diminuem a sensibilidade à insulina; além de aumentar a produção crônica de mediadores inflamatórios, como interleucina-6 (IL-6), interleucina-1 beta (IL-1β) e proteína C reativa. Estas alterações crônicas aumentam o risco para doenças cardiovasculares, acidente vascular encefálico, diabetes melito do tipo 2 e muitos tipos de câncer.

Do ponto de vista imunológico, esses hormônios do estresse também diminuem a atividade de células assassinas naturais (*natural killer cells*) e a imunidade celular, aumentando a probabilidade de metástases e de recorrência em alguns cânceres. Dados recentes mostraram que pacientes que fazem uso de betabloqueadores inespecíficos, tais como o propanolol, apresentam menos metástases (câncer de mama, câncer de pulmão que não seja de pequenas células) e se beneficiam de considerável sobrevida em câncer de ovário. Portanto, o estado de ativação crônica da parte simpática da divisão autônoma do sistema nervoso é de grande importância fisiológica.

Do ponto de vista clínico, a ativação simpática pode ser causada por fatores físicos (exercícios), fisiológicos (lesões, cirurgia, dor) ou emocionais (estresse, depressão, isolamento, estresse pós-traumático).

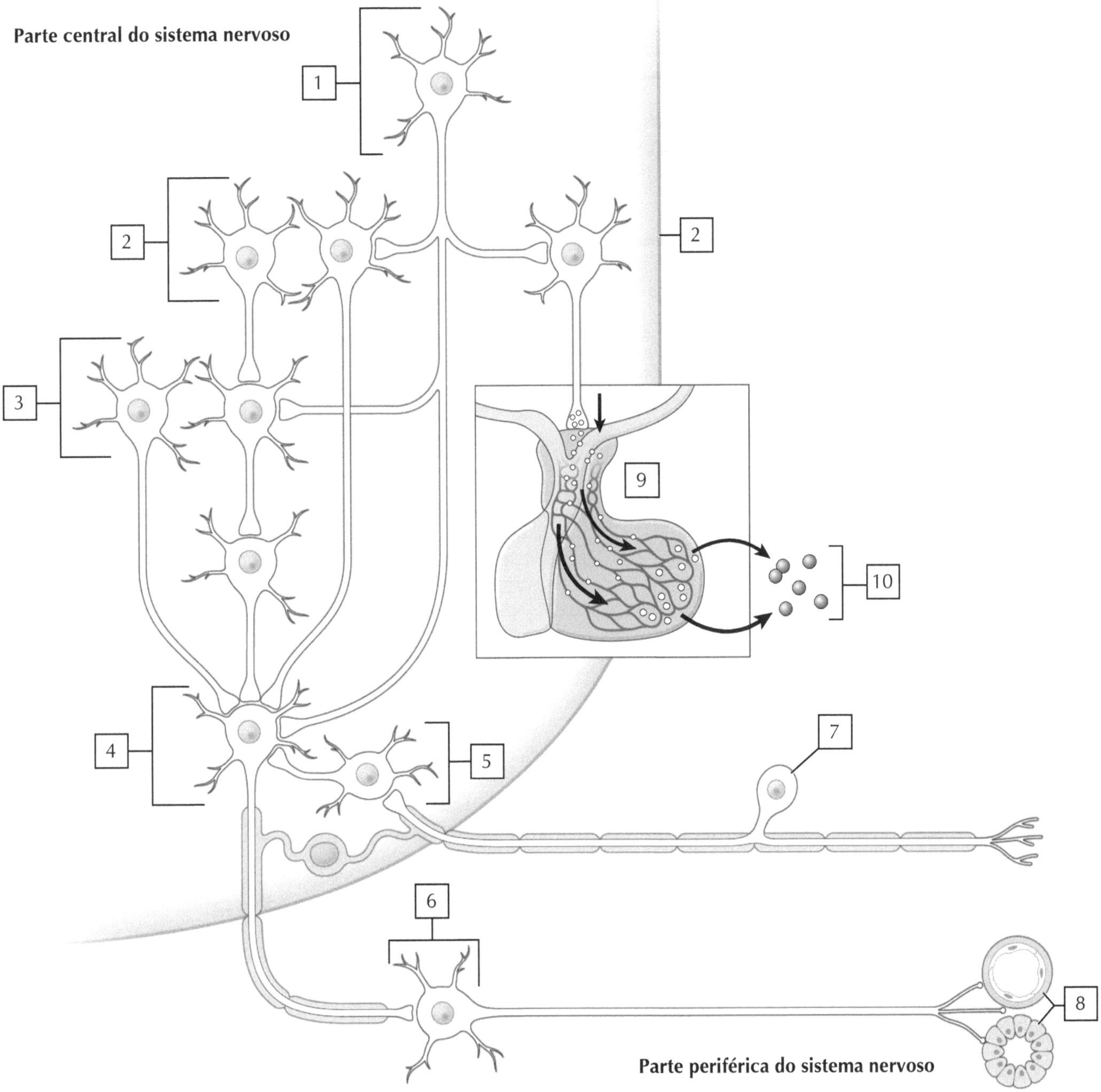
Parte central do sistema nervoso
1
2
2
3
9
10
4
5
7
6
8
Parte periférica do sistema nervoso

5 Receptores Cutâneos

Os **receptores cutâneos** são os elementos de transdução da parte distal dos axônios sensitivos primários relacionados à pele e às regiões subcutâneas. Eles atuam como dendritos e, quando um estímulo mecânico, térmico ou nociceptivo despolariza o receptor sensitivo ao ponto de atingir o limiar, um potencial de ação será transduzido ao **segmento inicial do axônio distal** imediatamente adjacente. Este potencial de ação se propagará em direção à parte central do sistema nervoso proximalmente e também pode induzir a liberação de moléculas bioativas, tais como a substância P, a partir da parte distal do axônio e de seu receptor sensitivo no local do estímulo. Alguns receptores são considerados codificadores para modalidades específicas conscientemente percebidas (p. ex., corpúsculos de Pacini para percepção vibratória); contudo, outras sensações percebidas podem envolver a interpretação de estímulos de múltiplos receptores sensitivos.

PINTE as seguintes estruturas, usando uma cor diferente para cada uma delas.

- ☐ **1. Corpúsculo de Meissner**
- ☐ **2. Bulbo terminal de Krause**
- ☐ **3. Terminações nervosas livres**
- ☐ **4. Corpúsculos de Pacini**
- ☐ **5. Disco de Merkel**
- ☐ **6. Terminação de Ruffini**
- ☐ **7. Plexo nervoso (receptores) ao redor de um folículo piloso**
- ☐ **8. Segmento inicial de axônio sensitivo primário associado a um disco de Merkel**
- ☐ **9. Segmento inicial de axônio sensitivo primário associado a um corpúsculo de Pacini**

Receptores sensitivos e suas modalidades codificadas e ações

RECEPTORES	MODALIDADES CODIFICADAS E AÇÕES
Terminações nervosas livres	Nocicepção e sensibilidade térmica
Corpúsculos de Pacini	Vibração, toque breve – mecanorreceptores de adaptação rápida
Discos de Merkel	Deformação mantida, toque sustentado da pele – mecanorreceptores de adaptação lenta
Corpúsculos de Meissner	Toque em movimento – mecanorreceptores de adaptação rápida
Terminações de Ruffini	Pressão estável aplicada à pele com pelos – mecanorreceptores de ação lenta
Receptores de folículos pilosos	Resposta a movimentos dos pelos – receptores de adaptação rápida
Bulbos terminais de Krause	Possíveis termorreceptores

Nota Clínica

Nos primórdios da pesquisa em receptores sensitivos primários, alguns pesquisadores consideraram que receptores sensitivos anatômicos específicos codificavam informações mecanorreceptoras, termorreceptoras ou nociceptoras que correspondiam à percepção consciente de sensações ou modalidades específicas. Embora isso ocorra em algumas situações, tais como a associação entre a ativação de terminações nervosas livres derivadas de fibras amielínicas, do tipo C, e a percepção de dor ou o rápido estímulo "liga-desliga" dos corpúsculos de Pacini e a percepção de vibração, existem diversas sensações (p. ex., estimulação agradável da pele) que envolvem muitos tipos de receptores sensitivos em padrões específicos.

Além disso, alguns receptores evocam respostas em seus axônios sensitivos primários que participam em múltiplas tarefas sensitivas e contribuem para todos os três tipos de canais sensitivos. Alguns mecanorreceptores e nociceptores podem provocar uma resposta reflexa flexora de retirada através de canais de reflexos. Esses mesmos mecanorreceptores podem podem fornecer aporte sensitivo, juntamente com estímulos derivados de fusos neuromusculares, tendões, ligamentos e articulações, para canais espinocerebelares, a fim de manter o cerebelo informado imediatamente sobre a estimulação na periferia. Esses mesmos mecanorreceptores e seus axônios ativados podem contribuir com informações para canais lemniscais tanto epicríticos quanto protopáticos, os quais conduzem a informação pelo lemnisco medial ou pelo sistema espinotalâmico/espinorreticular para o tálamo e, em seguida, para regiões do córtex sensitivo para a interpretação consciente desses estímulos.

A. Pele glabra

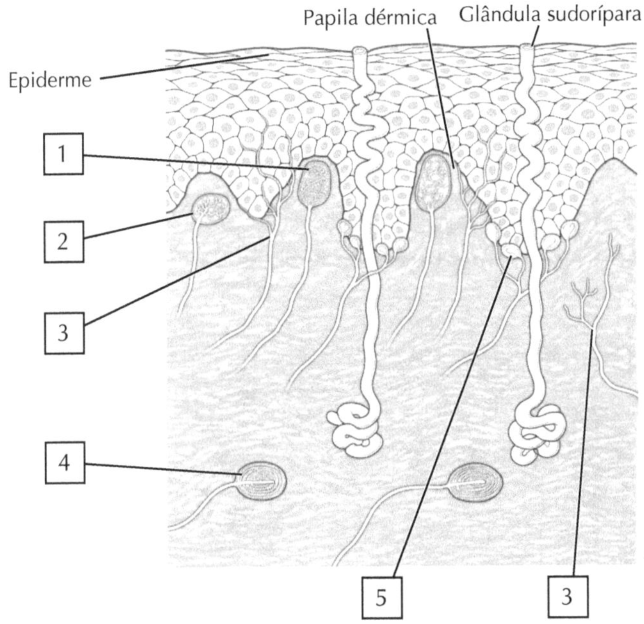

B. Pele com pelos

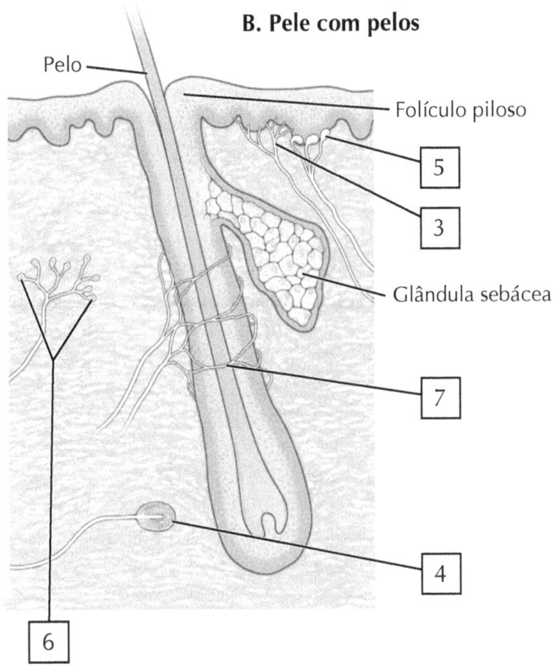

C. Detalhe do disco de Merkel

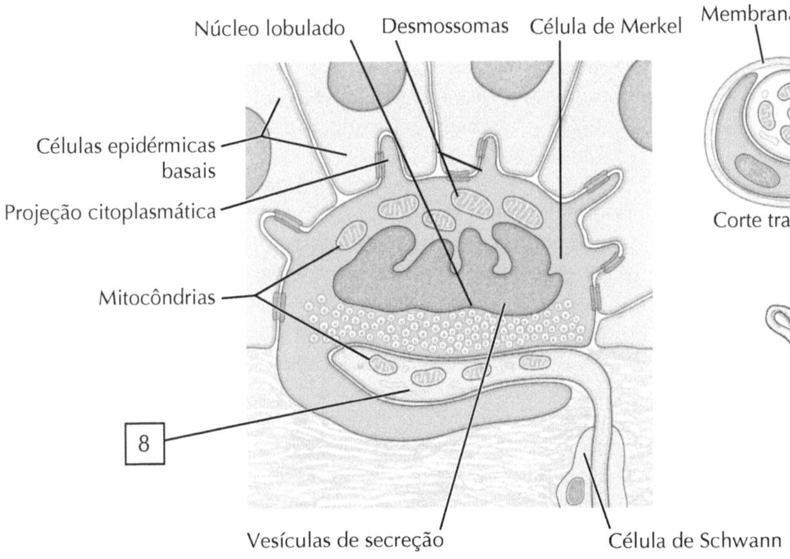

D. Detalhe da terminação nervosa livre

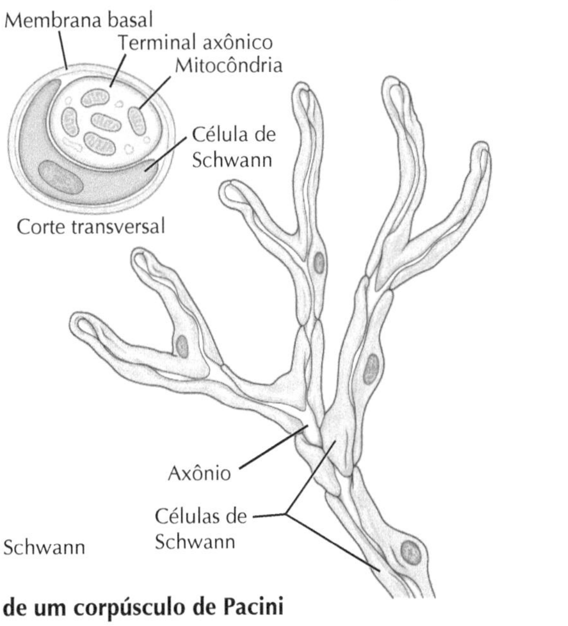

E. Cortes histológicos transversal e longitudinal de um corpúsculo de Pacini

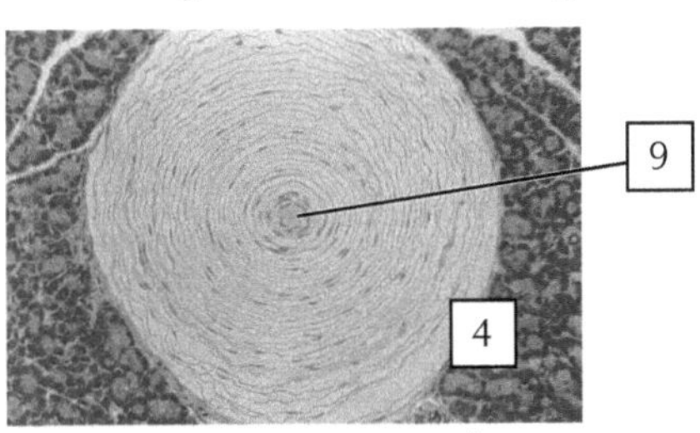

a. Corte transversal

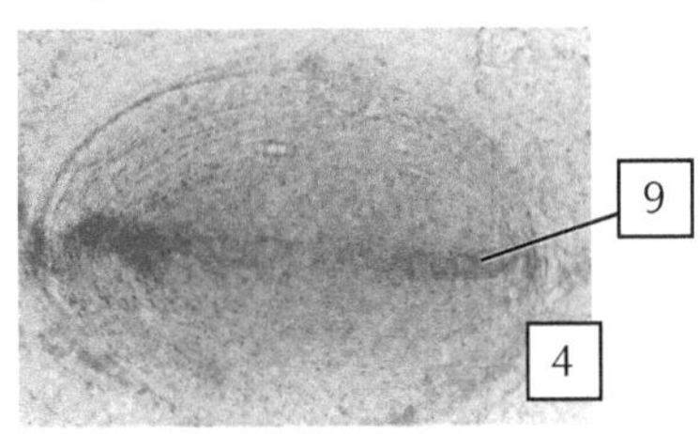

b. Corte longitudinal de um corpúsculo de Pacini e suas várias lamelas. Pequenas células de suporte situam-se entre as lamelas.

5 Junção Neuromuscular, Junções Neuroefetoras Autônomas e Neurotransmissão

A **junção neuromuscular** é o local de contato entre as terminações eferentes (**terminais axônicos**) de um neurônio motor inferior e as fibras musculares esqueléticas que ele inerva. O axônio motor perde sua bainha de mielina e forma uma terminação nervosa expandida em um sulco nas fibras musculares, protegida acima por **células de Schwann**; a terminação nervosa contém **vesículas sinápticas** com um denso acúmulo de moléculas de acetilcolina (ACh) (**conteúdo quântico** de aproximadamente 10.000/vesícula), as quais são liberadas após um potencial de ação motor por meio da fusão das vesículas sinápticas com a **membrana pré-sináptica**. A ACh é liberada na **fenda sináptica** e estimula **receptores de ACh** localizados na **membrana pós-sináptica**, a qual forma **pregas juncionais** e contém uma alta densidade desses receptores. A liberação simultânea de algumas centenas de vesículas sinápticas contendo ACh (liberação quântica) normalmente fornece estimulação suficiente de locais de receptores de ACh para elevar o potencial de membrana da fibra muscular até o limiar e induz um potencial de ação na fibra muscular, provocando sua contração.

As **junções neuroefetoras autônomas** são locais de contato entre as terminações eferentes de neurônios autônomos pós-ganglionares e seus tecidos-alvo, incluindo tecido muscular estriado cardíaco, tecido muscular liso, glândulas exócrinas, células de alto metabolismo e células do sistema imunológico. As **terminações simpáticas pós-sinápticas** formam um cordão de **varicosidades** que utilizam norepinefrina como seu neurotransmissor; **terminações parassimpáticas pós-sinápticas** também formam varicosidades que liberam ACh. As varicosidades associadas a musculatura cardíaca, musculatura lisa e glândulas exócrinas não formam sinapses clássicas com espessamentos pré-sinápticos e pós-sinápticos e uma típica separação padronizada entre as membranas pré-sináptica e pós-sináptica. Essas terminações liberam seus neurotransmissores de forma semelhante à secreção parácrina a partir de vesículas sinápticas localizadas nas varicosidades. Os **terminais nervosos simpáticos** em contato com os hepatócitos, e associados a células do sistema imunológico no parênquima de órgãos linfoides, conseguem formar aposições de até 6 nm (mais próximo do que uma sinapse-padrão), também liberando norepinefrina como uma secreção parácrina.

PINTE as seguintes estruturas, usando uma cor diferente para cada uma delas.

- ☐ **1. Terminal axônico na junção neuromuscular**
- ☐ **2. Sítios com receptores de ACh (receptores nicotínicos)**
- ☐ **3. Fenda sináptica**
- ☐ **4. Membrana pré-sináptica**
- ☐ **5. Pregas juncionais da membrana da fibra muscular**
- ☐ **6. Célula de Schwann**
- ☐ **7. Membrana pré-sináptica**
- ☐ **8. Vesículas sinápticas**
- ☐ **9. Varicosidades nervosas simpáticas nas células musculares lisas**
- ☐ **10. Varicosidades nervosas simpáticas nas células da mucosa de uma glândula salivar**
- ☐ **11. Varicosidades nervosas parassimpáticas nas células da serosa de uma glândula salivar**
- ☐ **12. Terminais nervosos simpáticos adjacentes a linfócitos T no parênquima do tecido linfoide**

Nota Clínica

As junções neuromusculares possibilitam que um potencial de ação motor libere ACh suficiente para provocar contração consistente e confiável das fibras musculares inervadas (a **unidade motora**). O número de fibras musculares supridas por um único neurônio motor inferior varia de algumas (músculos extrínsecos do bulbo do olho) até milhares (grandes músculos, como o quadríceps femoral). Caso alguns neurônios motores inferiores sejam lesados ou perdidos por doenças como a poliomielite ou a esclerose lateral amiotrófica, os neurônios motores inferiores adjacentes podem emitir brotamentos para suprir as fibras musculares que perderam sua inervação, consequentemente resultando na formação de grandes unidades motoras.

As junções neuroefetoras possibilitam ações coletivas ou seletivas em tecidos-alvo efetores da divisão autônoma do sistema nervoso. Durante a resposta simpática de luta ou fuga, a ativação significativa dos nervos simpáticos resulta em frequência e contratilidade cardíacas aumentadas, midríase, mobilização de glicose a partir do fígado, aumento da frequência respiratória, redução da atividade gastrintestinal e de outras atividades viscerais e desvio do fluxo sanguíneo para os músculos. Isso evoluiu para adaptabilidade a curto prazo no caso de perigo ou ameaça. A ativação crônica da parte simpática da divisão autônoma do sistema nervoso pode ocasionar efeitos altamente prejudiciais a longo prazo, incluindo supressão da atividade imunológica celular e da resposta pelas células assassinas naturais, disfunção metabólica de insulina e de glicose, probabilidade aumentada de doenças cardiovasculares e cerebrovasculares e outros distúrbios crônicos graves.

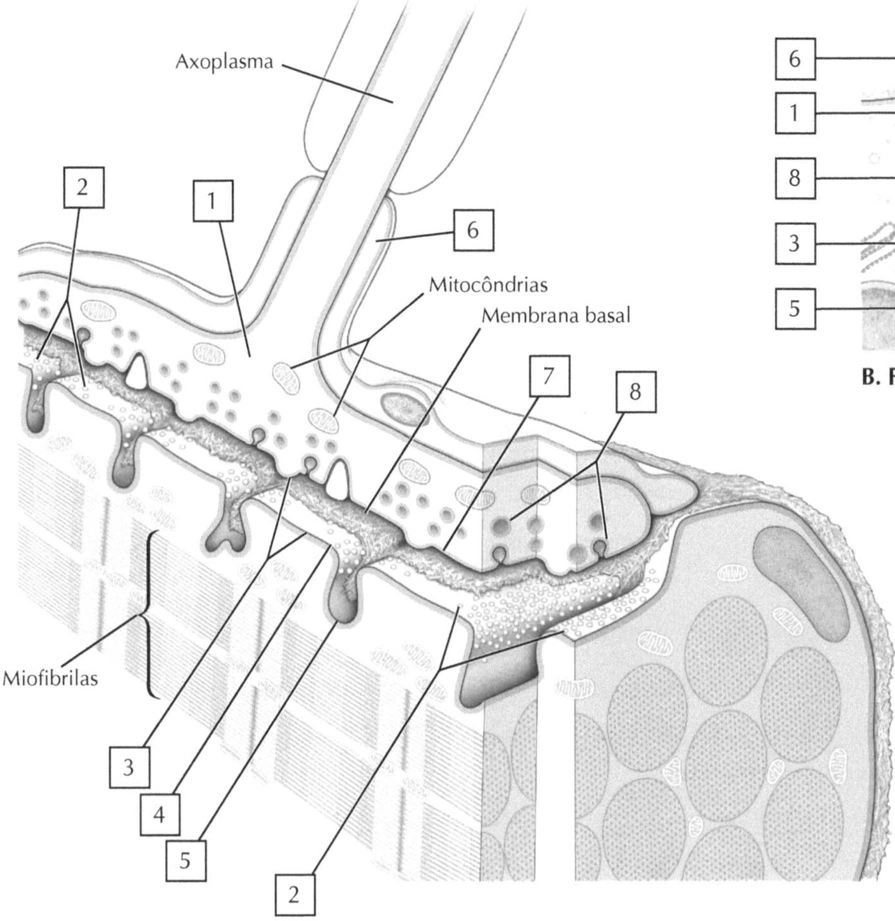

A. Vista longitudinal de uma junção neuromuscular

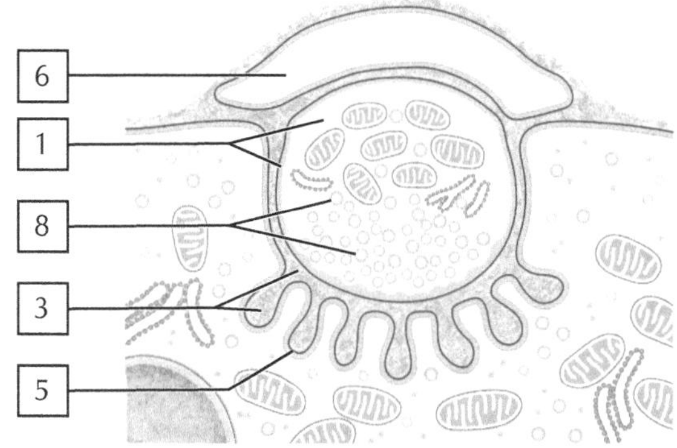

B. Fenda sináptica (corte transversal)

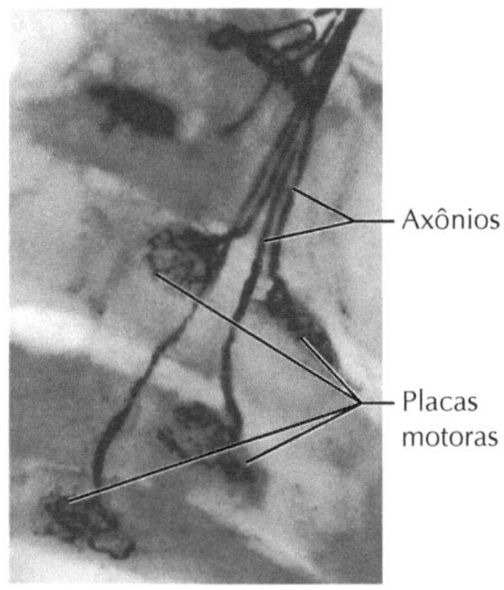

C. Coloração histológica de placas motoras (junções neuromusculares) em fibras musculares esqueléticas

D. Tecido muscular liso

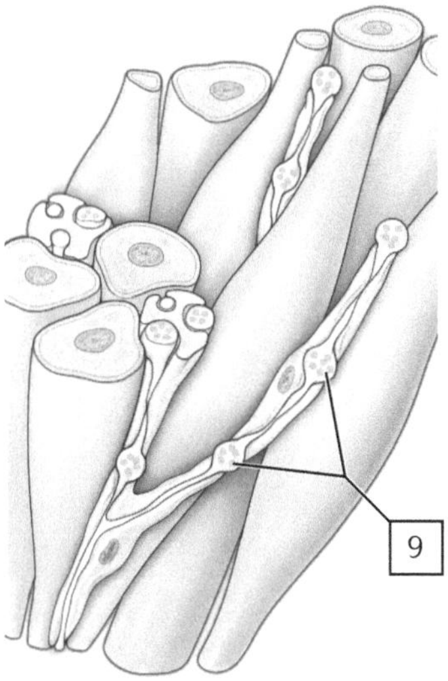

E. Glândula salivar submandibular

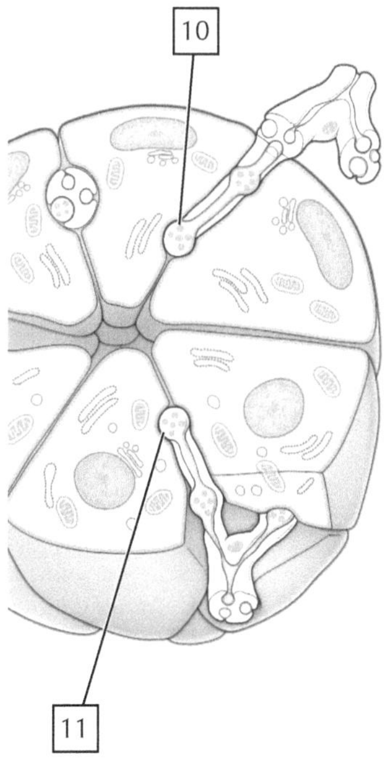

F. Tecido linfoide (baço)

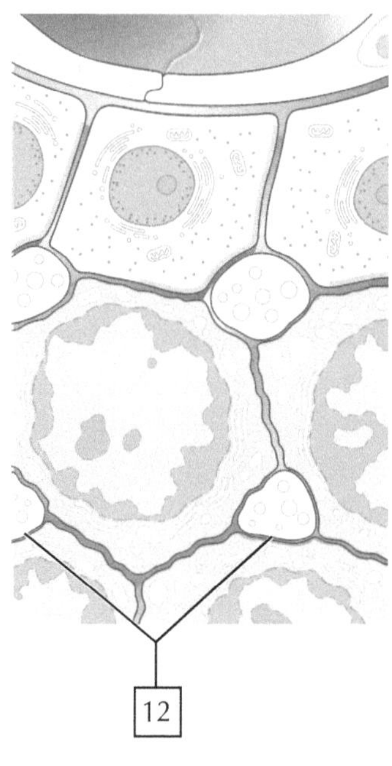

5 Plexo Braquial

O plexo braquial é formado pelas **raízes anteriores de C5-C8**, com alguma contribuição de **T1 e C4**. Fibras sensitivas e simpáticas também se distribuem no plexo braquial. As raízes dão origem a três troncos, três divisões anteriores e três divisões posteriores, três fascículos e muitos ramos terminais, os nervos. Os principais nervos derivados do plexo braquial incluem o **nervo musculocutâneo** (C[4], C5, C6 e C7) via fascículo lateral; o **nervo axilar** (C5 e C6, via fascículo posterior); o **nervo radial** (C5, C6, C7, C8 e T1, via fascículo posterior); o **nervo mediano** (C[5], C6, C7, C8 e T1, via fascículos lateral e medial); e o **nervo ulnar** (C[7], C8 e T1, via fascículo medial).

PINTE as seguintes estruturas, usando uma cor diferente para cada uma delas.

- ☐ **1. Raízes nervosas de C5**
- ☐ **2. Raízes nervosas de C6**
- ☐ **3. Raízes nervosas de C7**
- ☐ **4. Raízes nervosas de C8**
- ☐ **5. Raízes nervosas de T1**
- ☐ **6. Nervo musculocutâneo**
- ☐ **7. Nervo axilar**
- ☐ **8. Nervo radial**
- ☐ **9. Nervo mediano**
- ☐ **10. Nervo ulnar**

Nota Clínica

O complexo trajeto da distribuição das raízes nervosas a partir de C5-T1 via plexo braquial, incluindo raízes, troncos, divisões posteriores e anteriores, fascículos e, finalmente, os nervos, resulta que cada nervo receba contribuição de duas ou mais raízes nervosas e cada raiz nervosa contribuindo para muitos nervos. O plexo braquial em si é vulnerável a lesões, especialmente ao nascimento (paralisia do plexo superior que compromete C5 e C6), o que pode levar a paresia de abdução e rotação externa do ombro e paresia de flexão do cotovelo, sem comprometimento das mãos. Esses comprometimentos são causados pela lesão ao suprimento motor dos músculos deltoide, supraespinal, infraespinal, bíceps braquial, supinador e braquiorradial. O braço fica pendente e rodado medialmente, e o antebraço fica pronado. A lesão do plexo superior também pode resultar em perda de sensibilidade na área deltoide e na face radial do antebraço e da mão.

Lesões à região inferior do plexo braquial (C8, T1) podem ocorrer devido à pressão ocasionada por uma costela cervical. As consequências motoras são paralisia de flexão dos dedos da mão e paralisia de todos os pequenos músculos da mão, resultando em mão em garra. Esta lesão também pode levar a perda de sensibilidade ulnar e, possivelmente, síndrome de Horner ipsilateral.

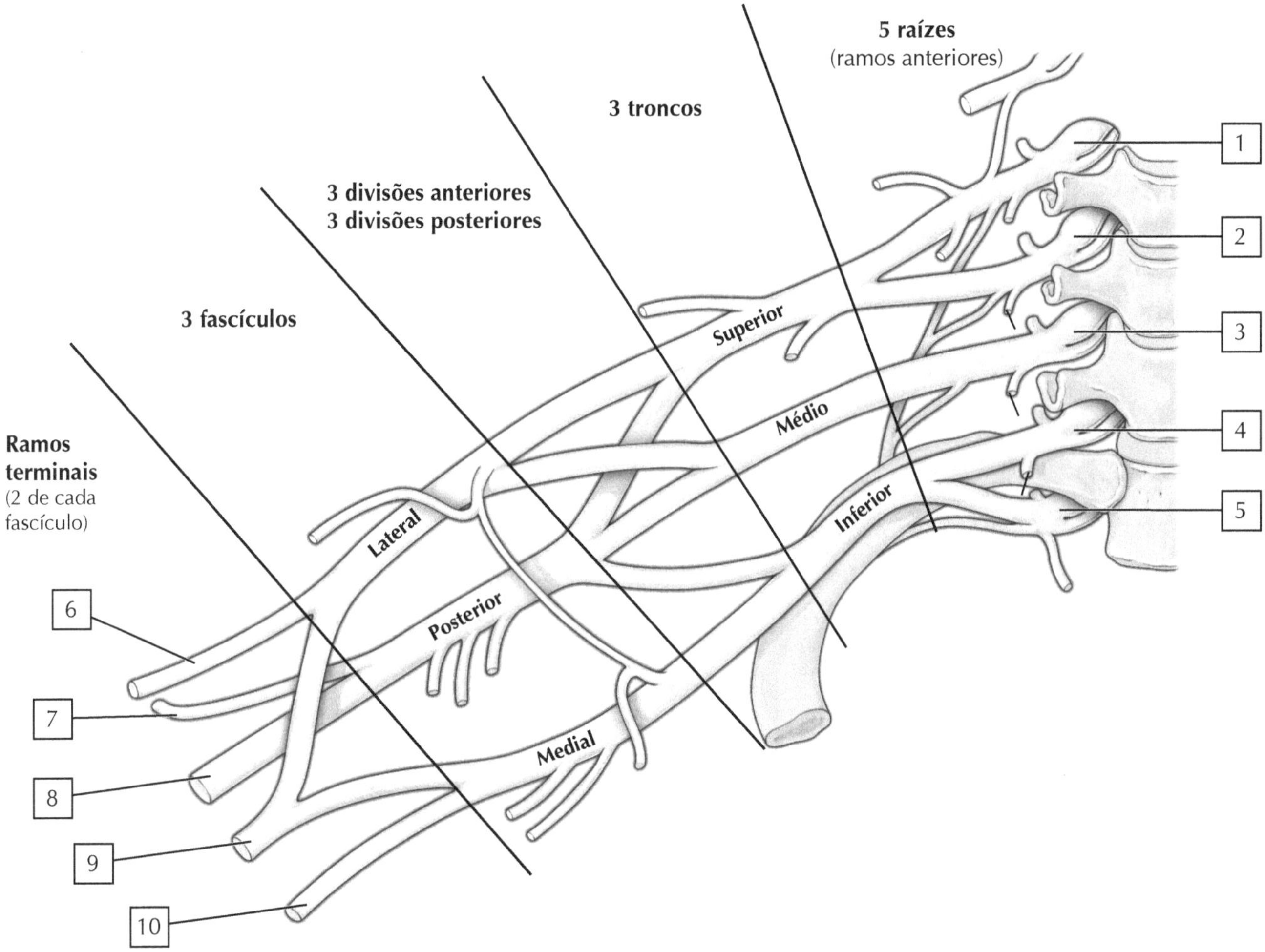
5 raízes
(ramos anteriores)
3 troncos
3 divisões anteriores
3 divisões posteriores
3 fascículos
Ramos
terminais
(2 de cada
fascículo)
Superior
Médio
Inferior
Lateral
Posterior
Medial
1
2
3
4
5
6
7
8
9
10

5 Distribuição de Dermátomos

Um dermátomo é a área cutânea suprida por uma única **raiz posterior**. Os corpos celulares de neurônios situam-se em gânglios das raízes posteriores, a parte mais distal dos axônios encontra-se associada a receptores sensitivos, e a parte proximal dos axônios entra na medula espinal e está associada a segmentos específicos da medula espinal. Os **mapas dos dermátomos** mostram as regiões do corpo associadas a cada raiz posterior e seu nível espinal associado. No caso do nervo trigêmeo (NC V), em relação à área da face, as três subdivisões (V1 [**nervo oftálmico**], V2 [**nervo maxilar**] e V3 [**nervo mandibular**]) não se sobrepõem, como ocorre com os dermátomos espinais. Desse modo, a lesão de uma subdivisão do NC V resultará em anestesia total da região suprida.

NÍVEL DOS DERMÁTOMOS	
C3	Clavículas
C5, C6, C7	Partes laterais do membro superior
C8, T1	Faces mediais do membro superior
C6	Polegar
C6, C7, C8	Mão
C8	Dedos anelar e mínimo da mão
T4	Nível das papilas mamárias
T10	Nível do umbigo
T12	Região inguinal (virilha)
L1, L2, L3, L4	Faces anterior e interna do membro inferior
L4, L5, S1	Pé
L4	Face medial do hálux
L5, S1, S2	Faces externa e posterior do membro inferior
S1	Margem lateral do pé e do dedo mínimo do pé
S2, S3, S4	Períneo

PINTE as seguintes estruturas, usando uma cor diferente para cada uma delas.

- ☐ 1. **Dermátomo C5**
- ☐ 2. **Dermátomo C6**
- ☐ 3. **Dermátomo C7**
- ☐ 4. **Dermátomo T1**
- ☐ 5. **Dermátomo T4**
- ☐ 6. **Dermátomo T10**
- ☐ 7. **Dermátomo L4**
- ☐ 8. **Dermátomo L5**
- ☐ 9. **Dermátomo S1**
- ☐ 10. **Dermátomo S2**
- ☐ 11. **Zona oftálmica do NC V**
- ☐ 12. **Zona mandibular do NC V**

Nota Clínica

O território suprido por uma única raiz dorsal consiste no nível direto do dermátomo, o nível acima, e no nível abaixo. Consequentemente, caso uma raiz dorsal seja seccionada, a região do dermátomo não se torna anestesiada (perda total da sensibilidade); em vez disso, ela se torna hipoestésica (sensibilidade reduzida). Isso corresponde ao contrário do que ocorre com uma lesão de nervo periférico, em que o território suprido por esse nervo perde toda a sensibilidade após uma lesão. Se um dermátomo se tornar anestesiado devido a uma lesão na raiz dorsal, isso corresponde à lesão de três raízes dorsais consecutivas.

Entretanto, se uma raiz posterior for submetida a pressão, irritação por uma espícula óssea ou um disco intervertebral herniado ou um processo inflamatório, tal foco irritativo causa dor irradiada na distribuição do dermátomo. Um sintoma clássico de hérnia de disco intervertebral (C V-C VI, C VI-C VII, L IV-L V, L V-S I) é a dor irradiada, às vezes muito intensa; a localização desta dor fornece informações diagnósticas sobre onde o problema se encontra.

O conhecimento dos dermátomos é essencialmente importante na distinção entre uma lesão na raiz nervosa (radiculopatias) e neuropatias. Por exemplo, herpes-zóster (neuralgia pós-herpética) apresentará uma distribuição relacionada à raiz nervosa, mas não a nervos periféricos.

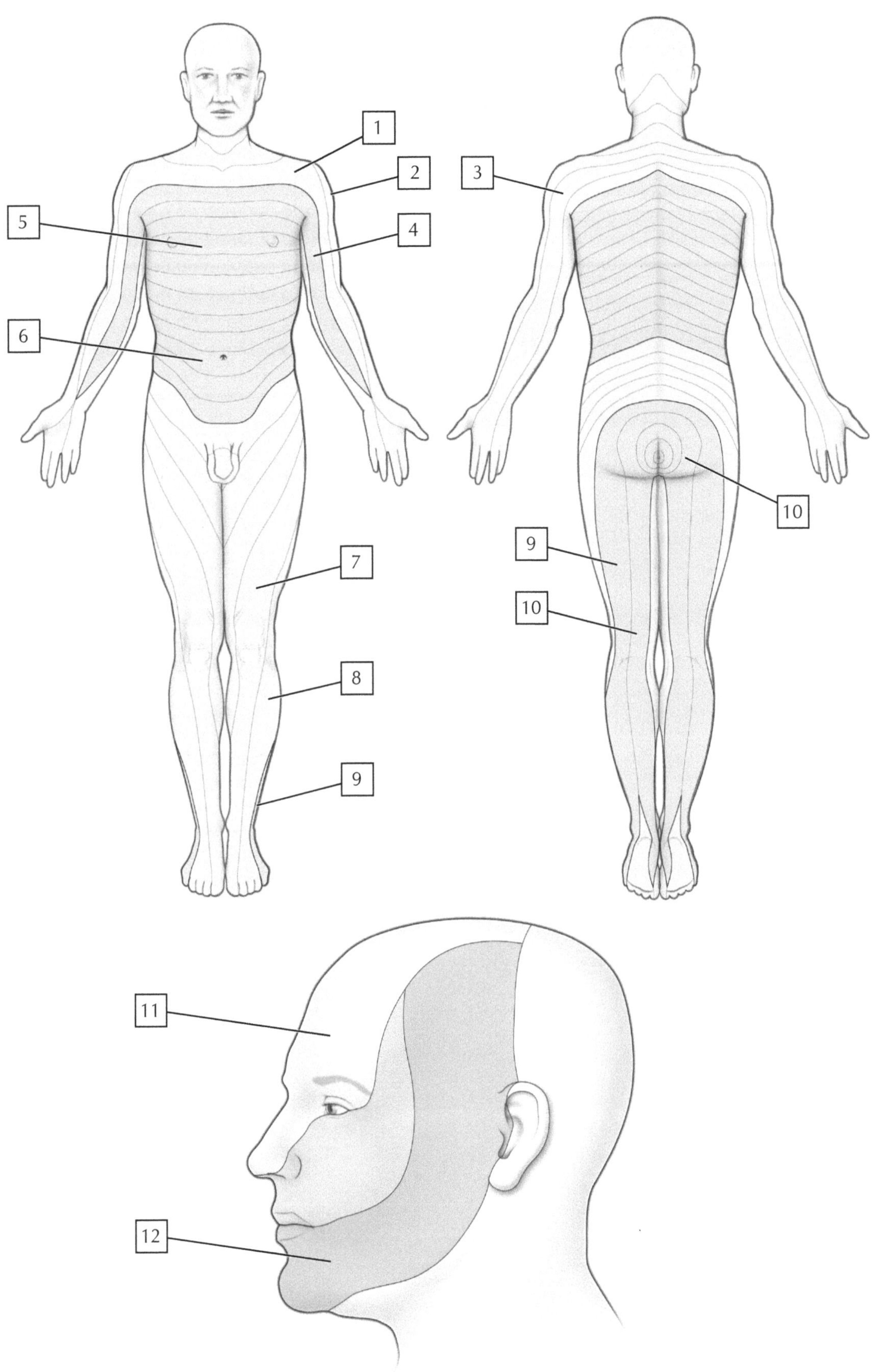
1
2
3
4
5
6
7
8
9
10
9
10
11
12

5 Distribuição Cutânea dos Nervos Periféricos

Nervos periféricos específicos são derivados das raízes nervosas, com componentes sensitivos, motores e autônomos distribuídos e recombinados via plexos específicos, tais como o plexo braquial, o plexo lombar, o plexo sacral e o plexo coccígeo. Os axônios sensitivos, derivados de neurônios situados em gânglios das raízes posteriores, distribuem-se perifericamente, formando receptores sensitivos para regiões cutâneas específicas do corpo. O território de distribuição de um nervo pode ter múltiplas contribuições de raízes dorsais (p. ex., nervo mediano, C5-T1).

Nervos periféricos principais e contribuições de suas raízes nervosas

NERVO PERIFÉRICO	RAIZ NERVOSA CONTRIBUINTE
Supraclavicular	C3, C4
Axilar	C5, C6
Cutâneo lateral do antebraço	C5-C7
Cutâneo medial do antebraço	C8, T1
Radial	C5-T1
Ulnar	C8, T1
Mediano	C5-T1
Ílio-hipogástrico	L1
Ilioinguinal	L1
Genitofemoral	L1, L2
Femoral	L2-L4
Fibular comum	L4-S2
Sural	S1-S2

PINTE as seguintes estruturas, usando uma cor diferente para cada uma delas.

- ☐ **1. Território cutâneo do nervo supraclavicular**
- ☐ **2. Território cutâneo do nervo axilar**
- ☐ **3. Território cutâneo do nervo cutâneo lateral do antebraço**
- ☐ **4. Território cutâneo do nervo radial**
- ☐ **5. Território cutâneo do nervo ulnar**
- ☐ **6. Território cutâneo do nervo mediano**
- ☐ **7. Território cutâneo do nervo ílio-hipogástrico**
- ☐ **8. Território cutâneo do nervo genitofemoral**
- ☐ **9. Território cutâneo do nervo femoral**
- ☐ **10. Território cutâneo do nervo fibular comum**
- ☐ **11. Território cutâneo do nervo sural**

Nota Clínica

Agravo estrutural ou lesão a um nervo resulta em perda total da sensibilidade, seja epicrítica ou protopática, no território cutâneo desse nervo. Territórios de nervos periféricos não se sobrepõem entre si. Isso ocorre em contraste com a distribuição das raízes nervosas, em que existe sobreposição de aproximadamente três dermátomos para cada raiz nervosa sensitiva. Neuropatias periféricas frequentemente são polineuropatias, com múltiplos nervos afetados; as neuropatias metabólicas (diabetes melito do tipo 2, neuropatias alcoólicas e tóxicas) frequentemente manifestam-se como perdas sensitivas distais simétricas. A perda sensitiva nestas polineuropatias pode envolver a sensibilidade epicrítica e/ou a sensibilidade protopática; às vezes, parestesias e sensações dolorosas podem ocorrer. A compressão ou o encarceramento de um nervo provoca sensações dolorosas e parestesias no território cutâneo desse nervo (p. ex., encarceramento do nervo mediano na síndrome do túnel do carpo, compressão do nervo cutâneo femoral lateral com dor e parestesias na região lateral da coxa).

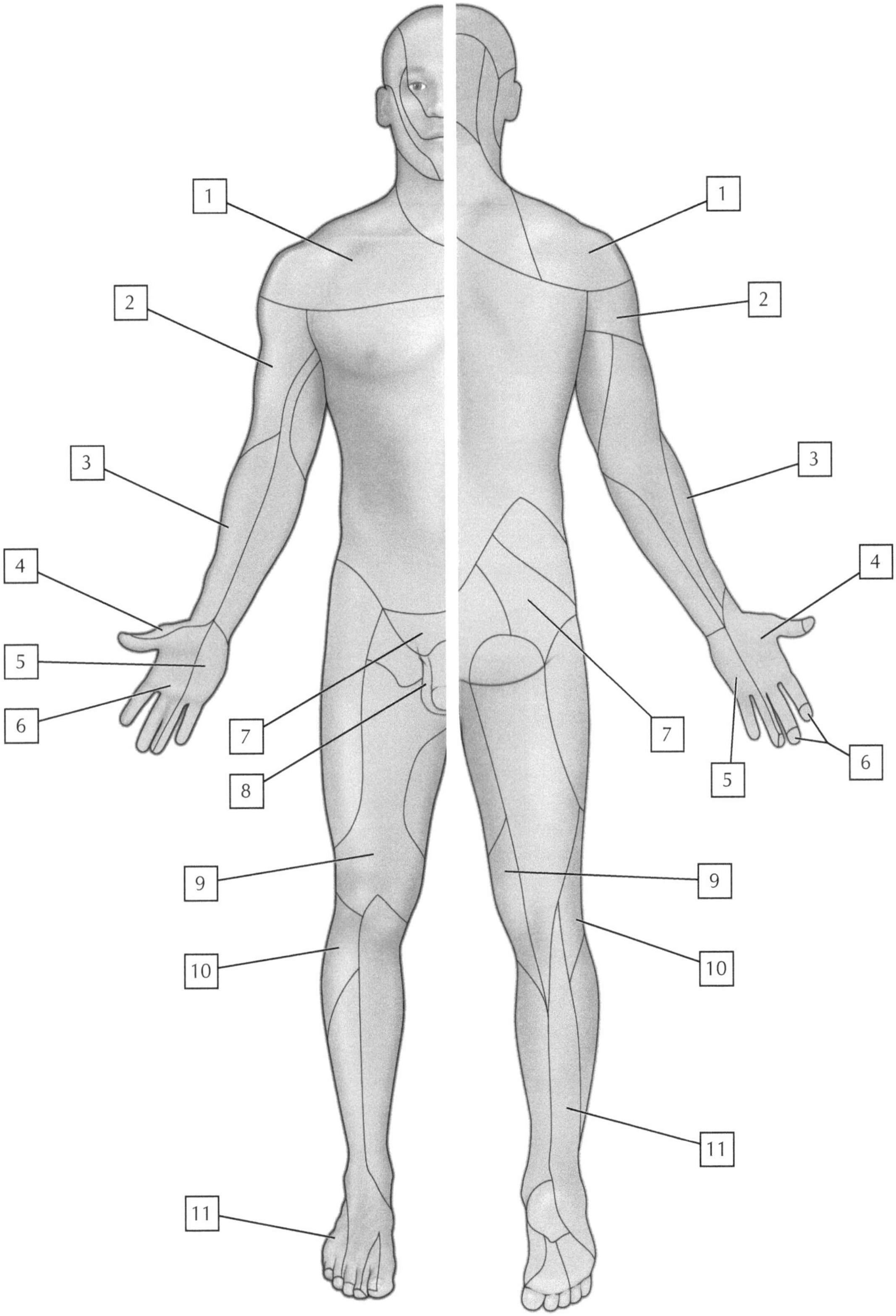
1
2
3
4
5
6
7
8
9
10
11
1
2
3
4
5
6
7
9
10
11

5 Distribuição de Terminações Adrenérgicas e Colinérgicas para Estruturas Autônomas e Motoras

Todos os **neurônios motores inferiores** utilizam a acetilcolina (ACh) como seu neurotransmissor em junções neuromusculares na **musculatura estriada esquelética**; a ACh estimula receptores nicotínicos (N) na membrana da fibra muscular estriada esquelética.

Todos os **axônios pré-ganglionares** de neurônios tanto da **parte simpática** quanto da **parte parassimpática da divisão autônoma do sistema nervoso** utilizam ACh como seu neurotransmissor, estimulando receptores N nos **gânglios da cadeia simpática** e **gânglios colaterais** para a **parte simpática** e **gânglios intramurais** para a **parte parassimpática** para a resposta rápida; receptores muscarínicos (M) e para dopamina nos neurônios ganglionares medeiam a excitabilidade a longo prazo. **Axônios simpáticos pré-ganglionares** destinados às **células cromafins da medula da glândula suprarrenal** utilizam a ACh como seu neurotransmissor, estimulando receptores N nas células cromafins.

Axônios simpáticos pós-ganglionares utilizam principalmente norepinefrina, com ou sem neuropeptídeos adicionais (p. ex., neuropeptídeo Y), como seu neurotransmissor, estimulando os **subtipos alfa ou beta de receptores** (α-receptores e β-receptores) em seus tecidos efetores. Os axônios simpáticos pós-ganglionares destinados às glândulas sudoríparas utilizam ACh como seu neurotransmissor. **Axônios parassimpáticos pós-ganglionares** utilizam ACh como seu neurotransmissor, estimulando principalmente **receptores M** em seus tecidos-alvo.

PINTE as seguintes estruturas, usando uma cor diferente para cada uma delas.

- ☐ **1. Neurônio motor inferior**
- ☐ **2. Sinapse colinérgica em fibra muscular esquelética**
- ☐ **3. Neurônios simpáticos pré-ganglionares**
- ☐ **4. Sinapses colinérgicas pré-ganglionares em gânglio da cadeia simpática e gânglio colateral**
- ☐ **5. Sinapse noradrenérgica pós-ganglionar estimulando α- e β-receptores em tecidos-alvo**
- ☐ **6. Sinapse colinérgica pré-ganglionar em células cromafins da medula da glândula suprarrenal**
- ☐ **7. Neurônio parassimpático pré-ganglionar**
- ☐ **8. Sinapse colinérgica parassimpática pré-ganglionar em gânglio intramural**
- ☐ **9. Sinapse colinérgica parassimpática pós-ganglionar estimulando receptores M em tecidos-alvo**

Nota Clínica

O uso clínico de agentes colinérgicos e adrenérgicos depende de um conhecimento abrangente da distribuição e das ações da ACh nos receptores nicotínicos e muscarínicos, bem como da distribuição e das ações da norepinefrina nos α- e β-receptores. No coração, os receptores $\beta 1$ aumentam a força e a frequência de contração, aumentam o débito cardíaco e dilatam as artérias coronárias; os receptores M2 diminuem a força e a frequência de contração e reduzem o débito cardíaco. Na bexiga urinária e nos ureteres, receptores $\alpha 1$ causam contração de sua musculatura lisa. Nos vasos sanguíneos, receptores $\alpha 2$ levam à vasoconstrição. No fígado, receptores $\beta 2$ induzem glicogenólise. No pâncreas, receptores $\beta 2$ estimulam a liberação de insulina e receptores $\alpha 2$ inibem a liberação de insulina. No sistema imunológico, a estimulação de β-receptores inibe a imunidade celular e a atividade das células assassinas naturais (NK, do inglês *natural killer*); o uso de um betabloqueador inespecífico reduz a ocorrência de metástases em vários tipos de câncer, mas betabloqueadores cardioespecíficos não exibem esse efeito benéfico.

Na miastenia *gravis*, um autoanticorpo bloqueia os receptores colinérgicos nicotínicos na junção neuromuscular, levando a rápida fadigabilidade muscular.

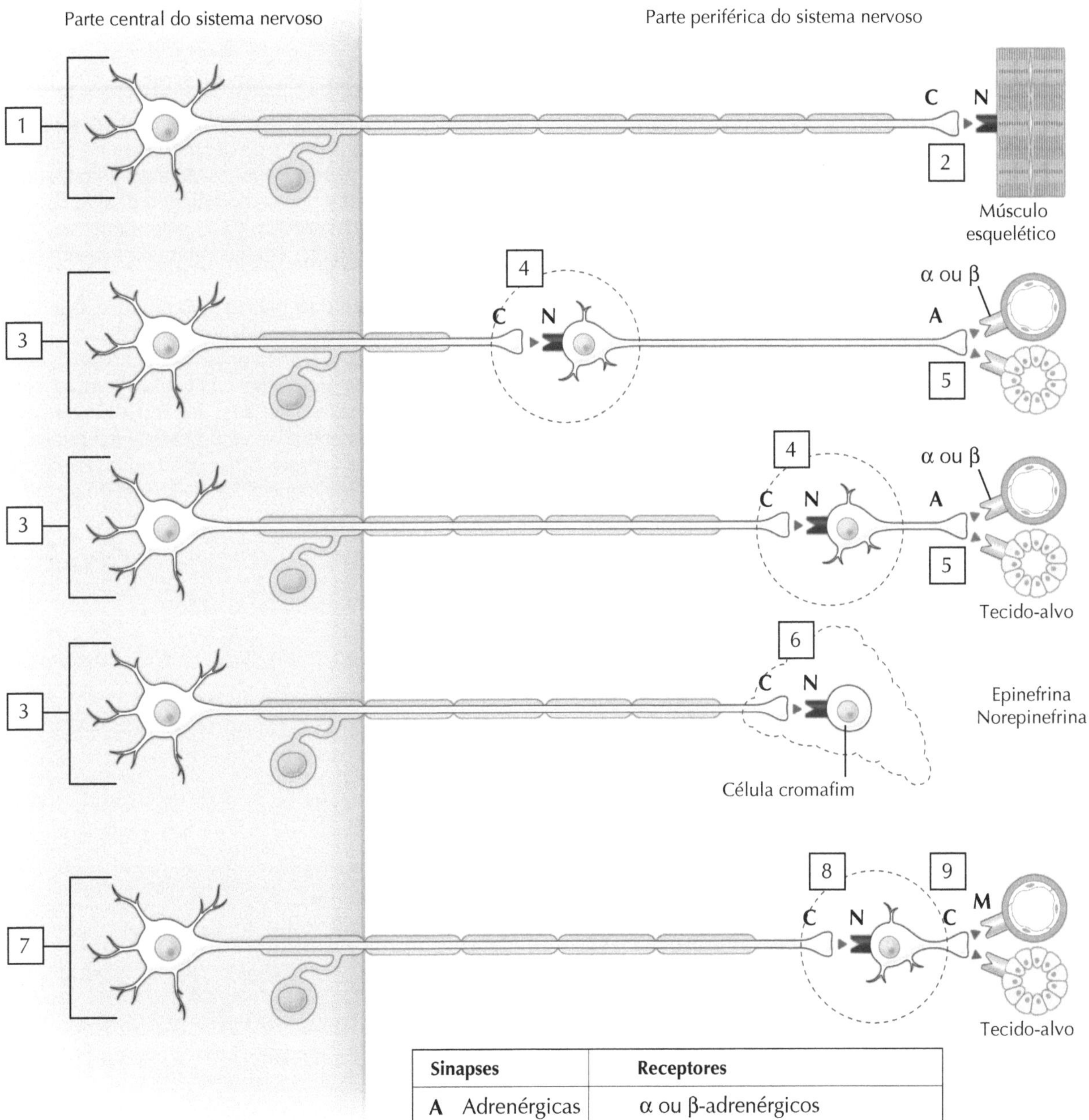

Sinapses	Receptores	
A Adrenérgicas	α ou β-adrenérgicos	
C Colinérgicas	N	Nicotínicos
	M	Muscarínicos

Distribuição da Inervação Autônoma para a Cabeça e o Pescoço

A distribuição da inervação autônoma para a cabeça e o pescoço origina-se a partir de três núcleos parassimpáticos no tronco encefálico e da **coluna intermédia lateral simpática** no nível de T1-T2 na medula espinal. Para parte parassimpática da divisão autônoma do sistema nervoso, o **núcleo de Edinger-Westphal** no mesencéfalo envia axônios colinérgicos via **NC III** para o **gânglio ciliar**. O gânglio ciliar envia axônios colinérgicos para suprir o músculo constritor da pupila e o músculo ciliar para a acomodação para visão para perto. O **núcleo salivatório superior** na ponte envia axônios colinérgicos via **NC VII** para o **gânglio pterigopalatino** e para o **gânglio submandibular**. O gânglio pterigopalatino envia axônios colinérgicos para inervar as glândulas lacrimais e as glândulas da mucosa nasal, e o gânglio submandibular envia axônios colinérgicos para inervar as glândulas salivares submandibular (submaxilar) e sublingual. O **núcleo salivatório inferior** no bulbo envia axônios colinérgicos via **NC IX** para o gânglio ótico. O gânglio ótico envia axônios colinérgicos para inervar a glândula salivar parótida.

Para a parte simpática da divisão autônoma do sistema nervoso, os **neurônios da coluna intermédia lateral** (funículo lateral) no nível de T1 e T2 enviam axônios colinérgicos via raízes ventrais para o **gânglio cervical superior**. O gânglio cervical superior envia axônios noradrenérgicos para inervar o músculo dilatador da pupila, as glândulas sudoríparas e o músculo liso vascular na cabeça e no pescoço.

PINTE as seguintes estruturas, usando uma cor diferente para cada uma delas.

- ☐ **1. Núcleo de Edinger-Westphal**
- ☐ **2. NC III**
- ☐ **3. Gânglio ciliar**
- ☐ **4. Núcleo salivatório superior**
- ☐ **5. NC VII**
- ☐ **6. Gânglio pterigopalatino**
- ☐ **7. Gânglio submandibular**
- ☐ **8. Núcleo salivatório inferior**
- ☐ **9. NC IX**
- ☐ **10. Gânglio ótico**
- ☐ **11. Neurônio na coluna intermédia lateral em T1-T2**
- ☐ **12. Gânglio cervical superior**

Nota Clínica

A abertura da pupila é regulada pelas ações opostas do músculo constritor da pupila (inervado por axônios derivados do gânglio ciliar, uma estrutura parassimpática) e do músculo dilatador da pupila (inervado por axônios derivados do gânglio cervical superior, uma estrutura simpática). Se o NC III for lesionado, como frequentemente acontece em caso de elevação da pressão intracraniana e na herniação transtentorial que comprime o NC III contra a margem livre do tentório do cerebelo, a inervação do músculo constritor da pupila é comprometida. Esta remoção da influência do gânglio ciliar resulta em uma pupila dilatada e fixa (irresponsiva, devido à ausência da ação do músculo dilatador da pupila) e perda da acomodação para visão para perto. Esta pupila dilatada e fixa é um sinal diagnóstico essencial de iminente herniação transtentorial após traumatismo cranioencefálico (TCE), sangramento intracraniano importante, edema cerebral ou lesão expansiva.

Caso o suprimento simpático para a pupila seja interrompido (**síndrome de Horner**) devido a uma lesão na parte descendente do tronco encefálico e aos axônios espinais simpáticos, derivados da coluna intermédia lateral ou uma lesão axonal relacionada, ou uma lesão derivada do gânglio cervical superior, o resultado será uma pupila contraída ipsilateral (miose), ptose (disfunção do músculo tarsal superior [de Müller]) e anidrose (perda da sudorese).

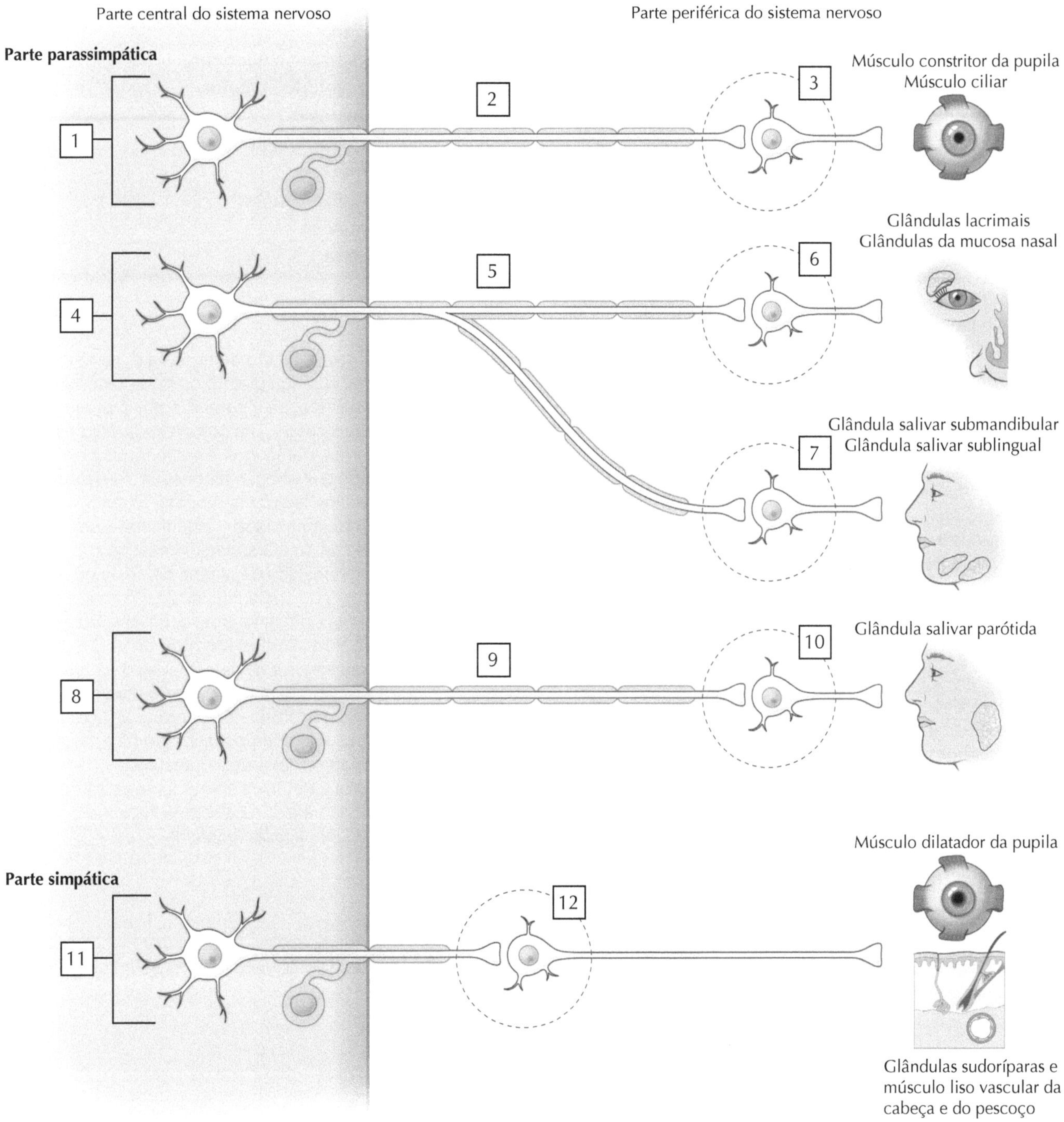
Parte central do sistema nervoso
Parte periférica do sistema nervoso
Parte parassimpática
1
2
3
Músculo constritor da pupila
Músculo ciliar
4
5
6
Glândulas lacrimais
Glândulas da mucosa nasal
7
Glândula salivar submandibular
Glândula salivar sublingual
8
9
10
Glândula salivar parótida
Parte simpática
11
12
Músculo dilatador da pupila
Glândulas sudoríparas e
músculo liso vascular da
cabeça e do pescoço

Sistema Nervoso Entérico

O sistema digestório é inervado por componentes neurais simpáticos e parassimpáticos, afetando a contração da musculatura lisa e a peristalse, a secreção, a reatividade imunológica e outras atividades. Neurônios na **coluna intermédia lateral no nível T5-L2** enviam axônios – alguns via **nervos esplâncnicos** – para o **gânglio celíaco**, o **gânglio mesentérico superior** e o **gânglio mesentérico inferior**; estes gânglios enviam axônios noradrenérgicos para o **plexo mioentérico**, para o **plexo submucoso** e para a **túnica mucosa**. Neurônios no **núcleo posterior (motor) do NC X (nervo vago)** e neurônios parassimpáticos na **substância cinzenta intermédia no nível S2-S4** enviam axônios para os gânglios intramurais; estes gânglios suprem as mesmas estruturas. Classicamente, a parte parassimpática estimula a atividade do sistema digestório, enquanto a parte simpática a torna mais lenta.

O sistema digestório também contém um grande grupo de neurônios, o **sistema nervoso entérico**, os quais são independentes do controle simpático ou parassimpático. Na ausência de neurônios entéricos, os estímulos simpáticos e parassimpáticos não conseguem coordenar o controle da atividade do sistema digestório. Existem aproximadamente 100 milhões de neurônios entéricos, encontrados principalmente no **plexo submucoso** (**de Meissner**), e no **plexo mioentérico** (**de Auerbach**), fornecendo a regulação neural dos intestinos delgado e grosso. Os neurônios entéricos regulam as respostas peristálticas por meio das **camadas circular e longitudinal da túnica muscular** (as quais conseguem atuar sem aporte autônomo), atividades de marca-passo e processos secretórios automatizados. O plexo mioentérico controla principalmente a motilidade, enquanto o plexo submucoso controla principalmente a secreção e a absorção de líquido. O sistema nervoso entérico utiliza pelo menos 20 neurotransmissores distintos; a acetilcolina (ACh) e a substância P são excitatórias para a musculatura lisa, enquanto o polipeptídeo intestinal vasoativo (VIP) e o óxido nítrico (NO) são excitatórios. Estímulos extrínsecos derivados de nervos autônomos auxiliam a coordenar esses processos entéricos.

PINTE as seguintes estruturas, usando uma cor diferente para cada uma delas.

- ☐ 1. **Núcleo posterior (motor) do X nervo craniano (nervo vago)**
- ☐ 2. **NC X (nervo vago)**
- ☐ 3. **Coluna intermédia lateral da medula espinal**
- ☐ 4. **Gânglio celíaco**
- ☐ 5. **Gânglio mesentérico superior**
- ☐ 6. **Gânglio mesentérico inferior**
- ☐ 7. **Nervo esplâncnico**
- ☐ 8. **Musculatura lisa longitudinal**
- ☐ 9. **Plexo mioentérico**
- ☐ 10. **Musculatura lisa circular**
- ☐ 11. **Plexo submucoso**
- ☐ 12. **Túnica mucosa**

Nota Clínica

Para o funcionamento adequado do sistema digestório, tanto a rede neuronal entérica quanto o aporte autônomo derivado das partes simpática e parassimpática precisam atuar de maneira coordenada. Um complexo arranjo de mediadores endócrinos, parácrinos e neurócrinos precisa atuar em conjunto. Se a inervação extrínseca do sistema digestório for comprometida por neuropatia (p. ex., **neuropatia diabética**), motilidade é modificada e se manifesta como diarreia ou constipação intestinal.

Os neurônios entéricos são derivados da crista neural. Se esses componentes da crista neural não migrarem apropriadamente para o intestino grosso, um distúrbio denominado **megacólon crônico (doença de Hirschsprung)** se desenvolve. O circuito intrínseco para a peristalse, para a atividade marca-passo e para outras atividades do sistema digestório não ocorre e as ações autônomas não conseguem compensar. Não há peristalse e inevitavelmente ocorrerá obstrução intestinal.

Alguns analgésicos narcóticos comumente utilizados bloquearão a constrição e a peristalse dos intestinos, resultando em grave constipação intestinal.

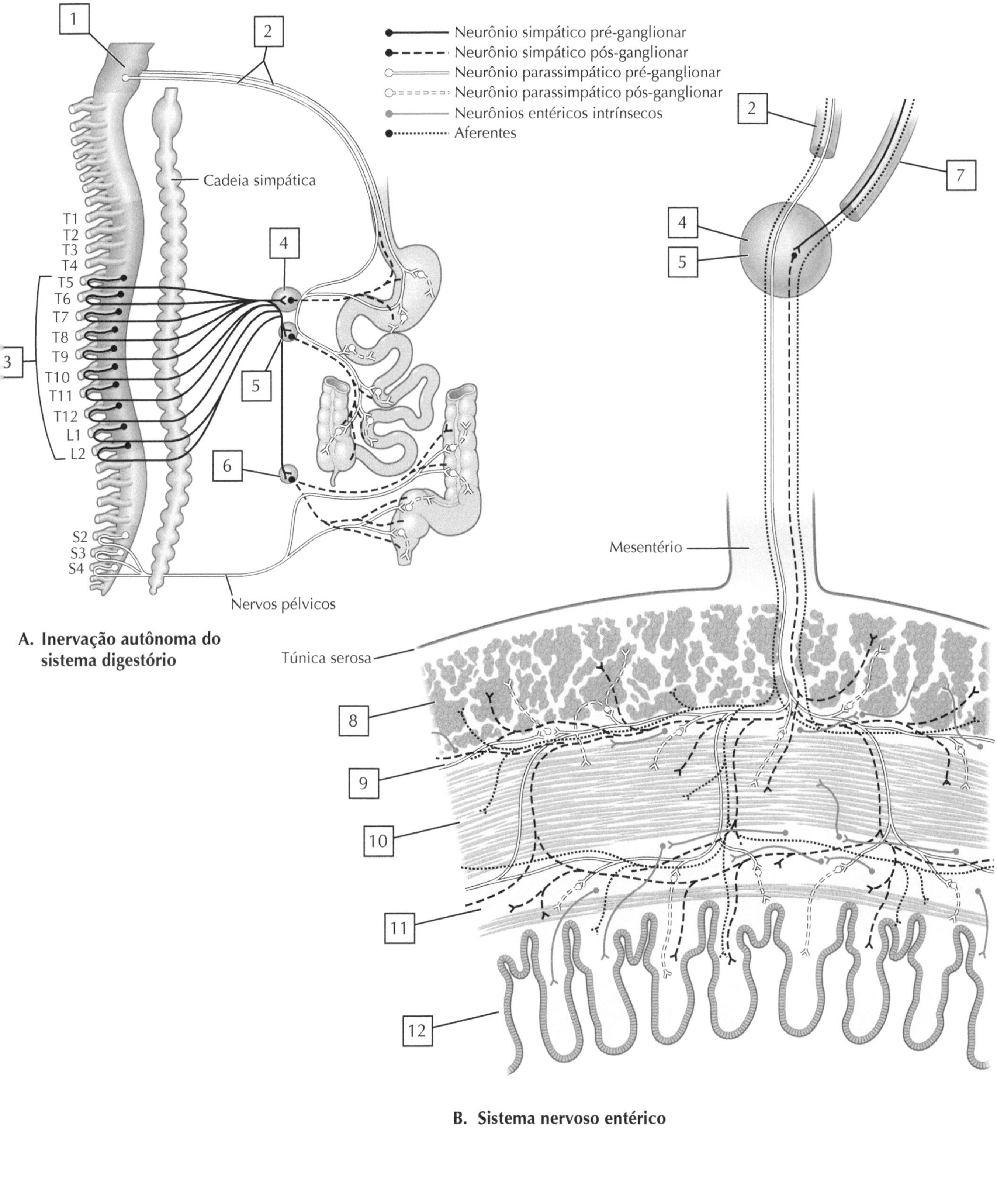

A. Inervação autônoma do sistema digestório

B. Sistema nervoso entérico

Capítulo 6 Medula Espinal

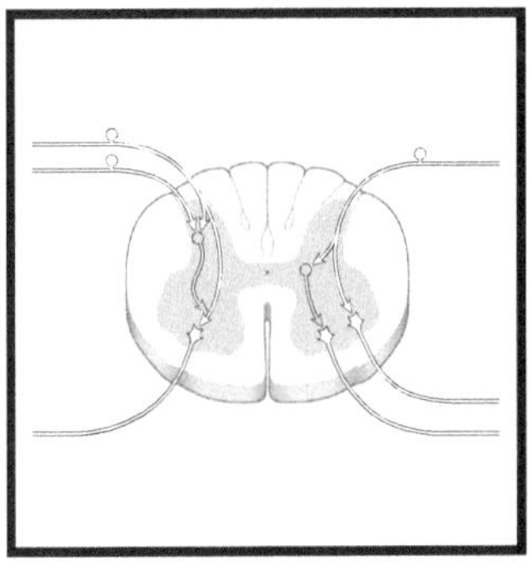

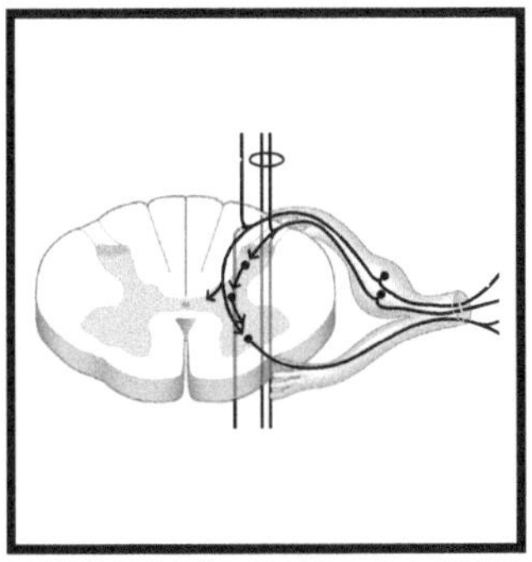

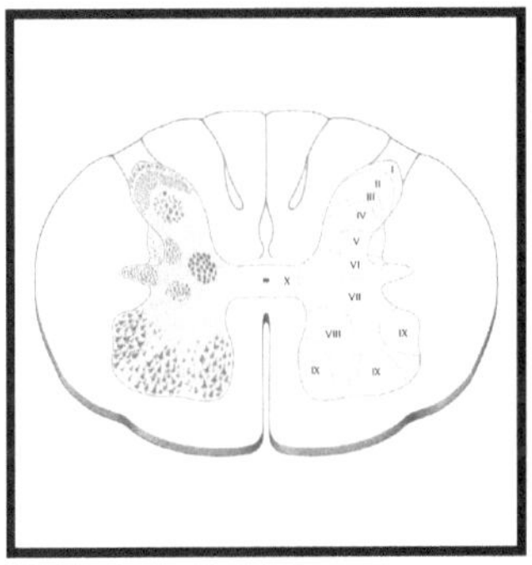

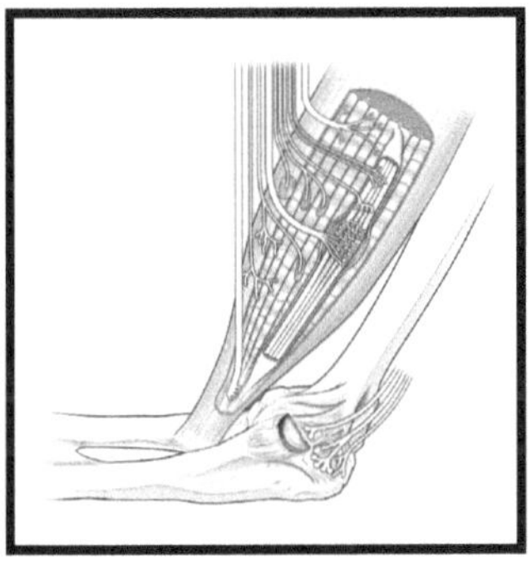

6 Citoarquitetura da Substância Cinzenta da Medula Espinal

A substância cinzenta da medula espinal é encontrada na parte interna e tem um formato de borboleta ou da letra H, contrapondo-se ao córtex cerebral e ao cerebelo, onde constitui a camada externa. A substância cinzenta apresenta uma configuração diferente em cada nível; existem as intumescências cervical e lombossacral, refletindo as extensas entradas e saídas derivadas dos membros. A substância cinzenta torácica é relativamente escassa. Esta ilustração é um corte transversal esquemático da medula espinal, representando todos os níveis. A substância cinzenta está configurada em um **corno posterior** e um **corno anterior** e, nas regiões T1-L2, um **corno lateral**, refletindo a coluna intermédia lateral de neurônios simpáticos pré-ganglionares. Em geral, o corno posterior realiza o processamento sensitivo, enquanto o corno anterior realiza o processamento motor.

A substância cinzenta está organizada em alguns grupamentos neuronais específicos (núcleos), mas muitas regiões contêm populações misturadas de neurônios. A **zona marginal** (lâmina I), a **substância gelatinosa** (lâmina II) e o **núcleo próprio** (região mais profunda do corno posterior) recebem estímulos sensitivos para processamento de informações de reflexos e dos lemniscos para a sensibilidade álgica e térmica (tanto aguda quanto crônica). O **núcleo torácico posterior (da coluna de Clarke)** e outras regiões recebem informações para canais espinocerebelares e processamento. A **coluna intermédia lateral** (T1-L2) é o local dos neurônios simpáticos pré-ganglionares, e a **coluna intermédia medial** (S2-S4) é o local dos neurônios parassimpáticos pré-ganglionares. Os neurônios do corno anterior (**neurônios motores inferiores**) são encontrados em agregados no corno anterior, com organização topográfica; os **neurônios motores que suprem a musculatura dos membros inferiores** estão localizados lateralmente, ao passo que os **que suprem a musculatura dos membros superiores** situam-se centralmente e aqueles **que suprem a musculatura do tronco** são encontrados medialmente.

PINTE as seguintes estruturas, usando uma cor diferente para cada uma delas.

- ☐ **1. Corno posterior**
- ☐ **2. Corno lateral**
- ☐ **3. Corno anterior**
- ☐ **4. Neurônios motores inferiores que suprem a musculatura do tronco**
- ☐ **5. Neurônios motores inferiores que suprem a musculatura do membro superior**
- ☐ **6. Neurônios motores inferiores que suprem a musculatura do membro inferior**
- ☐ **7. Coluna intermédia medial**
- ☐ **8. Coluna intermédia lateral**
- ☐ **9. Núcleo torácico posterior (da coluna de Clark)**
- ☐ **10. Núcleo próprio**
- ☐ **11. Substância gelatinosa**
- ☐ **12. Zona marginal**

Nota Clínica

Na medula espinal, muitas populações funcionais de neurônios estão misturadas. Núcleos distintos que desempenhem funções específicas são raros. Isto levou os pesquisadores a procurar classificações neuronais alternativas na medula espinal. Rexed subdividiu a substância cinzenta em 10 lâminas. As lâminas do corno posterior são utilizadas frequentemente para descrever o processamento da dor, e o conhecimento das lâminas e de seu processamento funcional é auxiliar no diagnóstico neurológico. Estímulos sensitivos primários para o processamento "rápido" de dor e de temperatura (p. ex., a picada de um alfinete e a detecção geral de temperaturas quentes e frias, como se faz em um exame neurológico) terminam nas lâminas I e V; em seguida, os neurônios nestas lâminas enviam seus axônios cruzando a linha média na comissura branca anterior para ascender na substância branca ventral lateral como o trato espinotalâmico. Este trato termina em regiões do núcleo ventral posterolateral (VPL) do tálamo, o qual projeta para o córtex sensitivo (SI e SII). Estímulos sensitivos primários que conduzem a dor lenta, crônica e agonizante terminam na substância gelatinosa (lâmina II e alguns na lâmina III); estes neurônios enviam uma cascata de conexões através das outras lâminas situadas mais profundamente no corno posterior e para a lâmina VII. Esses neurônios na lâmina VII enviam conexões tanto contralaterais quanto ipsilaterais através da substância branca ventral lateral como o sistema espinorreticular.
O sistema espinorreticular e o trato espinotalâmico seguem juntos à medida que eles se movem em direção rostral.
O sistema espinorreticular envia conexões para a formação reticular lateral do tronco encefálico, núcleos parabraquiais, substância cinzenta periaquedutal e regiões não específicas do tálamo. Esta informação nociceptiva termina em muitas regiões do córtex cerebral e apresenta interconexões com estruturas do prosencéfalo límbico, as quais fornecem o contexto emocional para a dor crônica e grave.

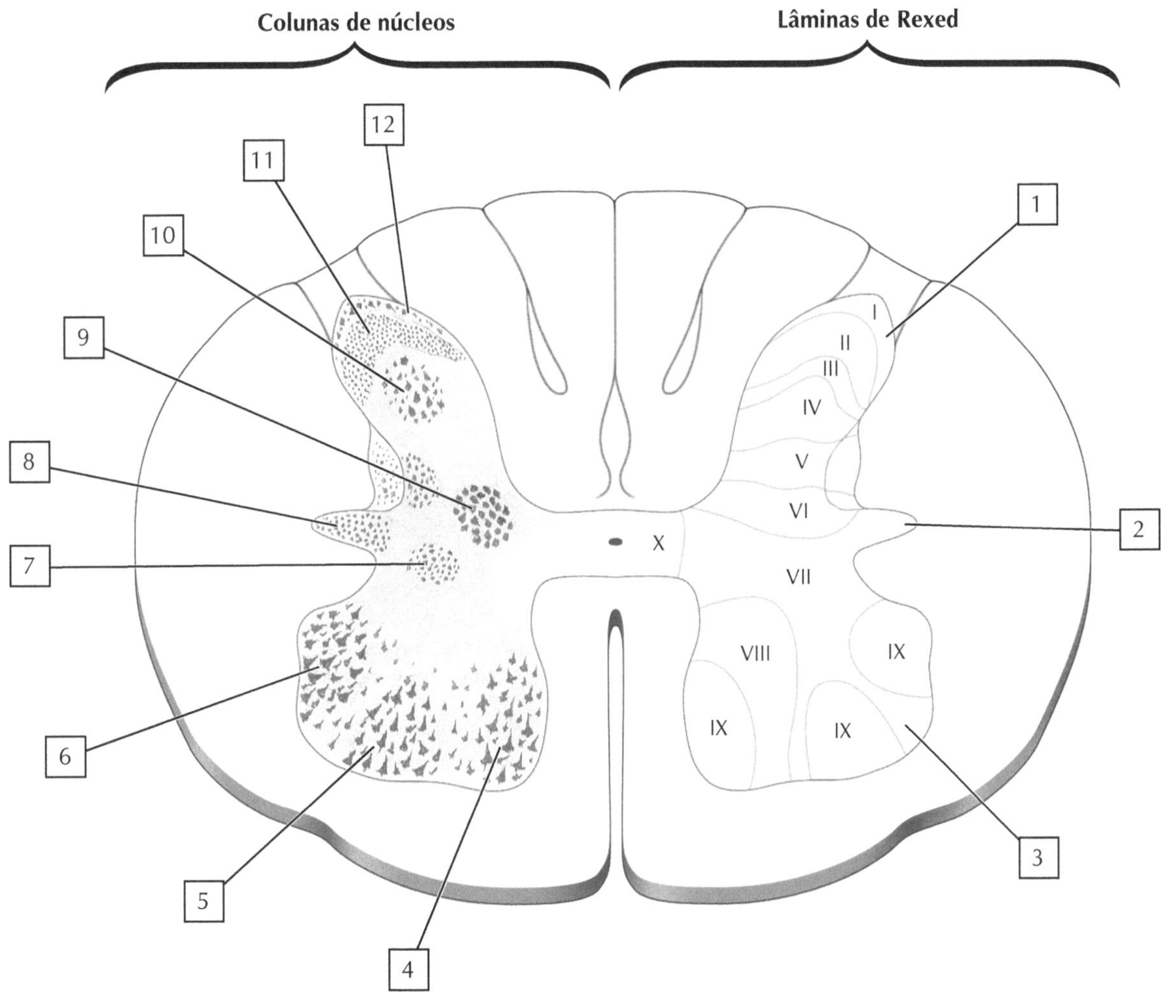
Colunas de núcleos
Lâminas de Rexed
12
11
10
9
8
7
6
5
4
1
2
3
I
II
III
IV
V
VI
VII
VIII
IX
IX
IX
X

6 Cortes Histológicos Transversais da Medula Espinal

Estes cortes histológicos transversais nos níveis C7, T7, L4, e S2 demonstram os principais componentes da substância cinzenta e da substância branca (tratos e fascículos) da medula espinal, característicos para estes níveis. Todos os níveis contêm núcleos ou lâminas dos cornos posteriores (p. ex., **substância gelatinosa**, **núcleo próprio**), refletindo o substancial processamento da informação sensitiva protopática em cada nível, tanto a sensibilidade "rápida" à dor e à temperatura, quanto a sensibilidade à dor lenta, crônica e agonizante; esses neurônios enviam as informações protopáticas ascendentes pelas **vias espinotalâmicas/espinorreticulares** no funículo anterolateral. Os axônios que conduzem a sensibilidade epicrítica (tato fino e discriminativo, percepção vibratória, propriocepção) penetram na medula espinal na zona de entrada das raízes posteriores, entram no funículo posterior ipsilateral, ascendem para o bulbo e terminam no núcleo grácil (fibras advindas da parte inferior do corpo) e no núcleo cuneiforme (fibras advindas da parte superior do corpo). Cada nível contém também **neurônios motores inferiores** (NMIs) no **corno anterior**, cujos axônios saem através das raízes anteriores e terminam como placas motoras sobre fibras musculares esqueléticas. O grande volume de substância cinzenta associada aos membros resulta em uma intumescência cervical e uma intumescência lombossacral. O **corno lateral** é encontrado nos níveis de T1 a L2, devido à presença de neurônios simpáticos pré-ganglionares na **coluna intermédia lateral**. Alguns níveis contêm agregados de neurônios (p. ex., **núcleo torácico posterior [da coluna de Clarke]** [C8-L2]) e neurônios da margem do corno posterior que recebem informações proprioceptivas inconscientes e que projetam axônios através de tratos espinocerebelares (p. ex., **tratos espinocerebelares posterior e anterior**, respectivamente) para o cerebelo. Os níveis S2-S4 contêm neurônios parassimpáticos pré-ganglionares da **coluna intermédia medial**.

Os tratos da medula espinal de importância clínica incluem os tratos do funículo posterior (**fascículos grácil e cuneiforme**); os tratos anterolaterais da substância branca (**sistemas espinotalâmico e espinorreticular**); e os tratos posterolaterais da substância branca (**trato corticospinal lateral** e trato rubrospinal).

PINTE as seguintes estruturas, usando uma cor diferente para cada uma delas.

- ☐ **1. Corno anterior com neurônios motores inferiores**
- ☐ **2. Núcleo próprio**
- ☐ **3. Substância gelatinosa**
- ☐ **4. Fascículo grácil**
- ☐ **5. Fascículo cuneiforme**
- ☐ **6. Trato corticospinal lateral**
- ☐ **7. Trato espinocerebelar lateral**
- ☐ **8. Tratos (sistema) espinotalâmico/espinorreticular**
- ☐ **9. Trato espinocerebelar anterior**
- ☐ **10. Núcleo torácico posterior (da coluna de Clark)**
- ☐ **11. Corno lateral com coluna intermédia lateral**
- ☐ **12. Núcleo sacral parassimpático (coluna intermédia medial)**

Nota Clínica

A citoarquitetura (estruturas da substância cinzenta) e a mieloarquitetura (tratos da substância branca) da medula espinal fornecem uma base anatômica para explicar os déficits funcionais encontrados em várias doenças e lesões da medula espinal. Para as estruturas da substância cinzenta, NMIs são encontrados de modo bastante evidente no corno anterior. Lesões dos NMIs resultam em paralisia flácida das fibras musculares esqueléticas previamente inervadas, com perda de tônus, movimentos e reflexos. Lesões das raízes anteriores também resultam no mesmo quadro clínico para as fibras musculares afetadas.

Para estruturas da substância branca, as lesões que envolvem os fascículos grácil e/ou cuneiforme resultam em perda ipsilateral da sensibilidade epicrítica (p. ex., tato fino e discriminativo, percepção vibratória) abaixo do nível da lesão. Abaixo de T6, existe apenas o fascículo grácil; enquanto nos níveis acima de T6, os fascículos grácil e cuneiforme são encontrados. Lesões que envolvem o funículo anterolateral causarão danos às fibras dos tratos (ou sistemas) espinotalâmico/espinorreticular cruzados, com perda contralateral de sensibilidade álgica e térmica abaixo do nível da lesão. A longo prazo, a dor crônica consegue ascender a níveis mais altos via formação reticular, outros núcleos do tronco encefálico, regiões inespecíficas do tálamo e muitas regiões corticais. Lesões que envolvem a parte posterolateral do funículo lateral levam à perda ipsilateral do controle motor superior dos NMIs abaixo do nível da lesão. Isso resulta em paresia espástica, com hipertonia, hiper-reflexia e alguns reflexos patológicos, tais como clônus e resposta extensora plantar.

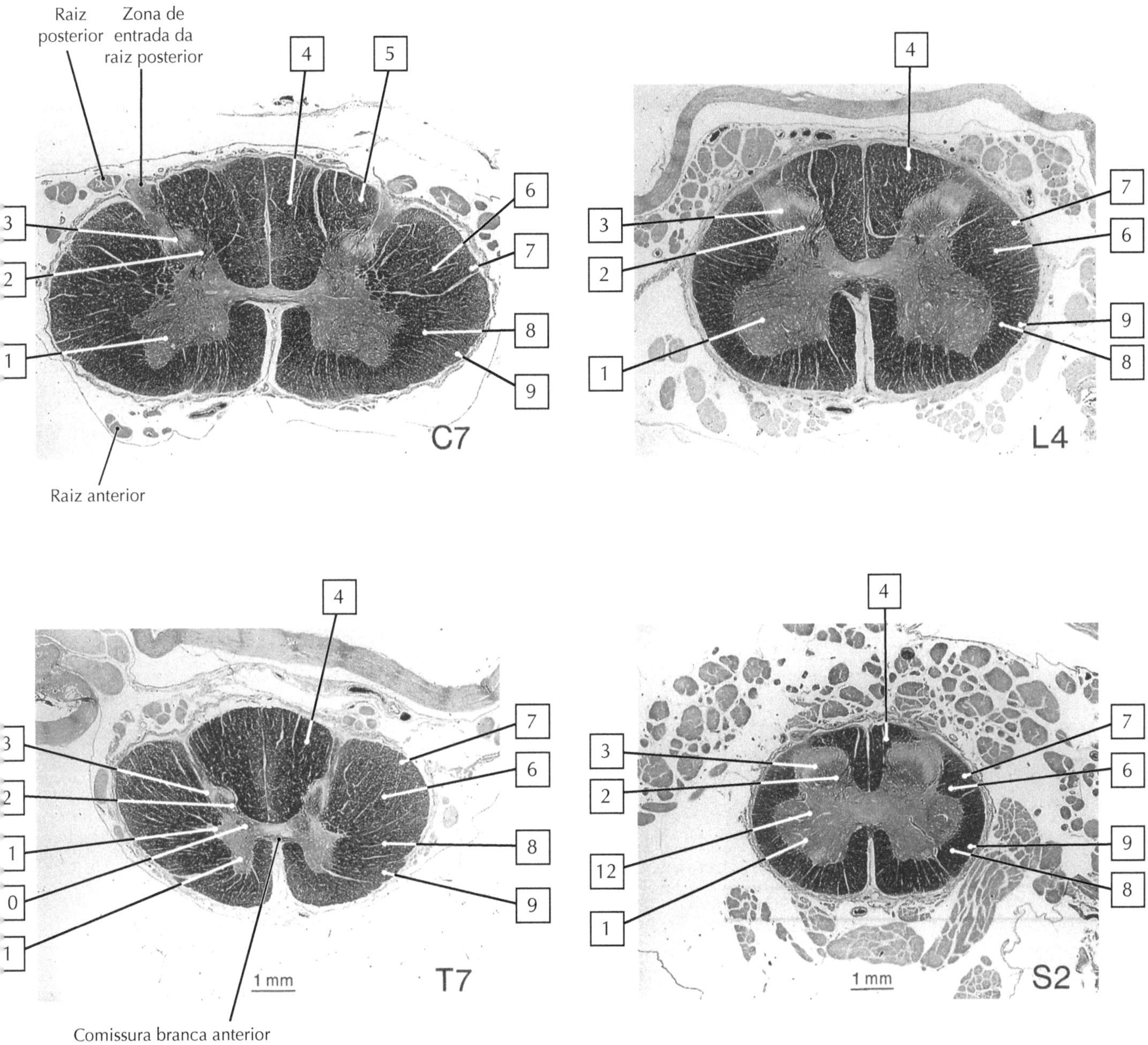

De Praxinos G, Mai JK (2004). The Human Nervous System. 2nd ed. Philadelphia: Elsevier; Fig. 7.22.

6 Síndromes da Medula Espinal

A medula espinal pode ser lesada por trauma, lesões vasculares, processos inflamatórios e outras doenças, tais como uma mielopatia acompanhante de uma radiculopatia. Uma lesão completa por esmagamento ou por secção da medula espinal resultará em perda total de processamento sensitivo abaixo do nível da lesão, paralisia espástica abaixo do nível da lesão (**trato corticospinal lateral** e **trato rubrospinal**), com disfunção de neurônios motores inferiores (NMIs) no nível do trauma ou lesão por esmagamento, e disfunção autônoma abaixo do nível da lesão (p. ex., disfunções intestinais, vesicais e de órgãos reprodutivos e, caso acima de T1, síndrome de Horner).

Uma hemissecção da medula espinal (**lesão de Brown-Séquard**) resulta em perda da sensibilidade epicrítica ipsilateral, perda da sensibilidade protopática contralateral (**tratos espinotalâmico/espinorreticular**), e paresia espástica ipsilateral abaixo do nível da lesão, juntamente com síndrome de Horner ipsilateral caso a lesão seja acima de T1.

Uma **lesão do funículo posterior** causa perda bilateral da sensibilidade epicrítica abaixo do nível da lesão.

A **síndrome da artéria espinal anterior** resulta em paresia espástica bilateral abaixo do nível da lesão, danos aos NMIs no nível da lesão arterial, perda bilateral da sensibilidade protopática no nível e abaixo do nível da lesão, com preservação da sensibilidade epicrítica.

A **síndrome medular central** leva a paralisia flácida bilateral no nível da lesão e paresia espástica bilateral, além de perda bilateral da sensibilidade protopática abaixo do nível da lesão, afetando principalmente os membros inferiores. Pode ocorrer também alguma perda da sensibilidade epicrítica.

PINTE as seguintes estruturas, usando uma cor diferente para cada uma delas.

- ☐ **1. Funículo posterior**
- ☐ **2. Trato corticospinal lateral**
- ☐ **3. Sistema (tratos) espinotalâmico/espinorreticular**
- ☐ **4. Síndrome das colunas posteriores**
- ☐ **5. Síndrome de Brown-Séquard (hemissecção da medula espinal)**
- ☐ **6. Síndrome da artéria espinal anterior**
- ☐ **7. Síndrome medular central**

Nota Clínica

Uma síndrome não descrita nesta ilustração é a mielopatia da medula espinal que afeta o funículo lateral, seja por doença inflamatória, seja pela compressão ocasionada por um núcleo pulposo herniado a partir de um disco intervertebral. Uma lesão de compressão sobre o funículo lateral pode iniciar-se como ataxia e desequilíbrio devido à lesão dos tratos espinocerebelares posterior e anterior na margem lateral do funículo lateral. Uma compressão mais profunda que afete o trato corticospinal lateral e o trato rubrospinal resulta em hemiparesia espástica ipsilateral com hipertonia, hiper-reflexia e reflexos patológicos, os quais vão ofuscar os sintomas espinocerebelares. Caso a lesão inclua o funículo anterolateral, a sensibilidade protopática será diminuída ou perdida no lado contralateral, abaixo do nível da lesão.

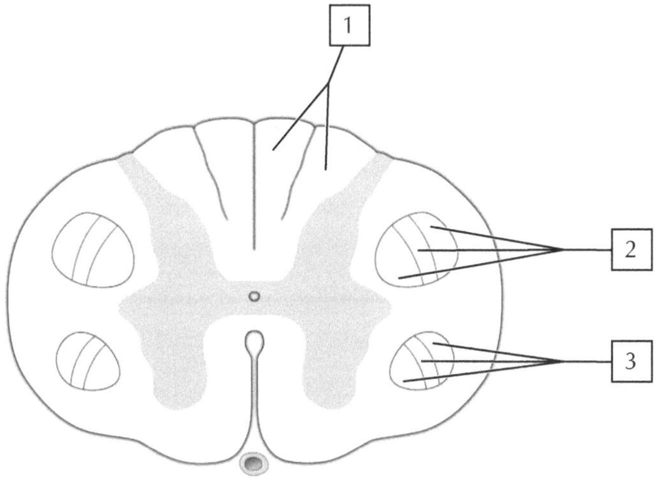

A. Localização dos principais tratos da substância branca

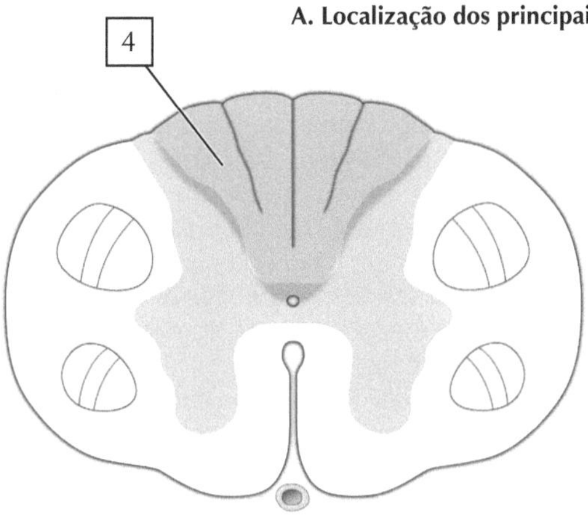

B. Síndrome do funículo posterior (incomum)
Perda da propriocepção abaixo do nível da lesão

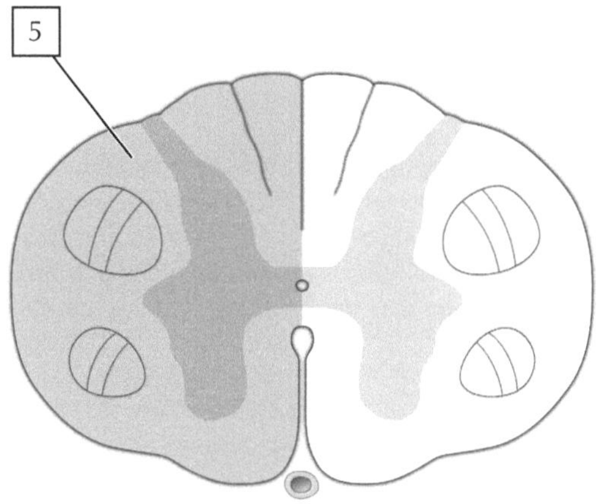

C. Síndrome de Brown-Séquard
(hemissecção lateral da medula espinal)
Paralisia ipsilateral e perda da propriocepção; analgesia contralateral

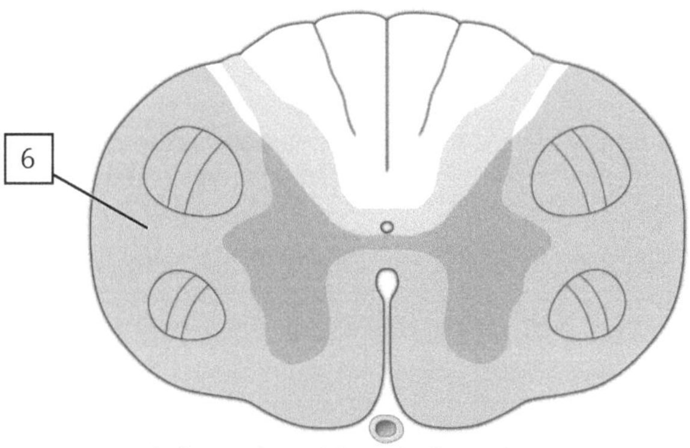

D. Síndrome da artéria espinal anterior
Paralisia bilateral e perda sensitiva dissociada abaixo da lesão (analgesia, mas propriocepção preservada)

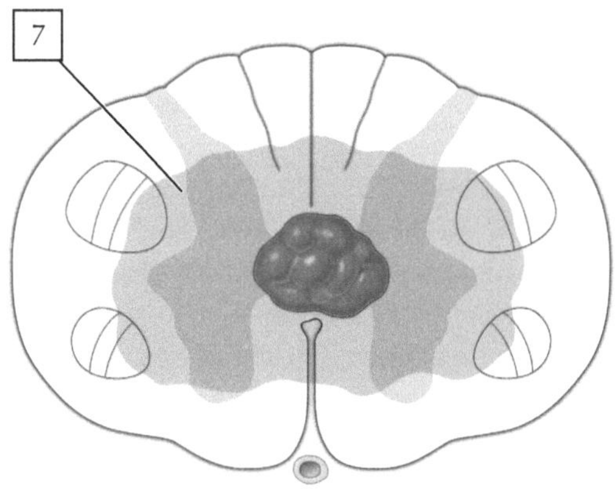

E. Síndrome medular central
Parte de 3 principais tratos envolvidos em ambos os lados; os membros superiores são mais afetados que os inferiores

Os neurônios motores inferiores (NMIs), incluindo tanto NMIs-alfa (α) (para fibras musculares esqueléticas extrafusais) quanto NMIs-gama (γ) (para fibras musculares esqueléticas intrafusais, nos fusos musculares), encontram-se topograficamente organizados tanto por segmento da medula espinal (refletindo os miótomos) quanto pela localização no corno anterior em cada nível. Os **NMIs para a musculatura do tronco** encontram-se medialmente, **para a musculatura dos membros superiores** situam-se centralmente, e **para a musculatura dos membros inferiores** localizam-se lateralmente, no corno anterior.

Os NMIs situados em diferentes níveis da medula espinal em ambos os lados estão interconectados por redes interneuronais que são necessárias para a coordenação dos movimentos, particularmente representados pelos reflexos flexores. As informações sensitivas entram no corno posterior, terminam em muitos subgrupos de **interneurônios do corno posterior** e estendem-se para neurônios motores inferiores apropriados e seus interneurônios prévios imediatos, para promover as adequadas respostas motoras via **reflexos polissinápticos**, tais como os **reflexos flexores**. Os estímulos sensitivos para os reflexos de distensão muscular originam-se de **aferentes Ia** (**fibras proprioceptivas**), advindas dos fusos musculares, penetram na medula espinal através das raízes posteriores (os corpos celulares dos neurônios encontram-se em **gânglios das raízes posteriores**) e terminam diretamente em **NMIs do tipo α**. Estes NMIs-alfa enviam seus axônios através das **raízes anteriores** para terminarem sobre **fibras musculares esqueléticas** extrafusais associadas à distensão original.

Sobrepostas a esse complexo arranjo de NMIs e suas redes neuronais estão as vias descendentes derivadas de neurônios motores superiores (NMSs) no tronco encefálico (trato vestibulospinal lateral, tratos reticulospinais bulbar e pontino e trato rubrospinal) e no córtex cerebral (tratos corticospinais lateral e anterior). O controle regulatório dos NMIs desses tratos é direcionado tanto aos NMI-alfa quanto aos NMI-gama, o que é chamado de coativação alfa-gama.

PINTE as seguintes estruturas, usando uma cor diferente para cada uma delas.

- ☐ 1. **Interneurônios do corno posterior**
- ☐ 2. **Fibras aferentes do tipo Ia (fibras proprioceptivas)**
- ☐ 3. **Axônios para reflexos polissinápticos**
- ☐ 4. **Gânglio da raiz posterior**
- ☐ 5. **Raízes anteriores**
- ☐ 6. **Interneurônios para reflexos flexores**
- ☐ 7. **Neurônios motores do tipo alfa (NMIs α)**
- ☐ 8. **Fibras musculares esqueléticas**
- ☐ 9. **NMIs para a musculatura proximal dos membros superiores**
- ☐ 10. **NMIs para a musculatura distal dos membros superiores**
- ☐ 11. **NMIs para a musculatura proximal dos membros inferiores**
- ☐ 12. **NMIs para a musculatura distal dos membros inferiores**

Nota Clínica

Os NMIs são componentes fundamentais de todos os movimentos e comportamentos que demandam a atividade muscular esquelética. Os NMIs são a "via comum final" para todas as atividades motoras, de acordo com o neurofisiologista britânico Sir Charles Sherrington. Os NMIs encontram-se acompanhados por inúmeros interneurônios, alguns dos quais associados a NMIs específicos, e muitos deles interconectados a outros interneurônios que podem auxiliar a regular grupos de interneurônios. Muitos desses interneurônios estão sujeitos à regulação por estímulos sensitivos, NMSs ou ambos. Um estímulo sensitivo especial, advindo de aferentes Ia a partir de fusos musculares, é o único estímulo sensitivo direto por fibras que fazem sinapses em NMIs sem intervenção de interneurônios, exceto para inibição recíproca. Este é o reflexo de distensão muscular, do tipo monossináptico. Todos os outros estímulos sensitivos para NMIs ocorrem através de reflexos polissinápticos. Muitas dessas vias polissinápticas exibem um viés flexor para superar o poderoso tônus extensor antigravitacional da musculatura, especialmente a musculatura dos membros. Estas incluem a inibição recorrente e a influência das células de Renshaw. Sobrepostas a esses circuitos interneuronais locais estão vias neuronais motoras superiores descendentes, cuja maioria termina em interneurônios. Apenas o trato corticospinal apresenta sinapses diretas significativas com NMIs, e isso mantém apenas aproximadamente 10% das conexões corticospinais.

Caso as conexões neuronais motoras superiores descendentes sejam lesadas, como ocorre em um acidente vascular encefálico (AVE) (no córtex, cápsula interna, pedúnculo cerebral), uma lesão no tronco encefálico, hipertensão intracraniana e edema cerebral ou herniação, isso libera os grupos interneuronais da medula espinal da influência dos tratos descendentes. Do ponto de vista clínico, isso resulta em hiper-responsividade motora reflexa provocada por estímulo sensitivo, incluindo reflexos de distensão muscular aumentados e maior reatividade a reflexos nociceptivos e reflexos flexores. Estímulos sensitivos abaixo do nível de uma lesão na medula espinal podem resultar em um reflexo de extensão-flexão cruzado exagerado e evidente, normalmente não observado em um indivíduo intacto.

A. Organização e controle dos neurônios motores inferiores

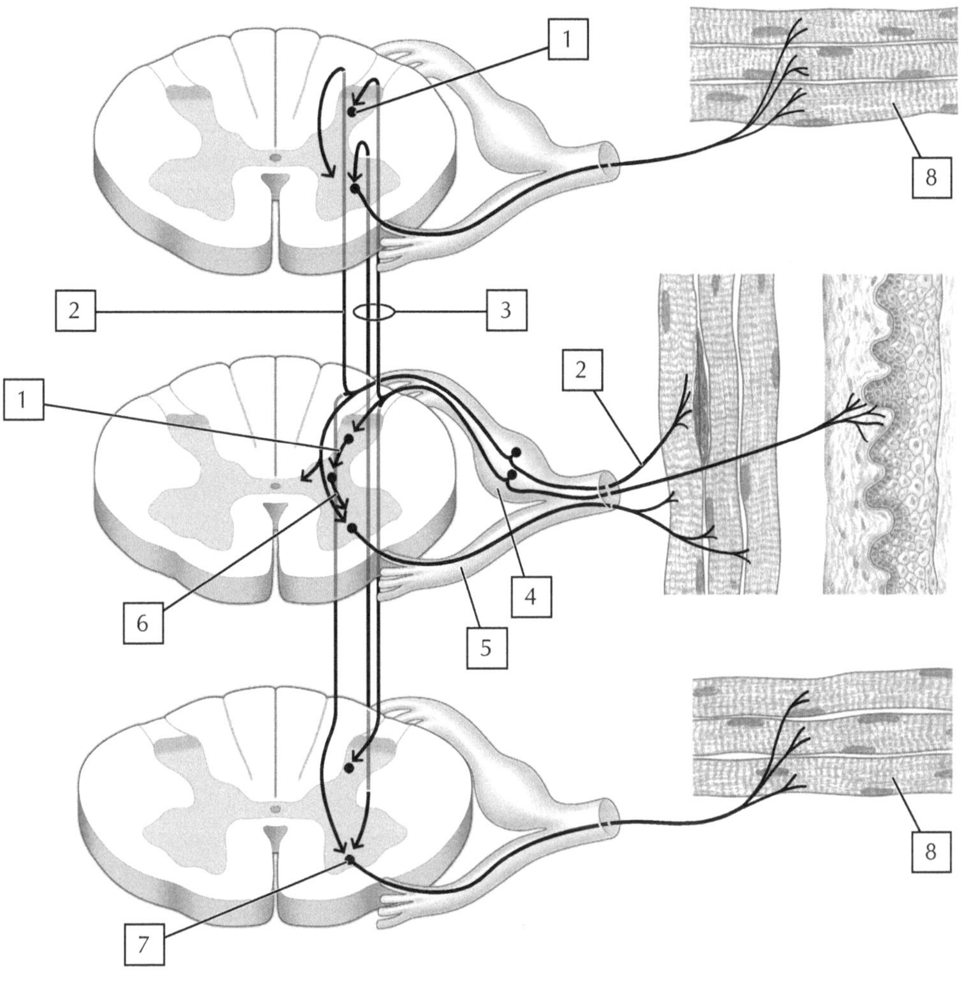

B. Representação esquemática dos neurônios motores

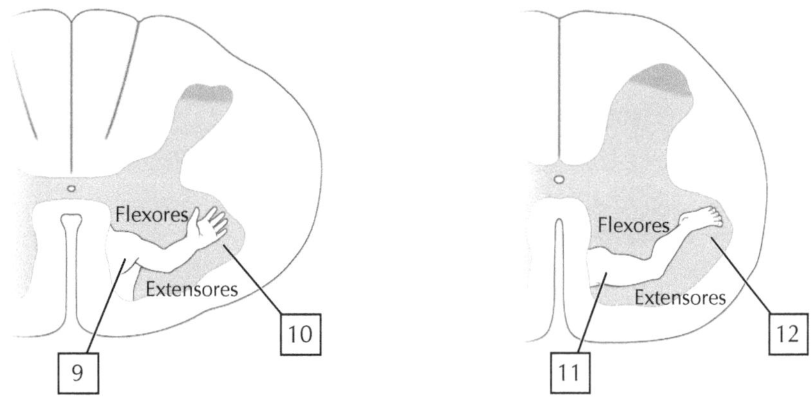

Vias Reflexas Somáticas Espinais

Muitos grupos de interneurônios deflagram respostas específicas direcionadas aos neurônios motores inferiores (NMIs). Para os reflexos de distensão muscular, **aferentes do tipo Ia dos fusos musculares nos músculos extensores** fazem sinapses diretamente com **NMIs** ipsilaterais que suprem os mesmos **músculos extensores**. **Aferentes Ia derivadas de fusos musculares em músculos flexores** terminam em interneurônios inibitórios que promovem **inibição pré-sináptica axoaxônica** na resposta extensora. Existe também inibição recíproca, na qual aferentes Ia para um reflexo de distensão muscular estimulam a **resposta extensora ou flexora apropriada a partir de NMIs** e inibem a resposta antagonista. A resposta dos órgãos tendinosos de Golgi, advinda de **aferentes Ib associada à força exercida nos tendões**, quando ativada por um alto limiar de distensão no tendão, envia axônios para interneurônios inibitórios que inibem os NMIs homônimos associados a este tendão por meio de uma resposta inibitória, liberando assim o estiramento do tendão. Quando NMIs enviam potenciais de ação para o músculo homônimo, colaterais no corno anterior estabelecem sinapses com **células de Renshaw**, as quais intensificam os movimentos flexores e inibem os movimentos extensores, via interneurônios que favorecem a atividade flexora. Reflexos flexores (de retirada) são específicos para respostas apropriadas a **estímulos (fibras) nociceptivos** potencialmente nocivos. Estes **interneurônios para reflexos flexores** possibilitam respostas específicas e generalizadas (p. ex., afastamento da mão de um maçarico ou uma resposta de todo o corpo ao pisar em uma tachinha) via grandes coleções de interneurônios interconectados para promover adequadas respostas de proteção.

PINTE as seguintes estruturas, usando uma cor diferente para cada uma delas.

- ☐ **1. Aferente Ia de fuso muscular em músculo extensor**
- ☐ **2. Aferente Ia de fuso muscular em músculo flexor**
- ☐ **3. Sinapse axoaxônica inibitória**
- ☐ **4. Axônios de NMIs para músculos extensores**
- ☐ **5. NMI extensor**
- ☐ **6. Axônios de NMIs para músculos flexores**
- ☐ **7. Célula de Renshaw**
- ☐ **8. Aferente Ia de um órgão tendinoso de Golgi de um músculo flexor**
- ☐ **9. Fibras nociceptivas**
- ☐ **10. Interneurônios para reflexos flexores**

Nota Clínica

Inúmeras respostas reflexas ocorrem na medula espinal, as quais ajudam a manter o tônus e a atividade apropriados no movimento muscular e na aquisição de comportamentos. Reflexos de distensão muscular auxiliam a manutenção da homeostase da contração muscular, ajudando no suporte da contração ou do relaxamento de fibras musculares esqueléticas específicas para manter todo o músculo em um estado apropriado de contração, frequentemente estabelecido por neurônios motores superiores.

Esta resposta demonstra tanto inibição recíproca quanto regulação axoaxônica. Aferentes Ib de órgãos tendinosos de Golgi podem ser ativados como uma resposta de alto limiar quando um estado de contração muscular ameaça lesar o músculo; esta resposta do órgão tendinoso inibe o músculo homônimo como uma resposta de proteção. Sobrepondo-se a essas respostas, existe uma influência pelas células de Renshaw sobre os movimentos flexores; a maioria dos movimentos habilidosos é de movimentos flexores, os quais exigem influência inibidora sobre os poderosos músculos extensores antigravitacionais e incrementando movimentos flexores habilidosos, tais como aqueles dotados de regulação corticospinal direta.

Estas muitas fibras aferentes, além de participarem na regulação dos reflexos, também enviam conexões (aferentes Ia, aferentes Ib, fibras proprioceptivas mielínicas e amielínicas) para núcleos sensitivos secundários nas vias cerebelares (p. ex., núcleo torácico posterior [da coluna de Clarke], células dos limites dos cornos posteriores, núcleo cuneiforme externo [lateral, acessório], células centrais dos cornos posteriores), fornecendo informações proprioceptivas inconscientes para o cerebelo sobre o estado das fibras musculares esqueléticas individuais, de toda a atividade muscular, de tendões, ligamentos e articulações e de receptores cutâneos.

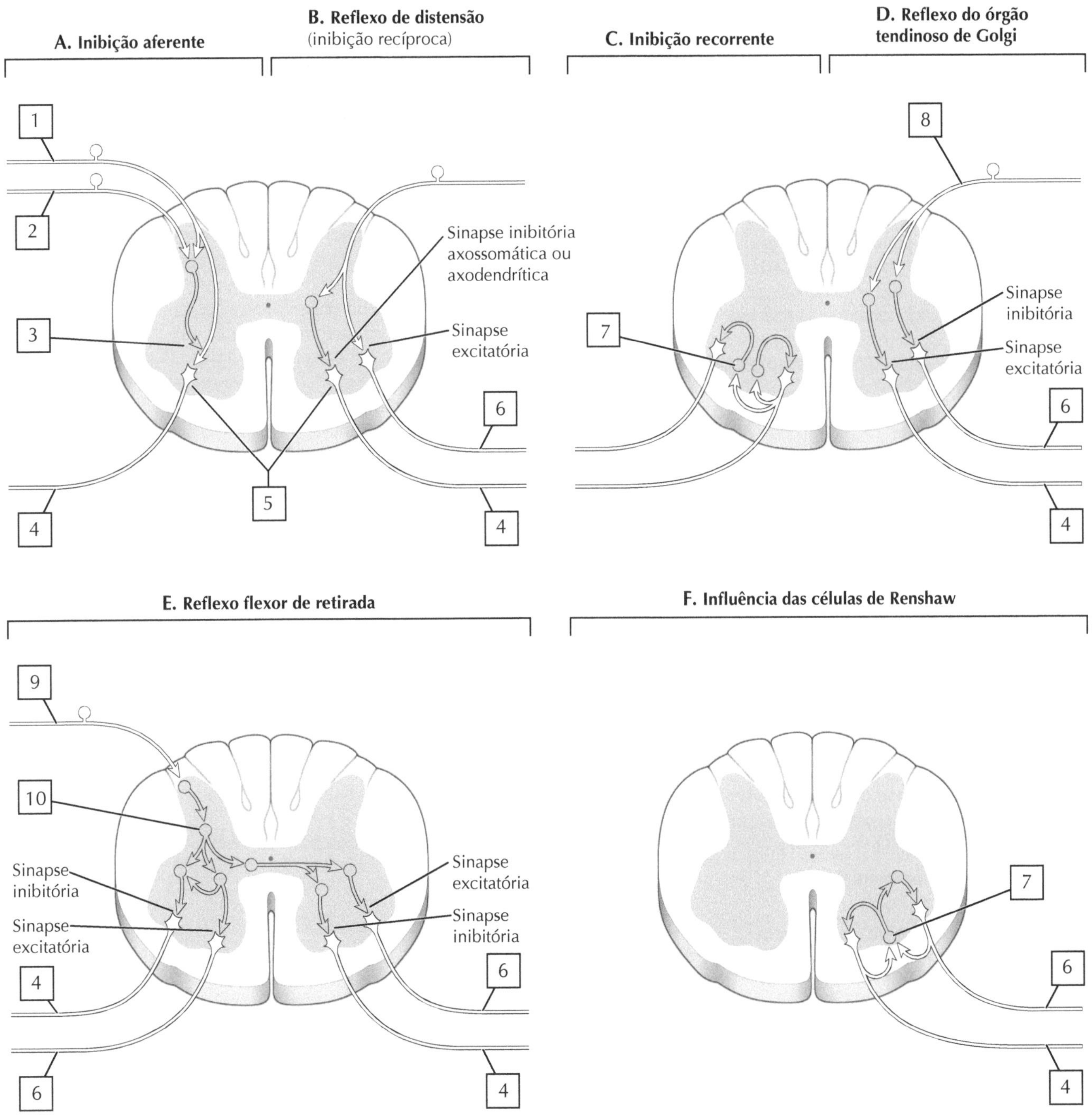
A. Inibição aferente
B. Reflexo de distensão
(inibição recíproca)
C. Inibição recorrente
D. Reflexo do órgão
tendinoso de Golgi
1
2
3
4
5
6
Sinapse inibitória
axossomática ou
axodendrítica
Sinapse
excitatória
7
8
Sinapse
inibitória
Sinapse
excitatória
E. Reflexo flexor de retirada
F. Influência das células de Renshaw
9
10
Sinapse
inibitória
Sinapse
excitatória
Sinapse
excitatória
Sinapse
inibitória

6 Receptores Musculares e Articulares e Fusos Musculares

Os fusos musculares são receptores complexos e têm componentes tanto sensitivos quanto motores, projetados para manter as fibras musculares esqueléticas em um estado apropriado de contração, especialmente controlados por neurônios motores superiores (NMSs), em posições estáticas e durante contrações. Os fusos musculares são receptores organizados em paralelo com as fibras musculares esqueléticas. Um fuso muscular apresenta pequenas fibras musculares intrafusais, incluindo **fibras em bolsa nuclear** e **fibras em cadeia nuclear**. As **fibras intrafusais são supridas por neurônios motores do tipo gama (γ)** na medula espinal. **Neurônios motores do tipo alfa (α) suprem as fibras musculares extrafusais. Fibras aferentes do tipo Ia (terminações anulospirais)** circundam as fibras em bolsa nuclear e respondem tanto ao alongamento estático quanto à velocidade de alteração das fibras em bolsa nuclear. **Fibras aferentes do grupo II (terminações em buquê de flores)** enovelam-se ao redor de fibras em cadeia nuclear e respondem ao seu alongamento estático. **Fibras do grupo Ib** (dos **órgãos tendinosos de Golgi**, localizados nos tendões) respondem à distensão de todo o músculo, representando a força gerada por aquele músculo. **Receptores de articulações** inervam muitas regiões das articulações e de sua cápsula; respondem tanto a ações estáticas quanto dinâmicas, alguns reagindo a toda a amplitude de movimentos e outros a extremos dos movimentos.

PINTE as seguintes estruturas, usando uma cor diferente para cada uma delas.

- ☐ **1. Neurônios motores do tipo alfa (α) para fibras musculares esqueléticas extrafusais**
- ☐ **2. Neurônios motores do tipo gama (γ) para fibras musculares intrafusais no fuso muscular**
- ☐ **3. Fibras aferentes do tipo Ia que formam terminações anulospirais**
- ☐ **4. Fibras do grupo II de formam terminações em buquê de flores**
- ☐ **5. Fibras aferentes do tipo Ib derivadas de órgãos tendinosos de Golgi nos tendões**
- ☐ **6. Receptores de articulações**
- ☐ **7. Fibras em bolsa nuclear**
- ☐ **8. Fibras em cadeia nuclear**
- ☐ **9. Fibras musculares intrafusais**

Nota Clínica

O fuso muscular é uma estrutura fundamental para a manutenção da contração muscular e que permite o movimento muscular adequado tanto por meio do controle sensitivo quanto por NMSs. O fuso muscular encontra-se associado em paralelo às fibras musculares esqueléticas extrafusais. As fibras musculares intrafusais (fibras em cadeia nuclear e fibras em bolsa nuclear) são inervadas por NMIs-gama (γ), enquanto as fibras musculares esqueléticas extrafusais são supridas por neurônios motores do tipo alfa (α). As fibras em cadeia nuclear apresentam inervação sensitiva a partir de fibras do grupo II e informam o comprimento do músculo à parte central do sistema nervoso. As fibras em bolsa nuclear apresentam inervação sensitiva a partir de fibras do tipo Ia e informam tanto o comprimento quanto a velocidade de alteração do músculo à parte central do sistema nervoso. Esses aferentes Ia apresentam algumas conexões diretas com NMIs-alfa associados às fibras musculares extrafusais, ativadas durante um reflexo de distensão muscular.

O reflexo da distensão muscular ocorre quando uma distensão passiva faz com que as fibras intrafusais do fuso muscular sejam estiradas. Isso ativa os aferentes Ia, que enviam potenciais de ação para ativar a sinapse em NMIs-alfa, resultando na contração do músculo esquelético que estava distendido. Isso restaura a homeostase. Um desafio para o reflexo da distensão muscular é que ele precisa atuar em sua faixa dinâmica de sensibilidade em toda a amplitude da contração muscular, desde o relaxamento até a contração máxima. Os NMIs-gama promovem a contração das fibras musculares intrafusais associadas às fibras em cadeia nuclear e em bolsa nuclear, mantendo-as em sua amplitude dinâmica de sensibilidade em todos os estados de contração da fibra muscular esquelética. Isso é atingido porque os neurônios motores superiores ativam simultaneamente tanto os NMIs-alfa como os NMIs-gama, o que se denomina coativação alfa-gama. Caso NMIs-gama não fossem coativados, não haveria reflexo de distensão muscular, resultando em hiporreflexia ou arreflexia. Se os NMIs-gama forem mais estimulados do que os NMIs-alfa (o que pode ocorrer na espasticidade), a resposta do fuso muscular seria extremamente volátil e a distensão passiva resultaria em uma resposta vigorosa (hiper-reflexia).

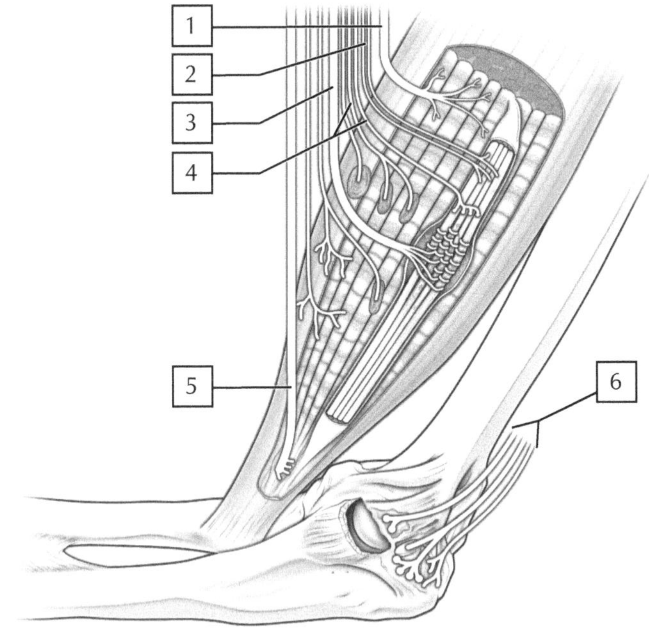

Fuso muscular no músculo como um todo

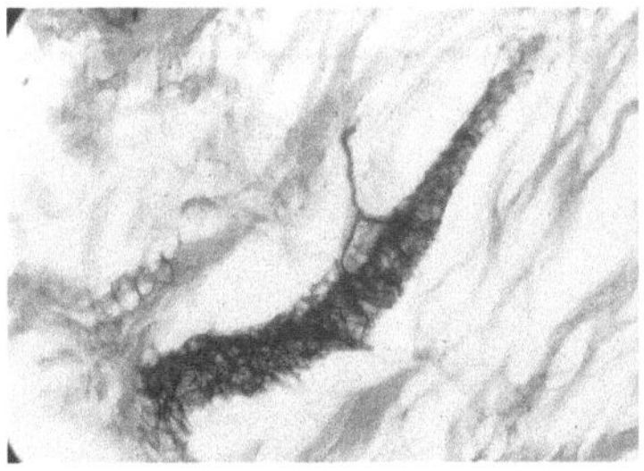

Receptor articular do tipo III (similar ao órgão tendinoso de Golgi) em um ligamento do joelho. Estes receptores apresentam limiar alto, têm adaptação lenta e são ativados em amplos alcances de movimentos. Coloração para fibras.

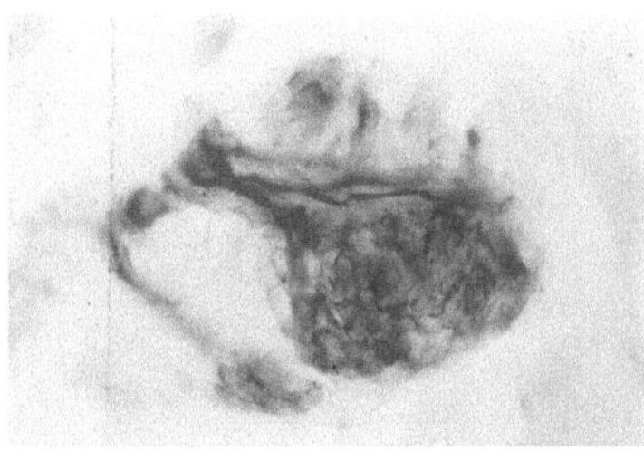

Receptor do tipo I em uma cápsula articular. Estes receptores apresentam limiar baixo, têm adaptação lenta e usualmente são ativados em toda a amplitude de movimento e em todas as posições da articulação. Coloração para fibras.

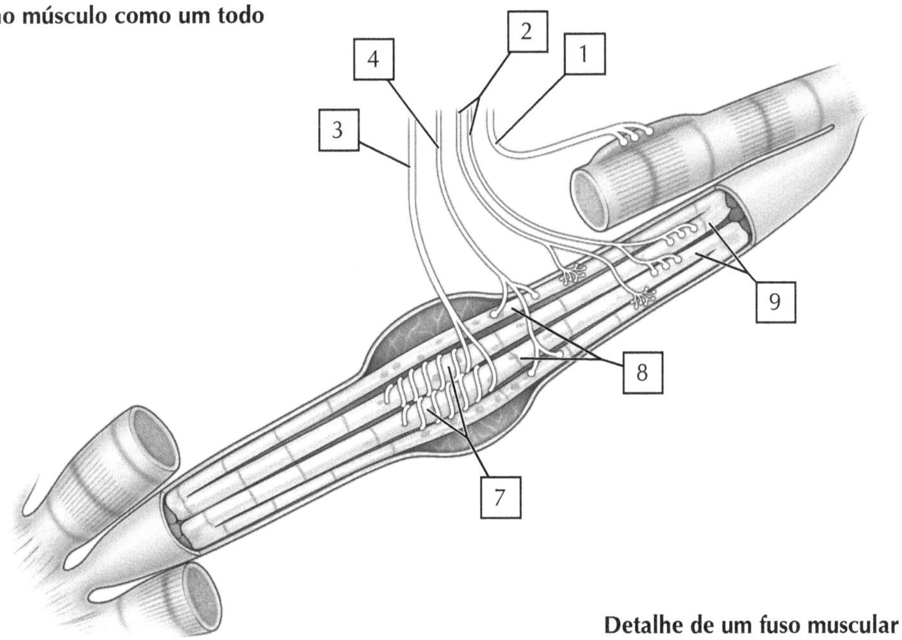

Detalhe de um fuso muscular

Capítulo 7 Tronco Encefálico e Cerebelo

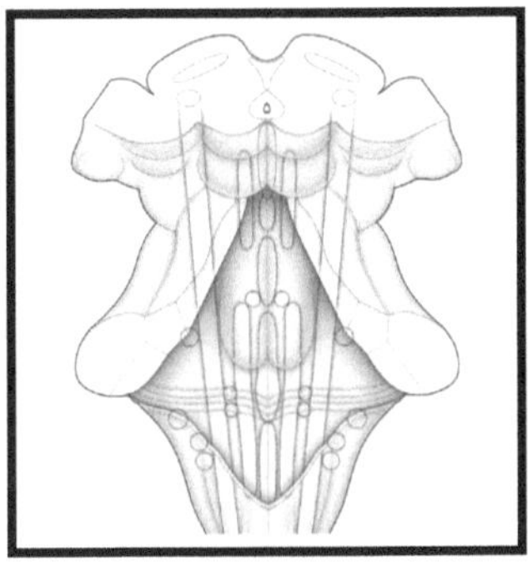

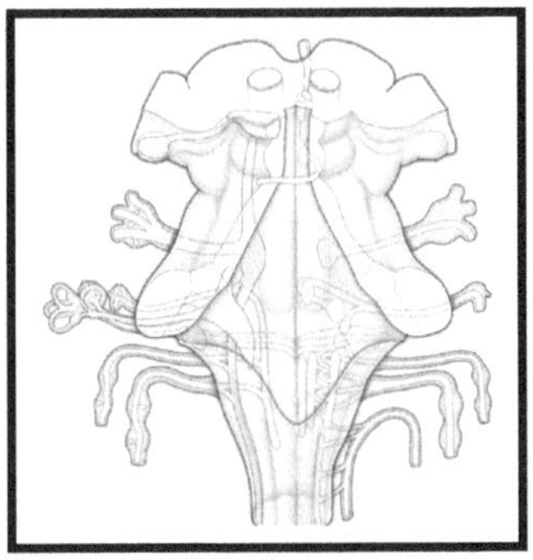

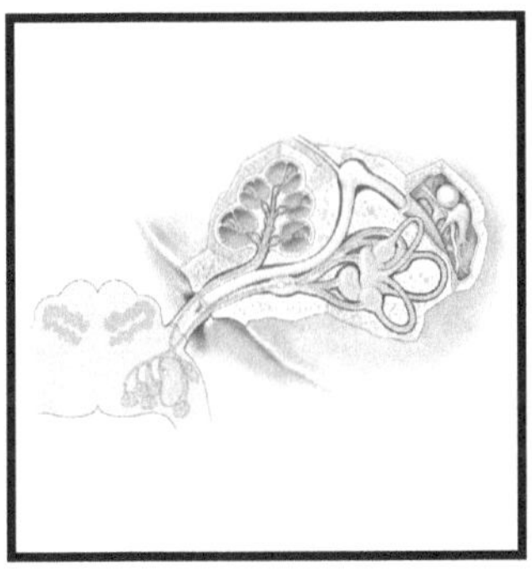

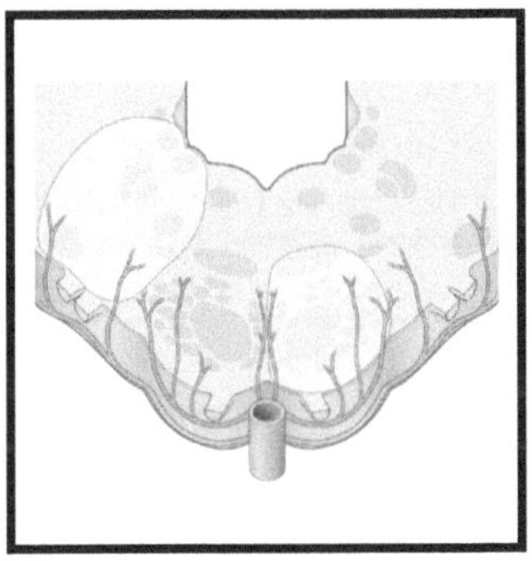

7 Nervos Cranianos

Os nervos cranianos (NCs) fornecem os estímulos sensitivos e as respostas motoras e parassimpáticas para o tronco encefálico e para o prosencéfalo, de forma similar aos nervos espinais quando estes proporcionam os estímulos sensitivos e as respostas motoras e autônomas para a medula espinal. O **NC I** e o **NC II** são, na realidade, tratos da parte central do sistema nervoso (sistema nervoso central [SNC]), cujos axônios são mielinizados por oligodendrócitos. Os **NCs III** a **XII** são nervos periféricos, cujos axônios são mielinizados por células de Schwann.

COMPONENTES SENSITIVOS DOS NERVOS CRANIANOS	
NC I: nervo olfatório	Olfato
NC II: nervo óptico	Visão
NC V: nervo trigêmeo	Face, seios paranasais, dentes, sensibilidade geral para os 2/3 anteriores da cavidade oral e língua
NC VII: nervo facial (nervo intermédio)	Gustação nos 2/3 anteriores da língua e palato mole
NC VIII: nervo vestibulococlear	Audição e equilíbrio (aceleração linear ou gravidade, e aceleração angular ou movimento)
NC IX: nervo glossofaríngeo	Gustação no 1/3 posterior da língua, sensibilidade geral para tonsilas, faringe e orelha média
NC X: nervo vago	Coração, pulmões, brônquios, traqueia, laringe, faringe, sistema digestório até o colo descendente, e um componente da orelha externa

COMPONENTES MOTORES DOS NERVOS CRANIANOS	
NC III: nervo oculomotor	Músculos retos medial, inferior e superior; músculo oblíquo inferior; músculo levantador da pálpebra superior
NC IV: nervo troclear	Músculo oblíquo superior
NC V: nervo mandibular (V3)	Músculos da mastigação, músculo tensor do tímpano
NC VI: nervo abducente	Músculo reto lateral
NC VII: nervo facial	Músculos da expressão facial; músculo estapédio
NC IX: nervo glossofaríngeo	Músculo estilofaríngeo; músculos da faringe
NC X: nervo vago	Músculos da faringe e da laringe
NC XI: nervo acessório	Músculo esternocleidomastóideo; 2/3 superiores do músculo trapézio
NC XII: nervo hipoglosso	Músculos intrínsecos da língua; músculos infra-hióideos

COMPONENTES AUTÔNOMOS (PARASSIMPÁTICOS) DOS NERVOS CRANIANOS	
NC III: nervo oculomotor	Músculo ciliar e músculo constritor da pupila, via gânglio ciliar
NC VII: nervo facial	Glândulas submandibular (sublingual) e lacrimal, via gânglios pterigopalatino e submandibular
NC IX: nervo glossofaríngeo	Glândula parótida, via gânglio ótico
NC X: nervo vago	Coração, pulmões, brônquios, sistema digestório via gânglios intramurais

PINTE as seguintes estruturas, usando uma cor diferente para cada uma delas.

- ☐ 1. **Nervo olfatório**
- ☐ 2. **Nervo óptico**
- ☐ 3. **Nervo oculomotor**
- ☐ 4. **Nervo troclear**
- ☐ 5. **Nervo trigêmeo**
- ☐ 6. **Nervo abducente**
- ☐ 7. **Nervo facial, com nervo intermédio**
- ☐ 8. **Nervo vestibulococlear**
- ☐ 9. **Nervo glossofaríngeo**
- ☐ 10. **Nervo vago**
- ☐ 11. **Nervo acessório**
- ☐ 12. **Nervo hipoglosso**

Nota Clínica

O local de entrada ou saída dos NCs no tronco encefálico é fundamental para a compreensão da vulnerabilidade dos NCs individuais a patologias específicas. O NC II (nervo óptico) está sujeito a desmielinização e neurite óptica na esclerose múltipla. O NC III (nervo oculomotor) pode ser comprimido contra o tentório do cerebelo durante uma herniação transtentorial, causando uma pupila dilatada e fixa. O NC VIII (nervo vestibulococlear) é o local de um schwannoma do acústico, resultando em perda da audição e vertigem. As fibras eferentes do NC XII (nervo hipoglosso) podem ser lesadas por um infarto paramediano no bulbo, resultando em paralisia e atrofia da musculatura lingual ipsilateral.

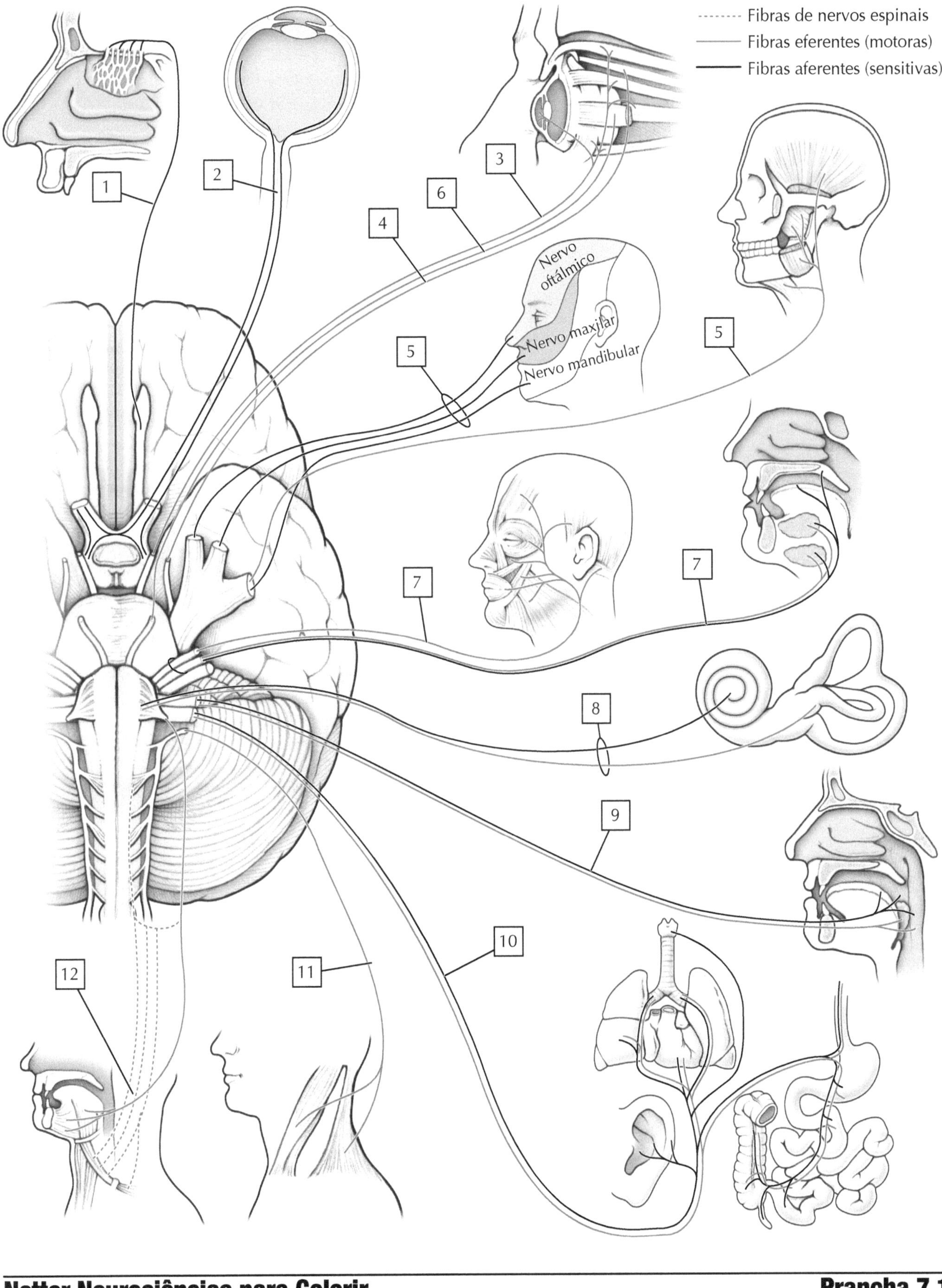

Fibras de nervos espinais
Fibras eferentes (motoras)
Fibras aferentes (sensitivas)
1
2
3
4
5
6
Nervo oftálmico
Nervo maxilar
Nervo mandibular
5
7
7
8
9
10
11
12

7 Nervos Cranianos e seus Núcleos: Vista Esquemática Superior

Os núcleos dos NCs estão associados aos componentes sensitivos, motores e autônomos dos NCs. Eles são encontrados por todo o tronco encefálico, na parte cervical superior da medula espinal e na parte caudal do diencéfalo.

NÚCLEOS MOTORES DOS NERVOS CRANIANOS	NERVO CRANIANO ASSOCIADO
Núcleo do nervo oculomotor	NC III
Núcleo do nervo troclear	NC IV
Núcleo motor do nervo trigêmeo	NC V
Núcleo do nervo abducente	NC VI
Núcleo do nervo facial	NC VII
Núcleo ambíguo	NC IX e NC X
Núcleo do nervo acessório	NC XI
Núcleo do nervo hipoglosso	NC XII
NÚCLEOS SENSITIVOS DOS NERVOS CRANIANOS	**NERVO CRANIANO ASSOCIADO**
Colículo superior	NC II
Corpo geniculado lateral	NC II
Núcleo mesencefálico do nervo trigêmeo	NC V
Núcleo principal do nervo trigêmeo	NC V
Núcleo espinal do nervo trigêmeo	NC V
Núcleos cocleares posterior e anterior	NC VIII
Núcleos vestibulares (medial, lateral, inferior, superior)	NC VIII
Núcleo do trato solitário	NC VII, NC IX, NC X
NÚCLEOS AUTÔNOMOS DOS NERVOS CRANIANOS	**NERVO CRANIANO ASSOCIADO**
Núcleo de Edinger-Westphal (núcleo visceral – NC III)	NC III
Núcleo salivatório superior	NC VII
Núcleo salivatório inferior	NC IX
Núcleo motor posterior do nervo vago	NC X

PINTE as seguintes estruturas, usando uma cor diferente para cada uma delas.

- ☐ **1. Colículo superior**
- ☐ **2. Corpo geniculado lateral**
- ☐ **3. Núcleo mesencefálico do NC V**
- ☐ **4. Núcleo principal do NC V**
- ☐ **5. Núcleos cocleares posterior e anterior**
- ☐ **6. Núcleos vestibulares**
- ☐ **7. Núcleo espinal do NC V**
- ☐ **8. Núcleo do trato solitário**
- ☐ **9. Núcleo posterior (motor) do nervo vago (NC X)**
- ☐ **10. Núcleo salivatório inferior**
- ☐ **11. Núcleo salivatório superior**
- ☐ **12. Núcleo de Edinger-Westphal**

Nota Clínica

Os núcleos sensitivos, motores e parassimpáticos dos NCs são componentes do SNC. Consequentemente, estes núcleos estão sujeitos a lesões derivadas de infartos vasculares, processos inflamatórios, tumores, traumatismo e outras doenças do SNC, resultando em disfunções sensitivas, motoras e/ou parassimpáticas, específicas para a modalidade conduzida pelo nervo craniano. Por exemplo, um infarto no tronco encefálico derivado da oclusão da artéria cerebelar inferior posterior ou da artéria vertebral – conhecido como *síndrome de Wallenberg* – compromete o fluxo sanguíneo para o núcleo espinal e para o trato do NC V, núcleo ambíguo, pedúnculo cerebelar inferior, núcleos vestibulares, axônios simpáticos descendentes do tronco encefálico e os tratos espinotalâmicos/espinorreticulares ascendentes. O conhecimento da localização anatômica precisa destes núcleos e tratos e das consequências funcionais de suas lesões é crucial para a avaliação neurológica e o diagnóstico diferencial adequados.

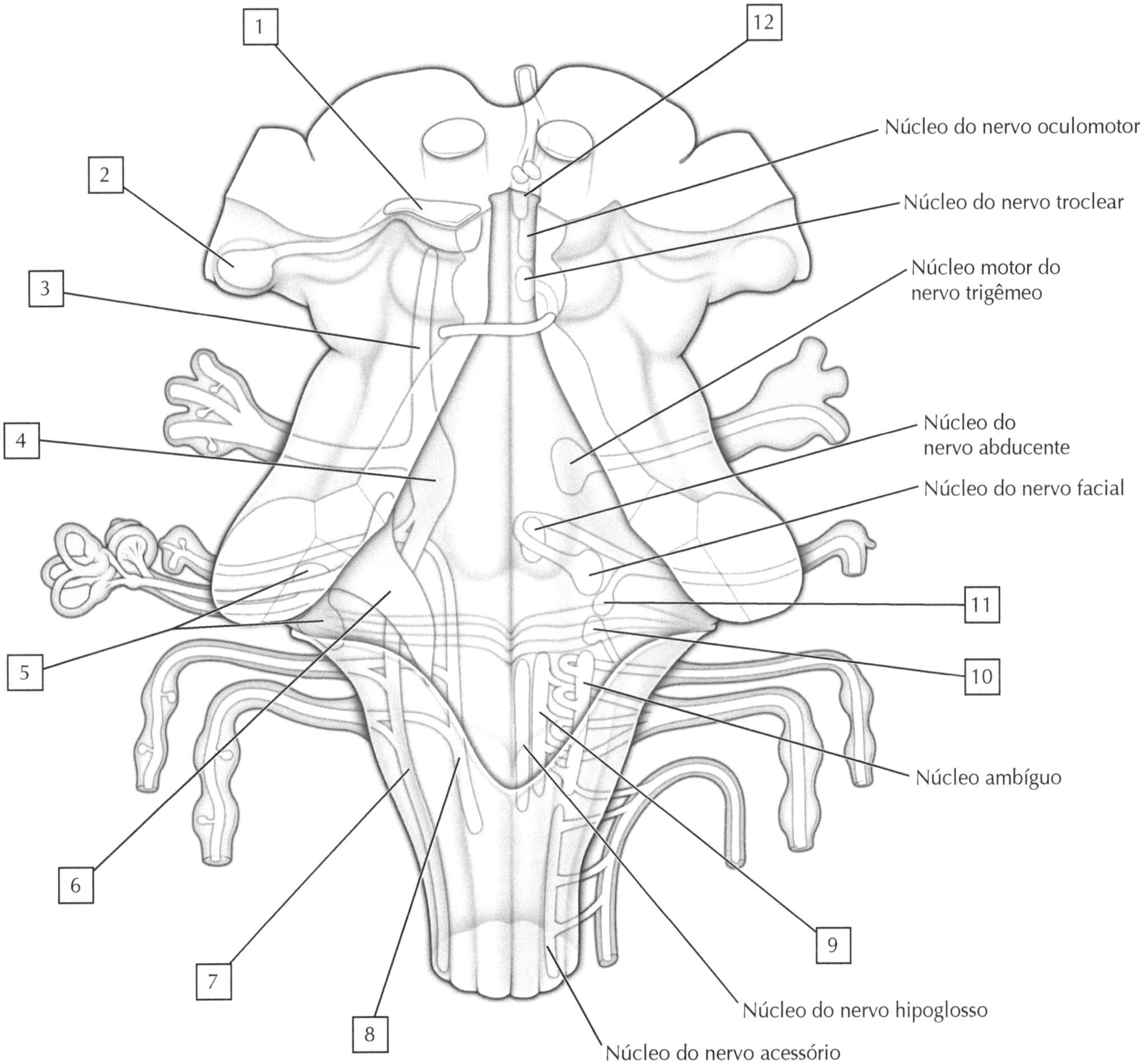
1
12
2
Núcleo do nervo oculomotor
Núcleo do nervo troclear
3
Núcleo motor do nervo trigêmeo
4
Núcleo do nervo abducente
Núcleo do nervo facial
11
5
10
Núcleo ambíguo
6
9
7
Núcleo do nervo hipoglosso
8
Núcleo do nervo acessório

7 Nervo Vestibulococlear (NC VIII)

O **nervo vestibulococlear** tem dois componentes: o **nervo vestibular** e o **nervo coclear**. O nervo vestibular origina-se de axônios cujos corpos celulares (neurônios bipolares) estão localizados no **gânglio vestibular** (**gânglio de Scarpa**). Os axônios periféricos inervam as células ciliadas no **utrículo** e no **sáculo**, as quais respondem à aceleração linear (gravidade) e à vibração de baixa frequência, respectivamente, e inervam as células ciliadas nas cristas ampulares dos **ductos semicirculares** (**superior, lateral e posterior**), as quais respondem à aceleração angular (movimento). Estes componentes proporcionam coordenação e equilíbrio das posições, e os movimentos da cabeça e do pescoço. Os axônios centrais terminam nos **núcleos vestibulares** (**medial, lateral, inferior e superior**), os quais auxiliam a controlar o tônus da musculatura corporal, o tônus e a posição da musculatura do pescoço, e a regulação dos movimentos dos olhos em relação à gravidade e aos movimentos corporais.

O nervo coclear origina-se de axônios cujos corpos celulares (neurônios bipolares) estão localizados no **gânglio coclear** (ou **gânglio espiral**). Os axônios periféricos inervam as células ciliadas que se encontram ao longo do ducto coclear no órgão de Corti. Estas células ciliadas são estimuladas por movimentos diferenciais da membrana tectória em relação ao órgão de Corti, por sua vez bastante rigidamente fixo, com base nos movimentos do líquido através da rampa do vestíbulo e da rampa do tímpano, precipitados pelos ossículos da orelha média, que transmitem o movimento contra a janela do vestíbulo (oval). A parte central dos axônios termina nos **núcleos cocleares** (**posterior e anterior**) e transmite informações sobre o som por meio de um complexo arranjo de núcleos do tronco encefálico para o corpo geniculado medial do tálamo que envia axônios para o córtex auditivo nos giros temporais transversos (giro de Heschl), localizado no lobo temporal, à direita da margem da fissura lateral.

PINTE as seguintes estruturas, usando uma cor diferente para cada uma delas.

- ☐ 1. **Gânglio coclear**
- ☐ 2. **Nervo coclear**
- ☐ 3. **Nervo vestibulococlear (NC VIII)**
- ☐ 4. **Núcleos vestibulares**
- ☐ 5. **Núcleos cocleares**
- ☐ 6. **Nervo vestibular**
- ☐ 7. **Gânglio vestibular (gânglio de Scarpa)**
- ☐ 8. **Sáculo**
- ☐ 9. **Crista ampular do ducto semicircular posterior**
- ☐ 10. **Utrículo**
- ☐ 11. **Crista ampular do ducto semicircular lateral**
- ☐ 12. **Crista ampular do ducto semicircular superior**

Nota Clínica

O nervo vestibulococlear entra no tronco encefálico na margem anterolateral na junção entre o bulbo e a ponte, conhecida como ângulo pontocerebelar. Neste local, tumores de células de Schwann, chamados *schwannomas do acústico*, podem surgir, usualmente na divisão vestibular do NC VIII, mas rapidamente comprometem a divisão coclear do NC VIII. Os sintomas vestibulares frequentemente se iniciam como vertigens, tonturas, instabilidade, desorientação espacial e náuseas. Os sintomas auditivos costumam começar como tinido e, à medida que o nervo vai sendo subsequentemente comprometido, a perda ipsilateral da audição pode levar à surdez definitiva e à incapacidade de localização de sons. Um schwannoma do acústico também pode envolver o nervo facial, provocando paralisia facial ipsilateral. Caso o tumor não seja removido, ele pode se expandir rostralmente, comprometendo o NC V, ou caudalmente, comprometendo o NC IX e o NC X. O tumor também pode comprimir o cerebelo e o tronco encefálico adjacente. O schwannoma do acústico não é um tumor maligno e permanece localizado e encapsulado. Ele é fácil de ser removido cirurgicamente, um procedimento no qual se consegue fazer a ressecção total do tumor, promovendo a cura.

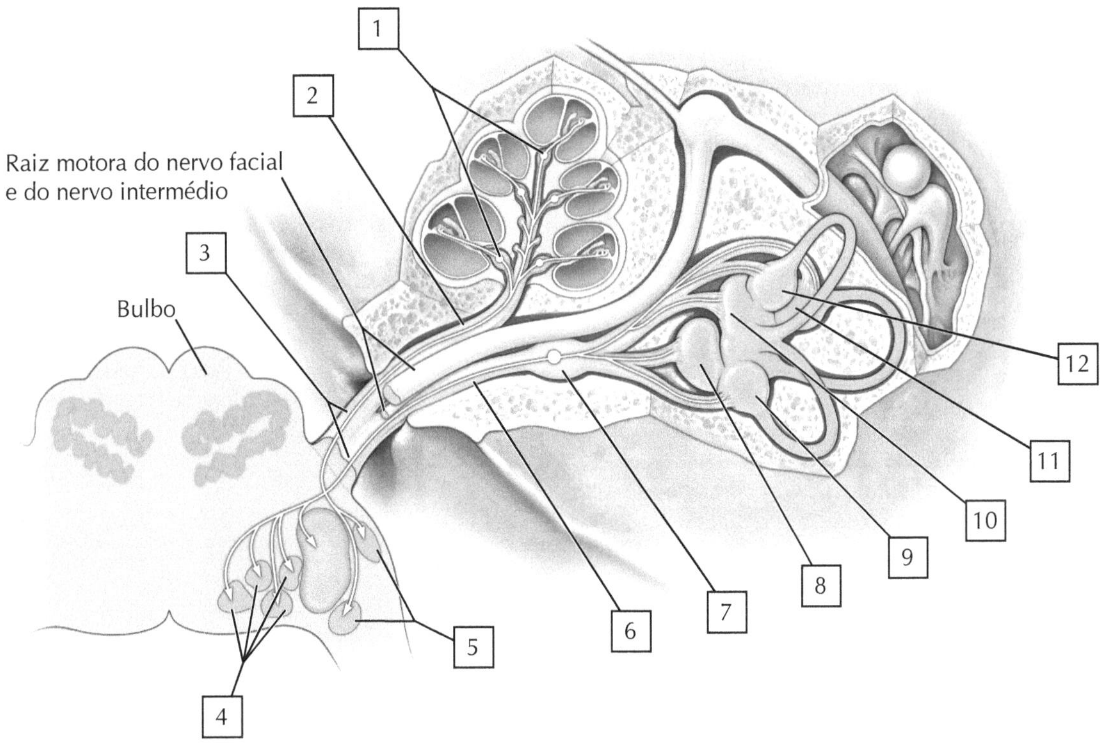
1
2
Raiz motora do nervo facial
e do nervo intermédio
3
Bulbo
4
5
6
7
8
9
10
11
12

7 Formação Reticular: Padrão Geral dos Núcleos no Tronco Encefálico

A formação reticular é o cerne do tronco encefálico, estendendo-se da região rostral da medula espinal, através do interior do bulbo, ponte e mesencéfalo, em direção a partes do diencéfalo e de núcleos septais. Os neurônios são denominados *isodendríticos* e caracterizam-se por extensas arborizações dendríticas e um axônio que se estende para muitos outros neurônios além do território local do corpo celular. Esses neurônios não são interneurônios. Existem muitos componentes na formação reticular, incluindo uma zona medial (principalmente motora), uma zona lateral (principalmente sensitiva) e muitos núcleos individuais. Alguns grupos da formação reticular incluem os núcleos da rafe (neurônios serotoninérgicos com neuropeptídeos colocalizados) e neurônios noradrenérgicos e adrenérgicos do tronco encefálico, quimicamente específicos. Esses neurônios serotoninérgicos e noradrenérgicos exibem axônios com arborizações muito extensas que podem formar colaterais de aspecto varicoso para a medula espinal, tronco encefálico, diencéfalo, núcleos da base, prosencéfalo límbico e áreas disseminadas do córtex cerebral, todos a partir de um único axônio ramificado. Esses neurônios modulam muitas regiões para os quais eles projetam e ajudam a regular a excitabilidade de muitas regiões do SNC (ajustando o ganho de excitabilidade para cima ou para baixo, para outros estímulos excitatórios ou inibitórios ao mesmo tempo). Alguns neurocientistas também incluem os grupos celulares dopaminérgicos na formação reticular. Outras regiões da formação reticular incluem a formação reticular paramediana, os núcleos respiratórios, regiões regulatórias cardiovasculares do tronco encefálico, a substância cinzenta periaquedutal, muitas regiões hipotalâmicas e os núcleos septais.

PINTE as seguintes estruturas, usando uma cor diferente para cada uma delas.

- ☐ **1. Grupos celulares dopaminérgicos**
- ☐ **2. Formação reticular paramediana**
- ☐ **3. Formação reticular lateral**
- ☐ **4. Formação reticular medial**
- ☐ **5. Núcleos respiratórios**
- ☐ **6. Núcleos inferiores da rafe**
- ☐ **7. Grupos (núcleos) celulares noradrenérgicos e adrenérgicos**
- ☐ **8. Núcleos anteriores da rafe**
- ☐ **9. Substância cinzenta periaquedutal**

Nota Clínica

A formação reticular é o cerne do tronco encefálico e é necessária para a consciência e para muitas funções essenciais à vida. A formação reticular lateral recebe estímulos sensitivos polimodais, especialmente poderosos a partir de estímulos nociceptivos e que constituem o substrato neural para o sistema ativador reticular ascendente (SARA); esses neurônios são essenciais para os ciclos de sono-vigília e o despertar e necessários para o estímulo e a excitação do córtex cerebral. A consciência exige um hemisfério intacto e uma formação reticular intacta. A formação reticular medial proporciona a regulação neuronal de neurônios motores superiores com relação ao tônus básico e à postura através do trato reticulospinal bulbar (viés flexor) e do trato reticulospinal pontino (viés extensor). Muitos núcleos e áreas da formação reticular paramediana regulam a função autônoma/visceral (digestória, cardíaca, pulmonar, renal, outras) e atuam como núcleos autônomos da formação reticular, coordenados por eferentes hipotalâmicos. Os núcleos serotoninérgicos e noradrenérgicos regulam o ponto de ajuste de excitabilidade de dezenas de regiões do SNC e estão envolvidos na termorregulação, no comportamento de ingestão de sólidos e líquidos, no comportamento reprodutivo, na regulação endócrina, na excitabilidade simpática e parassimpática e em muitas outras funções essenciais. Os neurônios serotoninérgicos do núcleo magno da rafe são particularmente importantes na regulação do ponto de ajuste de sensibilidade do corno posterior da medula espinal aos estímulos nociceptivos e possibilitam a regulação da nocicepção por opioides endógenos. Lesões importantes da formação reticular são letais.

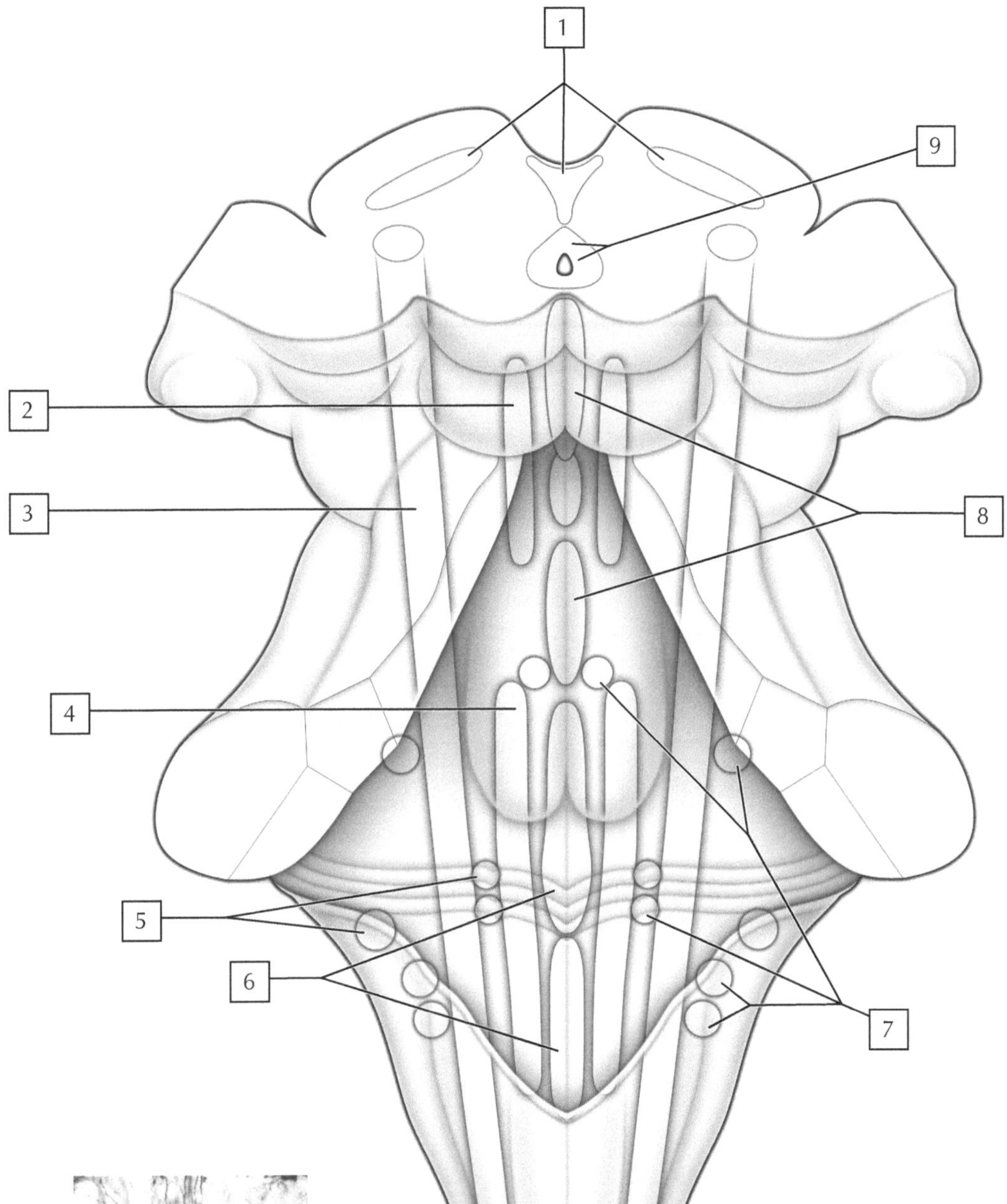

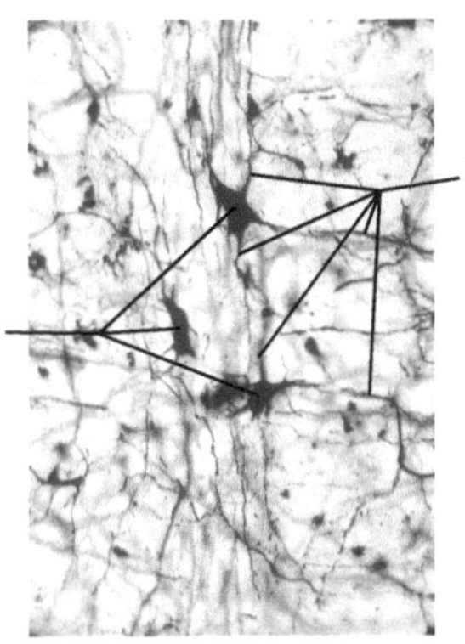

Neurônios do núcleo pálido da rafe com dendritos estendendo-se posterior, anterior e lateralmente, contribuindo para a formação de feixes de dendritos, os quais auxiliam a coordenação do disparo de neurônios contribuintes deste grupo serotoninérgico da formação reticular. Coloração de Golgi-Cox.

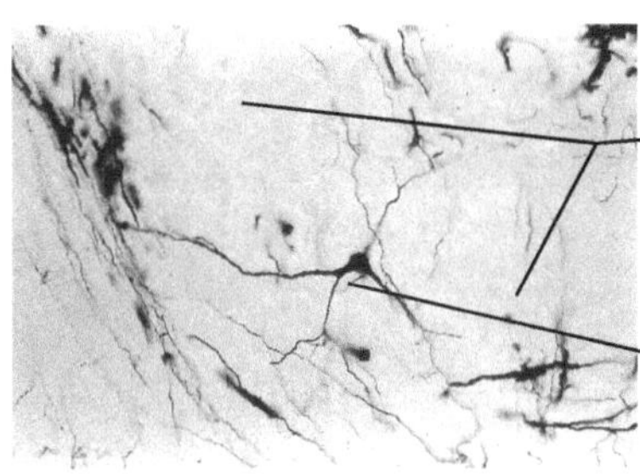

Neurônio do núcleo posterior da rafe no fascículo longitudinal medial, com dendritos espalhados ramificando-se em múltiplas regiões. Coloração de Golgi.

Vista posterior do tronco encefálico, com o cerebelo removido

7 Organização do Cerebelo: Lobos e Regiões

O cerebelo tem dois sistemas de organização: anatômico e vertical (funcional). Do ponto de vista anatômico, o cerebelo é subdividido em **lobo anterior**, **lobo posterior** e **lóbulo floculonodular** (o qual consiste no **nódulo** e no **flóculo**). Os lobos anterior e posterior estão demarcados pela **fissura primária**. O lobo anterior, que consiste no verme do cerebelo e no paraverme do cerebelo,[a] recebe principalmente a propriocepção inconsciente a partir da medula espinal, associada à marcha e à coordenação dos movimentos das pernas. O lobo posterior (geralmente chamado *lobo médio*) forma a maior parte do cerebelo e recebe informações disseminadas a partir da medula espinal, do tronco encefálico e de muitos sistemas sensitivos. Ele está associado à coordenação dos movimentos dos membros e do corpo, especialmente dos membros superiores. O lóbulo floculonodular, que consiste no nódulo e no flóculo, está associado principalmente ao sistema vestibular e à manutenção do equilíbrio.

Do ponto de vista funcional, a organização vertical reflete a organização do cerebelo no verme (região da linha mediana), no paraverme (região adjacente ao verme) e nos hemisférios laterais (a maior parte do cerebelo). Estas regiões estão associadas a núcleos profundos específicos e suas projeções para grupos de neurônios motores superiores específicos.

REGIÃO VERTICAL	NÚCLEOS CEREBELARES PROFUNDOS	SISTEMA NEURONAL MOTOR SUPERIOR
Verme do cerebelo	Núcleo do fastígio, núcleo vestibular lateral	Tratos vestibulospinais e reticulospinais
Paraverme do cerebelo	Núcleo globoso, núcleo emboliforme	Trato rubrospinal
Hemisfério lateral	Núcleo denteado	Trato corticospinal através do tálamo

PINTE as seguintes estruturas, usando uma cor diferente para cada uma delas.

- ☐ **1. Hemisfério lateral**
- ☐ **2. Paraverme do cerebelo**
- ☐ **3. Verme do cerebelo**
- ☐ **4. Lobo anterior**
- ☐ **5. Fissura primária**
- ☐ **6. Lobo posterior**
- ☐ **7. Lóbulo floculonodular**
- ☐ **8. Nódulo**
- ☐ **9. Flóculo**

Nota Clínica

A maioria das lesões e danos ao cerebelo afeta os hemisférios laterais. Entretanto, o lobo anterior pode ser lesado nas fases iniciais do alcoolismo crônico e o lóbulo floculonodular pode ser lesado por um meduloblastoma. O lobo anterior recebe essencialmente a propriocepção inconsciente a partir da medula espinal e consiste principalmente no verme do cerebelo e no paraverme do cerebelo. Lesões resultam em marcha de base larga e desconcertada, às vezes com membros inferiores rígidos e tônus aumentado. Observa-se também ataxia dos movimentos dos membros inferiores.

O lóbulo floculonodular está associado principalmente a conexões vestibulocerebelares. Ele é necessário para a coordenação do equilíbrio. Uma lesão desta estrutura, como um tumor, causa desequilíbrio do paciente, resultando em episódios de queda quando da adoção da posição ortostática. Quando a pessoa tenta se movimentar, a marcha é descoordenada, muito embora não haja tremores, e o tônus muscular seja normal. Existe também perda da coordenação dos movimentos oculares.

[a] N.R.T.: Essa estrutura não é mencionada na *Terminologia Anatômica*.

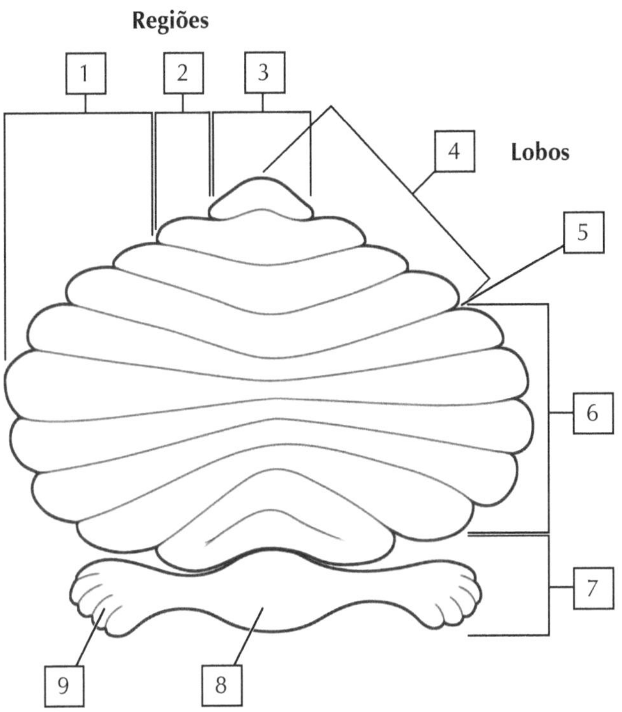

Vista posterior do cerebelo, desdobrado

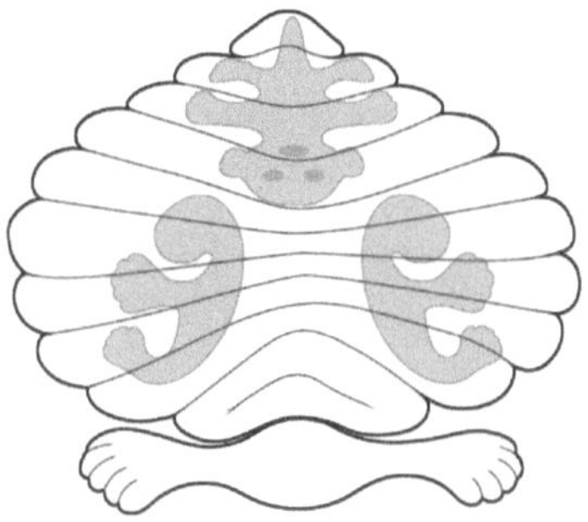

Representação esquemática do cerebelo, desdobrado, demonstrando mapas de áreas do corpo

7 Anatomia do Cerebelo

O cerebelo é uma estrutura com substancial pregueamento, resultando na configuração de folhas que possibilitam um acondicionamento mais denso da substância cinzenta em comparação a uma superfície lisa. O **córtex do cerebelo** é encontrado na superfície externa do cerebelo e apresenta três camadas – a camada molecular (mais externa), a camada de neurônios de Purkinje e a camada granulosa (mais interna), abaixo da qual se encontra a substância branca. Os **núcleos profundos do cerebelo** (**denteado**, **emboliforme**, **globoso** e **do fastígio**) situam-se no eixo de substância branca do cerebelo, localizado no teto do quarto ventrículo. Os três **pedúnculos cerebelares** (**superior**, **médio** e **inferior**) interconectam o cerebelo com o restante do tronco encefálico e com o tálamo. O cerebelo encontra-se apoiado sobre a **ponte** e o **bulbo** separados pelo **quarto ventrículo**. O córtex do cerebelo está dividido em dez lóbulos, a maioria dos quais sem grande importância clínica individual. O **verme do cerebelo** localiza-se na linha mediana, visualizado em corte sagital mediano. A **tonsila do cerebelo** é importante do ponto de vista clínico, uma vez que é uma parte caudal do cerebelo, que pode herniar em direção ao forame magno com uma lesão na fossa posterior do crânio ou devido a uma malformação de Arnold-Chiari; esta herniação pode comprimir estruturas vitais do tronco encefálico e levar rapidamente à morte. Existem alguns marcos dignos de nota no cerebelo, incluindo a **fissura primária**, que separa os lobos anterior e posterior, e o **recesso lateral do quarto ventrículo**.

PINTE as seguintes estruturas, usando uma cor diferente para cada uma delas.

- ☐ 1. **Pedúnculos cerebelares**
- ☐ 2. **Recesso lateral do quarto ventrículo**
- ☐ 3. **Pedúnculo cerebelar superior**
- ☐ 4. **Fissura primária**
- ☐ 5. **Núcleo denteado**
- ☐ 6. **Córtex cerebelar**
- ☐ 7. **Verme do cerebelo**
- ☐ 8. **Tonsila do cerebelo**
- ☐ 9. **Bulbo**
- ☐ 10. **Quarto ventrículo**
- ☐ 11. **Ponte**

Nota Clínica

A maior parte do cerebelo são os hemisférios laterais, principalmente o lobo posterior (médio). Lesões ao núcleo denteado e/ou ao pedúnculo cerebelar superior, ou a um hemisfério lateral, resultam em uma constelação de sintomas, caracterizada como a clássica síndrome cerebelar lateral. As deficiências frequentemente são mais graves com uma lesão no núcleo denteado ou uma lesão no pedúnculo cerebelar superior do que com uma lesão cerebelar cortical. Os núcleos profundos do cerebelo fornecem ajuste do curso para o aperfeiçoamento e a coordenação da atividade motora, e o córtex do cerebelo proporciona o ajuste fino.

Lesões aos hemisférios laterais do cerebelo resultam em tremores de intenção (com movimento, não em repouso), decomposição de movimentos (perda de coordenação do movimento muscular ao longo de articulações), disdiadococinesia (incapacidade de realizar movimentos rápidos alternados), dismetria com erro para mais ou para menos quando se deseja tocar um alvo em movimento ou estacionário, hipotonia, reflexos pendulares que não amortecem facilmente, colapso de cronometragem e de frequência de movimentos e alterações do fluxo e da coordenação da fala. Observe que essas características representam muitos resultados observados em um teste de sobriedade de campo administrado por policiais em motoristas com suspeita de embriaguez. O consumo de álcool em altas doses afeta de modo notável a função cerebelar e produz uma síndrome cerebelar quimicamente induzida.

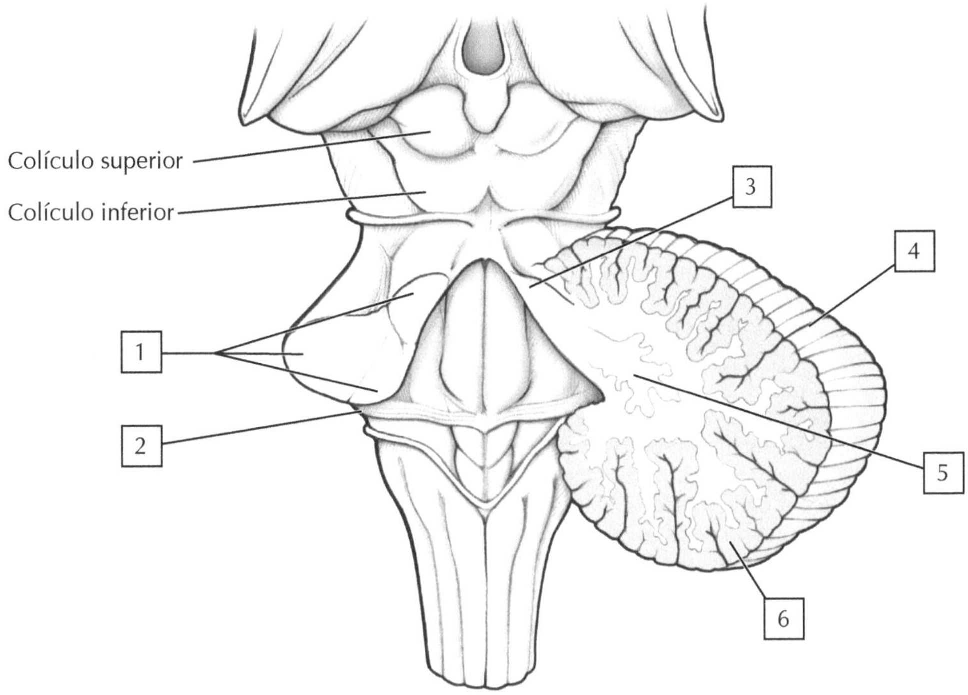

Vista posterior

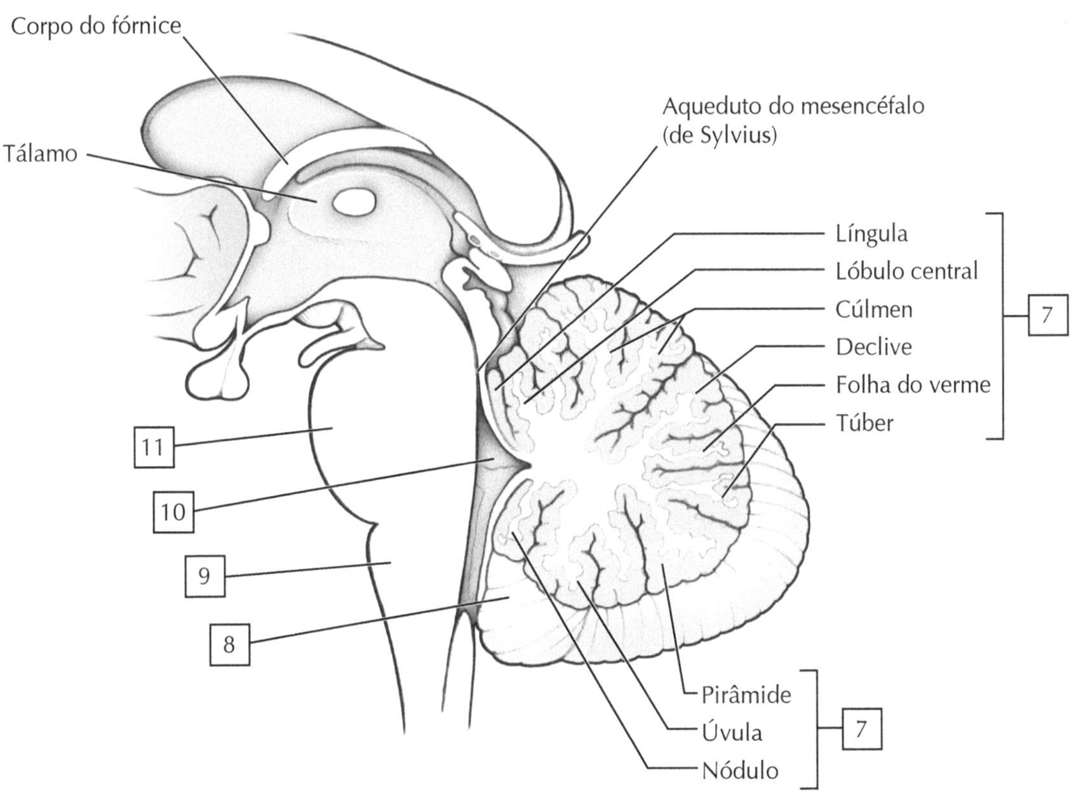

Vista sagital mediana

7 Núcleos Profundos do Cerebelo e Pedúnculos Cerebelares

Os pedúnculos cerebelares interconectam o cerebelo com o tronco encefálico e com algumas estruturas talâmicas. O **pedúnculo cerebelar inferior** conduz informações espinocerebelares e estímulos da formação reticular do tronco encefálico, núcleos trigeminais, núcleos caudais da rafe e núcleo olivar inferior. Eferentes cerebelares de fontes vestibulares primárias e secundárias saem através do pedúnculo cerebelar inferior. O **pedúnculo cerebelar médio** é exclusivamente um canal para as conexões pontocerebelares derivadas do sistema corticopontocerebelar mais extenso, responsável pelo fornecimento de informações do córtex cerebral para o cerebelo. O **pedúnculo cerebelar superior** fornece estímulos ao cerebelo derivados do trato espinocerebelar anterior, alguns estímulos dos núcleos trigeminais, estímulos tectocerebelares (dos colículos superiores e inferiores) e estímulos noradrenérgicos do *locus coeruleus*. As conexões eferentes derivadas do núcleo denteado para o núcleo rubro e para regiões anteriores do tálamo, e derivadas dos núcleos globoso e emboliforme principalmente para o núcleo rubro, seguem através do pedúnculo cerebelar superior.

Os núcleos profundos do cerebelo são encontrados posterior e lateralmente ao **quarto ventrículo**; eles auxiliam a regular os sistemas de neurônios motores superiores. O **núcleo denteado** regula principalmente a atividade do trato corticospinal via núcleos ventral anterior e ventral lateral do tálamo. Os **núcleos globoso e emboliforme** regulam a atividade do trato rubrospinal. O núcleo do fastígio regula o funcionamento do trato vestibulospinal e do trato reticulospinal. O córtex do cerebelo também se conecta diretamente com o núcleo vestibular lateral, cujas projeções para neurônios motores inferiores da medula espinal proporcionam um poderoso impulso extensor (antigravitacional). Consequentemente, o núcleo vestibular lateral é frequentemente considerado um quinto núcleo profundo do cerebelo.

PINTE as seguintes estruturas, usando uma cor diferente para cada uma delas.

- ☐ **1. Núcleo emboliforme**
- ☐ **2. Núcleo denteado**
- ☐ **3. Pedúnculo cerebelar superior**
- ☐ **4. Pedúnculo cerebelar inferior**
- ☐ **5. Núcleo vestibular lateral**
- ☐ **6. Pedúnculo cerebelar médio**
- ☐ **7. Quarto ventrículo**
- ☐ **8. Núcleo do fastígio**
- ☐ **9. Núcleo globoso**

Nota Clínica

Os pedúnculos cerebelares, os núcleos profundos e o córtex do cerebelo podem ser lesados por traumatismo, tumores, infartos e outros agravos (p. ex., lesão tóxica, herniação). Uma lesão vascular da artéria cerebelar superior pode privar de sangue os pedúnculos cerebelares superior e médio e os núcleos profundos do cerebelo no lado ipsilateral do fluxo sanguíneo, resultando em dano cerebelar de longa duração, incluindo ataxia ipsilateral de membros, dismetria, decomposição de movimentos, disdiadococinesia, tremores de intenção, hipotonia e outras características de lesão cerebelar lateral. A artéria cerebelar superior também irriga algumas estruturas do mesencéfalo; um infarto pode comprometer os movimentos oculares e provocar nistagmo.

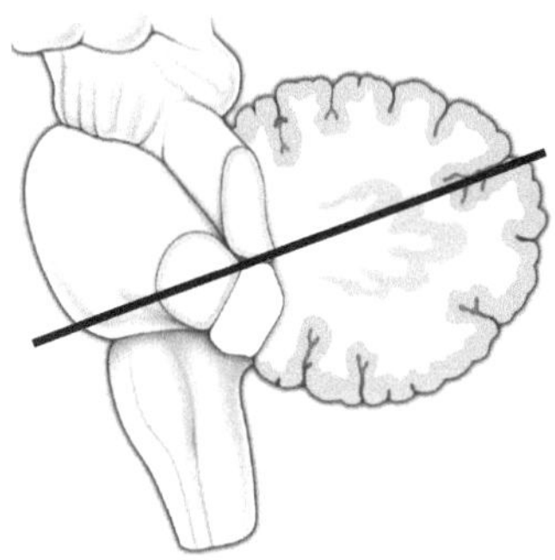

Pedúnculo	Aferentes	Eferentes
Inferior (corpo restiforme)	Espinocerebelares Posterior Rostral Cuneocerebelar Olivocerebelares Reticulocerebelares Trigeminocerebelares Rafocerebelares	Fastigiobulbares, do fascículo uncinado } Para núcleos vestibulares e reticulares Cerebelovestibulares diretos (para o núcleo vestibular lateral)
Corpo justarrestiforme	Vestibulospinais (primários e secundários)	
Médio	Pontocerebelares	
Superior	Espinocerebelares anteriores Trigeminocerebelares Tectocerebelares Do colículo superior Do colículo inferior Coeruleocerebelares	Denteadotalâmicas Denteadorrubrais Denteadorreticulares Conexões interpositorrubrais (núcleos globoso e emboliforme)

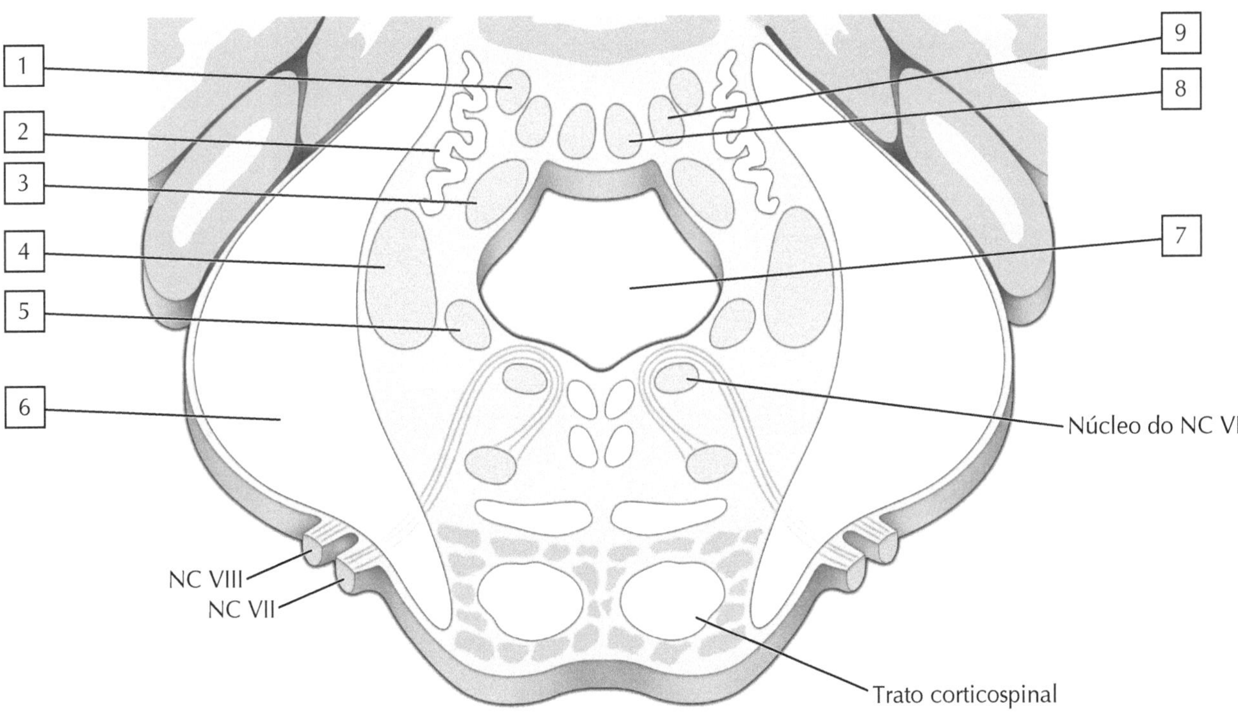

Síndromes Arteriais do Tronco Encefálico

O tronco encefálico é irrigado pelo **sistema vertebrobasilar,** o que se denomina **circulação posterior.** As artérias vertebrais e a artéria basilar dão origem a ramos arteriais alternados, incluindo **ramos penetrantes mediais, ramos circunferenciais curtos** e **ramos circunferenciais longos**. Os ramos penetrantes mediais suprem NCs em emergência (p. ex., NC XII), o sistema corticospinal e, às vezes, estruturas sensitivas (p. ex., o lemnisco medial). Infartos nos ramos penetrantes mediais resultam em **"hemiplegias alternadas"**, ou seja, danos ipsilaterais aos NCs e sintomas contralaterais causados em neurônios motores superiores, derivados de lesões no sistema corticospinal. Os ramos circunferenciais (ramos denominados especificamente), tais como a **artéria cerebelar inferior posterior**, a **artéria cerebelar inferior anterior** e a **artéria cerebelar superior**, fornecem sangue a uma zona do bulbo, da ponte ou do mesencéfalo. Um infarto em um desses ramos do sistema vertebrobasilar resulta em um complexo de sintomas sensitivos, motores e autônomos que pareceriam inexplicáveis sem um conhecimento apurado da anatomia do tronco encefálico e das zonas específicas irrigadas por estas artérias.

PINTE as seguintes estruturas, usando uma cor diferente para cada uma delas.

- ☐ **1. Síndrome da região medial do mesencéfalo (síndrome de Weber)**
- ☐ **2. Síndrome da região paramediana do mesencéfalo (síndrome de Benedikt)**
- ☐ **3. Síndrome pontina lateral (síndrome da artéria cerebelar inferior anterior)**
- ☐ **4. Síndrome pontina medial (infarto basilar medial)**
- ☐ **5. Síndrome bulbar lateral (síndrome da artéria cerebelar inferior posterior, síndrome de Wallenberg)**
- ☐ **6. Síndrome bulbar medial**

Nota Clínica

Para cada uma dessas seis síndromes arteriais, atente às estruturas no território da região afetada, a qual é privada da irrigação sanguínea. Liste estas estruturas e tente prever quais seriam os sintomas esperados e em que lado do corpo. Estas síndromes estão descritas em detalhes anatômicos e funcionais (clínicos) no *Atlas de Neurociências de Netter*, quarta edição, 2022.

A. Mesencéfalo

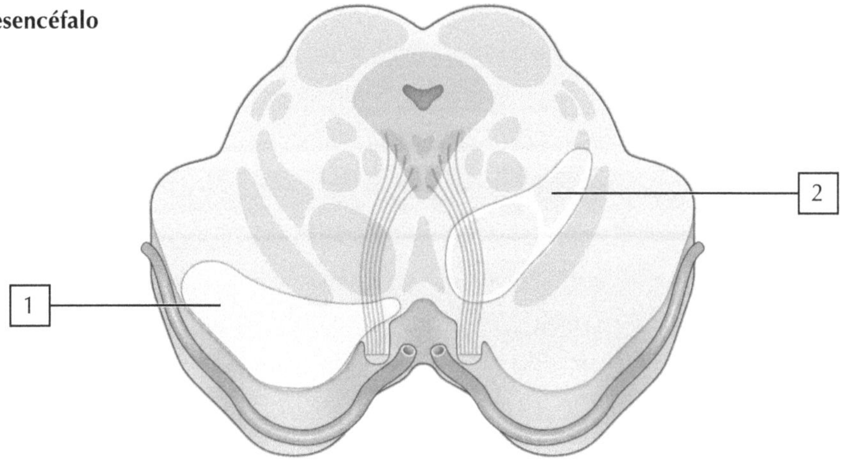

B. Ponte

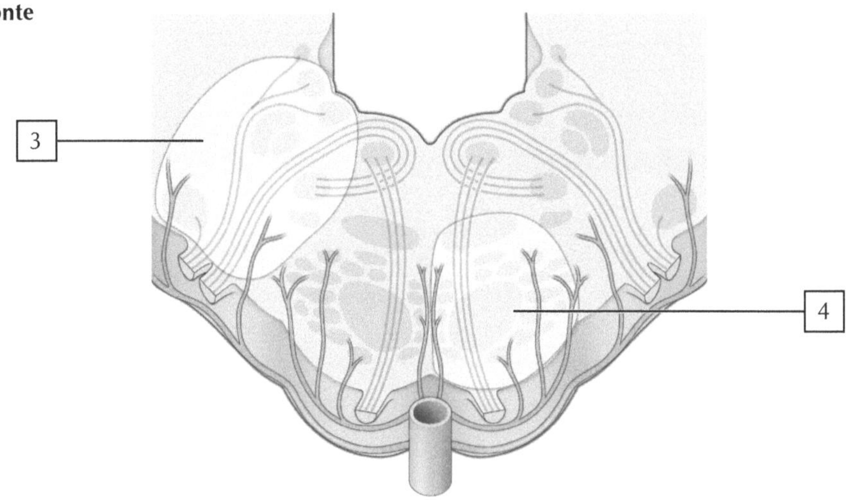

C. Bulbo

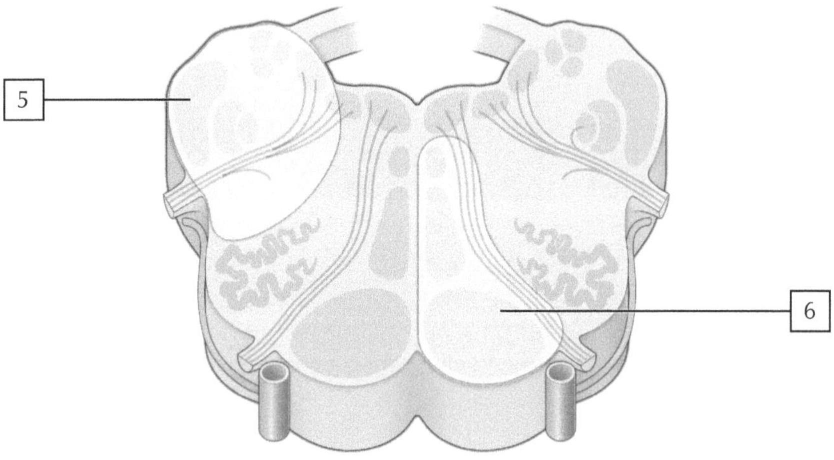

Capítulo 8 Prosencéfalo: Diencéfalo e Telencéfalo

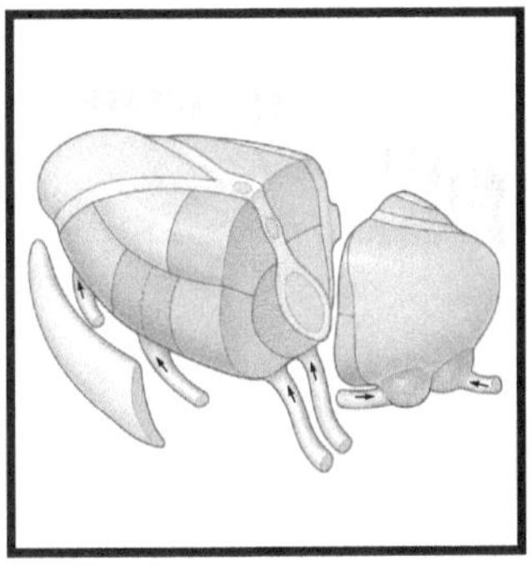

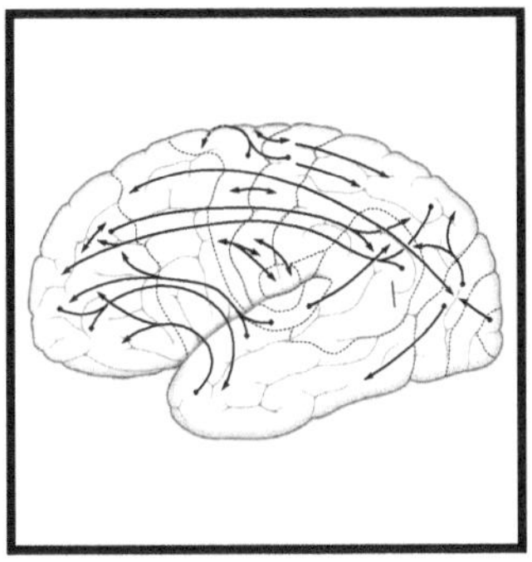

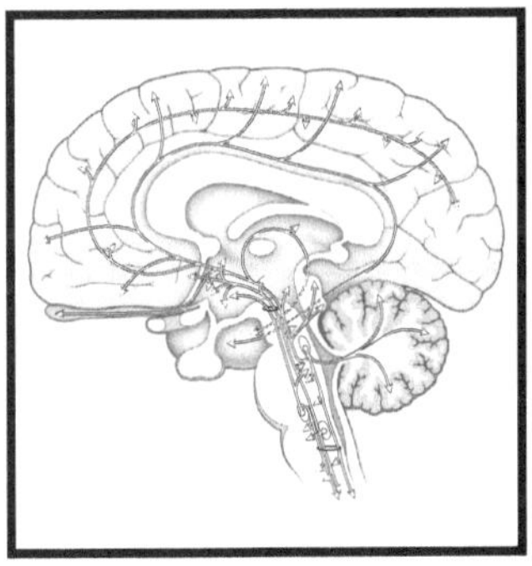

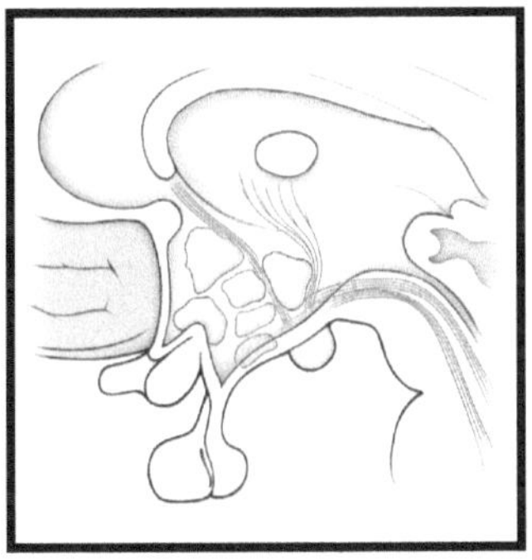

8 Núcleos Talâmicos e Interconexões com o Córtex Cerebral

O tálamo às vezes é chamado de "a porta de entrada para o córtex cerebral". Muitos núcleos talâmicos transmitem substanciais informações sensitivas, motoras e autônomas para regiões específicas do córtex e recebem ampla comunicação recíproca de zonas corticais para as quais se projetam. Todos os sistemas sensitivos, exceto o sistema olfatório, comunicam-se com o córtex cerebral através do tálamo. O tálamo não é apenas uma estação de retransmissão; os núcleos de projeção apresentam redes de interneurônios que modulam o aporte talâmico por meio de instruções do córtex e ajudam a transmitir informações ao córtex em "pacotes" adequados para evitar bombardeá-lo com informações não processadas. Núcleos talâmicos específicos projetam-se para regiões circunscritas do córtex. Núcleos talâmicos inespecíficos enviam projeções difusas para regiões espalhadas pelo córtex e para outros núcleos talâmicos. O núcleo reticular do tálamo ajuda a modular a excitabilidade de outros núcleos talâmicos.

NÚCLEO DO TÁLAMO	REGIÃO CORTICAL PARA A QUAL SE PROJETA
Núcleos de projeção sensitiva específicos	
Ventral posterolateral (VPL)	Giro pós-central somatossensitivo
Ventral posteromedial (VPM)	Giro pós-central lateral (trigeminal)
Corpo geniculado lateral (CGL)	Córtex occipital (visual)
Corpo geniculado medial (CGM)	Giro temporal transverso (giro transverso de Heschl) (auditivo)
Pulvinar	Córtex parietal Córtex occipital (córtex de associação visual, 18 e 19)
Núcleos específicos motor-relacionados	
Ventral lateral (VL)	Giro pré-central (motor)
Ventral intermédio (VI)	Giro pré-central (motor) de conexões denteadas-rubrotalâmicas ao córtex motor, alvo da estimulação cerebral profunda
Ventral anterior (VA)	Córtex frontal (pré-motor e motor suplementar)
Núcleos específicos autônomo-relacionados	
Anterior (Ant)	Córtex anterior cingulado
Dorsal lateral (LD)	Córtex cingulado, córtex parietal anterior
Dorsal medial (MD)	Córtex frontal
Núcleos relacionados a áreas de associação	
Pulvinar	Córtex parietal
Lateroposterior (LP)	Córtex parietal
Núcleos talâmicos inespecíficos	
Núcleos intralaminares	
Centromediano	Regiões corticais generalizadas: conexões difusas
Parafascicular	Regiões corticais generalizadas: conexões difusas
Núcleo anterior ventral medial (VA)	Regiões corticais generalizadas: conexões difusas
Núcleo reticular do tálamo	Outros núcleos talâmicos

PINTE as seguintes estruturas, usando uma cor diferente para cada uma delas.

- ☐ **1. Núcleo ventral posterolateral (VPL)**
- ☐ **2. Núcleo ventral posteromedial (VPM)**
- ☐ **3. Corpo geniculado lateral (CGL)**
- ☐ **4. Corpo geniculado medial (CGM)**
- ☐ **5. Pulvinar**
- ☐ **6. Centromediano (CM)**
- ☐ **7. Núcleo dorsal medial (MD)**
- ☐ **8. Núcleo dorsal lateral (LD)**
- ☐ **9. Núcleo anterior (ANT)**
- ☐ **10. Núcleo ventral anterior (VA)**
- ☐ **11. Núcleos ventral intermédio (VI) e ventrolateral (VL)**
- ☐ **12. Núcleo reticular**

Nota Clínica

O tálamo é irrigado por várias pequenas artérias penetrantes. Os núcleos talâmicos individuais raramente são danificados seletivamente devido a infartos vasculares. Quando parte do suprimento sanguíneo do tálamo é comprometida e ocorre isquemia, os sinais/sintomas resultantes incluem alterações na consciência e no estado de alerta, transtornos afetivos, disfunção da memória, distúrbios motores, alteração da sensibilidade somática, disfunção visual, percepção alterada e alucinações. Algumas lesões específicas no tálamo podem resultar em paroxismos de dor neuropática excruciante, denominada "**síndrome talâmica**".

Radiações talamocorticais

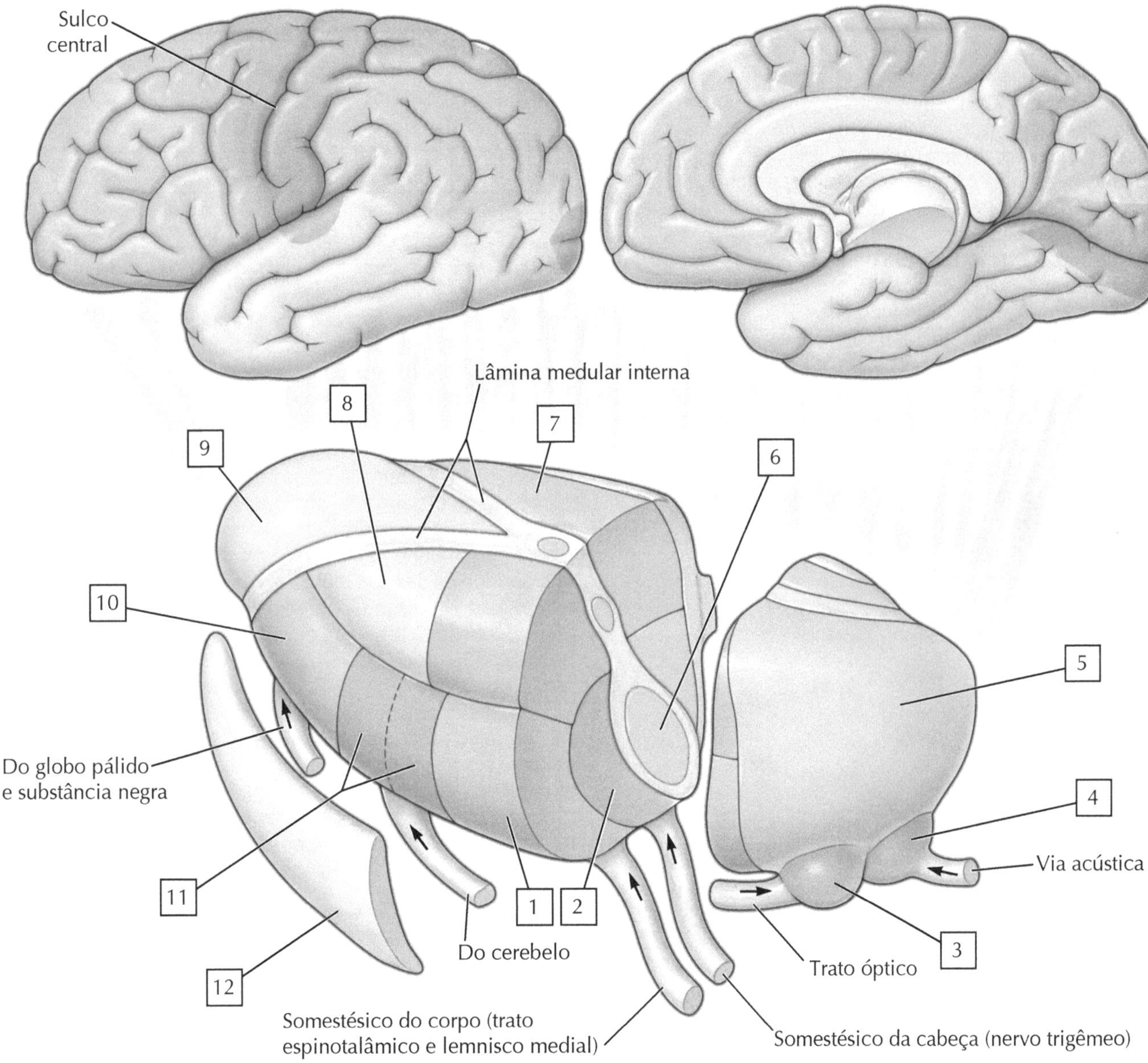

O hipotálamo é uma pequena região do diencéfalo que regula as **funções neuroendócrinas** por meio da **hipófise** e **funções viscerais/autônomas** (p. ex., regulação da temperatura, da alimentação e do apetite, equilíbrio da sede e da água, reprodução e comportamento sexual, parto e lactação, função respiratória e cardiovascular, função do sistema digestório, respostas ao estresse e estados homeostáticos reparadores). Existem muitos núcleos hipotalâmicos localizados nas zonas rostral a caudal (zona pré-óptica, zona anterior ou supraóptica, zona tuberal, zona posterior ou mamilar) e zonas mediolaterais (zona periventricular, zona medial, zona lateral).

Para a regulação neuroendócrina, os **núcleos paraventricular e supraóptico** produzem oxitocina e vasopressina e enviam projeções pelo **trato supraóptico-hipofisário**, que percorre o **infundíbulo da hipófise** até a **neuro-hipófise**, onde são liberadas oxitocina e vasopressina na circulação geral. O núcleo arqueado e outros núcleos que produzem fatores de liberação e fatores inibitórios de hormônios da adeno-hipófise enviam projeções para a zona de contato da **eminência mediana**. Lá, os fatores liberadores são secretados para o sistema porta-hipofisário, que fornece concentrações muito altas desses fatores diretamente às células da **adeno-hipófise**.

Os **núcleos mamilares** constituem parte de uma alça límbica de interconexões previamente proposta como integrante do circuito de Papez (circuito límbico medial) com a função de memória. Os núcleos mamilares recebem aporte da formação hipocampal (corno de Ammon) via **fórnice** e projetam-se para o núcleo anterior do **tálamo** via **trato mamilotalâmico**.

PINTE as seguintes estruturas, usando uma cor diferente para cada uma delas.

- ☐ **1. Fórnice**
- ☐ **2. Núcleo paraventricular**
- ☐ **3. Núcleo supraóptico**
- ☐ **4. Núcleo arqueado**
- ☐ **5. Infundíbulo da hipófise**
- ☐ **6. Hipófise**
- ☐ **7. Adeno-hipófise (lobo anterior da hipófise)**
- ☐ **8. Neuro-hipófise (lobo posterior da hipófise)**
- ☐ **9. Núcleo mamilar**
- ☐ **10. Trato mamilotalâmico**
- ☐ **11. Trato supraóptico-hipofisário**

Nota Clínica

A neuro-hipófise é um local essencial de liberação de **oxitocina e vasopressina (arginina vasopressina)**. A arginina vasopressina, também chamada de **hormônio antidiurético**, é um dos principais reguladores do equilíbrio hídrico. Se este sistema estiver danificado, o paciente sofrerá de **diabetes insípido**, havendo produção muito alta de urina diluída e subsequente alta ingestão de líquidos. Lesão da adeno-hipófise ou danos aos **fatores liberadores e inibitórios** envolvidos na regulação da secreção de hormônios pela adeno-hipófise resulta em uma ampla variedade de disfunções, como perda da secreção de corticosteroides (hormônio adrenocorticotrófico), hipotireoidismo (hormônio tireoestimulante), desregulação dos hormônios sexuais (hormônio foliculoestimulante e hormônio luteinizante), perda da secreção do hormônio do crescimento (GH), entre outros. Esta ampla gama de disfunções pode ocorrer em um quadro de **pan-hipopituitarismo** ou devido a **hipofisectomia** em função de tumor. Em algumas situações, um tumor secretor de hormônio (**adenoma hipofisário**) pode liberar muito GH na circulação, resultando em **acromegalia** (crescimento excessivo, crescimento ósseo denso, feições grosseiras).

Isso exige a remoção do tumor e a reposição de qualquer hormônio da adeno-hipófise que tenha sido perdido após a cirurgia.

A. Componentes viscerais

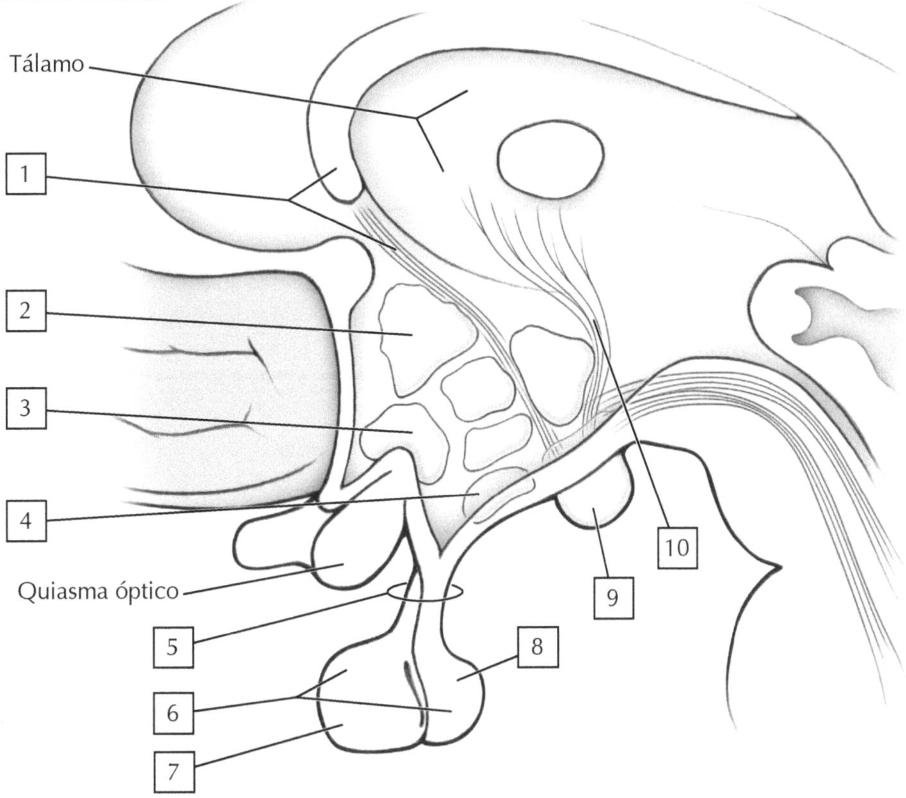

B. Componentes neuroendócrinos

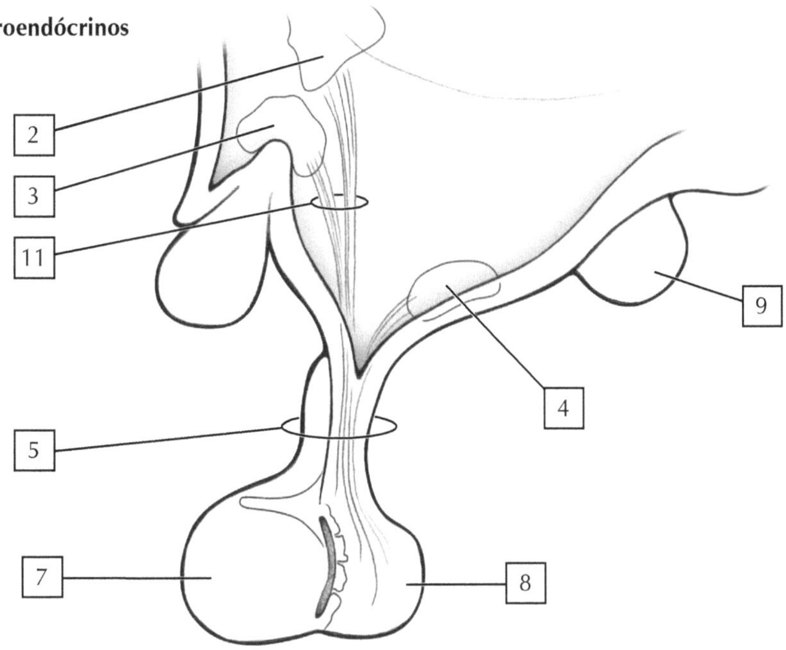

8 Esquemática do Núcleo Hipotalâmico

Os **núcleos hipotalâmicos** têm conexões aferentes e eferentes únicas e estão associados fisiologicamente a funções viscerais ou neuroendócrinas específicas. As **áreas hipotalâmicas** constituem coleções maiores de neurônios envolvidos na regulação de funções viscerais/autônomas complexas. Os neurônios magnocelulares do **núcleo supraóptico** sintetizam principalmente vasopressina; os neurônios do **núcleo paraventricular** sintetizam principalmente oxitocina. Ambos os núcleos liberam ambos os hormônios na circulação geral na neuro-hipófise. Os **neurônios parvocelulares do núcleo paraventricular** constituem os principais neurônios reguladores na modulação da atividade simpática e parassimpática no tronco encefálico e na medula espinal e também sintetizam o fator liberador de corticotropina (CRF) para liberação no sistema vascular portal hipofisário na eminência mediana. Além disso, a **área hipotalâmica anterior** auxilia a regulação da parte parassimpática da divisão autônoma do sistema nervoso e a **área hipotalâmica posterior** ajuda na regulação da parte simpática da divisão autônoma do sistema nervoso. O **núcleo dorsomedial**, o **núcleo ventromedial** e a **área hipotalâmica lateral** regulam os comportamentos alimentares, de ingestão de líquidos e reprodução. A **área pré-óptica (núcleos medial e lateral)** regula o comportamento neuroendócrino cíclico e a termorregulação. O **núcleo supraquiasmático** recebe informações sobre o ciclo claro/escuro do trato óptico e regula os ritmos circadianos e os ciclos diurnos. O **núcleo periventricular** e o **núcleo arqueado** fornecem regulação neuronal dopaminérgica na eminência mediana sobre a secreção do hormônio adeno-hipofisário. A **região periarqueada** é a principal fonte de neurônios produtores de betaendorfina e ajuda a regular as respostas analgésicas. Muitos núcleos hipotalâmicos (regiões pré-ópticas, núcleo supraquiasmático), juntamente com regiões do prosencéfalo (núcleo basilar) e regiões do tronco encefálico (formação reticular, núcleo solitário, núcleos da rafe, *locus coeruleus*), regulam o ciclo de sono-vigília. Os **núcleos mamilares** podem ajudar a regular a função da memória via circuitos límbicos. Muitas regiões do hipotálamo estão suscetíveis a influências das interleucinas e apresentam-se interpostas com circuitos mais complexos para regular funções autônomas, funções viscerais, comportamento afetivo, respostas ao estresse e comportamento geral na doença.

PINTE as seguintes estruturas, usando uma cor diferente para cada uma delas.

- ☐ **1. Núcleo paraventricular**
- ☐ **2. Área hipotalâmica**
- ☐ **3. Núcleo dorsomedial**
- ☐ **4. Núcleo pré-óptico lateral (área)**
- ☐ **5. Área hipotalâmica anterior**
- ☐ **6. Núcleo pré-óptico medial (área)**
- ☐ **7. Núcleo supraóptico**
- ☐ **8. Núcleo supraquiasmático**
- ☐ **9. Núcleo ventromedial**
- ☐ **10. Núcleos mamilares**
- ☐ **11. Núcleo periventricular**
- ☐ **12. Área hipotalâmica posterior**

Nota Clínica

O hipotálamo é a zona reguladora da produção neuroendócrina (hormônios da adeno-hipófise da neuro-hipófise, oxitocina e vasopressina) e funções viscerais/autônomas. Parte da regulação hipotalâmica é coordenada com o processamento motor e sensitivo, como no caso do comportamento alimentar, do comportamento de beber e do comportamento reprodutivo. Algumas funções regulatórias são obtidas por meio de conexões diretas e outras por meio de conexões múltiplas e polissinápticas (p. ex., regulação de náuseas). O circuito hipotalâmico que realiza essa regulação está sujeito a influências do prosencéfalo límbico e do córtex cerebral. Por exemplo, se alguém vê algo assustador ou percebe uma ameaça no ambiente, muitas estruturas corticais e límbicas (incluindo os núcleos do corpo amigdaloide fornecem o contexto emocional dos objetos observados) interpretam essa ameaça e rapidamente recrutam o circuito hipotalâmico e motor adequado para alcançar uma resposta comportamental apropriada, como fugir, "congelar" ou agir com calma. Da mesma forma, é possível, por meio de contemplação mental, recordar eventos ou situações que provocam sentimentos de raiva, tristeza, alegria ou outras emoções. Em tal situação, as atividades cognitivas podem elevar a pressão arterial, produzir sentimentos de ansiedade e alterar tanto a atividade autônoma (p. ex., ativação simpática) quanto a atividade neuroendócrina (p. ex., ativação do eixo hipotálamo-hipófise-suprarrenal usando o fator de liberação de corticotropina, hormônio adrenocorticotrófico e secreção de cortisol). Desse modo, o hipotálamo está na interseção da regulação límbico-hipotalâmica-autônoma e neuroendócrina e está sujeito aos efeitos da atividade cortical.

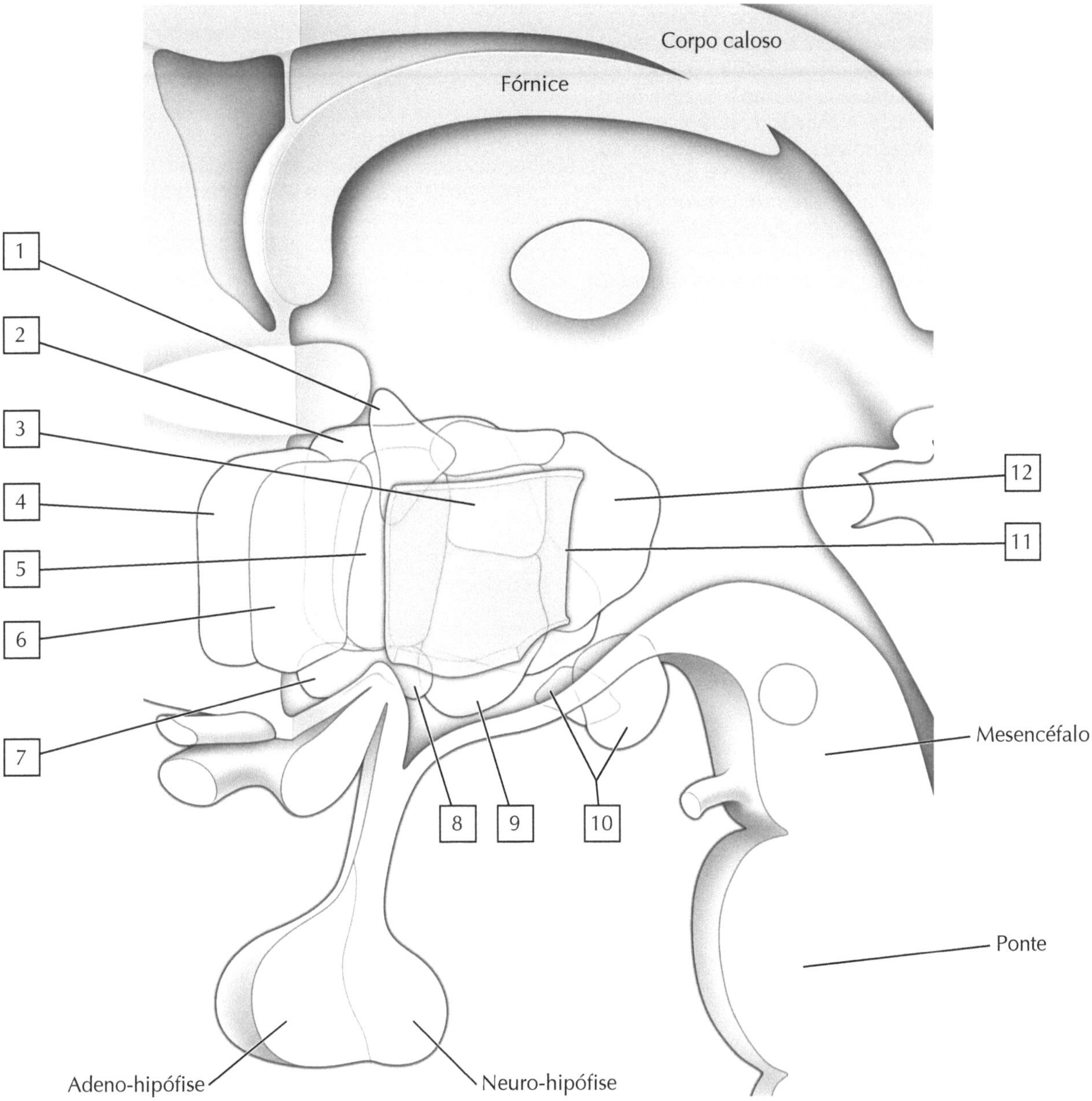
Corpo caloso
Fórnice
1
2
3
4
5
6
7
8
9
10
11
12
Mesencéfalo
Ponte
Adeno-hipófise
Neuro-hipófise

8 Corte Axial do Prosencéfalo

O **corte axial** através do prosencéfalo é um corte horizontal verdadeiro sem inclinação; os cortes de imagem do tipo axial iniciais foram denominados cortes **horizontais** e inclinados 25 graus a partir de um corte axial verdadeiro. Este corte axial é realizado no nível da cabeça do núcleo caudado, no meio do tálamo e na representação completa da cápsula interna. Essas estruturas são referências anatômicas fundamentais para a interpretação das imagens axiais do encéfalo, fornecendo uma visão das regiões importantes, dos ventrículos e da simetria dos dois lados. O **ramo anterior da cápsula interna** separa a **cabeça do núcleo caudado** medialmente do **putame** e do **globo pálido** lateralmente. O **joelho da cápsula interna** é a curva mais interna em forma de "V", com a cabeça do núcleo caudado anterior e o **tálamo** posteriormente. O **ramo posterior da cápsula interna** separa o tálamo medialmente do putame e do globo pálido lateralmente. Os **ventrículos laterais** estão presentes em dois locais neste corte, o **corno anterior** frontalmente e o **polo temporal** posteriormente. Lateralmente ao putame estão, sucessivamente, a **cápsula externa**, o **claustro**, a **cápsula extrema** e o **córtex da ínsula**, situados profundamente no sulco lateral do cérebro.

PINTE as seguintes estruturas, usando uma cor diferente para cada uma delas.

- ☐ 1. **Cabeça do núcleo caudado**
- ☐ 2. **Ramo anterior da cápsula interna**
- ☐ 3. **Claustro**
- ☐ 4. **Cápsula externa**
- ☐ 5. **Putame**
- ☐ 6. **Globo pálido**
- ☐ 7. **Joelho da cápsula interna**
- ☐ 8. **Córtex da ínsula**
- ☐ 9. **Tálamo**
- ☐ 10. **Ramo posterior da cápsula interna**
- ☐ 11. **Ventrículo lateral – lobo temporal**
- ☐ 12. **Ventrículo lateral – lobo anterior**

Nota Clínica

Este corte axial é útil para observar a potencial patologia envolvida em muitos tipos de distúrbios do prosencéfalo. Doenças dos **núcleos da base** (núcleo caudado, putame, globo pálido) e **núcleos associados** (subtálamo e substância negra) podem apresentar alterações degenerativas, como achatamento e diminuição do volume da cabeça do núcleo caudado na **doença de Huntington**. Clinicamente, a doença de Huntington manifesta-se por movimentos coreiformes (vivos, semelhantes a dança), transtornos emocionais e declínio cognitivo. Pequenos infartos lacunares podem ser visíveis no tálamo ou na substância branca cortical. Placas desmielinizantes na **esclerose múltipla** podem ser observadas na substância branca cerebral. Um infarto na **cápsula interna** pode indicar a ocorrência de acidente vascular encefálico (AVE). As partes mais frequentemente envolvidas em um infarto na cápsula interna são o joelho e o ramo posterior. Este agravo resulta em hemiplegia contralateral (logo se transformando em hemiplegia espástica com hipertonia, hiper-reflexia e reflexos patológicos), queda contralateral da parte inferior da face e perda de sensibilidade contralateral no corpo.

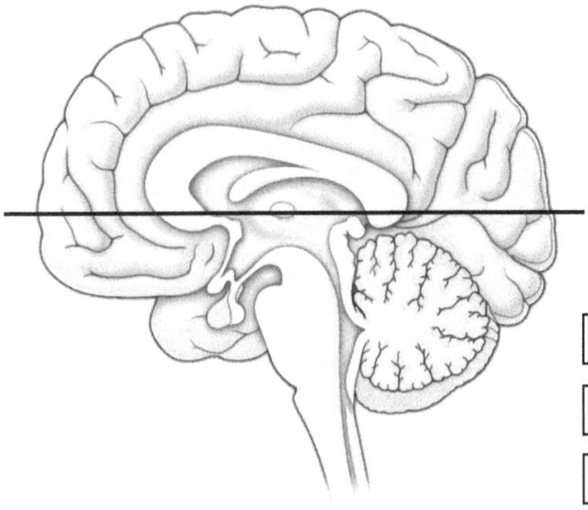

Nível de corte
(cabeça do caudado
e tálamo medial)

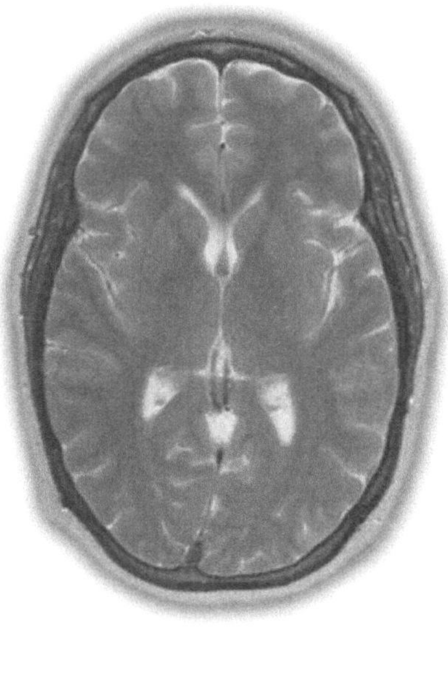

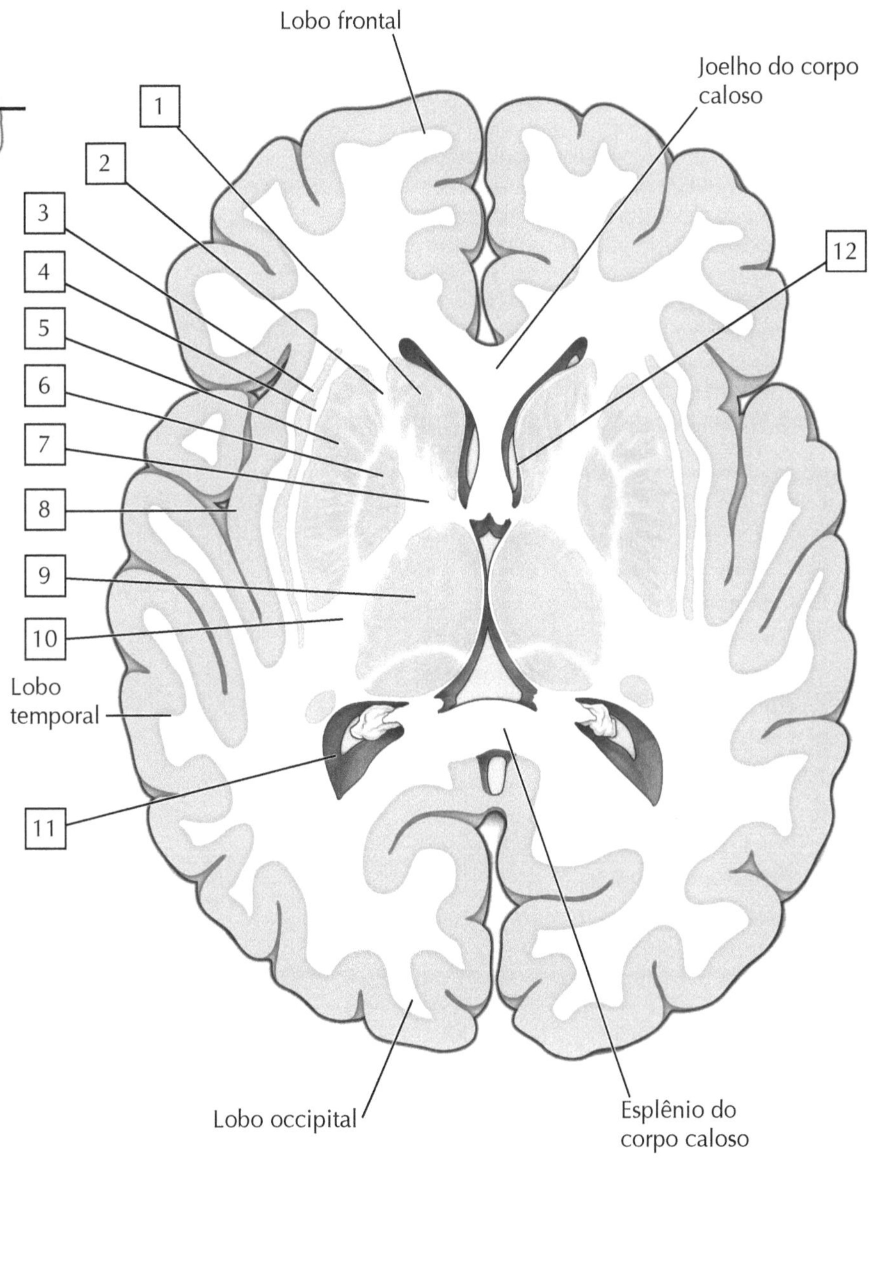

8 Corte Coronal do Prosencéfalo

Este corte coronal é um corte fundamental através do prosencéfalo que mostra a comissura anterior, as colunas do fórnice, muitas estruturas dos núcleos da base e muitas estruturas do prosencéfalo límbico. O **ramo anterior da cápsula interna** e a **comissura anterior** são as principais zonas de substância branca no interior do prosencéfalo. O ramo anterior da cápsula interna separa a **cabeça do núcleo caudado** medialmente do **putame** e do **globo pálido** lateralmente. A comissura anterior interliga regiões correspondentes dos lobos temporais. Tanto o **polo frontal dos ventrículos laterais** quanto o **terceiro ventrículo** podem ser visualizados. No polo medial do lobo temporal anterior, está o **complexo dos núcleos do corpo amigdaloide**. Na região logo abaixo da comissura anterior, denominada "substância inominada", está o **núcleo basilar (de Meynert)**, uma região importante dos neurônios colinérgicos do prosencéfalo. Ao longo da linha média do lobo frontal, está o **córtex cingulado**, com o cíngulo (trato prosencefálico importante que contém axônios noradrenérgicos, serotoninérgicos, dopaminérgicos e colinérgicos que se projetam para o córtex cerebral) logo acima do **tronco do corpo caloso**. As **colunas do fórnice** transmitem projeções das regiões CA1 e CA3 do hipocampo para os núcleos septais, núcleo *accumbens*, regiões pré-ópticas e anteriores do hipotálamo e outras estruturas límbicas. O **córtex insular**,[a] regulador de algumas atividades viscerais, localiza-se nas profundezas do sulco lateral.

PINTE as seguintes estruturas, usando uma cor diferente para cada uma delas.

- ☐ **1. Córtex cingulado**
- ☐ **2. Colunas do fórnice**
- ☐ **3. Cabeça do núcleo caudado**
- ☐ **4. Ramo anterior da cápsula interna**
- ☐ **5. Putame**
- ☐ **6. Córtex da ínsula**
- ☐ **7. Globo pálido**
- ☐ **8. Comissura anterior**
- ☐ **9. Núcleo basilar (núcleo de Meynert)**
- ☐ **10. Corpo amigdaloide**
- ☐ **11. Polo frontal do ventrículo lateral**
- ☐ **12. Tronco do corpo caloso**

Nota Clínica

O núcleo basilar, encontrado na substância inominada da parte basilar do telencéfalo logo abaixo da região da comissura anterior, contém uma grande coleção de neurônios colinérgicos centrais cujos axônios enviam projeções difusas para muitas regiões do córtex cerebral e prosencéfalo límbico. Verificou-se que esses neurônios degeneram nos encéfalos de alguns pacientes com doença de Alzheimer e foram descritos como importantes para a função da memória de curto prazo e para a função cognitiva. Muitos esforços farmacêuticos e nutricionais têm sido realizados para fornecer colina ou medicamentos de suporte colinérgico na tentativa de melhorar a função da memória. Apesar de algum sucesso experimental em modelos animais, essas abordagens não foram mais do que um sucesso marginal em humanos, provavelmente por causa do dano neuronal disseminado que já ocorreu no momento em que o paciente é diagnosticado com declínio cognitivo significativo.

Os núcleos do corpo amigdaloide são importantes para fornecer um contexto emocional aos estímulos sensitivos, especialmente respostas de medo. O corpo amigdaloide pode ser lesado bilateralmente por uma **lesão por contragolpe** (dano oposto ao local do trauma direto) após um golpe na cabeça. A síndrome de **Klüver-Bucy** resultante é acompanhada pela perda do medo de objetos perigosos, perda de função de memória de curto prazo, respostas sexuais hiperativas indiscriminadas e outros comportamentos alterados. Quando o corpo amigdaloide é lesado bilateralmente de forma mais seletiva, há perda de respostas de medo e o paciente não consegue reconhecer expressões faciais de medo em outras pessoas.

[a]N.R.T.: O córtex insular ainda é uma estrutura pouco compreendida e está localizada profundamente no cérebro humano. Este lobo do telencéfalo representa cerca de 2% da área total de superfície cortical e faz parte de um complexo circuito neural que inclui estruturas límbicas, núcleos da base e sistema autônomo.

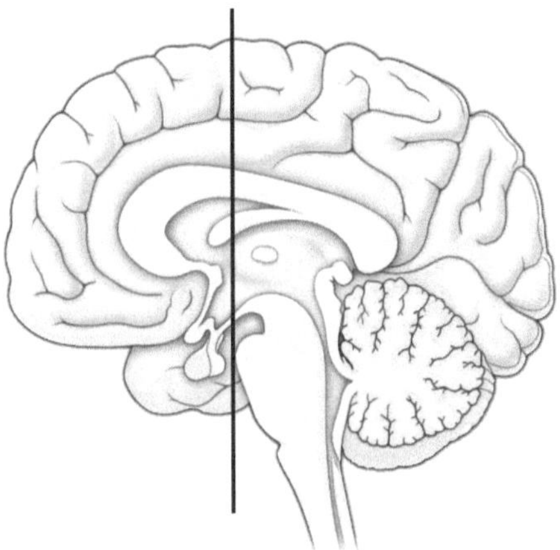

Nível de corte (comissura anterior/colunas do fórnice)

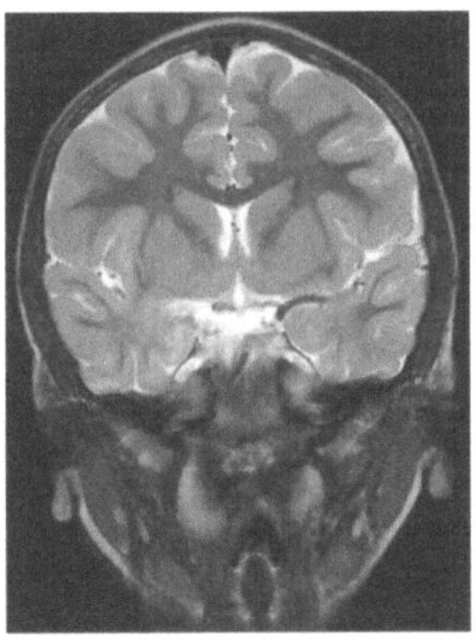

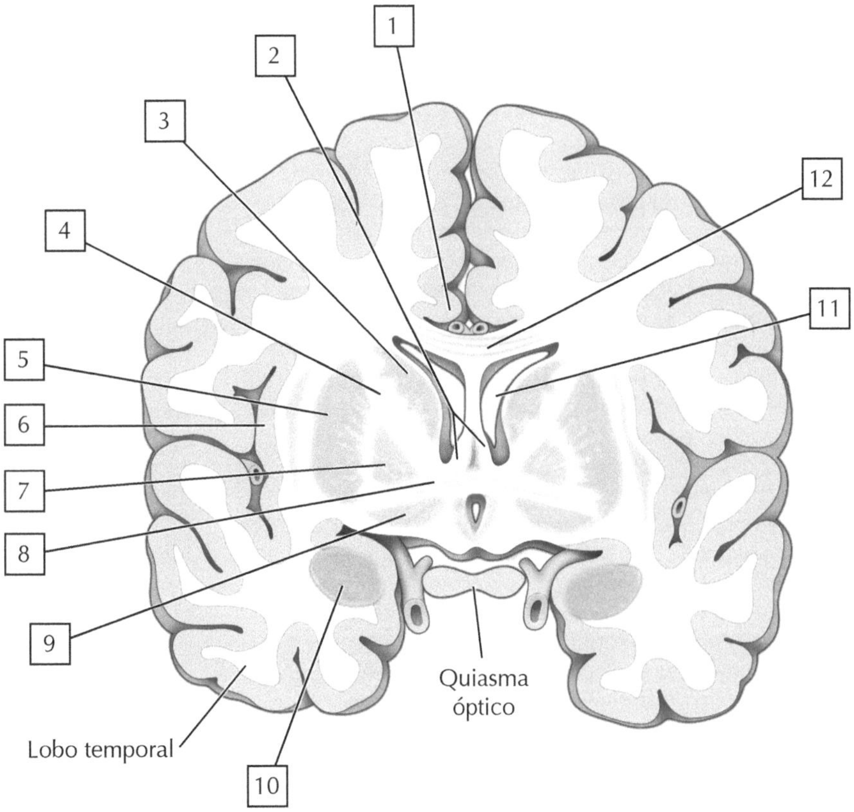

8 Lâminas do Córtex Cerebral

O córtex cerebral é uma estrutura neuronal de seis lâminas, localizada no exterior do prosencéfalo. Às vezes é chamado de neocórtex, para distingui-lo do córtex filogeneticamente mais antigo com menos lâminas (arquicórtex de três lâminas – hipocampo; e paleocórtex de cinco lâminas – córtex relacionado ao olfato). Os principais tipos de células neuronais proliferam na zona ventricular durante o desenvolvimento fetal e migram para o exterior da parte central do sistema nervoso, seguindo a glia radial. O córtex tem duas **lâminas de células piramidais, lâmina V (grande lâmina piramidal)** e **lâmina III (pequena lâmina celular piramidal)**. As células piramidais apresentam extensas arborizações dendríticas basolaterais e um dendrito apical ramificado perpendicular à superfície. Os neurônios piramidais servem como neurônios de projeção, com axônios que deixam o córtex e podem percorrer longas distâncias até seus alvos.

Existem duas **lâminas de células granulares: lâmina IV (a maior lâmina de células granulares)** e **lâmina II**. As células granulares são neurônios do circuito local com pequenos corpos celulares, arborizações dendríticas locais e distribuição axonal local. As células granulares recebem **aportes talâmicos (aferentes específicos)** e **outras fibras aferentes** e de associação e modulam a excitabilidade de outros neurônios corticais.

O **córtex sensitivo** (p. ex., giro pós-central) tem uma grande lâmina IV de células granulares, que recebe uma abundância de aferentes específicos do tálamo. Os neurônios piramidais no córtex sensitivo são escassos, mas são componentes funcionalmente importantes das colunas verticais. O **córtex motor** (p. ex., giro pré-central) apresenta grandes lâminas V e III de células piramidais e comporta um número muito escasso de células granulares. O córtex motor origina abundantes eferentes para regiões subcorticais do encéfalo, bem como para outras regiões do córtex cerebral. O **córtex de associação** apresenta um equilíbrio de lâminas de células piramidais e lâminas de células granulares, uma vez que recebe influxo de alguns aferentes específicos e outros influxos, e origina **extensas projeções eferentes para outras partes do córtex**.

O **aporte axonal noradrenérgico do *locus coeruleus*** na ponte e o **aporte axonal da rafe serotoninérgica dos núcleos anteriores do tronco encefálico** enviam axônios varicosos muito finos para o córtex cerebral, com arborizações massivas em todas as seis lâminas. Esses axônios noradrenérgicos e serotoninérgicos modulam a excitabilidade de outros neurônios e sua capacidade de resposta (plasticidade) sináptica.

PINTE as seguintes estruturas, usando uma cor diferente para cada uma delas.

- ☐ **1. Lâmina V de células piramidais no córtex motor e córtex de associação**
- ☐ **2. Lâmina III de células piramidais no córtex motor**
- ☐ **3. Axônios motores de células piramidais no córtex motor**
- ☐ **4. Lâmina IV de células granulares no córtex sensitivo**
- ☐ **5. Lâmina II de células granulares no córtex sensitivo**
- ☐ **6. Aferentes específicos (aporte talâmico) para o córtex sensitivo**
- ☐ **7. Outros aferentes e aporte de fibras de associação para o córtex de associação**
- ☐ **8. Projeções eferentes para outras partes do córtex a partir do córtex de associação**
- ☐ **9. Aporte axonal noradrenérgico a partir do *locus coeruleus***
- ☐ **10. Aporte axonal serotoninérgico a partir dos núcleos anteriores da rafe**

Nota Clínica

O córtex sensitivo age como zona de recepção para aportes específicos nos principais sistemas sensitivos. O córtex motor atua como a principal saída cortical final para neurônios motores inferiores do tronco encefálico e medula espinal e para outras estruturas motoras, como os neurônios motores superiores no tronco encefálico. Entre o córtex sensitivo e o córtex motor, há significativas redes de conectividade para o processamento de estímulos e para fornecer memória prévia e contexto emocional para os estímulos. Essa conectividade é então processada de volta para os córtices motores, pré-motores e suplementares e para córtex motor para induzir uma resposta comportamental adequada. Os dois hemisférios interagem entre si via conexões comissurais do corpo caloso e da comissura anterior.

O rompimento desses sistemas axonais relacionados aos córtices pode resultar em defeitos sensitivos e/ou motores específicos, apraxias e agnosias, afasias e respostas comportamentais alteradas.

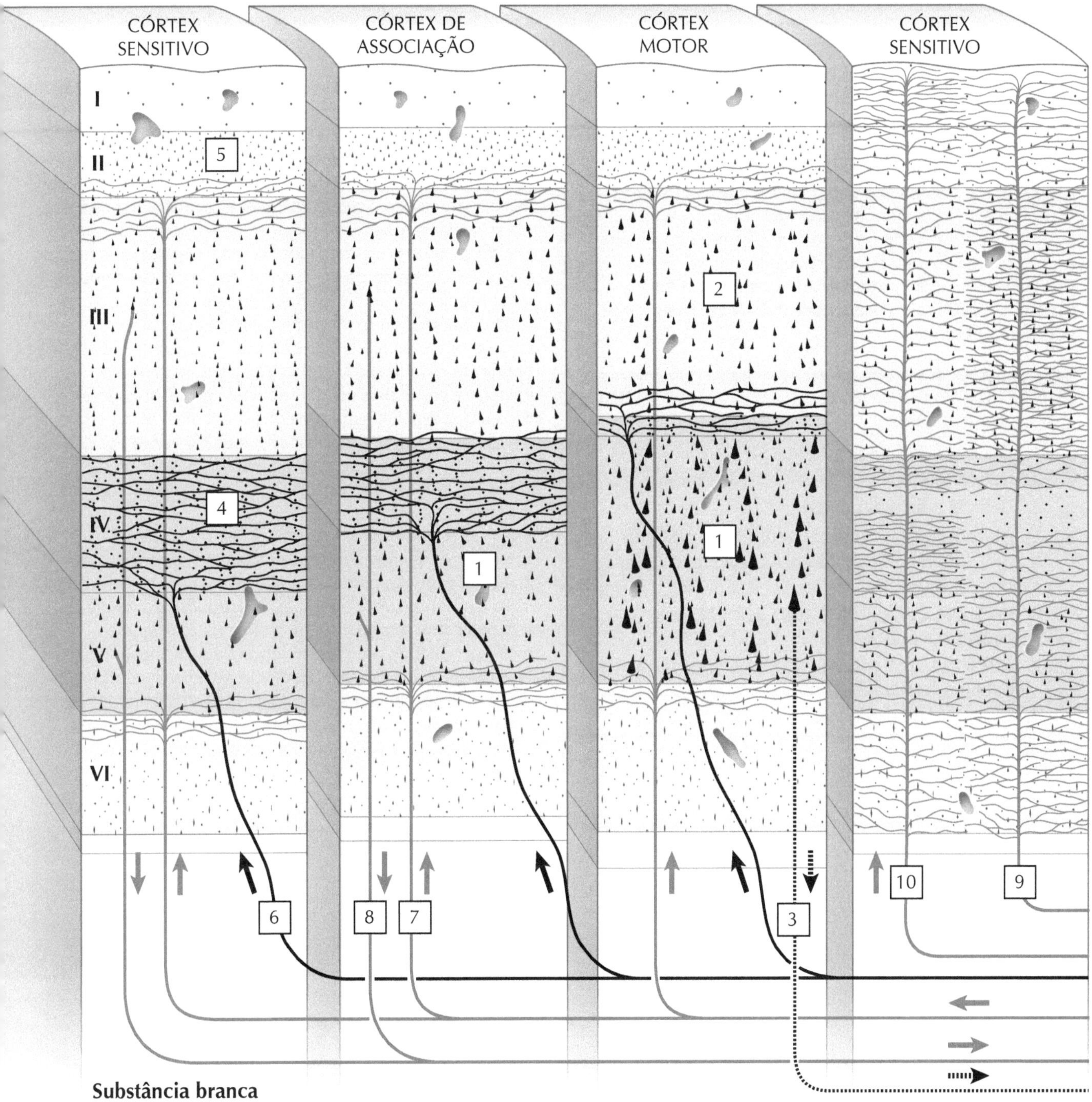
CÓRTEX SENSITIVO
CÓRTEX DE ASSOCIAÇÃO
CÓRTEX MOTOR
CÓRTEX SENSITIVO
I
II
III
IV
V
VI
1
2
3
4
5
6
7
8
9
10
Substância branca

8 Colunas Verticais: Unidades Funcionais do Córtex Cerebral

Aferentes específicos que transmitem informações ao córtex sensitivo muitas vezes trazem informações muito precisas sobre o estímulo que ativou a via lemniscal até o tálamo e, portanto, as projeções talâmicas para o córtex. Essa informação não apenas é despejada em bancos gerais do córtex, mas termina em colunas verticais precisas que atravessam todas as seis lâminas do córtex cerebral.
As **colunas verticais** apresentam 0,5 a 1 mm de diâmetro, com base na distribuição dendrítica horizontal da principal célula piramidal associada à coluna vertical. Estas colunas verticais projetam-se abundantemente entre si, uma base importante para a convergência de informações para interpretação do mundo sensitivo. Os principais neurônios envolvidos são as **pequenas células piramidais**, as **células granulares** e pelo menos uma **grande célula piramidal**.
As principais fibras aferentes são **aferentes corticocorticais** e **aferentes do tálamo** (projeções aferentes específicas).
As principais fibras eferentes na coluna vertical são as **projeções corticais para estruturas subcorticais** e eferentes **corticocorticais para outras colunas verticais próximas**.

PINTE as seguintes estruturas, usando uma cor diferente para cada uma delas.

- ☐ **1. Célula piramidal pequena**
- ☐ **2. Célula granular**
- ☐ **3. Grande célula piramidal**
- ☐ **4. Aferente corticocortical para coluna vertical**
- ☐ **5. Aferente talâmico (aferente específico) para coluna vertical**
- ☐ **6. Projeção cortical da coluna vertical para estruturas subcorticais**
- ☐ **7. Eferentes corticocorticais (projeções) para colunas verticais próximas**
- ☐ **8. Contorno da coluna vertical nesta ilustração**

Nota Clínica

As colunas verticais dos neurônios são críticas para o processamento ordenado das informações sensitivas "brutas" que chegam via tálamo, por meio do processamento sofisticado que nos permite fazer uma análise detalhada do mundo externo. Por exemplo, uma coluna vertical no córtex visual primário (área 17) pode receber um influxo correspondente a uma fonte pontual de luz que incide sobre a retina em uma posição precisa, talvez ativando inicialmente apenas alguns ou mesmo um cone. Então, várias colunas verticais, cada uma respondendo a um conjunto contíguo de pontos na retina, podem se projetar coletivamente para as colunas verticais próximas, cujo estímulo ideal constitui essas múltiplas fontes pontuais de luz. Isso resulta em uma excelente resposta a uma barra de luz. Várias dessas unidades verticais podem ainda se projetar para uma unidade vertical mais distante que melhor responda a um arco de luz curvado na retina. Continuando com esse tipo de **convergência**, pode haver uma coluna vertical que responda otimamente a um estímulo representando a imagem da sua avó. Isso é chamado de **"teoria da célula-avó"**. O que ela aponta é a incrível precisão e conectividade, juntamente com a integração maciça que é necessária para que o encéfalo atinja o que nós tomamos como garantido milhares de vezes por dia, uma imagem precisa de objetos e estímulos em nosso ambiente, mesmo quando eles estão se movendo ou nós estamos nos movendo.

Danos a algumas dessas projeções e circuitos de convergência podem resultar em agnosia, incapacidade de reconhecer alguns objetos. Algumas das agnosias são muito marcantes, mostrando as consequências de danos ao processamento sequencial mencionado. Algumas agnosias resultam em incapacidade de reconhecer objetos animados e inanimados e diferenciá-los uns dos outros, a posição de objetos no ambiente (lado certo para cima *versus* de cabeça para baixo), ou mesmo os rostos de pessoas familiares cujas vozes são claramente reconhecíveis.

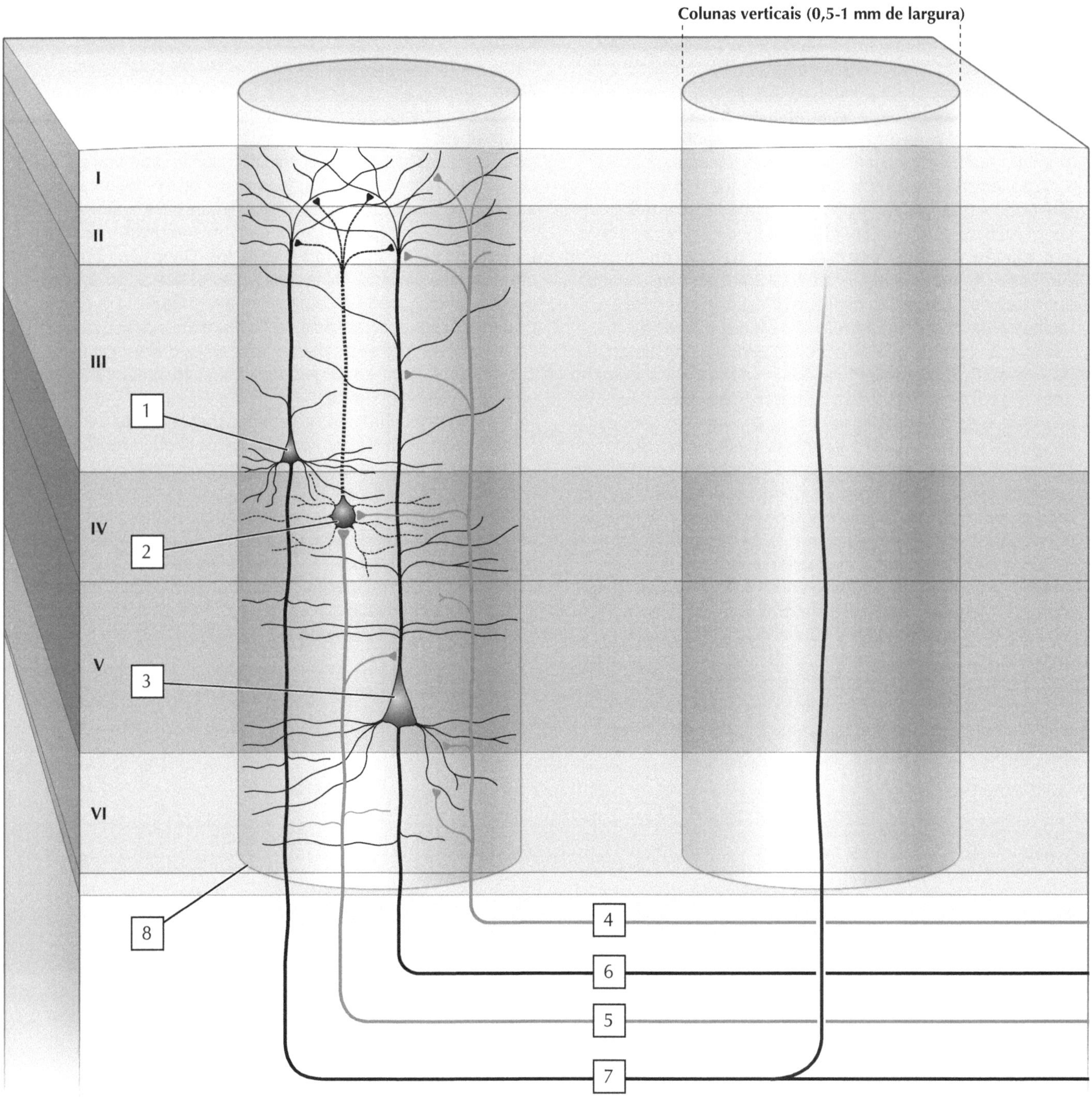
Colunas verticais (0,5-1 mm de largura)
I
II
III
IV
V
VI
1
2
3
4
5
6
7
8

8 Conexões Eferentes do Córtex Cerebral

O córtex cerebral é composto por centenas de zonas e regiões específicas, algumas delas consolidadas em giros ou áreas específicas; no entanto, algumas partes das áreas de associação ainda não foram totalmente compreendidas. Uma maneira de identificar alguns dos papéis funcionais das regiões do córtex cerebral é examinar a conectividade dessas regiões. No nível mais fundamental, milhares de unidades verticais interconectam-se com outras unidades funcionais, com inúmeras permutações e combinações. Como um recurso adicional, a conectividade pode se expandir ou contrair, dependendo das demandas funcionais. Por exemplo, se um dedo for amputado, as regiões corticais para processar essa informação, agora ausente, aceitarão e acomodarão informações das áreas adjacentes.

A conectividade do córtex cerebral em um nível não micro que pode ser identificado por estudos de rastreamento ou de registro divide-se em três categorias: (1) **fibras de associação**, (2) **fibras comissurais** e (3) **fibras de projeção**. As fibras da associação podem ser classificadas em fibras de associação curtas, que se projetam para regiões próximas do hemisfério ipsilateral, e fibras de associação longas, que se projetam para regiões distantes do hemisfério ipsilateral. Projeções do córtex visual primário (área 17) para o córtex visual de associação (áreas 18 e 19) são conexões de associação curtas, enquanto projeções entre regiões de linguagem expressiva e receptiva do hemisfério esquerdo (área de Broca e área de Wernicke) são áreas de associação longas. As fibras comissurais interligam regiões semelhantes dos hemisférios esquerdo e direito via corpo caloso e comissura anterior (para partes do lobo temporal). As fibras de projeção são de escopo e número amplos e representam conexões com grupos de neurônios motores inferiores, neurônios motores superiores no tronco encefálico, núcleos pontinos para conectividade com o cerebelo, núcleos da base e núcleos relacionados, núcleos sensitivos secundários e estruturas sensitivas como colículos, regiões reciprocamente conectadas do tálamo, hipotálamo e estruturas autônomas, algumas estruturas límbicas do prosencéfalo e outras estruturas.

PINTE as seguintes estruturas, usando uma cor diferente para cada uma delas.

- ☐ **1. Fibras de associação longas**
- ☐ **2. Fibras de associação curtas**
- ☐ **3. Fibras comissurais**
- ☐ **4. Fibras de projeção**

Nota Clínica

Danos às conexões eferentes corticais podem decorrer de traumatismo, tumores, doenças desmielinizantes, infartos do prosencéfalo e muitas outras condições patológicas. Danos às fibras de associação longas podem desconectar as regiões do córtex que são necessárias para a atividade integrativa, como função da linguagem, integração sensitiva coordenada e muitos comportamentos. Danos às fibras comissurais, às vezes desencadeadas deliberadamente para evitar a propagação de convulsões de um lado para o outro, podem desconectar os dois hemisférios de saber o que cada um está fazendo e causar respostas disfuncionais e comportamentos que exigem coordenação simultânea de ambos os lados do córtex.

Os danos às fibras de projeção, especialmente devido a lesões na cápsula interna, podem desconectar o córtex dos neurônios motores inferiores, dos neurônios motores superiores no tronco encefálico, dos núcleos da base e do cerebelo, do hipotálamo e do prosencéfalo límbico e núcleos talâmicos conectados reciprocamente. Isso pode levar a uma série de problemas, especialmente no lado contralateral, como hemiplegia contralateral e queda facial inferior, hemianopsia contralateral e outros déficits motores, sensitivos e comportamentais.

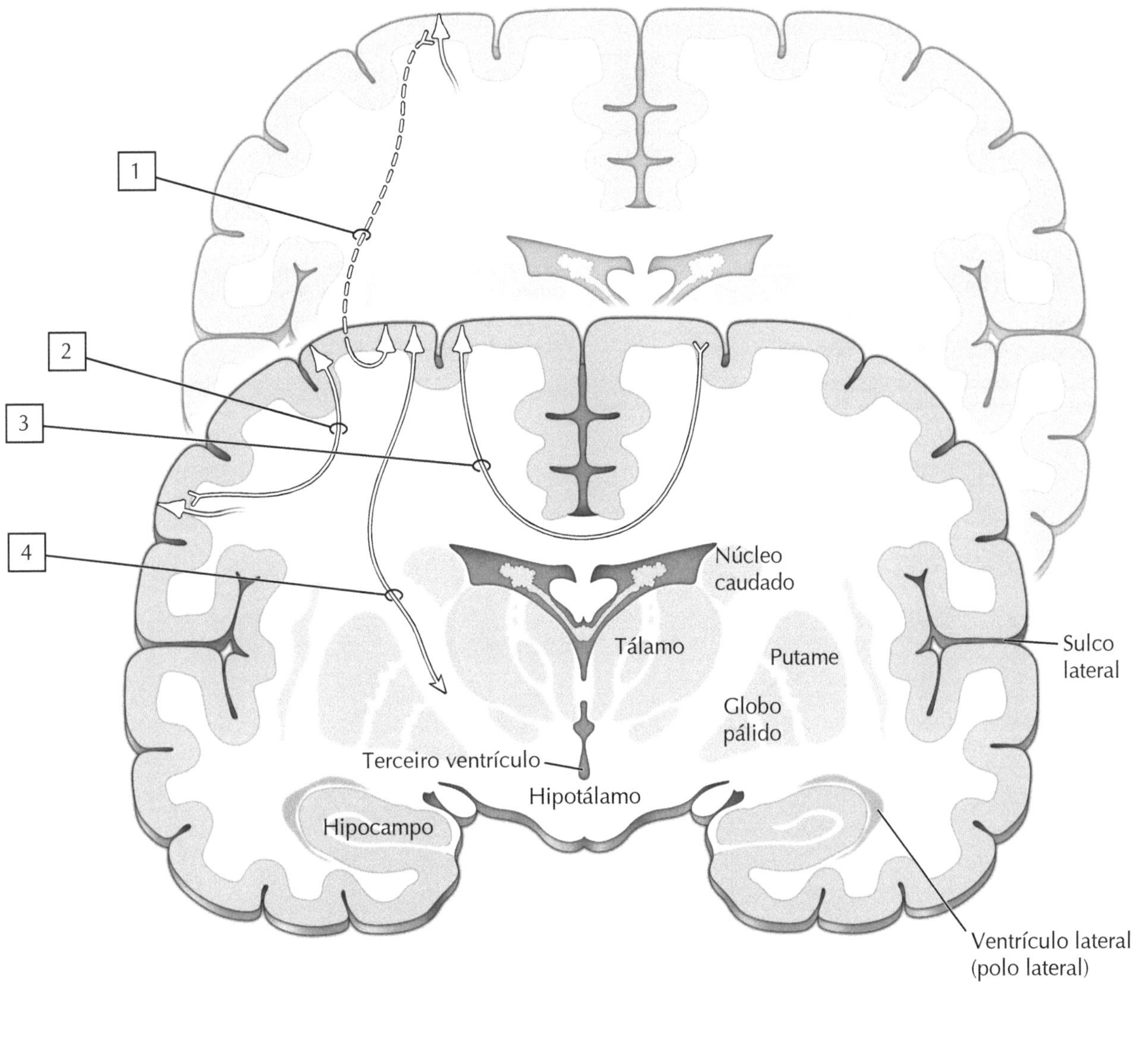
1
2
3
4
Núcleo caudado
Tálamo
Putame
Globo pálido
Sulco lateral
Terceiro ventrículo
Hipotálamo
Hipocampo
Ventrículo lateral (polo lateral)

8 Fibras de Associação Cortical

As vias de associação cortical fornecem comunicação essencial entre si e entre as áreas corticais necessárias para atividades e comportamentos coordenados. Estas fibras de associação podem conectar uma área sensitiva primária com o córtex de associação sensitiva adjacente; podem conectar múltiplas áreas corticais sensitivas com o córtex de associação complexo (integração da percepção sensitiva); podem interligar regiões críticas para função de linguagem; e podem interligar regiões importantes para função cognitiva e comportamento emocional e sua análise. Estas vias de associação nomeadas incluem o **fascículo longitudinal superior,** o **fascículo uncinado,** a **via frontocingular,** o **cíngulo,** o **fascículo occipitofrontal superior** e o **fascículo occipitofrontal inferior**. Esses grandes feixes de substância branca apresentam numerosos sistemas de fibras entrando, saindo e atravessando-os.

PINTE as seguintes estruturas, usando uma cor diferente para cada uma delas.

- ☐ **1. Fascículo longitudinal superior**
- ☐ **2. Fascículo uncinado**
- ☐ **3. Via frontocingulada**
- ☐ **4. Cíngulo**
- ☐ **5. Fascículo occipitofrontal superior**
- ☐ **6. Fascículo occipitofrontal inferior**

Nota Clínica

Danos às interconexões no lado esquerdo entre a área de Broca (córtex frontal) e a área de Wernicke (córtex parietal-temporal), com ambas as áreas intactas, resultarão na incapacidade do paciente de repetir palavras ou sentenças complexas, na ausência de afasia clássica expressiva ou receptiva. Isso é conhecido como **afasia condutiva**. A desconexão entre as principais regiões do córtex através de alguns desses grandes feixes de associação pode resultar em demência, desatenção, alterações emocionais e disfunção da memória; esses problemas geralmente ocorrem sem a presença de distúrbios do movimento ou afasias. O cíngulo é a principal via pela qual as projeções noradrenérgicas, serotoninérgicas, dopaminérgicas e colinérgicas alcançam o córtex. Esse feixe pode ser danificado por **demência atribuída a múltiplos infartos** (não por doenças desmielinizantes, porque essas vias são formadas por axônios pequenos e não mielínicos) que removem as ações vitais dos neurotransmissores no córtex. Isso pode desencadear depressão, transtorno bipolar e déficit de atenção. O dano bilateral nas vias de projeção frontal pode desencadear euforia ou afeto inadequado (afeto pseudobulbar), e a desconexão entre o lobo frontal e as estruturas do prosencéfalo límbico pode induzir um comportamento psicótico.

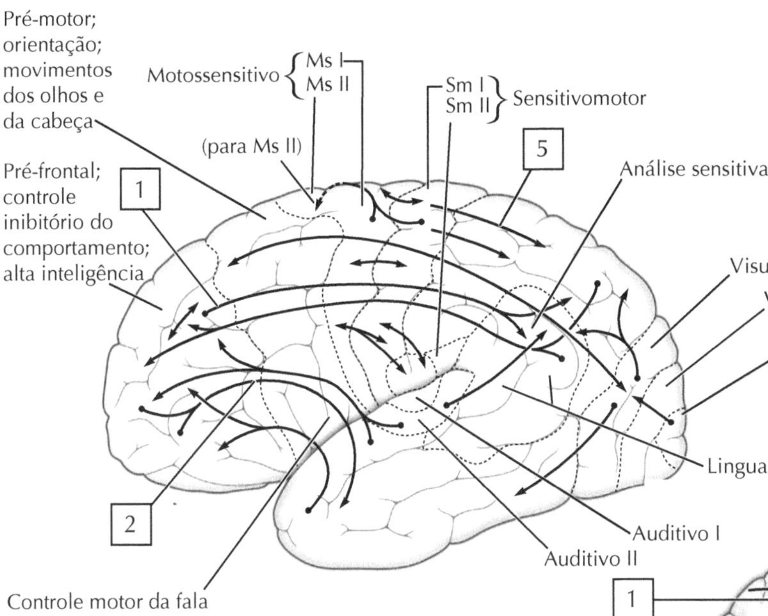
Pré-motor; orientação; movimentos dos olhos e da cabeça
Motossensitivo
Ms I
Ms II
(para Ms II)
Sm I
Sm II
Sensitivomotor
5
Análise sensitiva
Pré-frontal; controle inibitório do comportamento; alta inteligência
1
Visual III
Visual II
Visual I
Linguagem; leitura; fala
2
Auditivo I
Auditivo II
Controle motor da fala

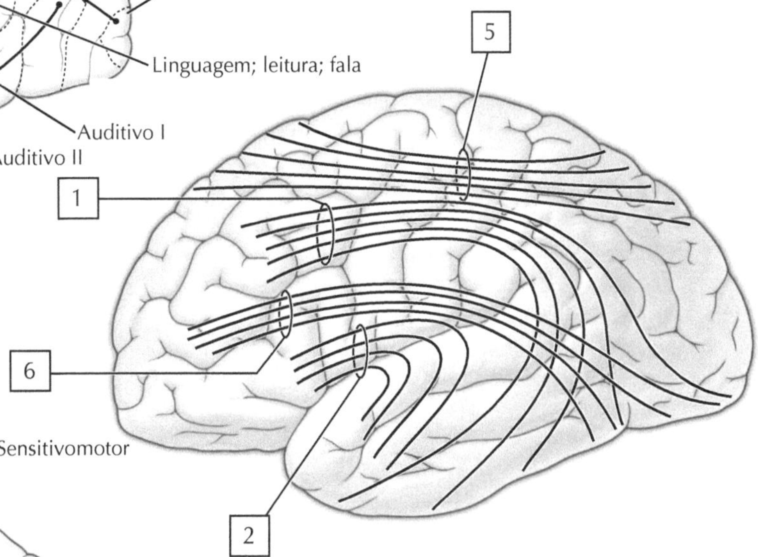
5
1
6
2

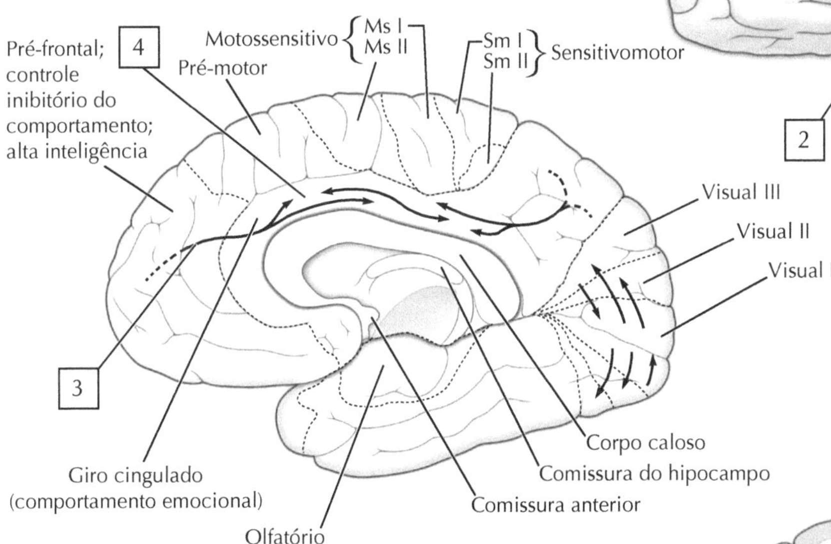
Pré-frontal; controle inibitório do comportamento; alta inteligência
4
Motossensitivo
Ms I
Ms II
Pré-motor
Sm I
Sm II
Sensitivomotor
Visual III
Visual II
Visual I
3
Corpo caloso
Giro cingulado (comportamento emocional)
Comissura do hipocampo
Comissura anterior
Olfatório

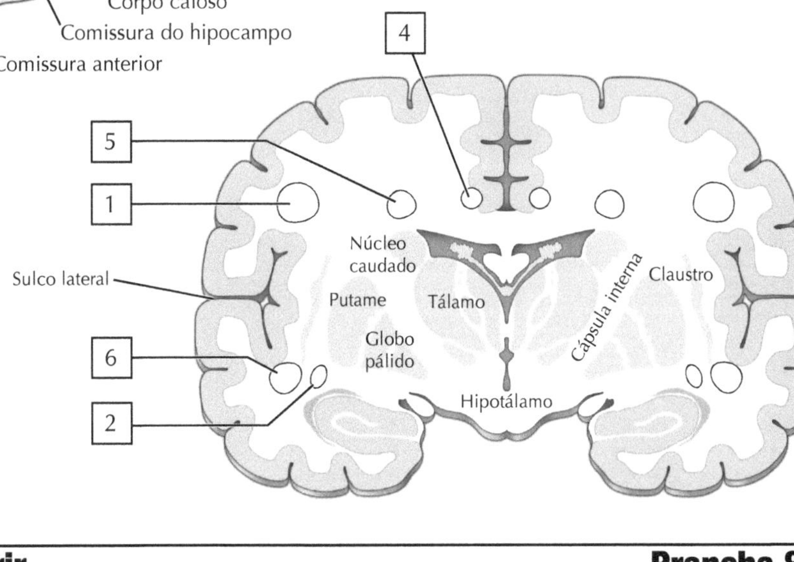
4
5
1
Núcleo caudado
Sulco lateral
Claustro
Cápsula interna
Putame
Tálamo
Globo pálido
6
2
Hipotálamo

8 Afasias e Áreas Corticais de Danos

O hemisfério esquerdo é o hemisfério dominante da linguagem em todos os indivíduos destros e na maioria dos indivíduos canhotos. Infartos cerebrais ou danos causados por tumores e outras lesões podem produzir lesões corticais da substância cinzenta no córtex frontal inferior (área de Broca) ou no córtex parietotemporal (área de Wernicke). A desmielinização ou outras condições patológicas podem causar danos às vias de associação longas que interconectam as áreas de linguagem. Os principais tipos de afasia são (1) **afasia de Broca** (também chamada de afasia expressiva); (2) **afasia de Wernicke** (também conhecida como afasia receptiva); e (3) **afasia global**. Essas afasias constituem distúrbios da função da linguagem, não apenas distúrbios da fala. Havendo lesões no tronco encefálico, pode ocorrer disfonia devido ao envolvimento dos nervos cranianos e, em caso de lesões no cerebelo, fala incoordenada. No entanto, nesses distúrbios do tronco encefálico ou do cerebelo, a expressão ou a recepção da linguagem estão intactas.

PINTE as seguintes estruturas, usando uma cor diferente para cada uma delas.

- ☐ **1. Região cortical afetada na afasia de Broca, em corte lateral do encéfalo**
- ☐ **2. Região cortical afetada na afasia de Wernicke, em corte lateral do encéfalo**
- ☐ **3. Região cortical afetada na afasia global, em corte lateral do encéfalo**
- ☐ **4. Região do prosencéfalo acometida na afasia de Broca, em corte coronal**
- ☐ **5. Região do prosencéfalo acometida na afasia de Wernicke, em corte coronal**
- ☐ **6. Região do prosencéfalo acometida na afasia global, em corte coronal**

Nota Clínica

A **afasia de Broca** envolve dificuldade em expressar a linguagem. Há escassez na produção de palavras, grande dificuldade em encontrar palavras adequadas para usar, com expressão hesitante, lenta e esforçada. Essa afasia é, às vezes, chamada de **afasia não fluente**. Quando o lado esquerdo da área de Broca é lesionado, frequentemente ocorrem comprometimentos associados, incluindo hemiplegia contralateral (córtex motor/pré-motor), perda de sensibilidade contralateral no corpo (córtex somatossensitivo), paralisia do olhar (campos oculares frontais) e negligência espacial contralateralmente (córtex parietal). A **demência frontotemporal** é caracterizada por declínio cognitivo e afasia expressiva.

A **afasia de Wernicke** envolve dificuldade em entender a linguagem. Há expressão verbal excessiva, geralmente com uso de palavras e expressões incorretas (chamadas erros parafásicos), com declarações fluentes, mistas e não compreensíveis. Às vezes, o paciente pode apenas dizer algumas palavras específicas e repeti-las de forma sem sentido. Esta condição às vezes é denominada **afasia fluente**. Quando há danos no lado esquerdo, muitas vezes há distúrbios associados, incluindo hemianopsia contralateral (radiações ópticas) ou quadrantanopia superior (alça de Meyer no lobo temporal). A lesão rara do lado direito é acompanhada por apraxia de construção.

A **afasia global** envolve dificuldade em todas as funções da linguagem. Em um paciente com grave dano ao hemisfério esquerdo, não há capacidade de expressar ou entender a linguagem. Isto é acompanhado por hemiplegia direita grave. Muitos outros problemas acompanham a afasia global, incluindo perda hemissensitiva contralateral, paralisia do olhar contralateral, negligência espacial contralateral ou hemianopsia contralateral. A lesão geralmente é tão extensa que há edema e aumento da pressão intracraniana, levando a diminuição da consciência ou mesmo coma.

A afasia progressiva primária é lenta e progressiva e ocorre na ausência de um evento agudo.

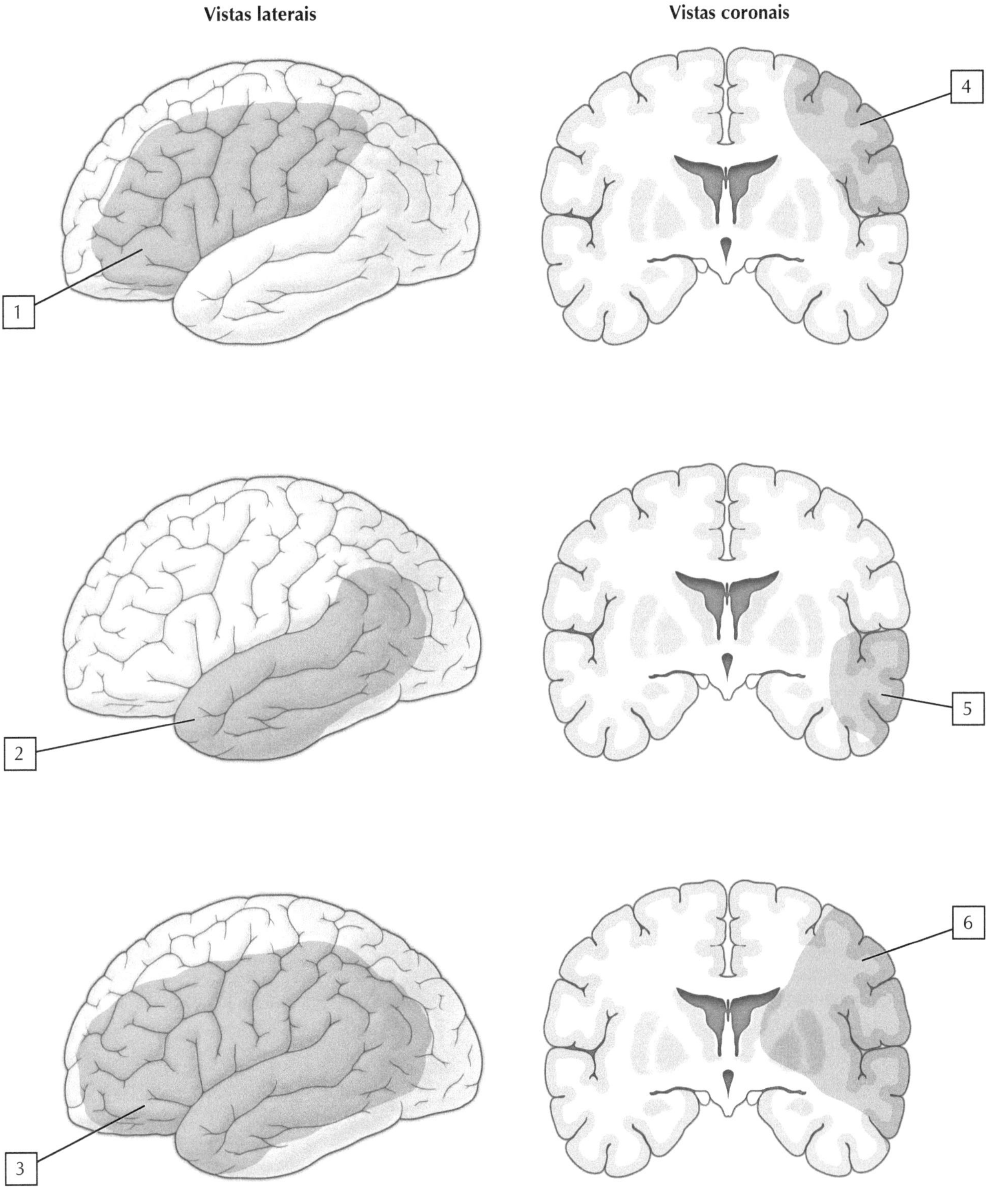
Vistas laterais
Vistas coronais
1
2
3
4
5
6

8 Vias Noradrenérgicas

O uso de histoquímica por fluorescência para visualização de catecolaminas (dopamina, norepinefrina) e indolaminas (serotonina ou 5-hidroxitriptamina) nas décadas de 1960 e 1970 levou à descoberta de neurônios quimicamente específicos cujos corpos celulares são encontrados no tronco encefálico e os axônios não mielínicos enviam botões varicosos extensos, difusos para praticamente todas as principais regiões da parte central do sistema nervoso. A anatomia desses sistemas recém-descobertos foi confirmada por imuno-histoquímica utilizando anticorpos que rotularam as principais enzimas nas vias sintéticas de catecolaminas e serotonina. As conexões noradrenérgicas e serotoninérgicas são principalmente moduladoras da excitabilidade de outros sistemas transmissores nas regiões a que se projetam.

Os corpos celulares noradrenérgicos são encontrados no ***locus coeruleus*** na ponte (grupo A6) e em vários grupos celulares na formação reticular no bulbo (**A1** e **A2**) e na ponte (**A5** e **A7**). Projeções axonais de neurônios isolados no *locus coeruleus* ramificam-se para o córtex cerebral, formação hipocampal e outras estruturas do prosencéfalo límbico, hipotálamo, tálamo, cerebelo, núcleos do tronco encefálico e medula espinal. Esses neurônios modulam a excitabilidade de estruturas como o cerebelo (ambos os sistemas excitatório e inibitório) e o corno posterior da medula espinal (regulando o ponto de ajuste para a sensibilidade a estímulos nociceptivos). As projeções do *locus coeruleus* propagam-se pelo **feixe noradrenérgico dorsal** e **feixe noradrenérgico descendente**. As conexões corticais do *locus coeruleus* continuam do feixe noradrenérgico dorsal para o **cíngulo** e para uma **via dorsal noradrenérgica do prosencéfalo através da substância branca**. Os neurônios A5 e A7 enviam axônios para muitas regiões do tronco encefálico, do hipotálamo e da medula espinal; esses axônios propagam-se no **feixe noradrenérgico ventral** e no **feixe noradrenérgico descendente**. Os neurônios A1 e A2 enviam axônios para as regiões do tronco encefálico, o hipotálamo e a medula espinal, propagando-se nos mesmos feixes que as projeções A5 e A7. Sobrepondo-se a essas conexões generalizadas, estão as projeções e terminações serotoninérgicas dos núcleos da rafe.

Os sistemas noradrenérgicos ajudam a regular a atenção e o estado de alerta, o ciclo sono-vigília, respostas a estressores como dor, controle neuroendócrino, funções viscerais (termorregulação, comportamento de alimentação e bebida, comportamento reprodutivo e regulação autônoma) e comportamento emocional, para nomear alguns sistemas regulatórios relevantes.

PINTE as seguintes estruturas, usando uma cor diferente para cada uma delas.

- ☐ **1. Cíngulo**
- ☐ **2. Via dorsal noradrenérgica do prosencéfalo através da substância branca para o córtex**
- ☐ **3. Feixe noradrenérgico dorsal**
- ☐ **4. Feixe noradrenérgico ventral**
- ☐ **5. *Locus coeruleus***
- ☐ **6. Grupos A5 e A7 na ponte**
- ☐ **7. Grupos A1 e A2 no bulbo**
- ☐ **8. Feixe noradrenérgico descendente**

Nota Clínica

Projeções noradrenérgicas centrais do *locus coeruleus* para as estruturas do prosencéfalo límbico e para o córtex cerebral são um importante substrato para a hipótese das catecolaminas associadas aos distúrbios afetivos. Mais de 50 anos atrás, Bunney e Schildkraut supuseram que este sistema noradrenérgico era crítico para a ocorrência e o tratamento da depressão, sugerindo que a diminuição da atividade noradrenérgica nesses locais contribuía para a depressão. Na mesma época, também foi reconhecido que a serotonina estava envolvida de forma semelhante e que a diminuição da serotonina também contribuía para a depressão. Os psiquiatras observaram que as três principais classes de fármacos usados no tratamento da depressão (inibidores da monoaminoxidase, antidepressivos tricíclicos e estimulantes psicomotores) aumentavam a neurotransmissão noradrenérgica. O principal metabólito da norepinefrina central, o 3-metoxi-4-hidroxifenilglicol (MHPG), foi observado como diminuído em muitos indivíduos deprimidos. Outras observações sugeriram que a neurotransmissão noradrenérgica central alterada no encéfalo de pacientes deprimidos também impacta a modulação do núcleo paraventricular do hipotálamo (o componente parvocelular), levando a maior secreção periférica de hormônios do estresse, tanto do cortisol quanto da norepinefrina.

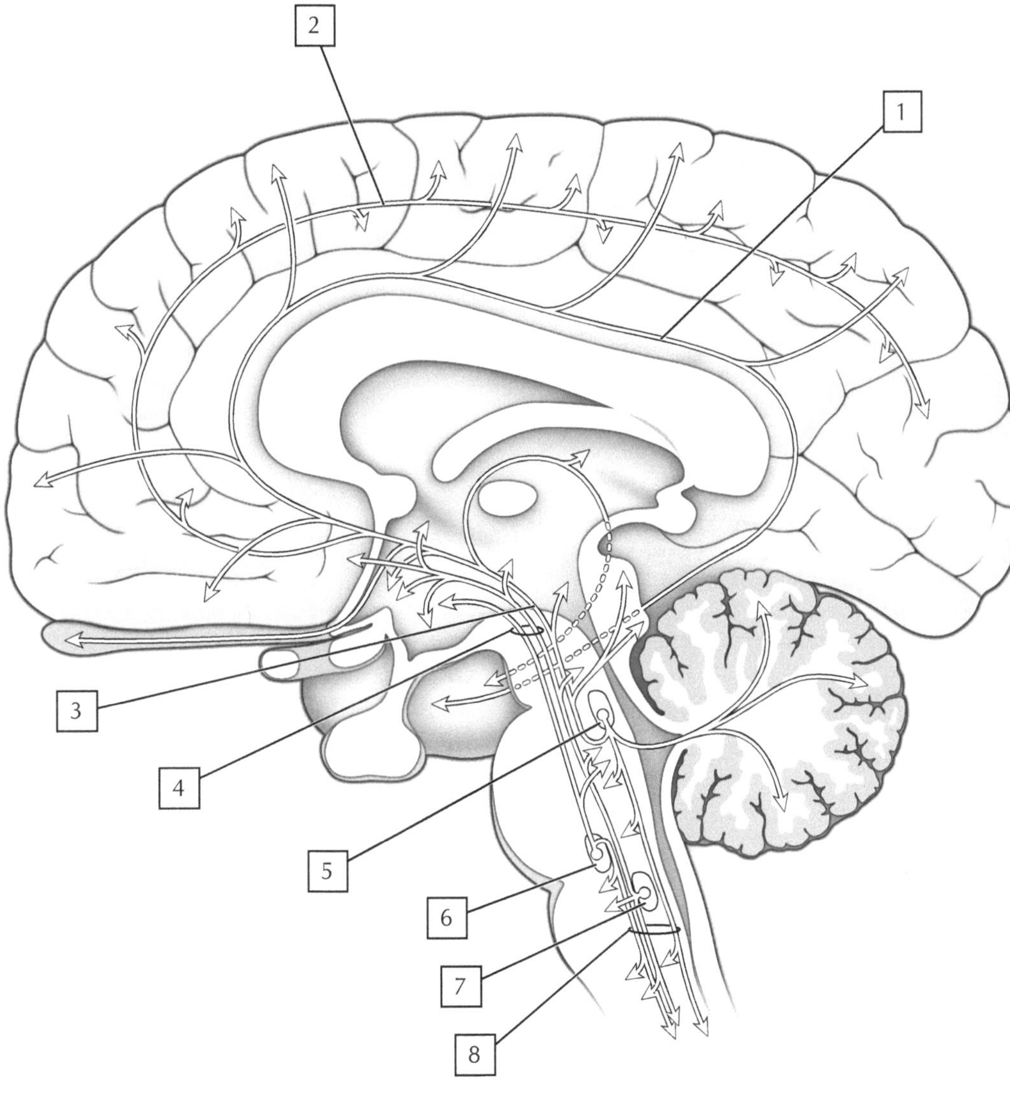
2
1
3
4
5
6
7
8

Vias Serotoninérgicas

Os neurônios serotoninérgicos (5-hidroxitriptamina) são encontrados nos núcleos da rafe do tronco encefálico e nas partes laterais dos neurônios que se estendem a partir dos núcleos da rafe para a formação reticular. Os neurônios serotoninérgicos projetam-se para todas as subdivisões da parte central do sistema nervoso. Neurônios serotoninérgicos nos núcleos rostral (mesencéfalo) da rafe, **núcleo da rafe dorsal** e **núcleo central superior**, enviam extensos axônios varicosos que inervam o córtex cerebral, muitas estruturas límbicas do prosencéfalo (p. ex., hipocampo, corpo amigdaloide), **núcleos da base**, muitos núcleos e áreas hipotalâmicas e alguns núcleos **no tálamo**. Essas projeções trafegam através da **via serotoninérgica ascendente** com axônios até o córtex que se propaga mais através do **cíngulo** e substância branca do prosencéfalo dorsal. Neurônios serotoninérgicos nos núcleos da rafe caudal **(núcleo pontino da rafe, núcleo magno da rafe, núcleo pálido da rafe** e **núcleo escuro da rafe)** inervam muitas regiões do tronco encefálico e da medula espinal e o cerebelo. Essas projeções axonais propagam-se através da **via serotoninérgica descendente**. De particular importância são as conexões serotoninérgicas a partir de neurônios no núcleo magno da rafe para o corno posterior da medula espinal, onde ocorrem a analgesia por opioide e a modulação da reatividade à dor, direcionadas sobretudo para os neurônios produtores de encefalina no corno posterior da medula espinal.

Os sistemas serotoninérgicos ascendentes influenciam o comportamento emocional, exercem modulação generalizada das funções neuroendócrinas e hipotalâmicas viscerais, influenciam os ciclos de sono-vigília e modulam o processamento do aporte aferente. Os sistemas serotoninérgicos descendentes modulam a excitabilidade dos neurônios pré-ganglionares autônomos e dos neurônios motores inferiores (aumentando a excitabilidade).

PINTE as seguintes estruturas, usando uma cor diferente para cada uma delas.

- ☐ **1. Cíngulo**
- ☐ **2. Via serotoninérgica ascendente**
- ☐ **3. Núcleo dorsal da rafe**
- ☐ **4. Núcleo central superior**
- ☐ **5. Núcleo da rafe no tegmento da ponte**
- ☐ **6. Núcleo magno da rafe**
- ☐ **7. Núcleo pálido da rafe e núcleo escuro da rafe**
- ☐ **8. Via serotoninérgica descendente**
- ☐ **9. Núcleos da base**
- ☐ **10. Tálamo**

Nota Clínica

Os agentes farmacológicos que influenciam a serotonina ou os receptores de serotonina são ativos na depressão e em outros estados cognitivos e emocionais, na modulação da dor, em alguns distúrbios do movimento, nas enxaquecas e em outras condições. Com o surgimento dos medicamentos antidepressivos tricíclicos serotoninérgicos que bloqueiam a recaptação da serotonina, mais fármacos específicos foram prescritos para o tratamento da depressão. Inibidores específicos da recaptação da serotonina são prescritos com frequência para o tratamento da depressão unipolar, mas muitos efeitos colaterais foram observados, como ganho de peso e diminuição da libido, refletindo a ampla gama das atividades moduladas pela serotonina. A escolha dos inibidores de captação inclui agora inibidores específicos de noradrenérgicos, específicos para a serotonina e inibidores de captação mista. Recentemente tem sido questionada a extensão do envolvimento dos sistemas de serotonina na depressão.

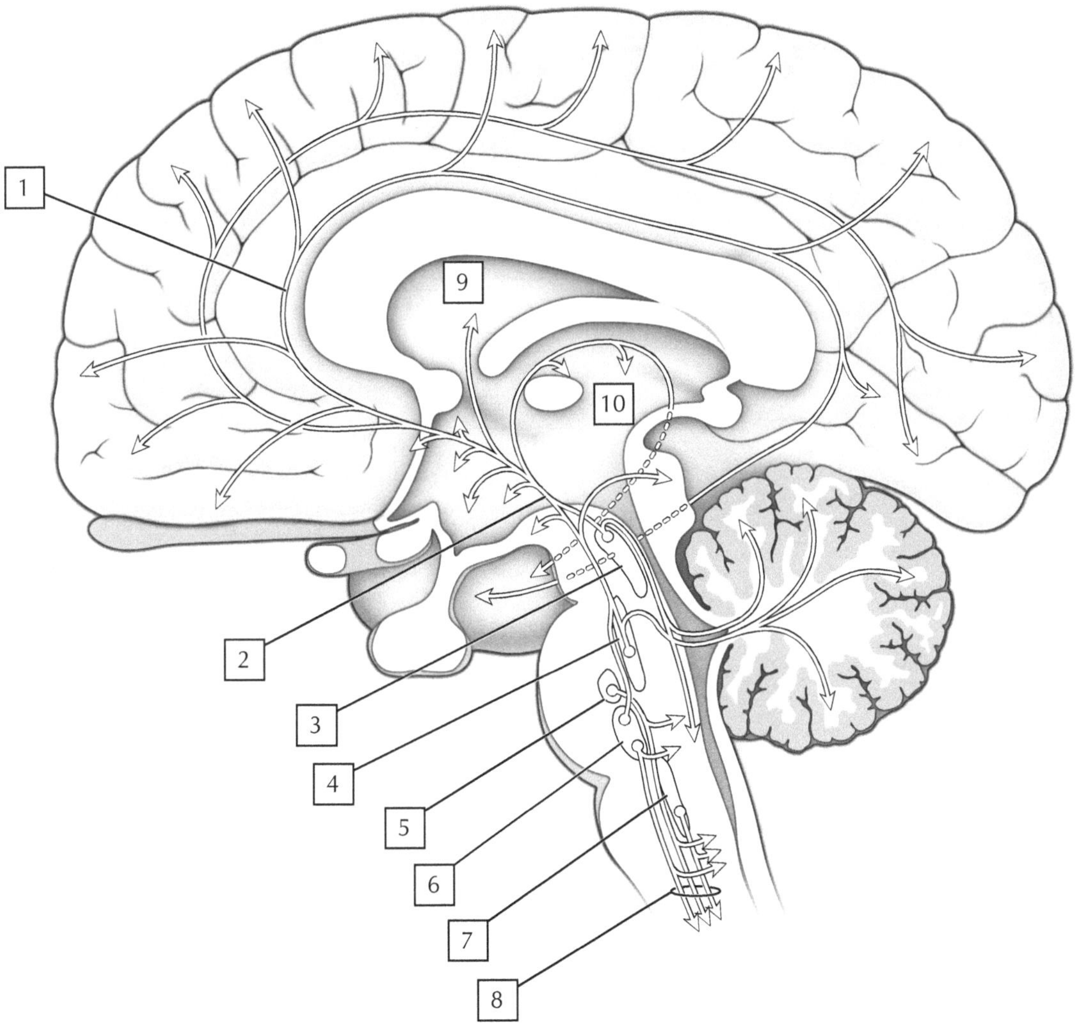
1
2
3
4
5
6
7
8
9
10

8 Vias Dopaminérgicas

Neurônios dopaminérgicos são encontrados no mesencéfalo e no hipotálamo. Embora os axônios varicosos não mielinizados dos neurônios dopaminérgicos sejam altamente ramificados, eles apresentam projeções mais circunscritas do que os axônios serotoninérgicos e noradrenérgicos. Os sistemas da dopamina são relativamente distintos. No mesencéfalo, os neurônios dopaminérgicos na **substância negra**, **parte compacta**, enviam axônios através da **via nigroestriatal** principalmente para o **estriado** (núcleo caudado e putame), e também ao globo pálido e subtálamo, que são todos componentes dos núcleos da base. Além disso, no mesencéfalo, neurônios dopaminérgicos na **área tegmental ventral** e zonas da formação reticular do mesencéfalo enviam **projeções mesolímbicas (via)** para o **núcleo *accumbens***, o corpo amigdaloide e o hipocampo e **projeções mesocorticais (via)** para o córtex frontal e mais esparsamente para outras áreas de associação cortical, como o **córtex entorrinal**, através do **cíngulo**. Neurônios dopaminérgicos no **hipotálamo** são encontrados no núcleo arqueado e no núcleo periventricular. Elas originam pequenas vias, a **via dopaminérgica tuberoinfundibular** do núcleo arqueado à zona de contato da eminência mediana, onde a dopamina atua como fator inibitório da prolactina, e a **via da dopamina intra-hipotalâmica**, que influencia outras funções hipotalâmicas neuroendócrinas e viscerais.

PINTE as seguintes estruturas, usando uma cor diferente para cada uma delas.

- ☐ 1. **Cíngulo**
- ☐ 2. **Núcleo *accumbens***
- ☐ 3. **Núcleo dorsal da rafe**
- ☐ 4. **Via nigroestriatal**
- ☐ 5. **Hipotálamo**
- ☐ 6. **Via tuberoinfundibular da dopamina**
- ☐ 7. **Área tegmental ventral**
- ☐ 8. **Córtex entorrinal**
- ☐ 9. **Substância negra, parte compacta**
- ☐ 10. **Estriado**

Nota Clínica

A via dopaminérgica nigroestriatal é bem conhecida por seu envolvimento na doença de Parkinson, na qual os neurônios dopaminérgicos da parte compacta da substância negra degeneram e os terminais nervosos dopaminérgicos no estriado são substancialmente diminuídos. Enquanto as influências dopaminérgicas no estriado incluem auxiliar os núcleos da base no planejamento e execução de atividades corticais, os déficits mais visíveis na doença de Parkinson são motores (daí o termo distúrbio do movimento), incluindo bradicinesia (dificuldade para iniciar ou parar o movimento), tremor em repouso, rigidez muscular em todas as amplitudes de movimento e instabilidade postural. O tratamento principal visa repor a dopamina diminuída com levodopa ou um agonista da dopamina. Além disso, estimulação cerebral profunda também é usada para reequilibrar as interações fisiológicas nos circuitos dos núcleos da base, na tentativa de melhorar algumas manifestações motoras.

A projeção mesolímbica da área tegmental ventral para o núcleo *accumbens* é importante na motivação e recompensa, nos impulsos biológicos e nos comportamentos aditivos, incluindo abuso de substâncias. A projeção mesocortical para o lobo frontal ajuda a regular a função cortical frontal e os mecanismos de atenção. Muitas medicações neurolépticas e antipsicóticas (antagonistas do receptor D2) têm como alvo esses sistemas de dopamina límbica e cortical e são usadas para o tratamento de esquizofrenia, transtorno obsessivo-compulsivo, transtorno de déficit de atenção e hiperatividade, síndrome de Tourette e outros transtornos neuropsiquiátricos. Alguns pesquisadores levantaram a hipótese de que a esquizofrenia estaria associada a aumento da atividade no sistema dopaminérgico mesolímbico e diminuição da atividade no sistema de dopamina mesocortical e suas projeções corticais frontais.

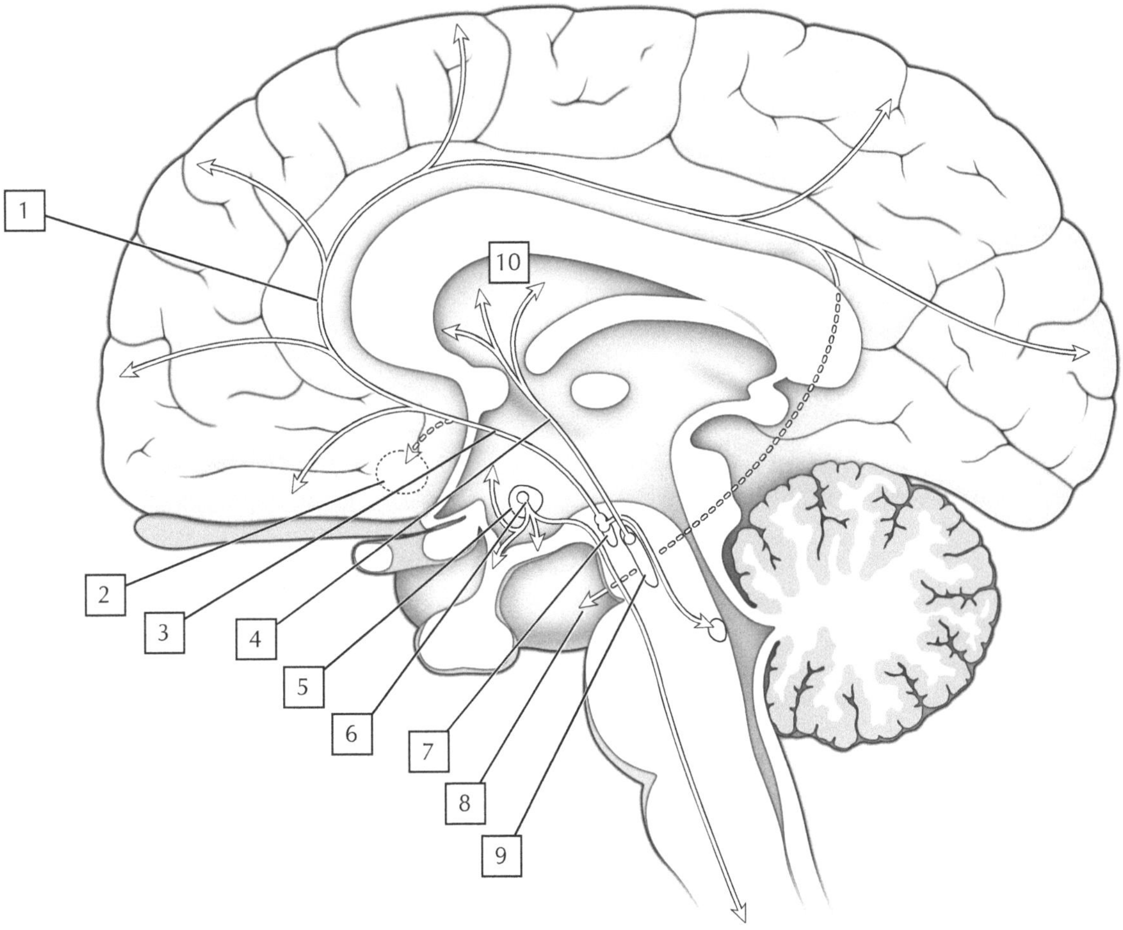
1
10
2
3
4
5
6
7
8
9

8 Vias Colinérgicas Centrais

A **acetilcolina** é usada como o principal neurotransmissor em todos os neurônios motores inferiores da medula espinal e tronco encefálico, em todos os neurônios pré-ganglionares autônomos e nos neurônios pós-ganglionares da parte parassimpática da divisão autônoma do sistema nervoso. Esses neurônios que usam acetilcolina são chamados de **colinérgicos**. Pequenos interneurônios colinérgicos são encontrados no estriado, onde interagem com outros sistemas quimicamente específicos, como dopamina e serotonina, para regular o tônus, a postura, a iniciação ou a cessação do movimento ou a seleção de padrões de movimento.

Importantes grupos neuronais colinérgicos centrais estão situados no prosencéfalo basilar, no **núcleo basilar (de Meynert)**, encontrado na substância inominada e no núcleo da estria diagonal. Esses neurônios colinérgicos fornecem o aporte principal para o córtex cerebral pela **via colinérgica ascendente** e por projeções subsequentes através do **cíngulo**. Neurônios colinérgicos no **núcleo septal medial** enviam axônios para a **formação hipocampal** com uma projeção através do **fórnice** e estão envolvidos na consolidação da memória de curto prazo. Um **grupo colinérgico tegmentar de neurônios do tronco encefálico** fornece entrada colinérgica ao tronco encefálico, cerebelo e **tálamo**, usando uma **via colinérgica descendente** e algumas projeções ascendentes. A inervação colinérgica do tálamo modula a excitação e o ciclo sono-vigília e é importante no início do sono do movimento rápido dos olhos.

PINTE as seguintes estruturas, usando uma cor diferente para cada uma delas.

- ☐ **1. Cíngulo**
- ☐ **2. Via colinérgica ascendente**
- ☐ **3. Núcleo basilar (de Meynert)**
- ☐ **4. Formação hipocampal**
- ☐ **5. Grupo colinérgico tegmental de neurônios do tronco encefálico**
- ☐ **6. Via colinérgica descendente**
- ☐ **7. Núcleo septal medial**
- ☐ **8. Tálamo**
- ☐ **9. Fórnice**

Nota Clínica

Em pacientes com **doença de Alzheimer**, a perda de neurônios colinérgicos do prosencéfalo central correlaciona-se ao comprometimento cognitivo e à perda de consolidação da memória de curto prazo. De acordo com a deficiência colinérgica, muitos pacientes com doença de Alzheimer também apresentam uma perda de captação de colina de alta afinidade (necessária para a síntese de acetilcolina) e perda dos receptores colinérgicos muscarínicos centrais e nicotínicos. Alguns agentes terapêuticos têm como alvo o sistema colinérgico, como o inibidor da colinesterase tetra-hidroaminoacridina (tentativa de prolongar a presença de acetilcolina nas sinapses colinérgicas). As tentativas de fornecer colina por meio da dieta ou lecitina para aumentar a disponibilidade de precursores para a síntese de acetilcolina não tiveram muito sucesso. No entanto, esses esforços visam apenas a um sistema neurotransmissor, a despeito da extensa degeneração neuronal, alterações em outros sistemas neurotransmissores (p. ex., substância P, fator de liberação de corticotropina, somatostatina, norepinefrina, neuropeptídeo Y) e expressão e distribuição alterada do receptor. No momento em que o comprometimento cognitivo é evidente e ocorre alguma perda de memória de curto prazo, a doença provavelmente está presente há pelo menos uma década ou mais.

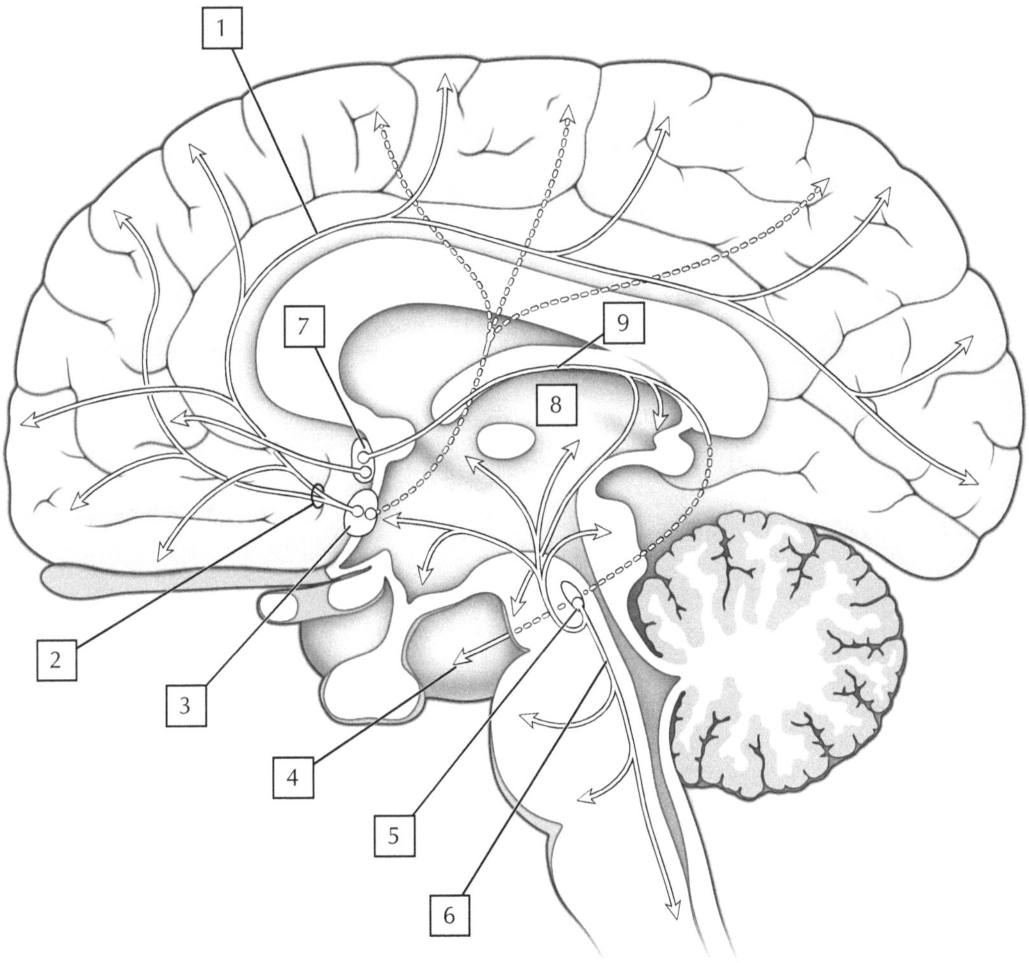
1
2
3
4
5
6
7
8
9

8

Sistemas de Opioides Endógenos

O encéfalo tem três sistemas de peptídeos opioides endógenos, **β-endorfina** (extremidade **β**), **dinorfinas** e **met-encefalina**. Eles interagem com três principais receptores opioides: **mu**, **kappa** e **delta** e são derivados de peptídeos maiores clivados (após tradução) em peptídeos opioides menores no citoplasma neuronal e levados para os terminais nervosos por transporte axonal anterógrado.

A **β-endorfina**, derivada da **pró-opiomelanocortina (PoMC)**, é sintetizada principalmente no **núcleo arqueado** (às vezes chamado de **região periarqueada**) do hipotálamo e, em menor grau, no **núcleo solitário**. Esses neurônios se projetam para alguns locais talâmicos, muitas estruturas límbicas, núcleos e regiões hipotalâmicas e locais do tronco encefálico (especialmente relacionados à modulação de nocicepção espinorreticular [p. ex., substância cinzenta periaquedutal, núcleos parabraquiais, núcleos noradrenérgicos e serotoninérgicos, formação reticular]). Os neurônios da extremidade β no núcleo solitário inervam os neurônios do corno dorsal na medula espinal.

A β-endorfina inibe a atividade dos eixos de estresse (p. ex., inibição dos neurônios do fator liberador de corticotropina no hipotálamo); a sua liberação é estimulada por exercícios físicos, alimentação, atividade sexual e muitas atividades relaxantes. A extremidade β é importante na **analgesia** (os circuitos do tronco encefálico ativam neurônios serotoninérgicos no núcleo magno da rafe para mediar a analgesia via neurônios de met-encefalina no corno posterior da medula espinal), na melhora da ansiedade, em comportamentos relacionados ao apetite, regulação da temperatura e outras funções viscerais. A extremidade β interage com os três tipos de receptores, mas especialmente com os receptores mu para analgesia opioide. A superdosagem com agonistas mu resulta em supressão respiratória e pode causar morte; o **antagonista mu naloxona** pode bloquear essa resposta e salvar uma pessoa que está sofrendo uma superdosagem.

As **dinorfinas** são sintetizadas a partir do processamento pós-tradução da **prodinorfina**. Os neurônios da dinorfina são encontrados no hipocampo, no córtex entorrinal, no corpo amigdaloide, no núcleo leito da estria terminal, no núcleo *accumbens*, no estriado, nos núcleos viscerais/autônomos do tronco encefálico e da medula espinal. As dinorfinas atuam por meio de receptores kappa e inibem muitos circuitos excitatórios.

As dinorfinas modulam as respostas álgicas, as respostas ao estresse, os comportamentos relacionados ao apetite, a regulação da temperatura, o aprendizado e a memória e a capacidade de resposta emocional. Os circuitos de dinorfina são envolvidos em transtornos neurológicos e neuropsiquiátricos, como convulsões, depressão, esquizofrenia e comportamentos de drogadição.

A **met-encefalina** é clivada da **pró-encefalina A** e é encontrada principalmente em **pequenos neurônios do circuito local** em áreas generalizadas da parte central do sistema nervoso, incluindo o córtex cerebral, os núcleos da base, o corpo amigdaloide, o hipocampo, o núcleo leito da estria terminal (NLET), o núcleo *accumbens*, sítios talâmicos e hipotalâmicos, muitos núcleos viscerais/autônomos do tronco encefálico e corno posterior da medula espinal. A met-encefalina atua nos receptores delta e mu e integra informações sensitivas relacionadas à percepção da dor e ao contexto emocional. Também modula a memória, as funções hipotalâmicas viscerais e a liberação de dopamina (DA) em sistemas límbicos e corticais envolvidos em comportamentos de drogadição, recompensa, motivação e funções corticais.

PINTE as seguintes estruturas, usando uma cor diferente para cada uma delas.

- ☐ **1. Tálamo**
- ☐ **2. Corpo amigdaloide**
- ☐ **3. Núcleo arqueado (região periarqueada) do hipotálamo**
- ☐ **4. Núcleo caudado**
- ☐ **5. Putame**
- ☐ **6. Hipotálamo**
- ☐ **7. Corno posterior da medula espinal**
- ☐ **8. Hipocampo**
- ☐ **9. Giro denteado do hipocampo**
- ☐ **10. Globo pálido**
- ☐ **11. Núcleo *accumbens***
- ☐ **12. Núcleo magno da rafe**

Nota clínica

Os EUA estão enfrentando uma crise de uso de opioides. Opiáceos, incluindo morfina, heroína, fentanila (opiáceo sintético) e opiáceos prescritos (p. ex., oxicodona, hidrocodona), provocam analgesia e alívio da dor em casos de dor aguda intensa e, às vezes, dor de longo prazo (dependendo da causa, da intensidade e da duração) que não responde a outros agentes. Os opiáceos também são usados de maneira recreativa para respostas de prazer e euforia, mas podem provocar forte dependência, anseios intensos, efeitos colaterais significativos e comportamentos de dependência química.

Fentanila é um opiáceo sintético viciante altamente potente (50 a 100 vezes mais forte que a morfina). É responsável por mais de 75% dos casos de *overdose* e morte (> 100.000/ano) nos EUA. Fentanila provoca supressão muito rápida e poderosa da respiração, muitas vezes ocorrendo antes que a naloxona possa ser administrada ou a ajuda médica possa chegar. Este opiáceo sintético pode ser usado clinicamente para dor aguda e intensa, mas a principal fonte de fentanila é a fabricação ilícita fora dos EUA e o transporte ilegal através das fronteiras dos EUA, com alguns comprimidos de fentanila parecendo doces. O problema parece estar piorando, e os casos de *overdose* e mortes continuam aumentando. O desafio médico e de repressão às drogas é, ao mesmo tempo, manter os opiáceos disponíveis para os pacientes que precisam deles, e impedir que o enorme fluxo de fentanila e outros opiáceos ilícitos cause mais mortes e danos.

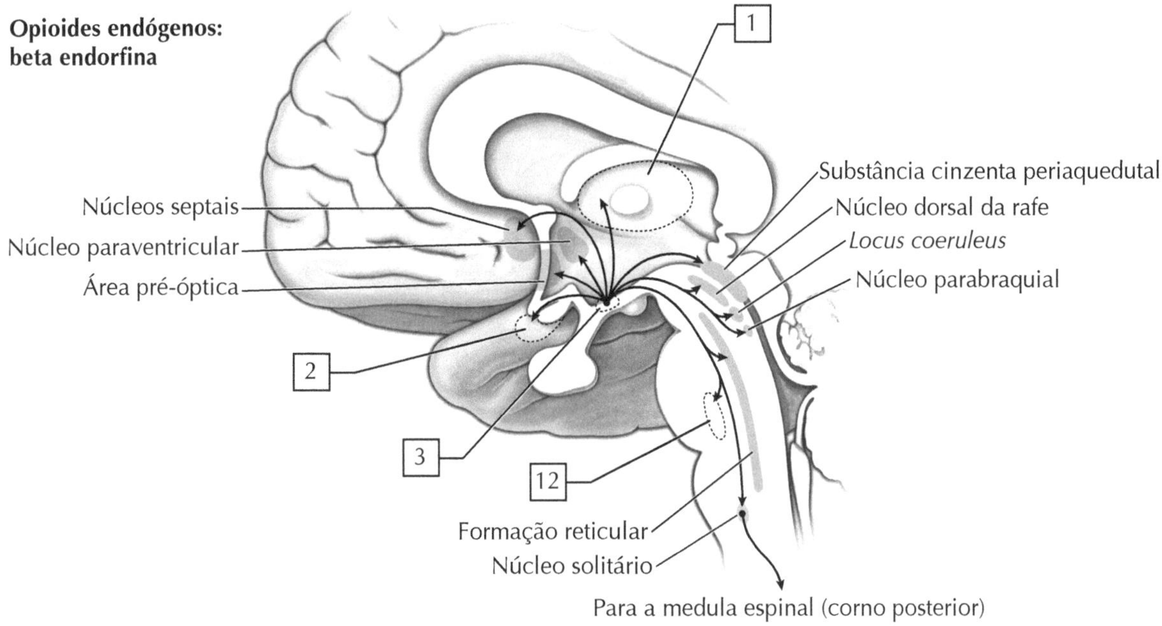
Opioides endógenos:
beta endorfina
1
Núcleos septais
Núcleo paraventricular
Área pré-óptica
Substância cinzenta periaquedutal
Núcleo dorsal da rafe
Locus coeruleus
Núcleo parabraquial
2
3
12
Formação reticular
Núcleo solitário
Para a medula espinal (corno posterior)

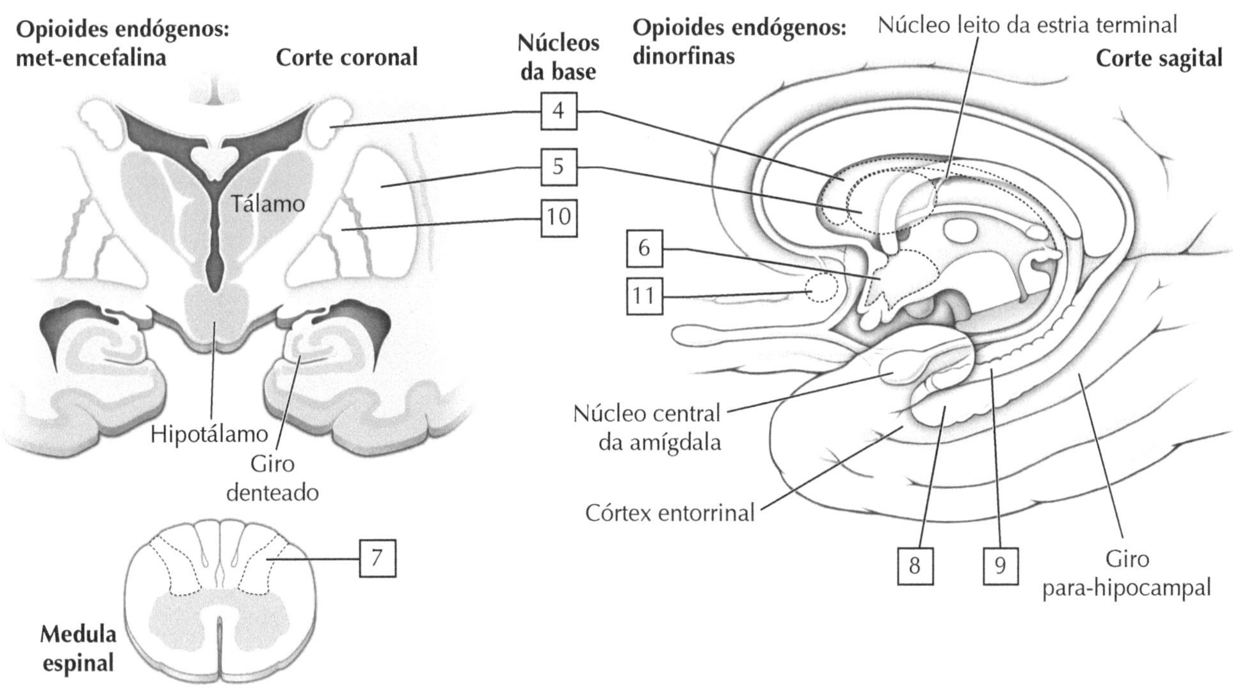
Opioides endógenos:
met-encefalina
Corte coronal
Núcleos
da base
4
5
10
Tálamo
Hipotálamo
Giro
denteado
7
Medula
espinal
Opioides endógenos:
dinorfinas
Núcleo leito da estria terminal
Corte sagital
6
11
Núcleo central
da amígdala
Córtex entorrinal
8
9
Giro
para-hipocampal

Parte 2 QUESTÕES DE REVISÃO

1. Combine as seguintes estruturas na ilustração com informações sobre sua função ou atividades:

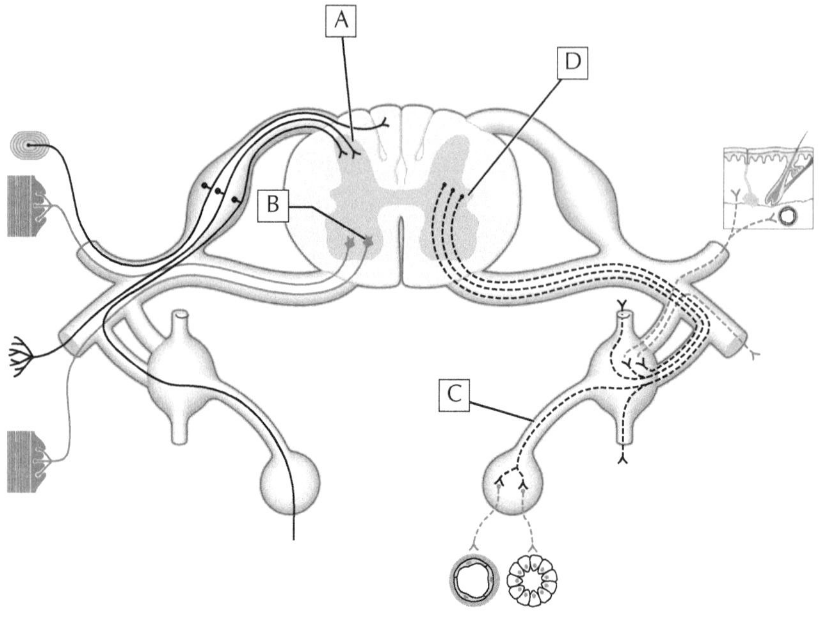

(1) ______________________

(2) ______________________

(3) ______________________

(4) ______________________

(1) Localização dos neurônios simpáticos pré-ganglionares

(2) Localização dos axônios simpáticos pré-ganglionares após deixarem a cadeia simpática e se direcionarem para a sinapse nos gânglios colaterais

(3) Localização da terminação de sinais nociceptivos transduzidos por terminações nervosas

(4) Localização de neurônios motores inferiores que inervam o músculo esquelético

2. Combine as informações fornecidas com os locais do envolvimento do tronco encefálico nesta ilustração.

Mesencéfalo

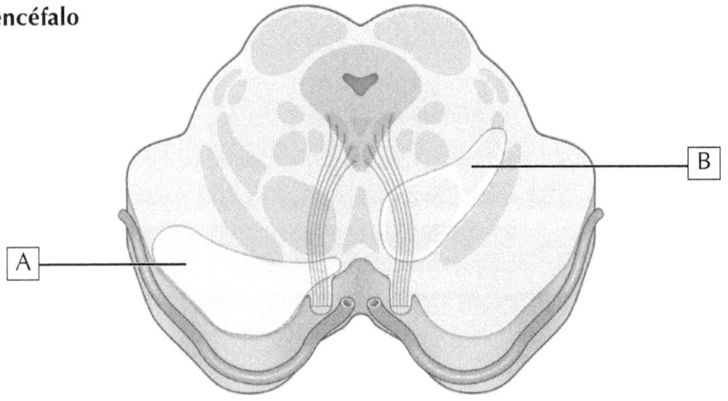

Ponte

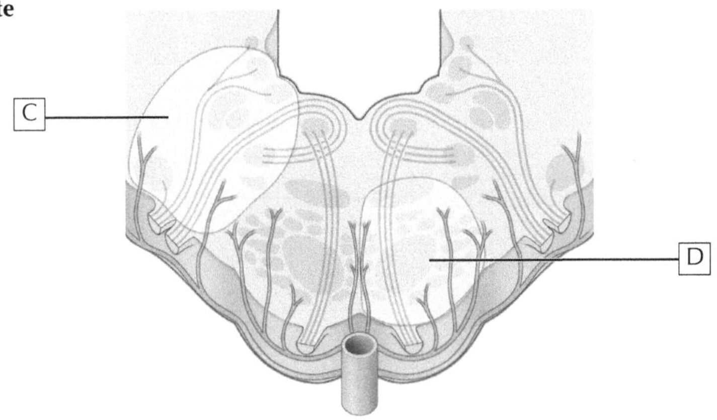

(1) ______________________

(2) ______________________

(3) ______________________

(4) ______________________

(5) ______________________

(6) ______________________

Bulbo

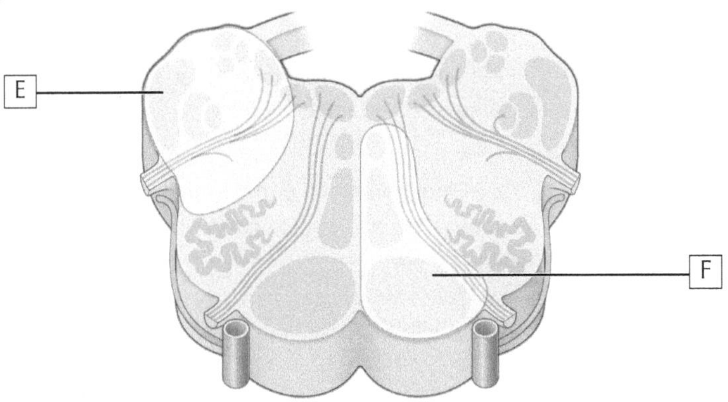

(1) Mais provável que produza um distúrbio de tremor ou de movimento
(2) Mais provável que resulte em fraqueza motora contralateral e perda contralateral do toque fino, discriminativo
(3) Maior probabilidade de resultar em perda de sensação de dor e temperatura no lado ipsilateral da face e lado contralateral do corpo
(4) Mais provável que resulte em hemiparesia contralateral e paralisia ipsilateral do movimento lateral do olho
(5) Mais provável que resulte em perda contralateral de toda a sensação do corpo e paralisia ipsilateral dos músculos mastigatórios
(6) Mais provável que resulte em hemiplegia contralateral e perda da constrição pupilar ipsilateral à luz brilhante em qualquer um dos olhos

3. Uma hérnia de disco comprime uma raiz nervosa. Qual é a consequência mais provável?
   A. Irradiação da dor de acordo com a distribuição do dermátomo
   B. Anestesia na distribuição do dermátomo
   C. Perda da sensibilidade álgica, mas não do tato fino e discriminativo na distribuição do dermátomo
   D. Contração reflexa de todos os músculos supridos pelos aferentes na raiz do nervo
   E. Não há consequências, a menos que as raízes dos nervos acima e abaixo também sejam afetadas

4. Em uma lesão por hemissecção da medula espinal (lesão de Brown-Séquard) em nível médio torácico, qual dos seguintes achados é mais provável?
   A. Paralisia espástica contralateral abaixo do nível da lesão
   B. Perda contralateral do tato fino e discriminativo abaixo do nível da lesão
   C. Perda contralateral da sensibilidade álgica e térmica abaixo do nível da lesão
   D. Síndrome de Horner ipsilateral
   E. Paralisia do intestino e da bexiga

5. De onde deriva o principal controle dos neurônios motores gama?
   A. Conexões monossinápticas a partir de aferentes Ia
   B. Aferentes nociceptivos em cascata através do sistema neuronal do corno posterior
   C. Projeções neuronais motoras superiores descendentes
   D. Ativação sináptica direta por projeções dos núcleos profundos do cerebelo
   E. Colaterais a partir das vias espinocerebelares

6. Quais células respondem melhor à aceleração angular (movimento) da cabeça?
   A. Células ciliadas no órgão de Corti na membrana basilar
   B. Células ciliadas na mácula do utrículo
   C. Células ciliadas nas ampolas dos ductos semicirculares
   D. Células ciliadas na mácula do sáculo

7. As projeções de dopamina a partir do tronco encefálico para o prosencéfalo fornecem controle regulatório sobre recompensa, motivação, impulsos biológicos e comportamentos como vícios por meio de qual estrutura principal?
   A. Formação hipocampal
   B. Corpo amigdaloide
   C. Núcleo caudado e putame
   D. Núcleo basilar
   E. Núcleo *accumbens*

8. Qual estrutura serve como barreira hematoneural, protegendo os axônios periféricos de toxinas circulantes prejudiciais? ______________________________

____

9. Qual canal sensitivo secundário comporta informações para interpretação consciente por meio do córtex cerebral? ____

____

10. A qual estímulo o corpúsculo de Pacini responde melhor?

____

11. Como a ação da acetilcolina é interrompida na junção neuromuscular? ______________________________

____

12. Que tipo de informação é processada na substância gelatinosa central da medula espinal? ______________

____

13. Onde os aferentes vagais terminam principalmente? ____

____

14. Qual parte do tronco encefálico proporciona o controle básico do tônus e da postura corporal, processa a dor de longa duração do corpo e é necessária para a manutenção da consciência? ______________________

____

15. Qual núcleo talâmico mais provavelmente auxilia o córtex cerebral em relação à orientação a longo prazo? _______

____

16. Quais núcleos do hipotálamo produzem e transportam oxitocina e vasopressina para a neuro-hipófise? _______

____

17. Quais estruturas da parte central do sistema nervoso contêm neurônios colinérgicos que se projetam para as áreas corticais e límbicas anteriores, e podem apresentar atividade diminuída em pacientes com doença de Alzheimer? ______________________________

18. Qual sistema neuronal quimicamente específico é fundamental na regulação da analgesia opiácea no corno dorsal da medula espinal?______________________

____

19. Que estrutura serve como barreira hematoneural, protegendo os axônios periféricos de toxinas circulantes prejudiciais?
    A. Epineuro
    B. Perineuro
    C. Endoneuro
    D. Bainha de células de Schwann
    E. Bainha de mielina

20. Os lemniscos, como o sistema da coluna posterior (cinzenta) da medula espinal, transportam:
    A. Aferentes reflexos que se conectam com neurônios motores inferiores e autônomos pré-ganglionares
    B. Aferentes proprioceptivos inconscientes que se conectam com as vias espinocerebelares
    C. Aferentes proprioceptivos inconscientes que sinalizam os núcleos da base
    D. Aferentes que processam informações para interpretação consciente pelo córtex
    E. Conexões eferentes seguindo para alvos da divisão autônoma do sistema nervoso

21. A que estímulo um corpúsculo de Pacini responde melhor?
   A. Estímulo vibratório
   B. Toque leve em movimento
   C. Pressão aplicada de forma constante
   D. Alongamento máximo em uma articulação
   E. Estímulo nociceptivo

22. Qual é a principal via de inativação da acetilcolina na junção neuromuscular após sua liberação?
   A. Recaptação pré-sináptica
   B. Difusão para fora da fenda sináptica
   C. Inativação química pela colina acetiltransferase
   D. Hidrólise rápida pela acetilcolinesterase
   E. Captação pós-sináptica no músculo

23. A substância gelatinosa da substância cinzenta da medula espinal está concentrada principalmente no processamento de quais informações?
   A. Informações proprioceptivas inconscientes espinocerebelares
   B. Tato fino e discriminatório
   C. Sinalização rápida de dor e sensibilidade térmica
   D. Informações sobre o reflexo de distensão muscular
   E. Informações nociceptivas lentas e excruciantes

24. Onde terminam principalmente os aferentes vagais?
   A. Corno posterior da medula espinal
   B. Núcleo motor (autônomo) posterior do nervo vago
   C. Núcleo ambíguo
   D. Núcleo solitário (núcleo do trato solitário)
   E. Núcleos hipotalâmicos

25. Qual das seguintes atividades não faz parte da regulação da formação reticular?
   A. Transdução neuroendócrina na eminência mediana
   B. Controle motor do tônus básico e da postura
   C. Sono e vigília
   D. Processamento sensitivo de dor intensa e duradoura
   E. Manutenção da consciência

26. O cerebelo compara o estado das estruturas associadas ao movimento no corpo (músculos, articulações, tendões, ligamentos, outros aferentes) com os planos e direções para o movimento provenientes do córtex cerebral. Esses planos do córtex são transmitidos ao cerebelo por meio de:
   A. Projeções pontocerebelares
   B. Vias espinocerebelares
   C. Projeções da formação reticular do tronco encefálico
   D. Vias talâmicas
   E. Vias dos núcleos da base

27. Qual núcleo talâmico tem maior probabilidade de auxiliar o córtex cerebral na orientação de metas a longo prazo e nas funções executivas?
   A. Dorsal medial
   B. Intralaminar
   C. Ventrolateral e ventral anterior
   D. Núcleo geniculado medial
   E. Pulvinar

28. Que sistema de axônios desempenha o papel fundamental na liberação de oxitocina e vasopressina (hormônio antidiurético) no sangue sistêmico?
   A. Feixe mediano do prosencéfalo
   B. Fascículo longitudinal posterior
   C. Trato supraóptico-hipofisário
   D. Trato tuberoinfundibular
   E. Fórnice

29. Quais estruturas principais contêm neurônios colinérgicos que se projetam para as áreas corticais e límbicas do prosencéfalo e podem ter sua atividade diminuída na doença de Alzheimer?
   A. Núcleo basilar e núcleo septal medial
   B. Área tegmental ventral e núcleo *accumbens*
   C. Núcleo caudado e putame
   D. *Locus coeruleus* e formação reticular do tronco encefálico
   E. Substância negra, parte compacta e núcleo arqueado do hipotálamo

30. O córtex cerebral tem aporte regulatório para todas as estruturas com conexões diretas, exceto para:
   A. Núcleos da base (caudado e putame)
   B. Tálamo
   C. Núcleos motores dos nervos cranianos do tronco encefálico
   D. Cerebelo
   E. Células do corno anterior na medula espinal C7

31. Qual sistema quimicamente específico é crucial na regulação da analgesia opiácea no corno posterior da medula espinal?
   A. Via colinérgica do núcleo basilar
   B. Via serotoninérgica do núcleo magno da rafe
   C. Via noradrenérgica do *locus coeruleus*
   D. Via dopaminérgica da área tegmental ventral
   E. Via do glutamato da formação hipocampal

RESPOSTAS

1. (1) D, Corno lateral da medula espinal
   (2) C, Nervo esplâncnico
   (3) A, Corno posterior da medula espinal
   (4) B, Corno anterior da medula espinal
2. (1) B, Síndrome mesencefálica paramediana (síndrome de Benedikt)
   (2) F, Síndrome bulbar medial
   (3) E, Síndrome bulbar lateral (síndrome da artéria cerebelar inferior posterior ou síndrome de Wallenberg)
   (4) D, Síndrome pontina medial (infarto basilar medial)
   (5) C, Síndrome pontina lateral (síndrome da artéria cerebelar inferior anterior)
   (6) A, Síndrome do mesencéfalo medial (síndrome de Weber)
3. A
4. C
5. C
6. C
7. E
8. Perineuro
9. Lemnisco
10. Percepção vibratória
11. Hidrólise (clivagem) por acetilcolinesterase
12. Nocicepção – dor crônica intensa
13. Núcleo solitário
14. Formação reticular
15. Dorsal medial
16. Núcleos supraóptico e paraventricular
17. Núcleos basilares (núcleo de Meynert, núcleo da estria diagonal e núcleo septal medial)
18. Serotonina a partir do núcleo magno da rafe
19. B
20. D
21. A
22. D
23. E
24. D
25. A
26. A
27. A
28. C
29. A
30. D
31. B

Capítulo 9 Sistemas Sensitivos

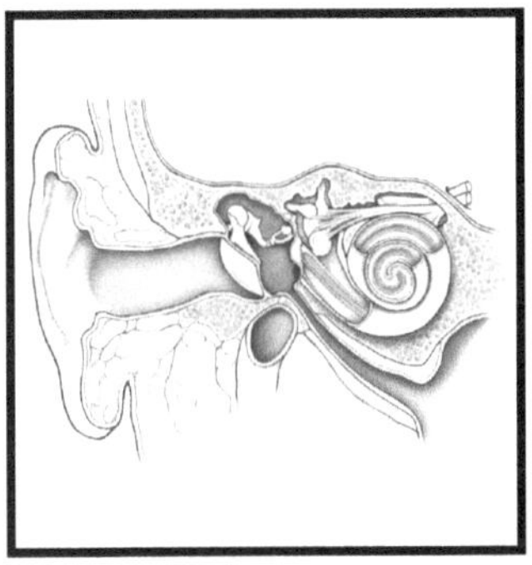

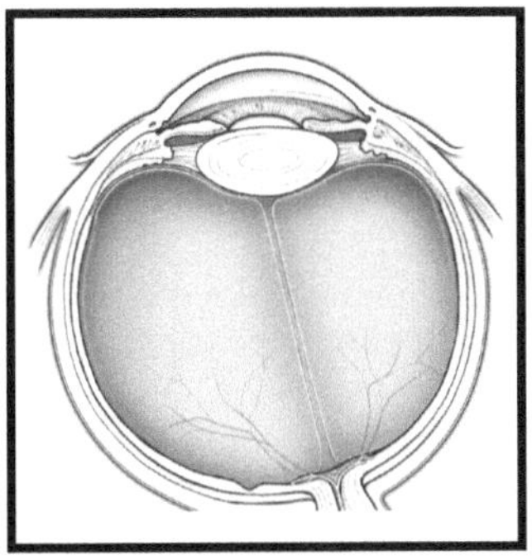

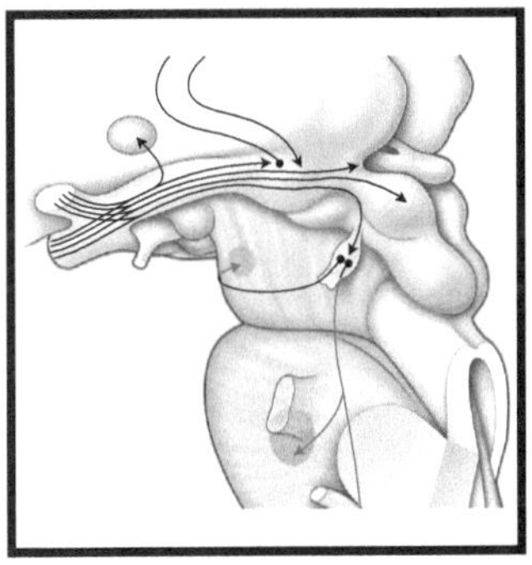

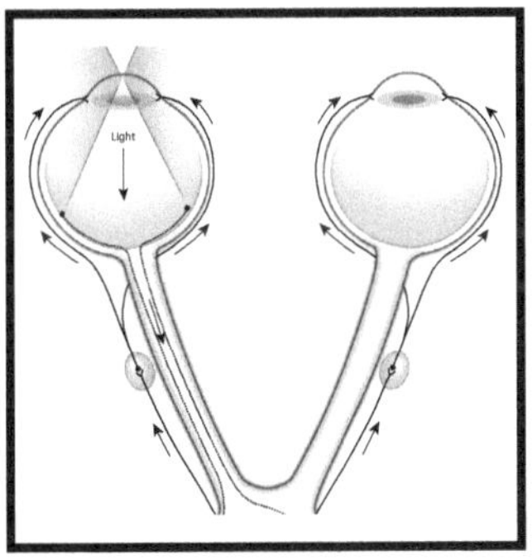

9 Sistema Somatossensitivo: Vias Espinocerebelares

A informação somatossensitiva proprioceptiva proveniente dos músculos, articulações, tendões, ligamentos e tecidos adjacentes é transmitida para o **cerebelo** por uma cadeia de dois neurônios como vias espinocerebelares, terminando nos núcleos profundos e no córtex cerebelar como fibras musgosas nas células granulares. A informação proprioceptiva proveniente de articulações, tendões e ligamentos (indicada na lâmina como axônios do órgão tendinoso de Golgi) transmite informações do "músculo inteiro" para o cerebelo através de terminações nos **neurônios do corno posterior** para a parte superior do corpo (acima de T6) e nas **células de borda no corno posterior** para a parte inferior do corpo (T6 e abaixo). Os neurônios para a parte superior do corpo transmitem projeções sensitivas secundárias para o cerebelo via **trato espinocerebelar rostral,** e os neurônios para a parte inferior do corpo transmitem essas projeções via **trato espinocerebelar anterior.** O trato espinocerebelar rostral entra no cerebelo pelo pedúnculo cerebelar inferior, terminando ipsilateralmente. O trato espinocerebelar anterior cruza a linha mediana através da **comissura branca anterior** no nível aproximado da entrada da informação sensitiva primária, sobe contralateralmente na margem ventrolateral do funículo lateral, penetra no cerebelo através do **pedúnculo cerebelar superior** e basicamente o atravessa novamente, terminando no cerebelo ipsilateral à origem da informação.

A informação somatossensitiva proprioceptiva proveniente dos fusos musculares é indicada na lâmina como Ia (aferentes do fuso muscular primário), transmitindo informações sobre "cada fibra muscular" para o cerebelo através do **núcleo cuneiforme lateral (acessório)** para a parte superior do corpo e através do **núcleo torácico posterior (coluna ou núcleo de Clarke)** para a parte inferior do corpo. O trato para a parte superior do corpo é o **cuneocerebelar** e para a parte inferior do corpo é o **espinocerebelar;** esses dois tratos entram no cerebelo através do **pedúnculo cerebelar inferior.**

O cerebelo monitora momento a momento o *status* tanto de cada uma das fibras musculares quanto do músculo como um todo, fornecendo informação contínua para manter o encéfalo informado sobre a propriocepção na periferia e para promover o *feedback* pertinente aos resultados da atividade muscular inconsciente e volitiva.

PINTE as seguintes estruturas, usando uma cor diferente para cada uma delas.

- ☐ **1. Cerebelo**
- ☐ **2. Trato cuneocerebelar**
- ☐ **3. Pedúnculo cerebelar inferior**
- ☐ **4. Núcleo cuneiforme lateral (acessório)**
- ☐ **5. Trato espinocerebelar rostral**
- ☐ **6. Neurônios do corno posterior da medula espinal para a parte superior do corpo**
- ☐ **7. Trato espinocerebelar posterior**
- ☐ **8. Células de borda (células de Cooper-Sherrington) no corno posterior para a parte inferior do corpo**
- ☐ **9. Núcleo torácico posterior (coluna ou núcleo de Clarke)**
- ☐ **10. Comissura branca anterior**
- ☐ **11. Trato espinocerebelar anterior**
- ☐ **12. Pedúnculo cerebelar superior**

Nota Clínica

O sistema espinocerebelar com seus quatro tratos principais é crucial para possibilitar movimentos e atividades hábeis e bem-sucedidos. O sistema espinocerebelar informa instantaneamente a parte central do sistema nervoso (sistema nervoso central [SNC]) por meio dos tratos espinocerebelares quanto ao *status* preciso dos fusos musculares, tendões, ligamentos, articulações e outros tecidos, possibilitando que o prosencéfalo e o tronco encefálico recebam *feedback* detalhado a respeito do sucesso dos sistemas neuronais motores superiores na regulação do comportamento motor. Se o encéfalo não receber o *feedback* proprioceptivo, ele não consegue avaliar o sucesso de sua iniciação da atividade motora e não consegue fazer ajustes precisos. Portanto, as mielopatias do funículo lateral da medula espinal (p. ex., a partir de um disco intervertebral herniado) quando primeiro comprimem e danificam os tratos espinocerebelares resultam em perda de coordenação e ataxia. Na periferia, se os receptores articulares e outros proprioceptores forem danificados e não puderem enviar informações contínuas para o sistema espinocerebelar, a capacidade de realizar movimentos motores finos será gravemente comprometida.

Desse modo, os axônios proprioceptivos primários, os núcleos sensitivos secundários na medula espinal, os tratos espinocerebelares e o cerebelo precisam estar plenamente funcionais e intactos para possibilitar o movimento motor fino e o comportamento sofisticado.

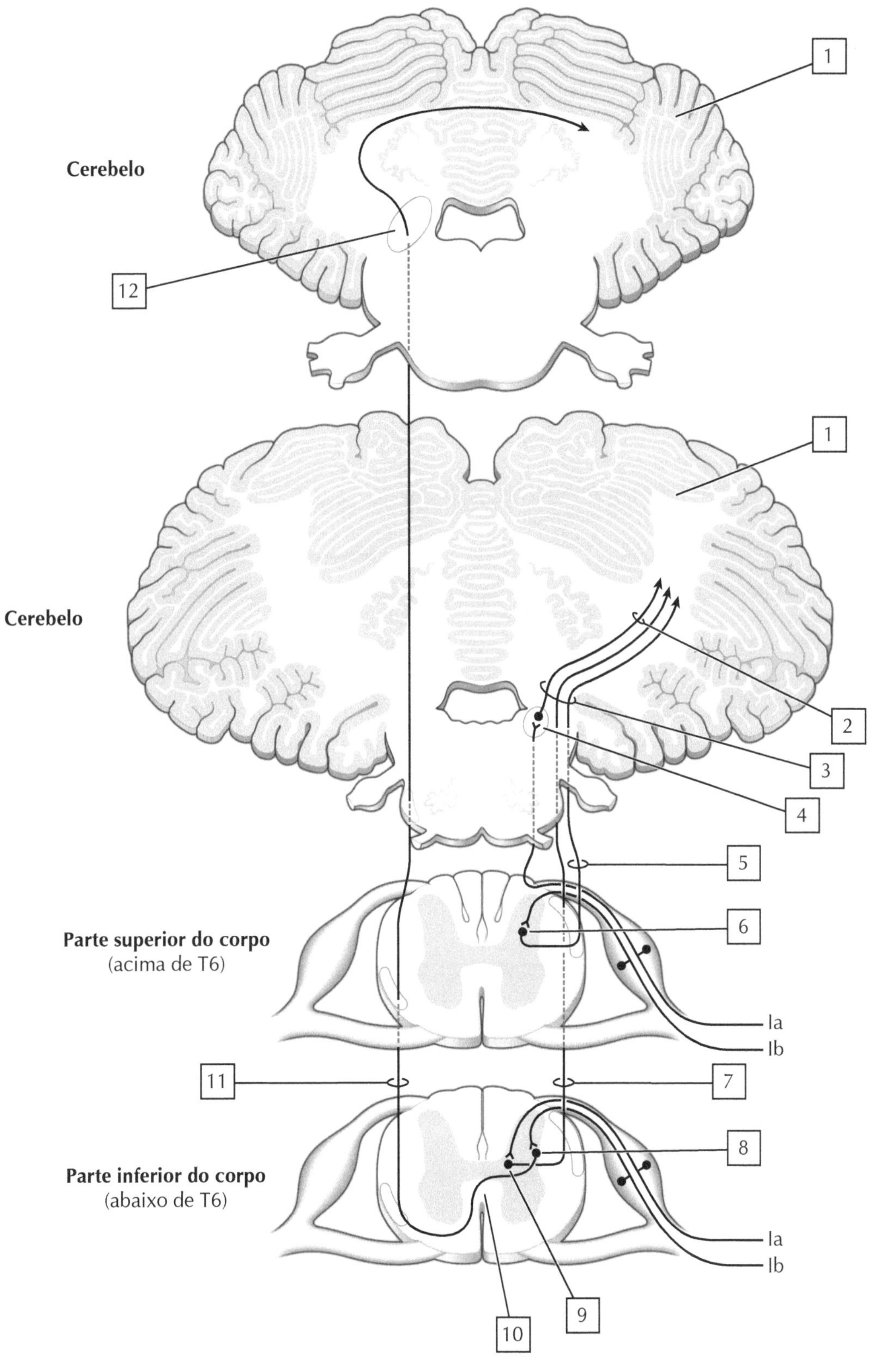
1
Cerebelo
12
1
Cerebelo
2
3
4
5
Parte superior do corpo
(acima de T6)
6
Ia
Ib
11
7
8
Parte inferior do corpo
(abaixo de T6)
Ia
Ib
9
10

9 Sistema Somatossensitivo: Sistema da Coluna Posterior da Medula Espinal e Modalidades Epicríticas

Os sistemas somatossensitivos lemniscais transmitem informações da periferia para o SNC, acabando por levá-las para a interpretação consciente, traduzindo o tato discriminativo, a pressão, a percepção vibratória e a propriocepção (as chamadas modalidades epicríticas) em potenciais de ação nos axônios sensitivos primários mielinizados cujos corpos celulares estão nos gânglios da raiz dorsal. Esses axônios mielinizados entram na medula espinal através das raízes dorsais, depois voltam rostralmente e seguem pelas colunas posteriores da medula espinal, pelo **fascículo grácil** (abaixo de T6) e pelo **fascículo cuneiforme** (T6 e acima). Esses axônios sensitivos primários terminam nos núcleos grácil e cuneiforme, onde ocorre mais processamento. Os **núcleos grácil e cuneiforme** originam as fibras cruzadas no bulbo **(decussação do lemnisco medial ou fibras arqueadas internas)** e sobem na região medial do bulbo como **lemnisco medial,** bem separadas do sistema espinotalâmico lateral/espinorreticular. À medida que o lemnisco medial sobe pelo tronco encefálico, o trato move-se lateralmente, seguindo adjacente ao sistema espinotalâmico/espinorreticular. O lemnisco medial termina no **núcleo ventral posterolateral (VPL) do tálamo,** onde ocorre mais processamento por meio da regulação cortical dos interneurônios neste núcleo. O núcleo VPL do tálamo emite projeções para o **ramo posterior da cápsula interna,** terminando no giro pós-central (córtex sensitivo primário ou S1), na parte rostral do lobo parietal, contralateral à origem da estimulação sensitiva primária. Esse sistema inteiro é organizado topograficamente, com a parte superior do corpo representada lateralmente no **giro pós-central (áreas de Brodmann 3a, 3b, 1, 2)** e a parte inferior representada medialmente e na porção da linha mediana do giro pós-central, parte do lóbulo paracentral. Algumas áreas do corpo têm uma representação muito maior no giro pós-central do que outras. Os dedos e a área perioral têm uma representação imensa, enquanto o dorso e as partes proximais dos membros têm uma representação bem menor.

As duas regiões da área 3 recebem a maior parte do aporte somatossensitivo talâmico para o processamento inicial. A área 3a recebe aporte proprioceptivo do núcleo VPL talâmico. A área 3b recebe informações sobre tato e estímulos somatossensitivos do núcleo VPL talâmico e regiões do pulvinar. As áreas 3a e 3b projetam para as áreas 1 e 2 para análise somatossensitiva adicional. A área 1 processa informações sobre textura; a área 2 processa informações sobre tamanho, forma e propriocepção. Astereognosia, agrafestesia, hipestesia e heminegligência ocorrem se o hemisfério direito for danificado, além de redução da nocicepção, termorrecepção e tato não refinado. Essas últimas modalidades protopáticas são transmitidas para interpretação adicional ao córtex insular e ao córtex cingulado, especialmente para contexto emocional. As áreas 3, 1 e 2 do córtex somatossensitivo primário também se projetam para o córtex SII (área 43), córtex parietal superior (áreas 5 e 7) e córtex motor primário (área 4).

O sistema espinocervical é uma fonte suplementar de informações epicríticas processadas através dos axônios sensitivos primários que percorrem a parte dorsolateral do funículo lateral no **trato espinocervical,** até o **núcleo cervical lateral** ipsilateral em C1 e C2 da medula espinal. O núcleo cervical lateral emite projeções ipsolaterais para os núcleos grácil e cuneiforme e algumas projeções cruzadas para o lemnisco medial.

PINTE as seguintes estruturas, usando uma cor diferente para cada uma delas.

- ☐ 1. **Giro pós-central**
- ☐ 2. **Ramo posterior da cápsula interna**
- ☐ 3. **Núcleo ventral posterolateral (VPL) do tálamo**
- ☐ 4. **Lemnisco medial**
- ☐ 5. **Fascículo grácil**
- ☐ 6. **Fascículo cuneiforme**
- ☐ 7. **Trato espinocervical**
- ☐ 8. **Núcleo cervical lateral (em C1 e C2)**
- ☐ 9. **Decussação do lemnisco medial**
- ☐ 10. **Núcleo cuneiforme**
- ☐ 11. **Núcleo grácil**

Nota Clínica

O sistema coluna posterior/lemnisco medial transporta tato discriminativo, pressão, percepção vibratória e propriocepção, as modalidades somatossensitivas epicríticas primárias. Essas modalidades primárias são necessárias para outras "modalidades" corticais, como a estereognosia (a capacidade para determinar a estrutura e a natureza de um objeto apenas pelo tato, como uma moeda no seu bolso), a discriminação entre dois pontos (capacidade para determinar que dois estímulos aplicados simultaneamente em distâncias variadas são, na verdade, dois estímulos distintos), a grafestesia (capacidade para interpretar uma letra ou número traçado na palma da mão), entre outras. Essas modalidades epicríticas são essenciais para possibilitar a sensibilidade fina para as atividades motoras de precisão. O dano aos axônios mielinizados sensitivos primários na periferia (p. ex., doenças desmielinizantes), nas colunas posteriores da medula espinal (p. ex., degeneração de sistemas combinados), nos núcleos da coluna posterior (p. ex., lesões vasculares do tronco encefálico), no lemnisco medial (p. ex., lesões do tronco encefálico), no núcleo VPL do tálamo (p. ex., lesões vasculares), no membro posterior da cápsula interna (p. ex., lesões vasculares, diversos AVE) ou no giro pós-central (p. ex., tumor, acidentes vasculares encefálicos [AVE], trauma) levam à perda de sensações das modalidades epicríticas.

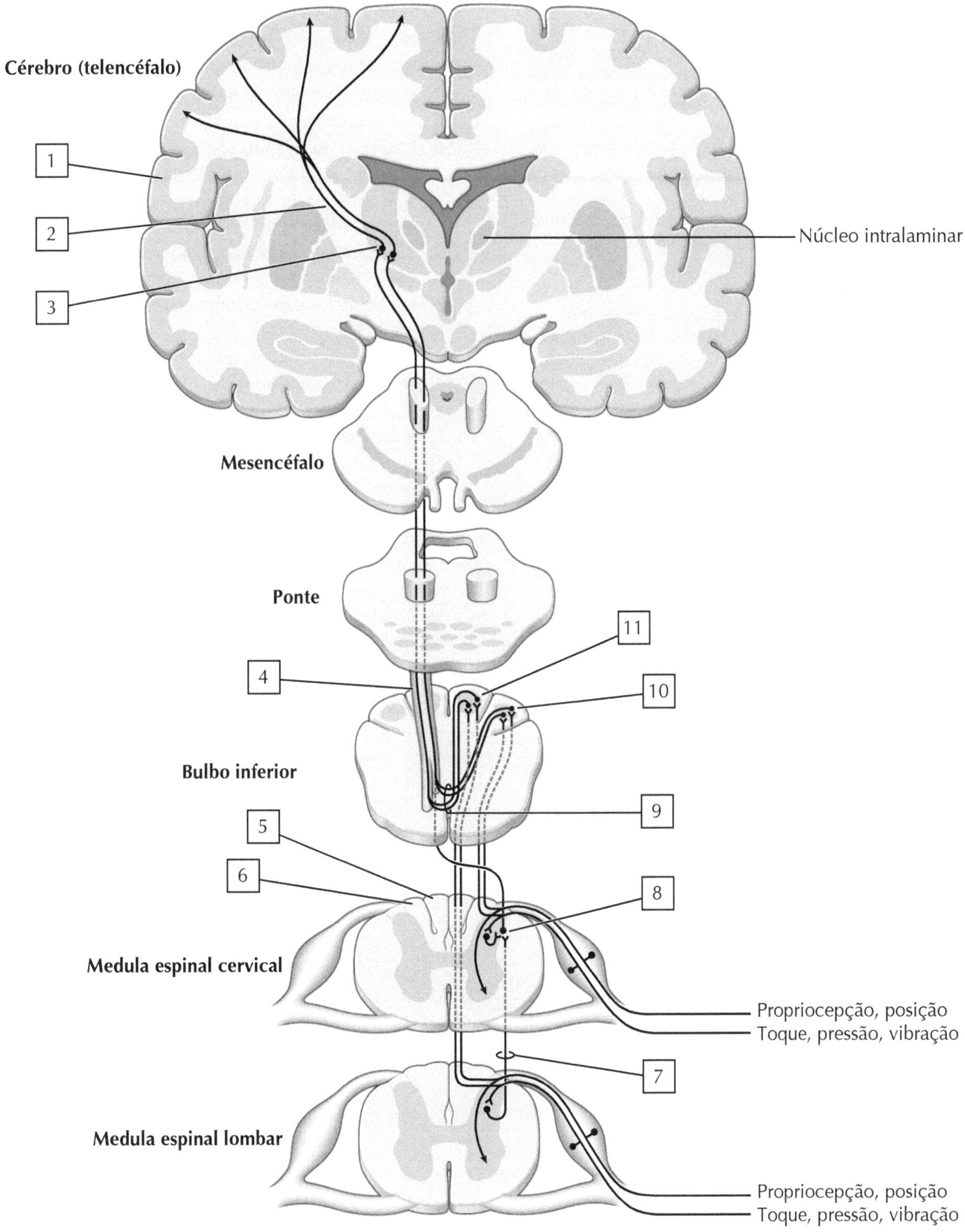
Cérebro (telencéfalo)
1
2
3
Núcleo intralaminar
Mesencéfalo
Ponte
11
4
10
Bulbo inferior
9
5
6
8
Medula espinal cervical
Propriocepção, posição
Toque, pressão, vibração
7
Medula espinal lombar
Propriocepção, posição
Toque, pressão, vibração

9 Sistema Somatossensitivo: Sistemas Espinotalâmico e Espinorreticular e Modalidades Protopáticas

A **dor (nocicepção)** e a **sensação de temperatura** são consideradas modalidades protopáticas e encaradas como dois sistemas paralelos. A "dor rápida" e a consciência geral da sensação de temperatura são consideradas modalidades lemniscais percebidas agudamente, que são interpretadas pelo córtex cerebral, mas cuja percepção não dura mais do que o estímulo; essas modalidades são testadas neurologicamente usando um alfinete e pequenos tubos de ensaio com água quente e água fria. A informação é processada na periferia pelos receptores associados a pequenos axônios mielinizados (fibras delta A) ou fibras C não mielinizadas. Esses axônios entram na medula espinal através das raízes dorsais e terminam nos neurônios do **corno posterior da medula espinal nas lâminas I e V.** Esses neurônios do corno posterior enviam axônios através da linha mediana na **comissura branca anterior;** então, esses axônios sobem como **trato espinotalâmico** no funículo ventrolateral. Esses axônios espinotalâmicos terminam em neurônios no **núcleo VPL do tálamo,** separados daqueles contatados pelos axônios do lemnisco medial. Os neurônios do VPL enviam axônios através do **ramo posterior da cápsula interna** para o **córtex sensitivo primário (SI) (giro pós-central)** e o córtex sensitivo SII, imediatamente posterior à parte lateral do giro pós-central.

O sistema de "dor lenta" deriva das **terminações nervosas nuas associadas às fibras C.** Essa estimulação nociceptiva é interpretada pelo encéfalo como uma dor de longa duração excruciante, ardente e agonizante, superando o período de estimulação nervosa. Esses axônios entram nas raízes dorsais e terminam nos **neurônios na substância gelatinosa,** seguidos por uma **cascata de conexões neuronais** através do corno posterior da medula espinal e da substância cinzenta intermediária. Os axônios desse sistema (especialmente da lâmina VII) atravessam para o funículo anterolateral através da comissura branca anterior. Alguns axônios permanecem ipsilaterais, com cascatas de conexões para o tronco encefálico. Os axônios espinorreticulares terminam na **formação reticular lateral**, **núcleos parabraquiais**, **camadas profundas do colículo superior e substância cinzenta periaquedutal**, além de outros sítios do tronco encefálico. O **sistema espinorreticular** enfim se conecta aos **núcleos inespecíficos do tálamo,** como o **núcleo centromediano.** Depois, a informação é enviada para áreas disseminadas do córtex e para as estruturas límbicas que fornecem contexto emocional para a dor excruciante. O bombardeio constante do sistema espinorreticular com estimulação nociceptiva pode resultar em dor reforçada centralmente que pode existir mesmo na ausência de estímulos periféricos. As conexões do sistema espinorreticular são mostradas na ilustração apenas no lado oposto.

PINTE as seguintes estruturas, usando uma cor diferente para cada uma delas.

- ☐ 1. **Córtex cerebral-giro pós-central**
- ☐ 2. **Ramo posterior da cápsula interna**
- ☐ 3. **Núcleo ventral posterolateral (VPL) do tálamo**
- ☐ 4. **Sistema ascendente espinotalâmico/ espinorreticular no funículo ventrolateral**
- ☐ 5. **Comissura branca anterior**
- ☐ 6. **Fibras C da terminação nervosa desencapsulada contribuindo para o sistema de dor lenta**
- ☐ 7. **Axônios de dor e temperatura que contribuem para o sistema de dor rápida**
- ☐ 8. **Cascata neuronal do corno posterior da medula espinal associada ao sistema de dor lenta**
- ☐ 9. **Lâminas I e V do corno posterior da medula espinal**
- ☐ 10. **Formação reticular lateral**
- ☐ 11. **Núcleos parabraquiais**
- ☐ 12. **Camadas profundas do colículo superior e da substância cinzenta periaquedutal**
- ☐ 13. **Núcleos talâmicos inespecíficos (núcleo centromediano)**

Nota Clínica

A ativação patológica do sistema espinorreticular, resultando em dor agonizante, ocorre em condições como a síndrome da dor regional complexa (SDRC); antes denominada *distrofia simpática reflexa*, dor do membro fantasma, causalgia, dor decorrente de câncer terminal, neuropatia diabética dolorosa e outras síndromes dolorosas que provocam ativação central e persistência do sistema de dor lenta. Áreas disseminadas do prosencéfalo límbico e do córtex cerebral são ativadas via núcleos talâmicos inespecíficos, a ponto de pouca atenção ser dedicada a outros estímulos sensitivos mais específicos.

Os analgésicos opioides conseguem, em alguns casos, aliviar a dor agonizante por um breve período, mas não são uma solução realmente efetiva em longo prazo, sobretudo por causa de dependência, efeitos colaterais cognitivos e, com frequência, consequências autônomas graves. Algumas abordagens terapêuticas usam agentes estabilizadores de membrana (p. ex., medicamentos anticonvulsivantes), antidepressivos em baixa dose, estimulação da coluna posterior da medula espinal e outras abordagens para tentar atenuar o sistema de dor lenta hiperativo.

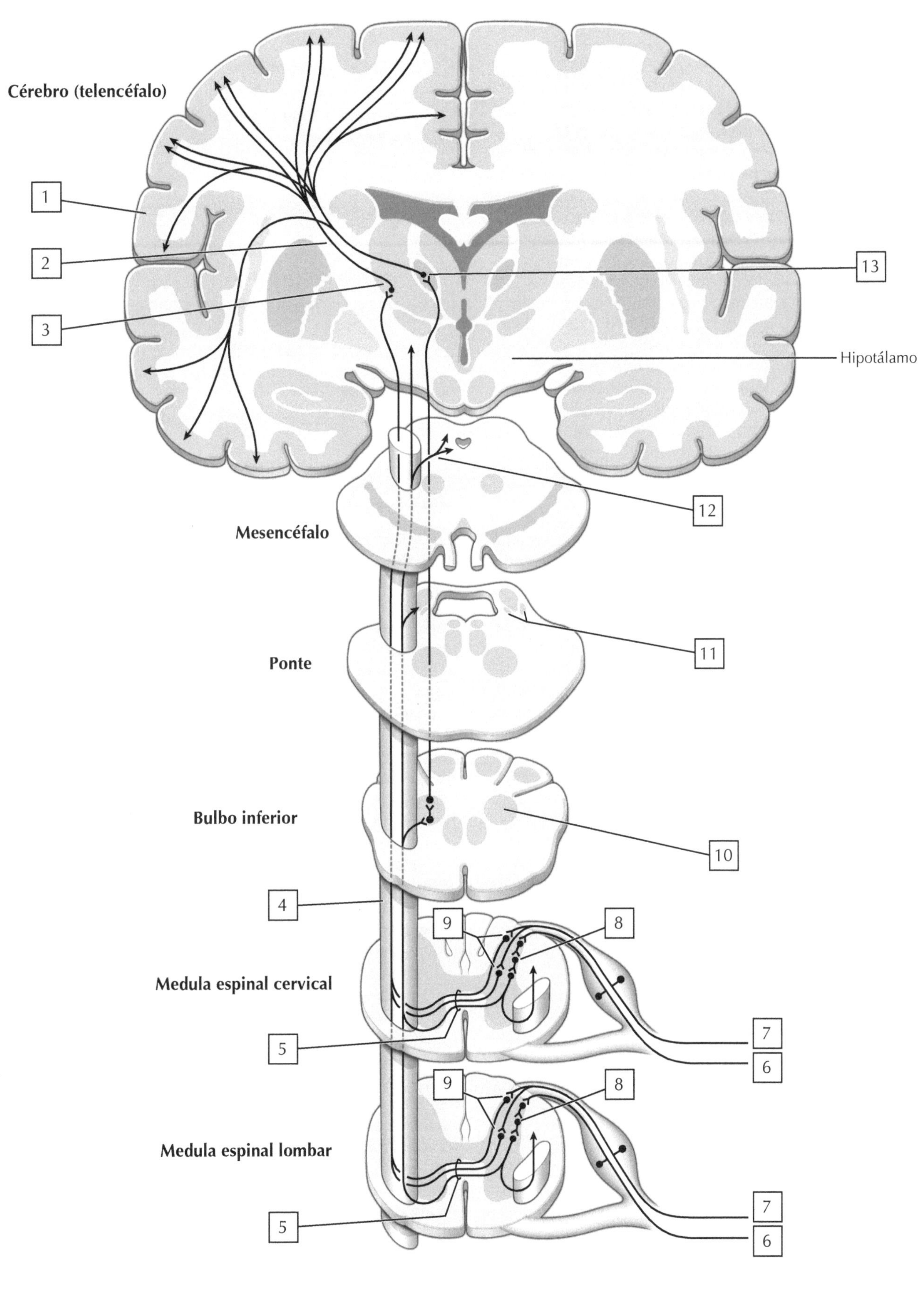
Cérebro (telencéfalo)
1
2
3
13
Hipotálamo
12
Mesencéfalo
11
Ponte
Bulbo inferior
10
4
9
8
Medula espinal cervical
5
7
6
9
8
Medula espinal lombar
7
5
6

Um sistema em cascata de autorreforço da "dor lenta" pode ser ativado pelo bombardeio inicial do sistema neuronal do corno posterior da medula espinal pela estimulação continuada das fibras C associadas às terminações nervosas desencapsuladas, levando à ativação do **trato espinorreticular** e suas conexões centrais mais elevadas. Os neurônios na **substância gelatinosa** e os **neurônios na cascata do corno posterior/intermediário** recrutam mais ativação neuronal por meio de um sistema convergente. Habitualmente, quando há aporte nociceptivo agudo, a estimulação dos axônios associados a mecanorreceptores de grande diâmetro consegue atenuar o sistema da dor via **portões (*gates*)** (*i. e.*, estimulação dos interneurônios inibitórios que inibe a transmissão da nocicepção pelo sistema de cascata). Esta é a base fisiológica da estimulação da coluna posterior da medula espinal por uma unidade de TENS (estimulação elétrica transcutânea de nervos) e o fenômeno bem conhecido de esfregar levemente uma área da pele recém-lesada. Em alguns casos de estimulação nociceptiva prolongada, esses neurônios inibitórios responsáveis por controlar a dor são destruídos pelo **dano excitotóxico (apoptose) devido à liberação excessiva de glutamato** (a chamada tempestade de glutamato).

No caso de aporte nociceptivo prolongado, o sistema de dor em cascata pode ser autodirigido e autorreforçado, como ocorre no fenômeno central da SDRC. Nesta lesão, os neurônios do corno posterior da medula espinal podem expressar **receptores alfa-adrenérgicos em suas terminações nervosas desencapsuladas** e seus **corpos celulares,** proporcionando um mecanismo de ativação induzida simpaticamente desses neurônios sensitivos primários por norepinefrina e epinefrina (daí a denominação anterior distrofia simpática reflexa). Outros mecanismos de dor neuropática (a ativação central da dor crônica intensa que ocorre frequentemente mesmo na ausência de estimulação periférica) abrangem limiar inferior das fibras C para posterior ativação, *gating* inadequado da dor, perda de inibição da ativação nociceptiva do corno posterior da medula espinal via excitotoxicidade ou incapacidade da serotonina dos axônios descendentes e dos axônios centrais noradrenérgicos para modular e atenuar a cascata do corno posterior da medula espinal.

PINTE as seguintes estruturas, usando uma cor diferente para cada uma delas.

- ☐ **1. Vias serotonérgica e noradrenérgica centrais**
- ☐ **2. Local de expressão dos receptores alfa nos corpos celulares sensitivos primários no gânglio da raiz dorsal**
- ☐ **3. Local de redução do limiar de excitabilidade axonal**
- ☐ **4. Local de expressão dos receptores alfa nas terminações nervosas desencapsuladas**
- ☐ **5. Neurônios com encefalina no corno posterior da medula espinal**
- ☐ **6. Local onde pode ocorrer excitotoxicidade por glutamato**
- ☐ **7. Fibras C contribuindo para a estimulação da cascata neuronal do corno posterior da medula espinal**
- ☐ **8. Cascata neuronal do corno posterior da medula espinal**
- ☐ **9. Zona no corno posterior da medula espinal de *gating* do controle da dor**

Nota Clínica

A **síndrome da dor regional complexa (SDRC)** é uma resposta neuropática à lesão. Em alguns casos de dano ou compressão no nervo, habitualmente em associação com traumatismo direto, distensão, lesão por esmagamento, injeção direta em um nervo, estado pós-cirúrgico ou até mesmo traumatismo mínimo, ocorre uma reação patológica que induz e ativa o sistema neuronal do corno posterior da medula espinal em cascata e estabelece uma ativação autossustentada do sistema de "dor lenta" do SNC. Essa reação afeta mais o membro superior do que o membro inferior. Os pacientes descrevem a dor resultante como penetrante, em caráter de queimação ou agonizante, às vezes espalhando-se para a mesma região no membro contralateral. O paciente sofre **alodinia** (sensibilidade extrema ao toque) e **hiperestesia** (sensibilidade extrema aos estímulos dolorosos). Quando esses fenômenos ocorrerem no território de um nervo (como foi observado originalmente durante a guerra civil americana em um estudo de caso com um soldado), é denominado **causalgia**.

Quando os receptores alfa-adrenérgicos proliferam nas terminações nervosas nociceptivas desencapsuladas e nos corpos celulares do gânglio da raiz dorsal, a norepinefrina pode evocar **dor neuropática** intensa e outros fenômenos simpaticamente relacionados podem ser observados, como mudanças na aparência da pele devido à alteração do fluxo vascular (**alterações vasomotoras**), pele e unhas atróficas (**alterações tróficas**), sudorese e temperatura da pele alteradas (**alterações sudomotoras**) e modificação na densidade óssea em uma varredura óssea trifásica. O tratamento da SDRC é difícil na melhor das hipóteses, mas é melhor que seja iniciado com muita rapidez após o diagnóstico a fim de otimizar as chances de sucesso.

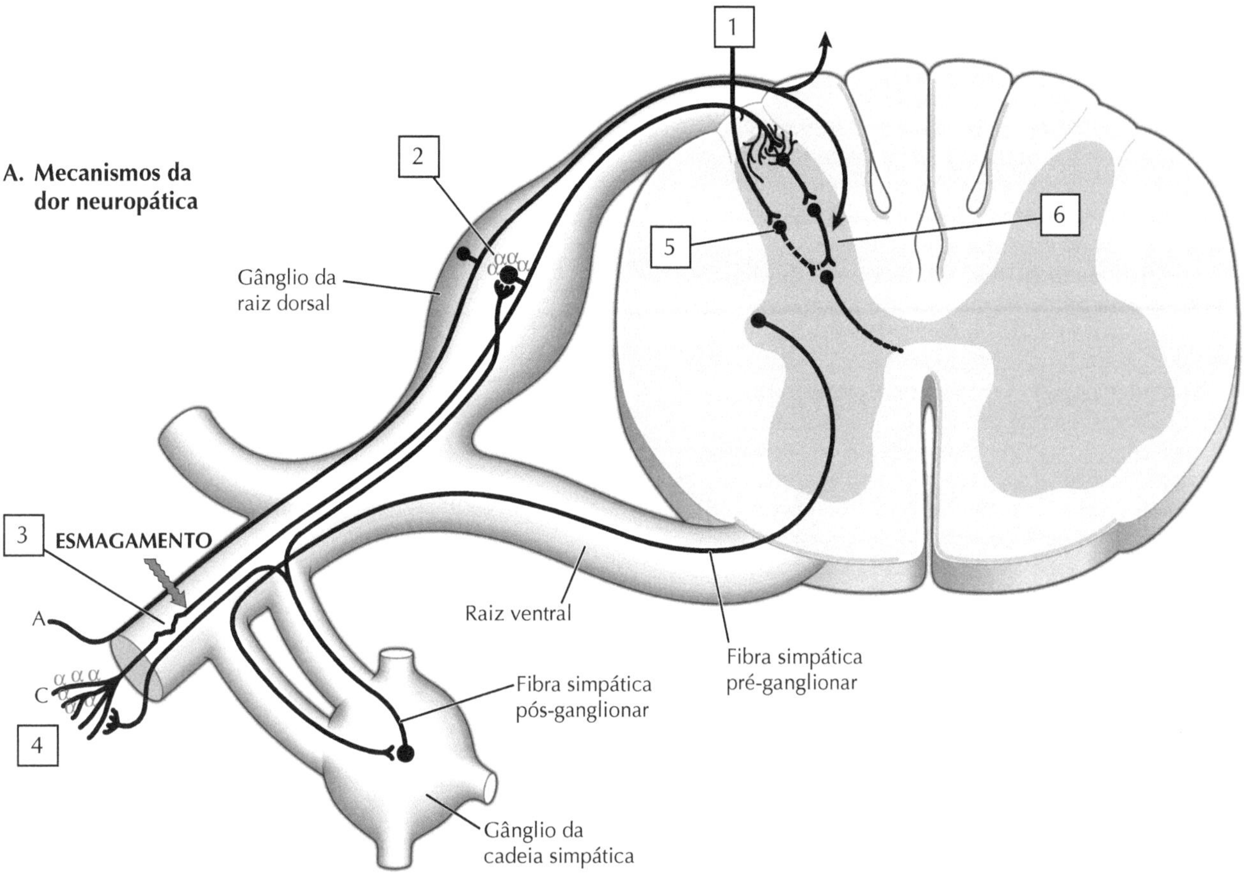
1
2
A. Mecanismos da dor neuropática
Gânglio da raiz dorsal
5
6
3
ESMAGAMENTO
A
C
4
Raiz ventral
Fibra simpática pós-ganglionar
Fibra simpática pré-ganglionar
Gânglio da cadeia simpática

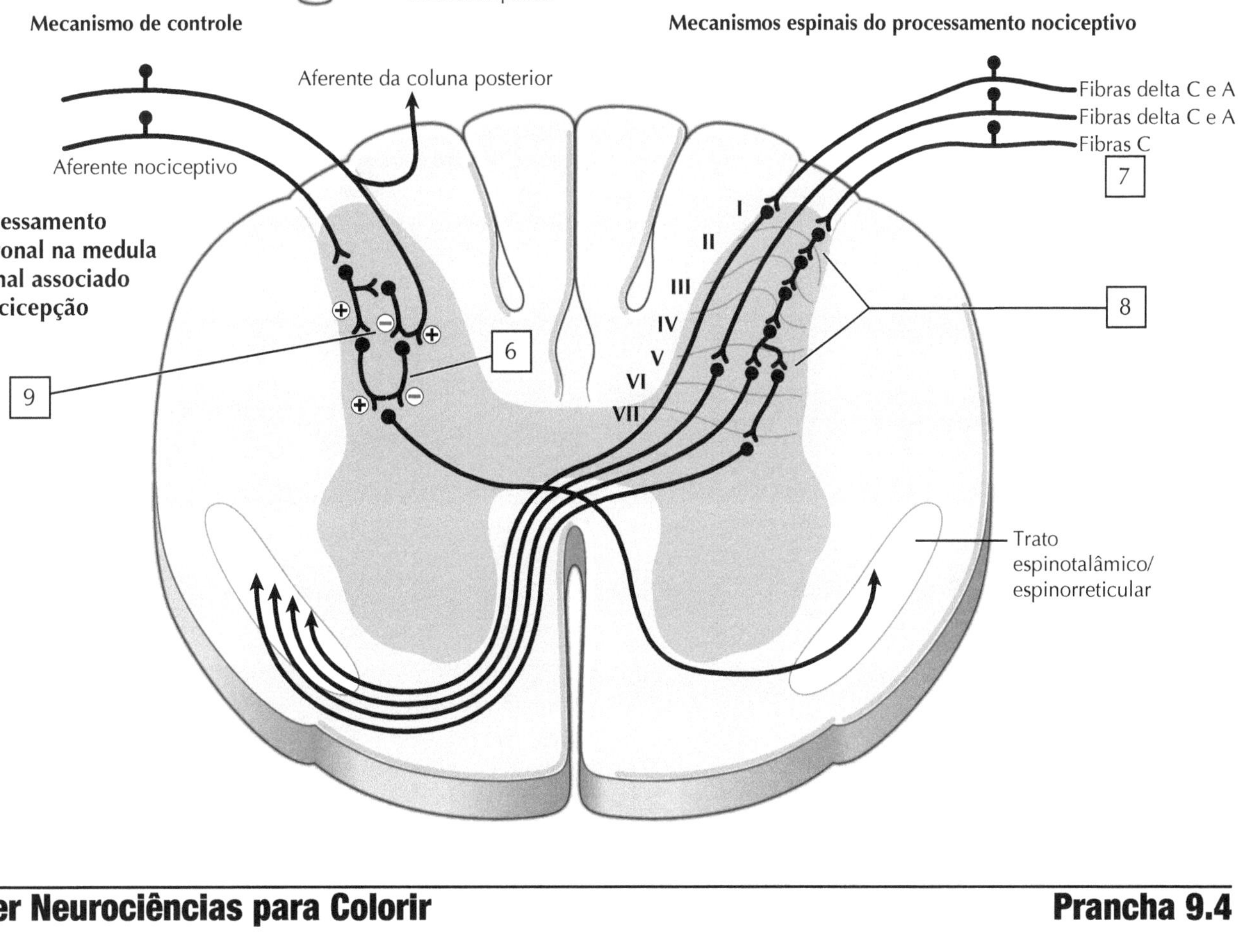
Mecanismo de controle
Mecanismos espinais do processamento nociceptivo
Aferente da coluna posterior
Aferente nociceptivo
Fibras delta C e A
Fibras delta C e A
Fibras C
7
B. Processamento neuronal na medula espinal associado à nocicepção
I
II
III
IV
V
VI
VII
8
6
9
Trato espinotalâmico/ espinorreticular

Controle Descendente dos Sistemas Somatossensitivos Ascendentes

O **corno posterior da medula espinal** é um sítio-chave no qual o sistema de "dor lenta" nociceptivo em cascata pode ser modificado por outras estruturas centrais. Essas regiões centrais incluem o **córtex sensitivo (SI)** (através das **fibras corticonucleares**) e as **estruturas límbicas prosencefálicas,** os **neurônios de beta endorfina no hipotálamo,** através da **substância cinzenta periaquedutal do mesencéfalo** (contendo **neurônios de encefalina**) e através dos **núcleos da rafe** (e das vias serotonérgicas descendentes) e o ***locus coeruleus*** (e as **vias noradrenérgicas descendentes**). Os **neurônios contendo encefalina no corno posterior da medula espinal** são um alvo das vias serotonérgicas e noradrenérgicas descendentes, que, por sua vez, são acionadas pelos neurônios de beta endorfina da região periarqueada do hipotálamo. O córtex cerebral consegue, habitualmente, influenciar a informação sensitiva ascendente que recebe de vários sistemas sensitivos para a análise minuciosa do mundo exterior. No entanto, o bombardeio do córtex pelos núcleos talâmicos inespecíficos, ativado pela cascata do sistema de "dor lenta" espinorreticular, pode sobrecarregar o foco cortical em outros estímulos específicos e desviar a atenção para a dor excruciante, incapacitando, assim, o indivíduo.

PINTE as seguintes estruturas, usando uma cor diferente para cada uma delas.

- ☐ **1. Axônios dos neurônios com beta endorfina no hipotálamo**
- ☐ **2. Regiões cortical e límbica influenciando o processamento da dor no corno posterior da medula espinal**
- ☐ **3. *Locus coeruleus***
- ☐ **4. Via noradrenérgica descendente**
- ☐ **5. Via serotonérgica descendente**
- ☐ **6. Neurônio contendo encefalina no corno posterior da medula espinal**
- ☐ **7. Corno posterior da medula espinal**
- ☐ **8. Fibras corticonucleares**
- ☐ **9. Núcleos magnos da rafe**
- ☐ **10. Substância cinzenta periaquedutal do mesencéfalo com neurônios contendo encefalina**

Nota Clínica

Em geral, o sistema nociceptivo, ou protopático, desvia com rapidez a atenção do córtex cerebral como uma reação de proteção para viabilizar a iniciação do movimento ou comportamento a fim de ajudar a remover a parte do corpo envolvida, ou o indivíduo inteiro, da fonte de nocicepção. O sistema límbico consegue avaliar a potencial conotação emocional do estímulo e iniciar as respostas apropriadas através de conexões com a região periarqueada do hipotálamo, a fonte principal de neurônios contendo beta endorfina no cérebro. Esses neurônios podem iniciar as respostas serotonérgica e noradrenérgica centrais que influenciam os neurônios contendo encefalina no corno posterior da medula espinal, a zona central inicial que processa a informação nociceptiva aferente. O córtex e o sistema límbico, trabalhando de maneira orquestrada, conseguem determinar o foco e a resposta aos estímulos nociceptivos potencialmente ofensivos. Se o indivíduo estiver vigorosamente envolvido em um esporte de contato, com o foco total e o direcionamento simpático voltados para a atividade em mãos, então uma lesão nociceptiva potencialmente importante pode ser simplesmente ignorada, mesmo com dano significativo. Esse mecanismo de resposta é uma adaptação de sobrevivência para ajudar o organismo a responder a uma agressão ou lesão potencialmente fatal. Em contrapartida, se uma pessoa estiver descansando sossegadamente em uma cadeira, então os estímulos nociceptivos, como uma dor de dente ou uma lesão adquirida em um evento esportivo, podem tornar-se um foco de atenção importante e ser percebidos como muito mais dolorosos do que na hora do evento.

Os fatores psicológicos podem contribuir para a percepção e a gravidade da dor, mas o pressuposto comum de que "está tudo na sua cabeça" frequentemente está errado e rebaixa a pessoa que está sentindo uma dor muito real. O **efeito placebo**, envolvendo circuitos corticais e límbicos, pode exercer influência neuronal sobre os circuitos em cascata envolvidos no sistema espinorreticular.

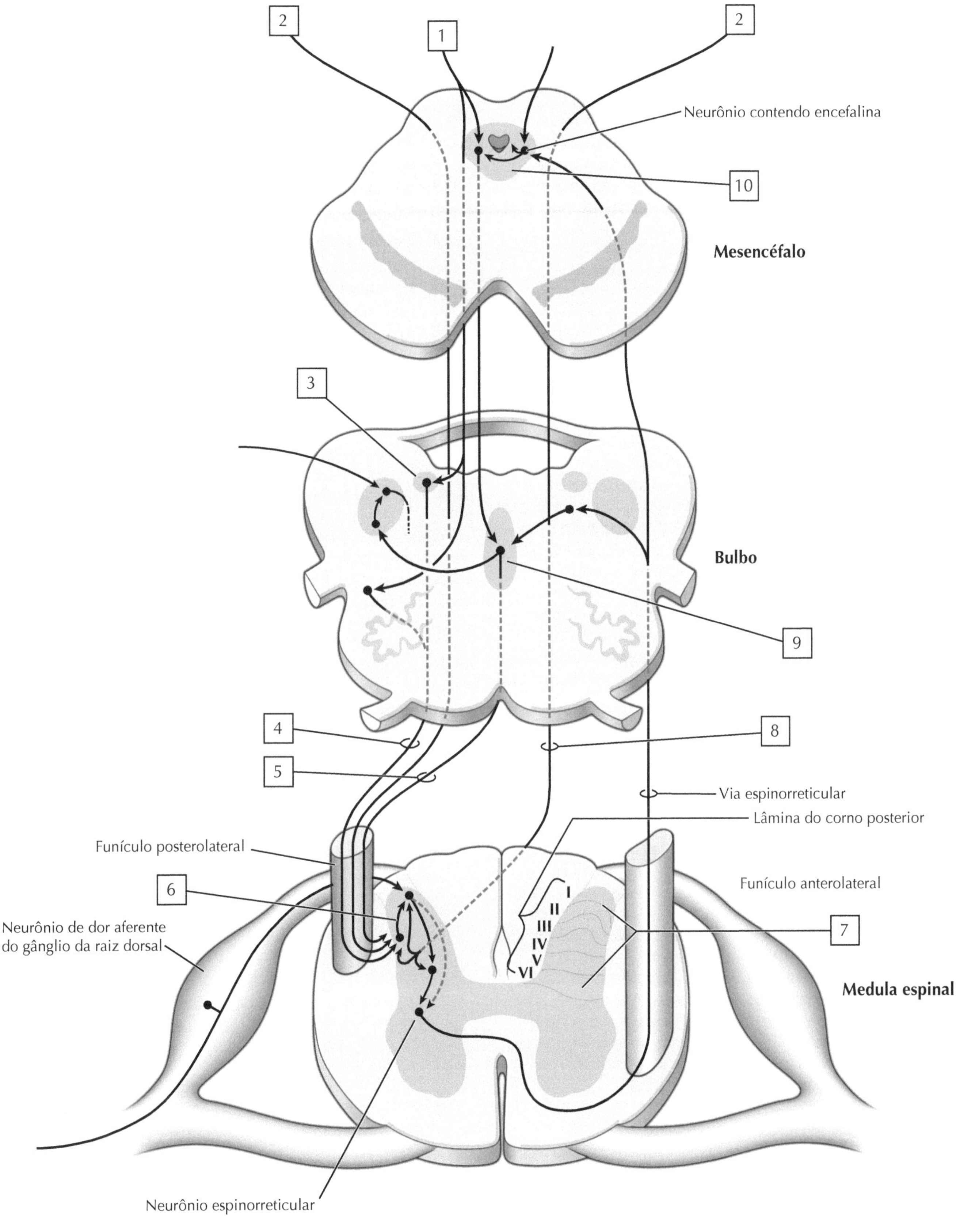
2
1
2
Neurônio contendo encefalina
10
Mesencéfalo
3
Bulbo
9
4
8
5
Via espinorreticular
Lâmina do corno posterior
Funículo posterolateral
Funículo anterolateral
6
Neurônio de dor aferente
do gânglio da raiz dorsal
I
II
III
IV
V
VI
7
Medula espinal
Neurônio espinorreticular

Sistema Sensitivo Trigeminal e Sistemas Associados

Os axônios dos neurônios no **gânglio trigeminal (NC V)** promovem sensibilidade na face, na parte anterior da cavidade oral, nos dentes nas gengivas. Os axônios dos neurônios no gânglio geniculado (NC VII) e no gânglio superior do nervo vago (NC X) abastecem zonas da orelha externa. Os axônios dos neurônios no gânglio do nervo glossofaríngeo (NC IX) promovem a sensibilidade geral na cavidade oral posterior e na faringe. Axônios sensitivos primários do sistema trigeminal e dos sistemas relacionados (similarmente ao sistema da coluna posterior da medula espinal) transmitem modalidades discriminativas finas e terminam na parte rostral do **núcleo descendente (espinal) do NC V** e no **núcleo sensitivo principal do NC V.** Esses núcleos fornecem axônios para o **trato trigeminotalâmico anterior,** também denominado **lemnisco trigeminal ventral,** que termina no **núcleo ventral posteromedial (VPM) do tálamo,** contralateral ao lado inicial da estimulação sensitiva. Uma parte do núcleo sensitivo principal também se projeta ipsilateralmente para o núcleo VPM via **trato trigeminotalâmico posterior,** também chamado **lemnisco trigeminal dorsal.** Este sistema menor de projeção sensitiva, junto ao sistema gustativo, segue ipsilateralmente até o córtex sensitivo, talvez para processamento de informações dos alimentos.

Os axônios primários para a sensibilidade geral nos sistemas trigeminal e relacionados terminam nos dois terços inferiores do núcleo descendente do NC V (seguindo pelo **trato descendente [espinal]** sensitivo primário **do NC V**); este núcleo envia axônios cruzados através do trato trigeminotalâmico anterior para o núcleo VPM do tálamo. O núcleo VPM do tálamo envia sua informação sensitiva trigeminal contralateral através do **ramo posterior da cápsula interna** para a **parte lateral do córtex sensitivo primário (SI) no giro pós-central,** coerente com a sua organização topográfica.

Os axônios protopáticos dos sistemas trigeminal e sistemas relacionados terminam na parte caudal do núcleo descendente do NC V, que, por sua vez, se projeta para uma parte do núcleo VPM do tálamo. Isto é o equivalente do sistema de "dor rápida" no sistema somatossensitivo; caudalmente, este núcleo é contíguo com a **substância gelatinosa da medula espinal.** As fibras C que transmitem dor intensa e persistente (p. ex., dor de dente crônica) terminam na parte caudal do núcleo descendente do NC V, que emite projeções para a formação reticular lateral, para o núcleo parabraquial e para os **núcleos intralaminares** (p. ex., **núcleo centromediano**) do tálamo, o equivalente ao sistema de "dor lenta" no sistema somatossensitivo.

O **núcleo mesencefálico do NC V** é um núcleo sensitivo primário, o único no SNC. Seus axônios suprem fusos musculares nos músculos mastigatórios e extrínsecos do bulbo do olho e medeiam os reflexos de estiramento muscular.

PINTE as seguintes estruturas, usando uma cor diferente para cada uma delas.

- ☐ **1. Ramo posterior da cápsula interna**
- ☐ **2. Trato trigeminotalâmico posterior**
- ☐ **3. Trato trigeminotalâmico anterior**
- ☐ **4. Trato descendente (espinal) do NC V**
- ☐ **5. Núcleo descendente (espinal) do NC V**
- ☐ **6. Substância gelatinosa da medula espinal**
- ☐ **7. Gânglio trigeminal**
- ☐ **8. Núcleo sensitivo principal do NC V**
- ☐ **9. Núcleo mesencefálico do NC V**
- ☐ **10. Núcleo ventral posteromedial (VPM) do tálamo**
- ☐ **11. Núcleos intralaminares (inespecíficos) (p. ex., centromediano) do tálamo**
- ☐ **12. Parte lateral do córtex sensitivo primário no giro pós-central**

Nota Clínica

O núcleo descendente e o trato do NC V e o sistema espinotalâmico/espinorreticular encontram-se no quadrante ventrolateral do bulbo no território da artéria cerebelar posteroinferior e também da artéria vertebral. Uma oclusão em qualquer uma dessas artérias resultará na perda da sensibilidade álgica e térmica na face ipsilateral e no corpo contralateral, embora poupe o sistema motor. O sistema trigeminal protopático que sai do núcleo descendente caudal do NC V também está envolvido no processamento dos paroxismos da dor excruciante da face em um distúrbio conhecido como **neuralgia trigeminal**, em que mesmo os menores estímulos (toque, mastigação) em um ponto-gatilho resultam em episódios de dor. Esta condição é tratada basicamente com medicamentos anticonvulsivantes.

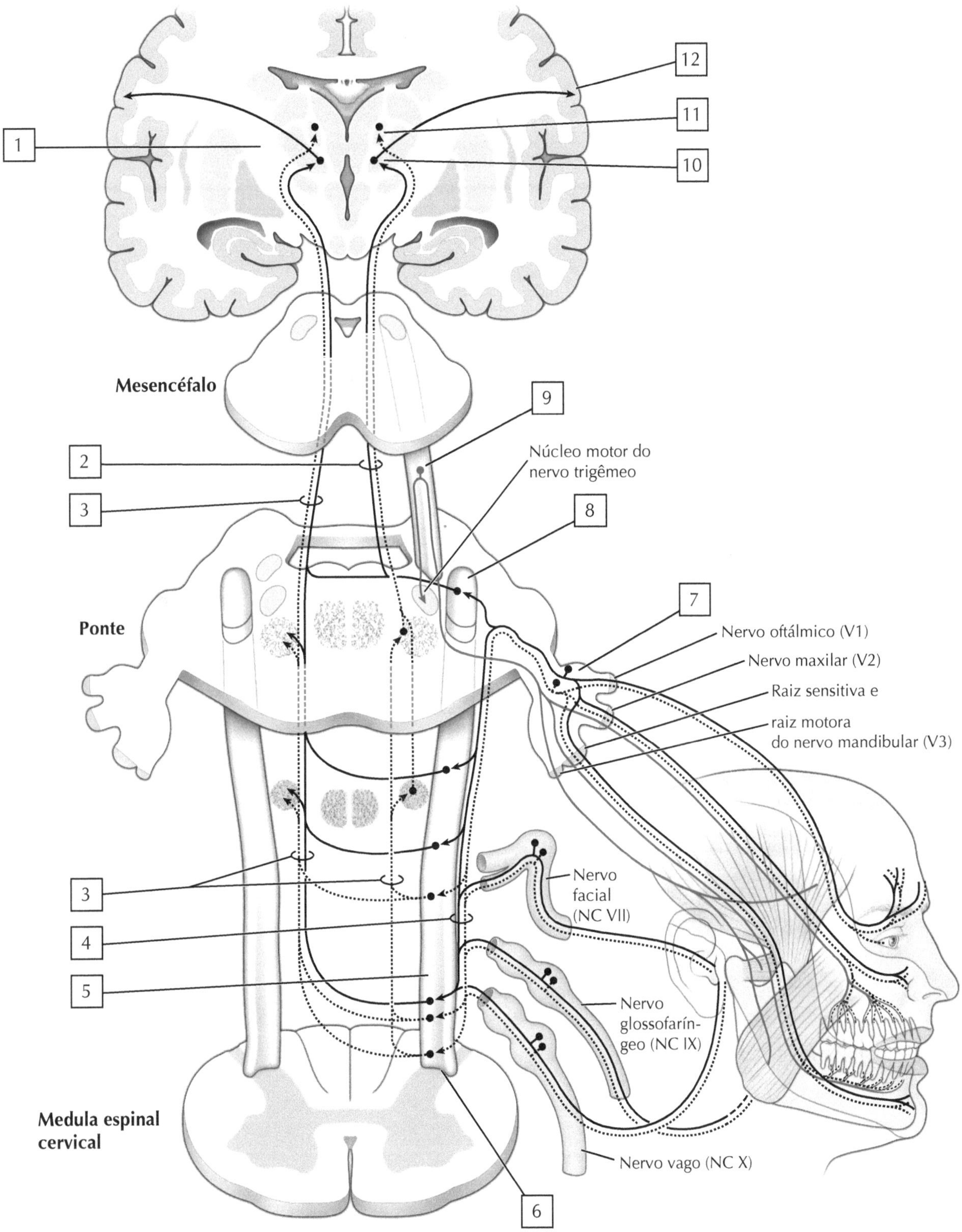

12
11
1
10
Mesencéfalo
9
Núcleo motor do nervo trigêmeo
2
3
8
Ponte
7
Nervo oftálmico (V1)
Nervo maxilar (V2)
Raiz sensitiva e
raiz motora do nervo mandibular (V3)
Nervo facial (NC VII)
3
4
5
Nervo glossofaríngeo (NC IX)
Medula espinal cervical
Nervo vago (NC X)
6

9 Estruturas Sensíveis à Dor na Cabeça e Dor Referida

Muitos tipos de cefaleias primárias, incluindo enxaquecas, cefaleias tensionais e neuralgias, podem surgir da estimulação das estruturas sensíveis à dor na cabeça e no pescoço. As estruturas sensíveis à dor na região do pescoço incluem os **nervos aferentes da região occipital,** a **dura-máter da fossa posterior** e as **artérias vertebro basilares;** essa informação nociceptiva é transmitida para o **sistema neuronal em cascata do corno posterior da medula espinal** via **gânglios da raiz dorsal de C1-C3.** O **nervo oftálmico (V1)** transmite informação nociceptiva da cabeça e do couro cabeludo, além dos locais retrobulbares, para o núcleo descendente do NC V. Outras informações nociceptivas dos **seios da dura-máter, artéria meníngea média, artéria temporal, artérias cerebrais proximais, artérias carótidas interna e externa** e **tentório do cerebelo** também são transmitidas via nervo oftálmico para o núcleo descendente do NC V. Essas informações sobem para o núcleo VPM, principalmente contralateralmente, e depois ativam as regiões corticais laterais do giro pós-central.

PINTE as seguintes estruturas, usando uma cor diferente para cada uma delas.

- ☐ 1. **Seios da dura-máter cerebrais (p. ex., seio sagital superior)**
- ☐ 2. **Artéria meníngea média**
- ☐ 3. **Artéria temporal**
- ☐ 4. **Artéria cerebral proximal**
- ☐ 5. **Tentório do cerebelo**
- ☐ 6. **Artérias cerebrais interna e externa**
- ☐ 7. **Nervo oftálmico (V1)**
- ☐ 8. **Gânglios da raiz dorsal de C1-C3**
- ☐ 9. **Sistema neuronal em cascata do corno posterior da medula espinal**
- ☐ 10. **Nervos aferentes da região occipital**
- ☐ 11. **Dura-máter da fossa posterior**
- ☐ 12. **Artérias vertebrobasilares**

Nota Clínica

A dura-máter, as artérias e os músculos são sensíveis à dor na cabeça e no pescoço. Algumas cefaleias resultam da constrição arterial, como a arterite temporal e a enxaqueca. As cefaleias por tensão podem resultar da contração muscular. As lesões irritativas dos nervos trigêmeo ou glossofaríngeo podem levar a neuralgias dolorosas, o equivalente ao núcleo pulposo de um disco herniado comprimindo a raiz dorsal. Existem causas secundárias de cefaleia. Tumores, abscessos ou hematomas podem atingir a dura-máter ou artérias. Um aneurisma sacular rompido pode levar ao sangramento no espaço subaracnóideo (hemorragia subaracnóidea), provocando "a pior dor de cabeça da minha vida." Processos infecciosos, como meningite ou irritação meníngea, podem resultar em cefaleia excruciante, com rigidez de nuca e intensa contração muscular.

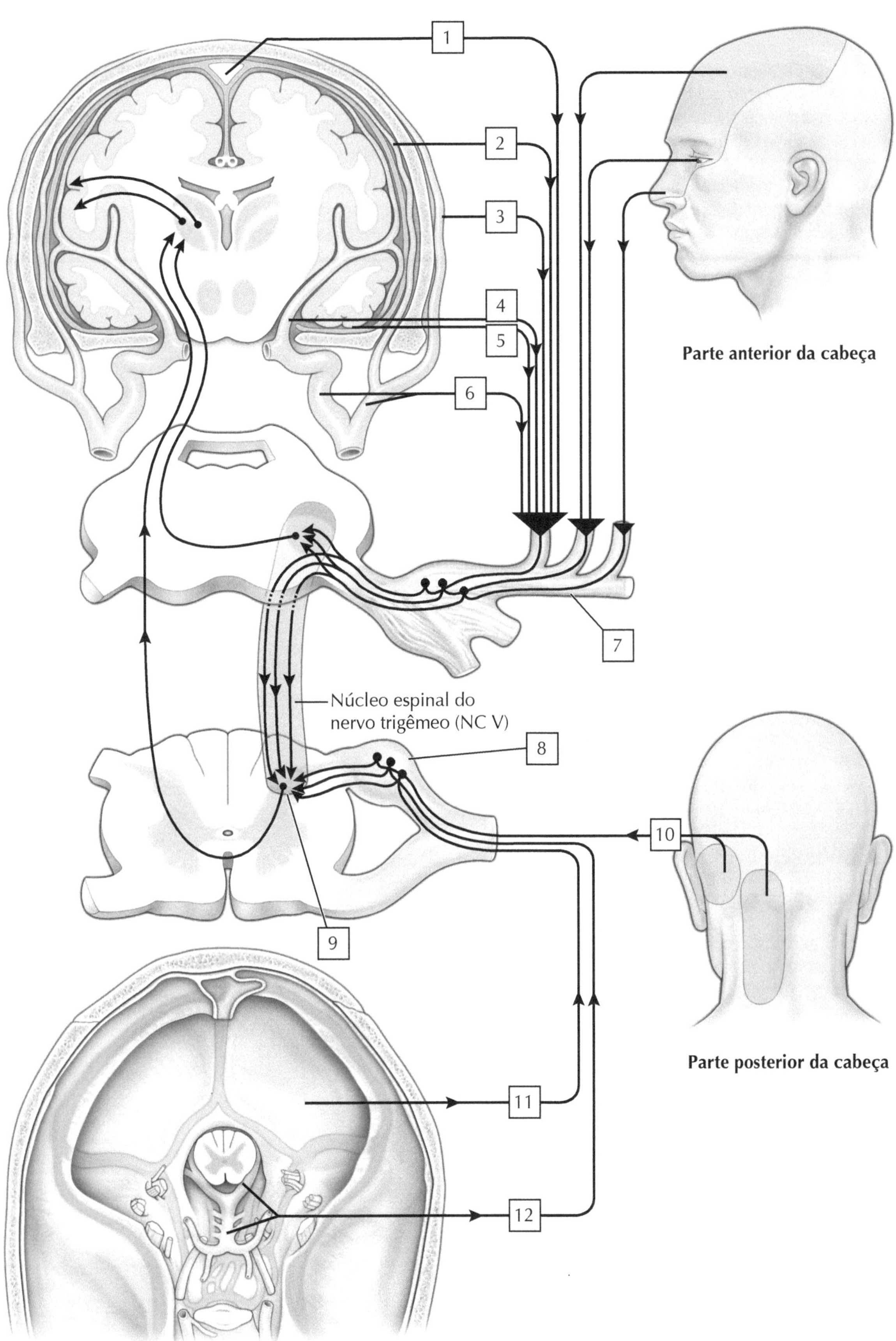
1
2
3
4
5
6
7
Núcleo espinal do nervo trigêmeo (NC V)
8
9
10
11
12
Parte anterior da cabeça
Parte posterior da cabeça

Vias Gustativas

O paladar é detectado pelos **botões gustativos** nas **papilas.** Estima-se que haja 3.000 a 10.000 botões gustativos em uma língua humana, cada um com aproximadamente 0,03 mm de largura e 0,06 mm de profundidade. A transdução química ocorre pela liberação de neurotransmissores (acetilcolina, ATP, glutamato, norepinefrina, serotonina, GABA) das papilas gustativas, ativando receptores nas terminações nervosas periféricas dos gânglios geniculados (NC VII), do nervo glossofaríngeo (NC IX) e do nervo vago (NC X) que suprem as papilas gustativas nas papilas fungiformes, foliadas e circunvaladas. Um esquema da distribuição dos paladares específicos foi desenvolvido há mais de 100 anos e tem sido comumente citado. Nesse esquema, a sensação doce ocorre na ponta da língua, estimulada pelo açúcar.
A sensação azeda se dá nos lados da língua, estimulada pelos ácidos. A sensação salgada ocorre na ponta e na parte anterior da língua, estimulada pelos sais inorgânicos, e a sensação de amargor se dá na parte de trás da língua, estimulada por agentes orgânicos e alguns sais (p. ex., cálcio e magnésio). A investigação mais cuidadosa demonstra que esses paladares podem ser detectados em quase todas as partes da língua, bem como nos palatos mole e duro. O esquema "padrão" pode indicar as regiões mais sensíveis da língua a alguns desses paladares.
Um quinto paladar foi descrito pelos pesquisadores, refletindo uma sensação gustativa única chamada "umami". Esse paladar é o resultado da sensação do glutamato. Alguns pesquisadores propuseram um sexto paladar associado à detecção do amido.

Os axônios sensitivos primários do paladar derivam do **gânglio geniculado (NC VII)** para os dois terços anteriores da língua, do **gânglio inferior do nervo glossofaríngeo (NC IX)** para o terço posterior da língua e do **gânglio inferior do nervo vago (NC X)** para a epiglote e o palato (especialmente presente nas crianças). Os axônios centrais desses gânglios terminam no **núcleo solitário anterior (núcleo do trato solitário)** no **bulbo**. Esta parte gustativa do núcleo solitário anterior fornece axônios para os núcleos parassimpáticos pré-ganglionares que suprem as glândulas salivares e para o núcleo posterior do nervo vago, regulando assim a secreção salivar e a secreção gástrica em preparação para o consumo de alimentos. Nos seres humanos, o núcleo solitário anterior se projeta ipsilateralmente para o **núcleo ventral posteromedial (VPM) no tálamo** via **trato solitariotalâmico** e para o **núcleo parabraquial** na ponte. As projeções do núcleo parabraquial associadas ao paladar vão para o núcleo VPM ipsilateral (que se projeta para partes do **córtex sensitivo lateral**), para o **hipotálamo** (área hipotalâmica lateral, núcleo paraventricular), para alguns **núcleos do corpo amigdaloide** e para o **córtex insular**, sobretudo a parte anterior. O córtex insular é considerado a principal região da percepção gustativa. Essas projeções límbicas/hipotalâmicas provavelmente contribuem para os aspectos emocional, motivacional e comportamental de uma experiência gustativa. A informação proveniente do sistema trigeminal e do sistema olfativo também integra a experiência de desfrutar uma refeição.

PINTE as seguintes estruturas, usando uma cor diferente para cada uma delas.

- ☐ **1. Núcleo ventral posteromedial (VPM) do tálamo**
- ☐ **2. Córtex sensitivo lateral**
- ☐ **3. Hipotálamo**
- ☐ **4. Núcleos do corpo amigdaloide**
- ☐ **5. Núcleo parabraquial da ponte**
- ☐ **6. Gânglio geniculado (NC VII)**
- ☐ **7. Núcleo solitário anterior (núcleo do trato solitário)**
- ☐ **8. Bulbo**
- ☐ **9. Gânglio inferior do nervo glossofaríngeo (NC IX)**
- ☐ **10. Gânglio inferior do nervo vago (NC X)**
- ☐ **11. Papilas na língua**
- ☐ **12. Botões gustativos**

Nota Clínica

Para o paladar ter expressão total na apreciação de uma experiência gustativa, as vias citadas anteriormente, o sistema trigeminal e a olfação precisam estar plenamente funcionais e fisiologicamente responsivos. Mesmo um resfriado ou uma congestão nasal, bloqueando a olfação sensível, podem resultar em redução do sabor de um do alimento. A exposição a muitas substâncias químicas, incluindo as relacionadas ao tabagismo, altera o paladar. Essas substâncias químicas incluem algumas medicações e agentes quimioterápicos. Insuficiência hepática, exposição a tratamentos com radiação e algumas deficiências vitamínicas podem levar a alteração da sensação do paladar, gostos desagradáveis e persistentes ou perda de apetite.

Nos idosos, o início da disfunção do paladar pode ser um marcador inicial de doença neurodegenerativa. A perda da percepção do paladar e do olfato pode acompanhar uma infecção por covid-19; essas perdas podem persistir como parte da covid prolongada.

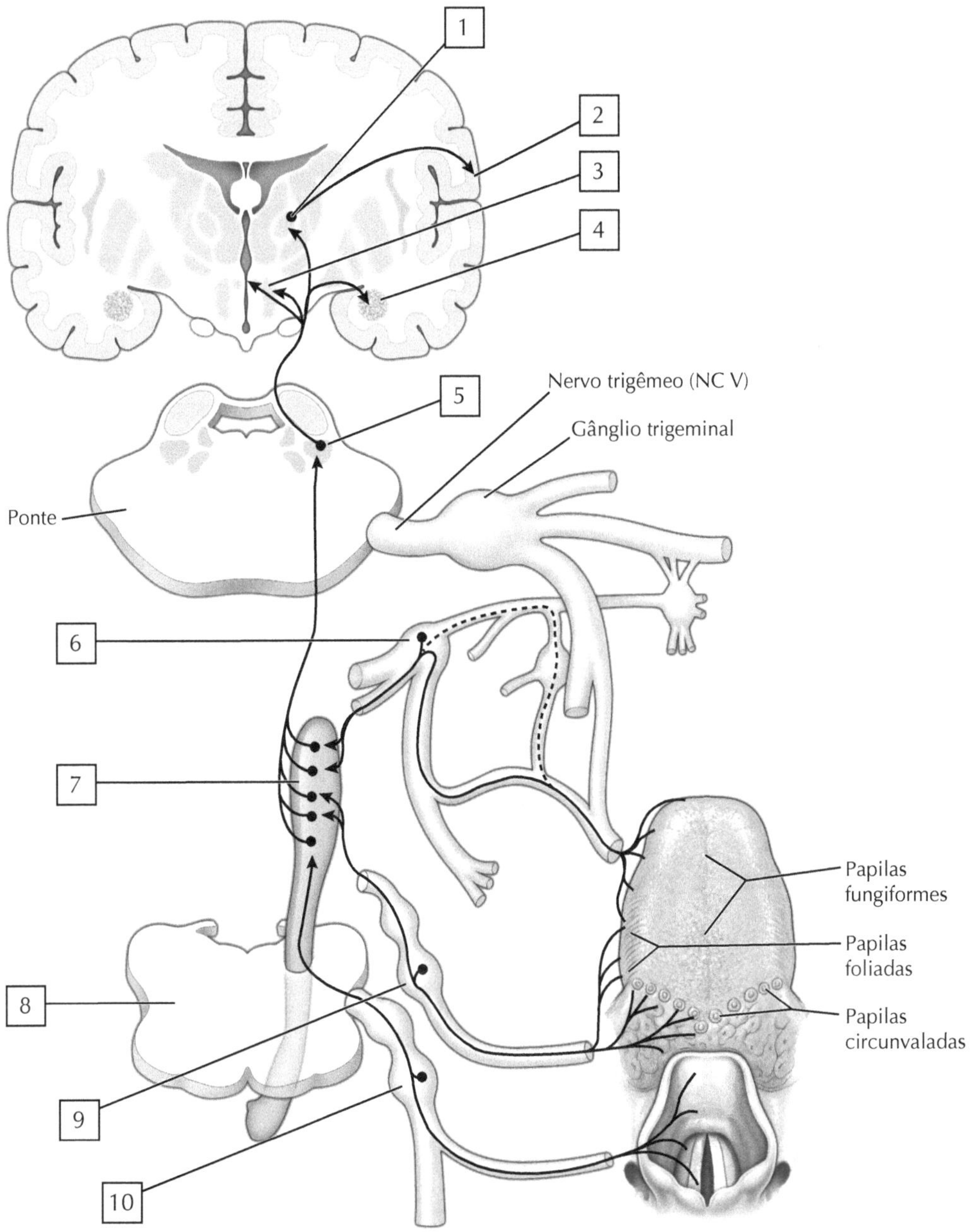

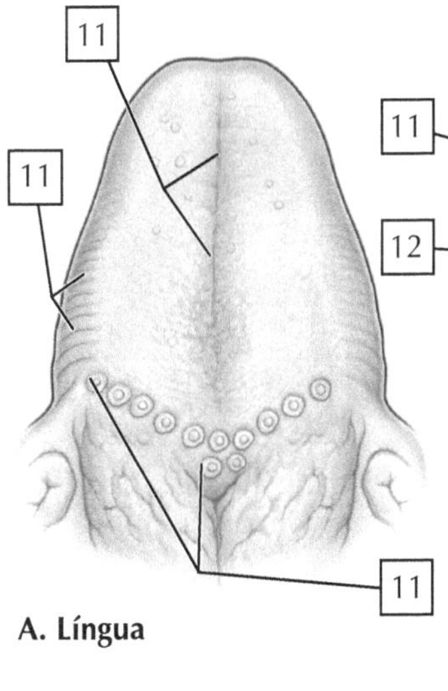

A. Língua

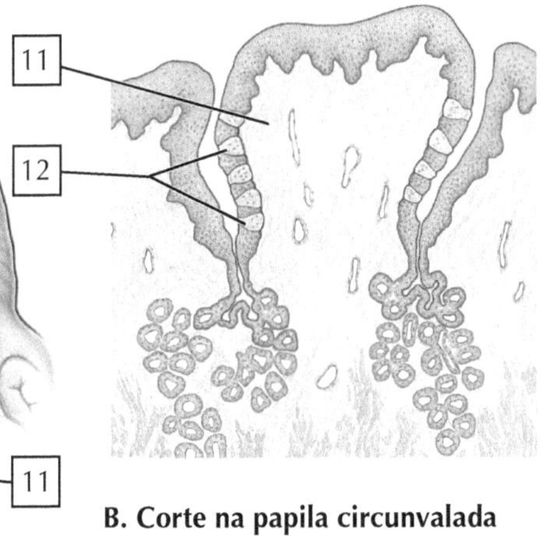

B. Corte na papila circunvalada

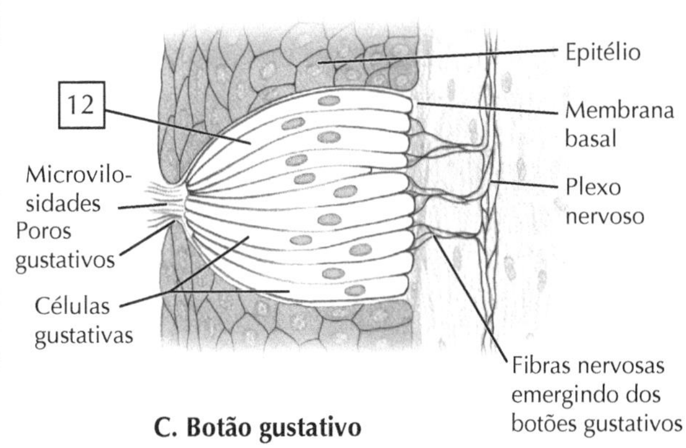

C. Botão gustativo

9 Vias Periféricas para Recepção do Som e Labirintos Ósseo e Membranáceo

A audição envolve um conjunto complexo de mecanismos para a transdução de ondas sonoras através da orelha externa a fim de produzir movimentos de líquido na **cóclea** que estimulam as células ciliadas, ativando terminações nervosas aferentes do nervo auditivo. As ondas sonoras avançam pelo **meato acústico externo,** causando distorção da **membrana timpânica.** Este movimento da membrana timpânica é alavancado pelos ossículos **(martelo, bigorna, estribo)** para a **janela do vestíbulo,** na qual o movimento da perilinfa inicia uma onda de líquido através da **rampa do vestíbulo** e da **rampa do tímpano,** resultando em movimento de líquido no **ducto coclear.** O movimento da **endolinfa** no ducto coclear produz uma força diferencial entre o movimento das **células ciliadas** na **membrana basilar** do **órgão de Corti** e a **membrana tectória** sobrejacente. A estimulação das células ciliadas ativa as terminações nervosas aferentes primárias, que enviam potenciais de ação para as estruturas auditivas centrais. Os tons de baixa frequência idealmente estimulam as células ciliadas do **ápice da cóclea (helicotrema),** e os tons de alta frequência idealmente estimulam as células ciliadas na **base da cóclea**.

As **ampolas dos canais semicirculares** do sistema vestibular (respondendo à aceleração angular ou ao movimento) e o **utrículo** e **sáculo** (respondendo à **aceleração linear ou gravidade** e também à vibração de baixa frequência para o sáculo) estão intimamente associados aos componentes cocleares do sistema auditivo. Esses dois componentes, coclear e vestibular, constituem o **NC VIII (vestibulococlear)**.

PINTE as seguintes estruturas, usando uma cor diferente para cada uma delas.

- ☐ **1. Janela do vestíbulo**
- ☐ **2. Estribo**
- ☐ **3. Martelo**
- ☐ **4. Bigorna**
- ☐ **5. Meato acústico externo**
- ☐ **6. Membrana timpânica**
- ☐ **7. Rampa do tímpano**
- ☐ **8. Ducto coclear**
- ☐ **9. Rampa do vestíbulo**
- ☐ **10. Cóclea**
- ☐ **11. Helicotrema da cóclea**
- ☐ **12. Nervo vestibulococlear (NC VIII)**
- ☐ **13. Ampolas dos canais semicirculares**
- ☐ **14. Utrículo e sáculo**

Nota Clínica

O rompimento de muitas partes do sistema auditivo pode causar perda auditiva parcial ou total. O dano ao NC VIII, que pode ser consequente a traumatismo, tumor como um schwannoma do acústico ou outra patologia, impede o acesso de quaisquer mensagens na periferia do SNC. A perda auditiva parcial pode envolver quaisquer frequências, porém as mais significativas são as frequências da comunicação humana (30 a 3.000 Hz) de 40 ou mais decibéis. Os dois tipos principais de perda auditiva são neurossensitivo e condutivo.

A perda auditiva condutiva envolve dano às orelhas externa e média. O som não pode sofrer transdução para a orelha interna a fim de estimular as células ciliadas a ativarem os axônios auditivos sensitivos primários. A perda auditiva neurossensitiva envolve danos às células ciliadas no órgão de Corti, nervo coclear ou vias auditivas centrais. O exame clínico consegue distinguir entre as duas formas de perda auditiva. Na perda auditiva condutiva, a condução do ar é comprometida (transdução danificada), mas a condução óssea permanece intacta. Na perda auditiva neurossensitiva, as duas conduções são reduzidas. O exame à beira do leito usa um diapasão de 512 Hz. O teste de Weber coloca um diapasão vibratório no centro da testa; com uma resposta normal, o paciente ouve o diapasão igualmente nas duas orelhas. Quando há déficit de condução, ouve-se melhor o som na orelha afetada. Quando há perda sensitiva, ouve-se melhor o som na orelha não afetada.

A. Vias periféricas para recepção do som

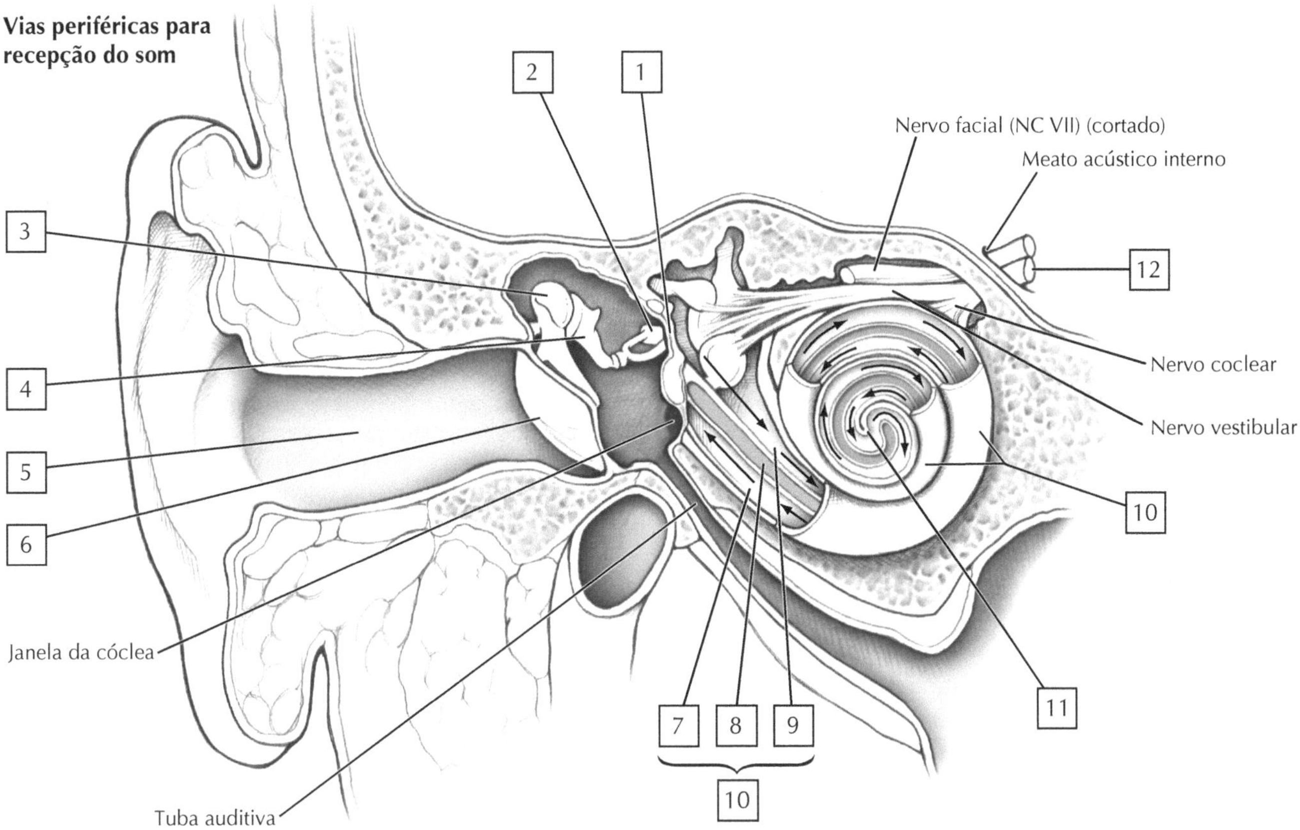

B. Labirintos ósseo e membranáceo

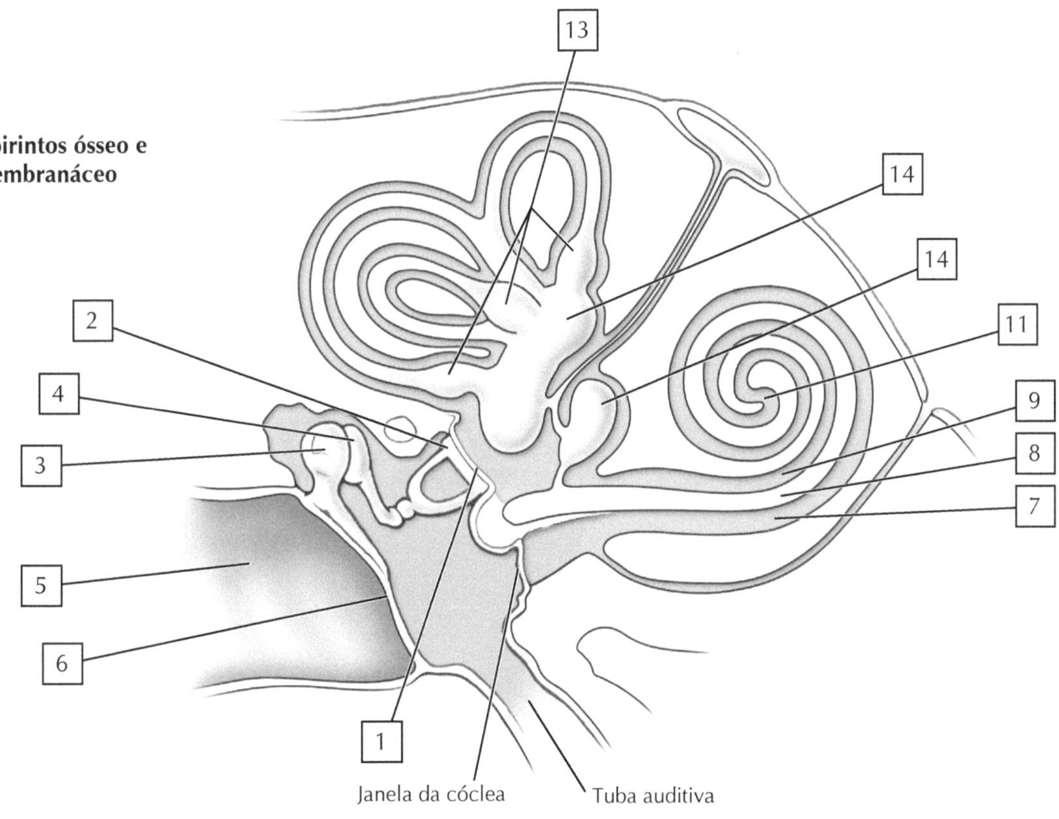

9 Inervação pelo NC VIII das Células Ciliadas no Órgão de Corti

As **células ciliadas internas e externas** na **membrana basilar do órgão e Corti** projetam-se a partir da face apical da célula ciliada; elas podem ser deslocadas lateralmente pelo movimento da **membrana tectória** sobrejacente. Uma onda de líquido estabelecida pelo movimento do **estribo** na **janela do vestíbulo** percorre a **rampa do vestíbulo** e contorna o helicotrema através da **rampa do tímpano**. Essa onda de líquido é transmitida através do **ducto coclear** e da endolinfa, um líquido com carga elétrica de +80 mV, que provoca um movimento diferencial da membrana tectória (forças de cisalhamento) nos cílios apicais das células ciliadas. A diferença de potencial da endolinfa contribui para a excitabilidade das células ciliadas. Isso faz com que as células ciliadas liberem seu(s) neurotransmissor(es). As células ciliadas são inervadas pelo **prolongamento periférico (axônios) das células ganglionares bipolares do gânglio espiral da cóclea.** O prolongamento central da célula ganglionar (continuação do axônio) segue com a **parte auditiva do NC VIII** e termina nos núcleos cocleares do tronco encefálico.

PINTE as seguintes estruturas, usando uma cor diferente para cada uma delas.

- ☐ **1. Células ciliadas internas e externas**
- ☐ **2. Membrana basilar do órgão de Corti**
- ☐ **3. Órgão de Corti (órgão espiral)**
- ☐ **4. Membrana tectória**
- ☐ **5. Ducto coclear**
- ☐ **6. Rampa do vestíbulo**
- ☐ **7. Prolongamento periférico das células ganglionares bipolares**
- ☐ **8. Gânglio espiral da cóclea**
- ☐ **9. Rampa do tímpano**
- ☐ **10. Parte auditiva do NC VIII**
- ☐ **11. Janela do vestíbulo**
- ☐ **12. Estribo**

Nota Clínica

Conjuntos específicos de células ciliadas em partes específicas da cóclea espiralada são excitadas em condições ideais pelo movimento no ducto coclear precipitado por frequências específicas. As frequências mais baixas estimulam as células ciliadas no ápice da cóclea (helicotrema), e as frequências mais altas estimulam ao máximo as células ciliadas na base da cóclea. As células ciliadas podem ser danificadas por muitas agressões. Os ruídos altos sustentados, acima de 85 dB (p. ex., *rock* em alto volume), podem danificar as células ciliadas responsivas às frequências abusivas; as células ciliadas nas espirais basilares da cóclea são especialmente suscetíveis às frequências elevadas sustentadas, como ruído de motores a jato, maquinário barulhento, tiro de arma de fogo e ruído industrial ou ambiental alto. A exposição repetida a esses ruídos pode provocar danos permanentes; a proteção auricular é exigida atualmente em canteiros de obras, fábricas, aeroportos e outros locais potencialmente nocivos.

Algumas infecções virais (p. ex., caxumba) e algumas medicações, como quinino e alguns antibióticos, podem danificar as células ciliadas. As membranas das células ciliadas externas expressam uma proteína, a prestina, que amplifica a deflexão de seus cílios apicais em resposta a sons de baixo volume, aumentando a sensibilidade auditiva. No entanto, essas células ciliadas são facilmente danificadas por sons altos contínuos, resultando em redução da audição, especialmente envolvendo sons de alta frequência e contribuindo para a presbiacusia, audição diminuída com o envelhecimento, um processo multifatorial.

A. Inervação das células ciliadas pelo NC VIII

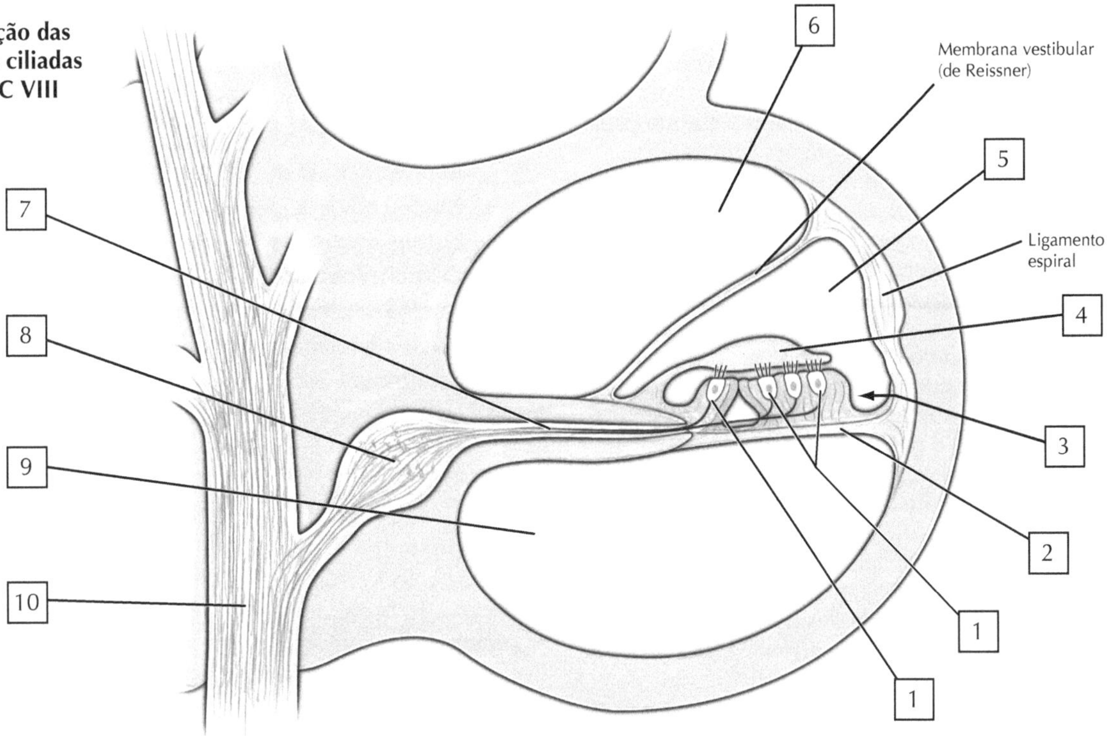

B. Mecanismos de transdução do som

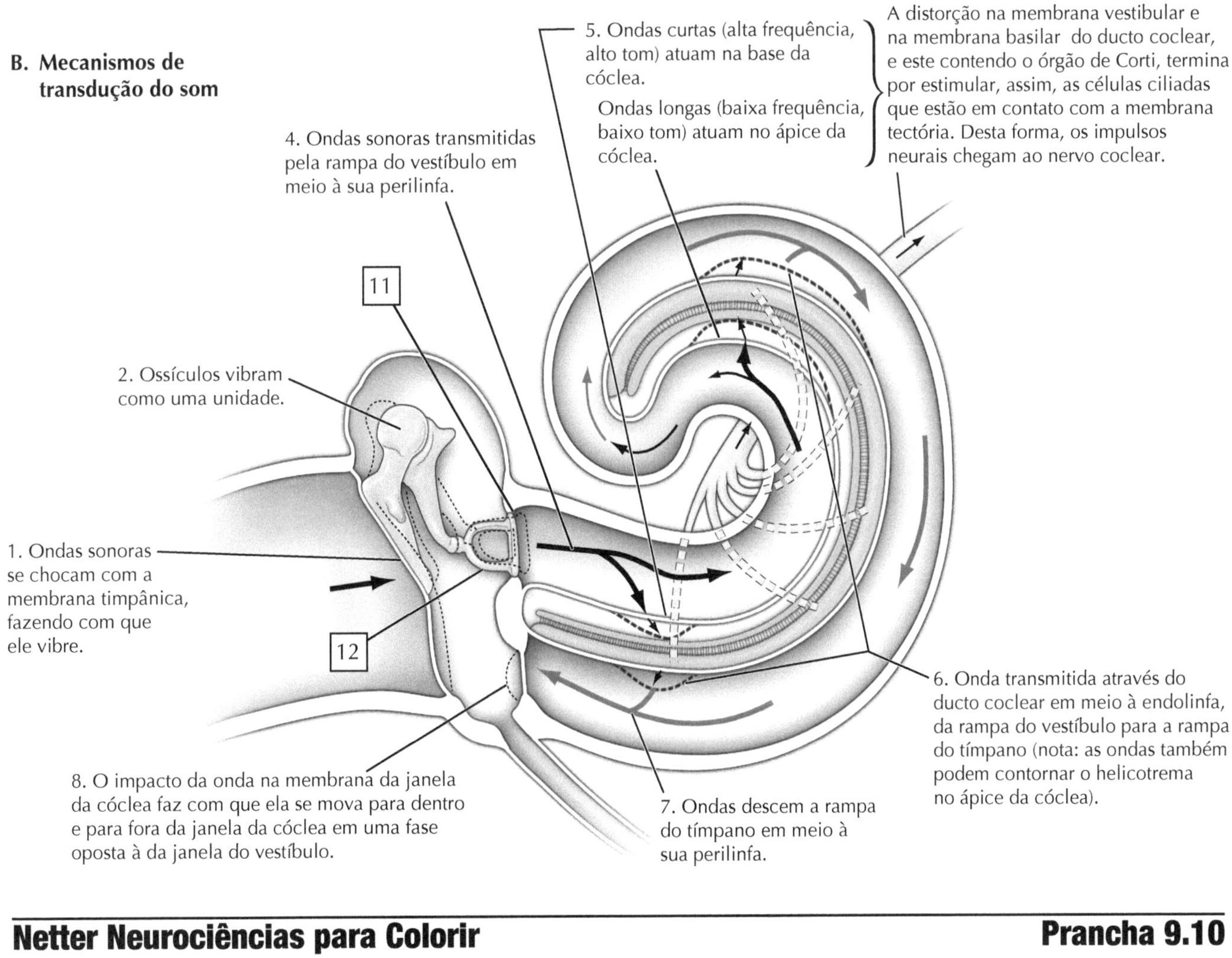

9 Vias Auditivas Centrais

Os neurônios sensitivos primários do **gânglio espiral da cóclea,** quando estimulados pelo neurotransmissor de **células ciliadas específicas no órgão de Corti,** enviam suas informações tonotópicas (específicas da frequência) para a ponte caudal do tronco encefálico, onde os axônios terminam nos **núcleos cocleares posteriores e anteriores**. Existem pelo menos três mapas tonotópicos do mundo auditivo representados nos núcleos cocleares. Os núcleos cocleares enviam axônios para o **lemnisco lateral,** tanto ipsilaterais quanto contralaterais, através das **estrias cocleares** (anterior, intermédia, posterior, **corpo trapezoide**). Esses axônios dos núcleos cocleares terminam no **núcleo do colículo inferior,** que, por sua vez, projeta axônios através do **braço do colículo inferior** até o **corpo geniculado medial do tálamo.** O corpo geniculado medial envia mapas tonotópicos do mundo auditivo através de radiações acústicas para o **giro transverso de Heschl** na margem do lobo temporal na fissura lateral. O córtex auditivo primário envia projeções para o córtex auditivo de associação e, então, por meio de vias dorsais e ventrais que se conectam ao córtex pré-frontal. A via dorsal viaja pelo lóbulo parietal inferior e transmite informações sobre a localização e o movimento do som. A via ventral viaja pelo lobo temporal e transmite informações sobre a identificação e o significado do som.

O lemnisco lateral também envia axônios bilateralmente para uma grande variedade de núcleos do tronco encefálico, incluindo o **núcleo olivar superior,** os núcleos do lemnisco lateral e os núcleos do corpo trapezoide para processamento adicional dos atributos da audição. O núcleo olivar superior ajuda a localizar o som no espaço, que responde à cronologia dos estímulos nas células ciliadas de cada lado.

O som é representado bilateralmente em todos os níveis através da via aferente auditiva central. Uma lesão unilateral do lemnisco lateral, corpo geniculado medial, radiações acústicas e do córtex auditivo não provocará surdez contralateral, mas audição reduzida com negligência contralateral aos estímulos auditivos simultâneos apresentados bilateralmente.

O sistema auditivo também tem conexões centrífugas, pelas quais as estruturas auditivas podem modular o processamento nos níveis mais caudais. Uma parte especializada das vias centrífugas é o feixe olivococlear, projeções do complexo nuclear olivar superior para a cóclea. Essa estrutura pode modular o fluxo auditivo através das células ciliadas, focando, assim, em frequências sonoras específicas. Esta é uma vantagem quando se tenta localizar e avaliar o som a partir de um sítio ou direção específica. Às vezes, isso se chama fenômeno do "coquetel", pelo qual uma pessoa consegue focar nos comentários feitos por um único indivíduo em uma multidão de pessoas conversando.

PINTE as seguintes estruturas, usando uma cor diferente para cada uma delas.

- ☐ **1. Corpo geniculado medial do tálamo**
- ☐ **2. Braço do colículo inferior**
- ☐ **3. Núcleo do colículo inferior**
- ☐ **4. Lemnisco lateral**
- ☐ **5. Núcleo olivar superior**
- ☐ **6. Estrias cocleares**
- ☐ **7. Corpo trapezoide**
- ☐ **8. Núcleo coclear anterior**
- ☐ **9. Núcleo coclear posterior**
- ☐ **10. Giro transverso de Heschl no lobo temporal**
- ☐ **11. Gânglio espiral da cóclea**
- ☐ **12. Células ciliadas no órgão de Corti**

Nota Clínica

O nervo coclear é suscetível a danos por traumatismo (p. ex., na parte petrosa do temporal), tumores (p. ex., schwannoma do acústico), infecções e outras causas. As células ciliadas e o nervo coclear também podem ser danificados por lesões irritativas (pressão da endolinfa nas células ciliadas na doença de Ménière), que podem causar tinido (uma sensação de zunido, cliques ou ruídos irritantes na orelha). Com o dano progressivo, o processo irritativo pode levar à lesão destrutiva das células ciliadas, provocando surdez à medida que o zumbido diminui. Um schwannoma do acústico, que costuma começar na parte vestibular do NC VIII, pode irritar inicialmente o aparelho auditivo e causar zumbido, associado a vertigem, tonteira, nistagmo e problemas de equilíbrio. À medida que o tumor comprime ainda mais o nervo coclear, ocorre perda auditiva. Muitas vezes, esses tumores não cancerosos encapsulados podem ser removidos cirurgicamente, com a restauração de parte ou de todo o dano no NC VIII.

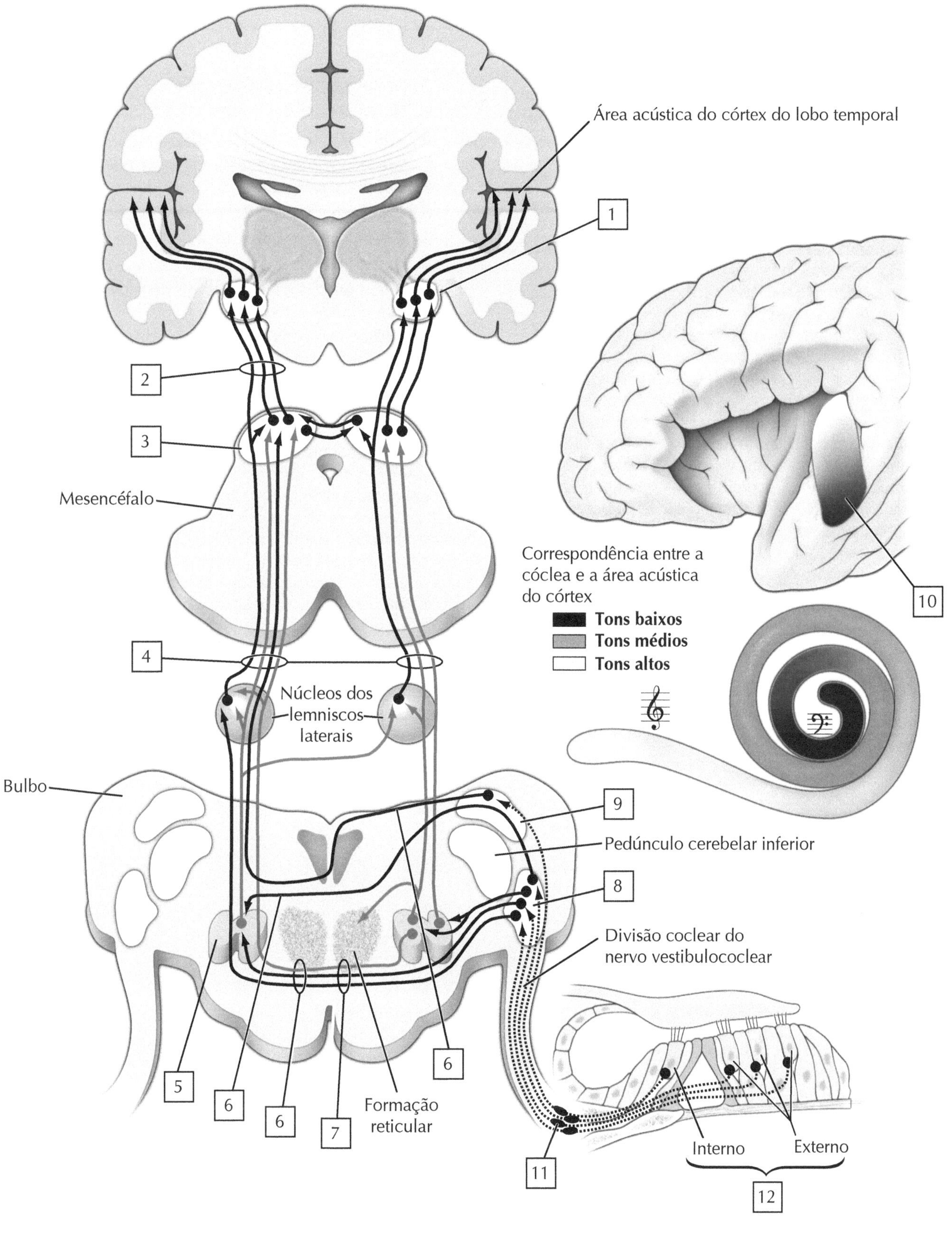
Área acústica do córtex do lobo temporal
1
2
3
Mesencéfalo
4
Núcleos dos lemniscos laterais
Bulbo
9
Pedúnculo cerebelar inferior
8
Divisão coclear do nervo vestibulococlear
5
6
6
7
6
Formação reticular
10
Correspondência entre a cóclea e a área acústica do córtex
Tons baixos
Tons médios
Tons altos
11
Interno
Externo
12

Receptores Vestibulares

Os receptores vestibulares são células ciliadas e situam-se nas **cristas dentro das ampolas dos canais semicirculares** (aceleração ou movimento angular), no **utrículo** (aceleração linear ou gravitacional) e no **sáculo** (aceleração linear e vibração de baixa frequência). As células ciliadas do utrículo e do sáculo têm respostas de **adaptação ou não adaptação** muito **lentas**; elas são continuamente ativas. O utrículo é o local de resposta durante a **inclinação lateral** da cabeça, e o sáculo é o local de resposta durante a **flexão e a extensão da cabeça**. Os três canais semicirculares **(superior, horizontal, posterior)** são orientados ortogonalmente entre si. As **células ciliadas (tipo I e tipo II)** nas cristas dentro das ampolas ficam em uma membrana basal, com os **cílios projetando-se da face apical,** consistindo em um único **cinocílio** ou vários estereocílios. Os cílios estão embutidos em uma cúpula gelatinosa, que se move com o movimento do líquido no canal semicircular. A flexão do cinocílio resulta na despolarização da célula ciliada, liberando neurotransmissores que estimulam as **terminações nervosas sensitivas primárias dos axônios bipolares sensitivos primários vestibulares dos gânglios vestibulares (gânglio de Scarpa).** As células ciliadas na mácula do utrículo e do sáculo estão embebidas em uma cúpula gelatinosa, sobre a qual encontra-se uma membrana otolítica. Pequenos cristais de carbonato de cálcio, chamados **otocônias**, ficam na membrana. Eles registram o sentido da gravidade via pressão no cinocílio das células ciliadas.

PINTE as seguintes estruturas, usando uma cor diferente para cada uma delas.

- ☐ **1. Sáculo**
- ☐ **2. Utrículo**
- ☐ **3. Canal semicircular superior**
- ☐ **4. Canal semicircular horizontal**
- ☐ **5. Canal semicircular posterior**
- ☐ **6. Cristas nas ampolas do canal semicircular**
- ☐ **7. Cúpula gelatinosa**
- ☐ **8. Otocônia**
- ☐ **9. Células ciliadas dos tipos I e II**
- ☐ **10. Cinocílio**
- ☐ **11. Cílios projetando-se a partir da face apical das células ciliadas**
- ☐ **12. Axônios sensitivos bipolares primários do gânglio vestibular (gânglio de Scarpa)**

Nota Clínica

Os sistemas vestibular e auditivo podem ser danificados pelo aumento da pressão endolinfática que destrói gradualmente as células ciliadas nos dois sistemas. Esse processo se chama **doença de Ménière**. Ela se apresenta clinicamente como episódios abruptos de vertigem grave que podem durar muitas horas e são incapacitantes. Náuseas e vômitos acompanham essas crises. Além disso, surgem sintomas auditivos de tinido e surdez neurossensitiva progressiva (destruição das células ciliadas). Esse processo é, habitualmente, unilateral, mas pode tornar-se bilateral. Pode evoluir para surdez total, vertigem grave permanente e disfunção vestibular. Em alguns casos, ocorre remissão.

A. Labirinto membranáceo

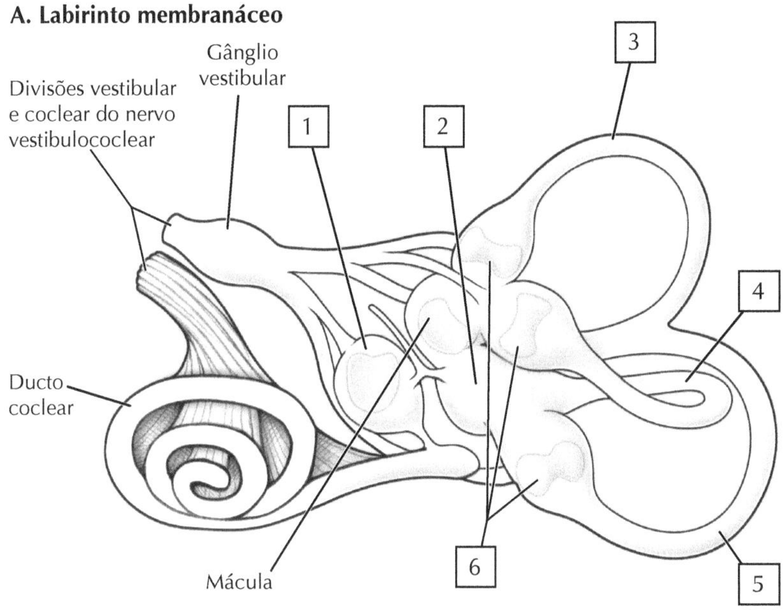

B. Posição na base do crânio

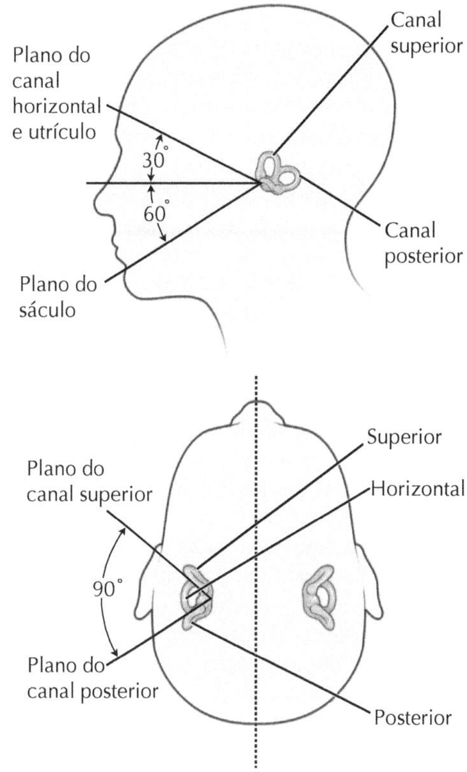

C. Corte da crista

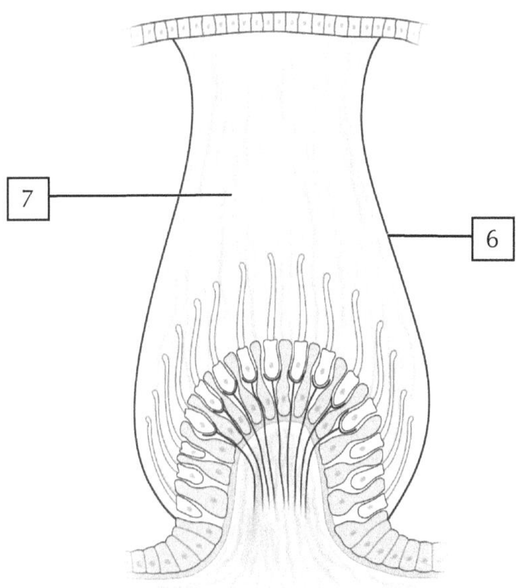

D. Corte da mácula

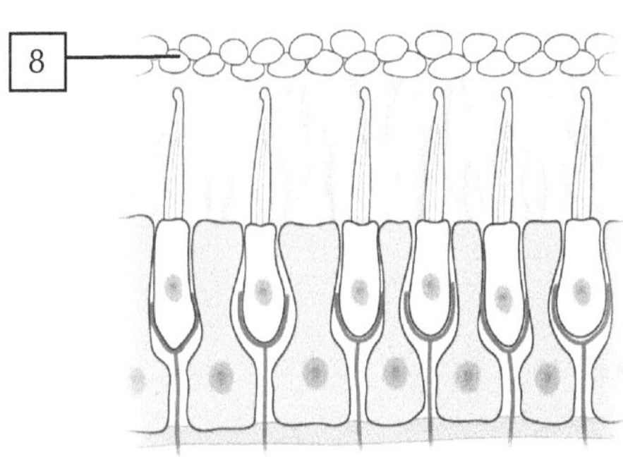

E. Estrutura e inervação das células ciliadas

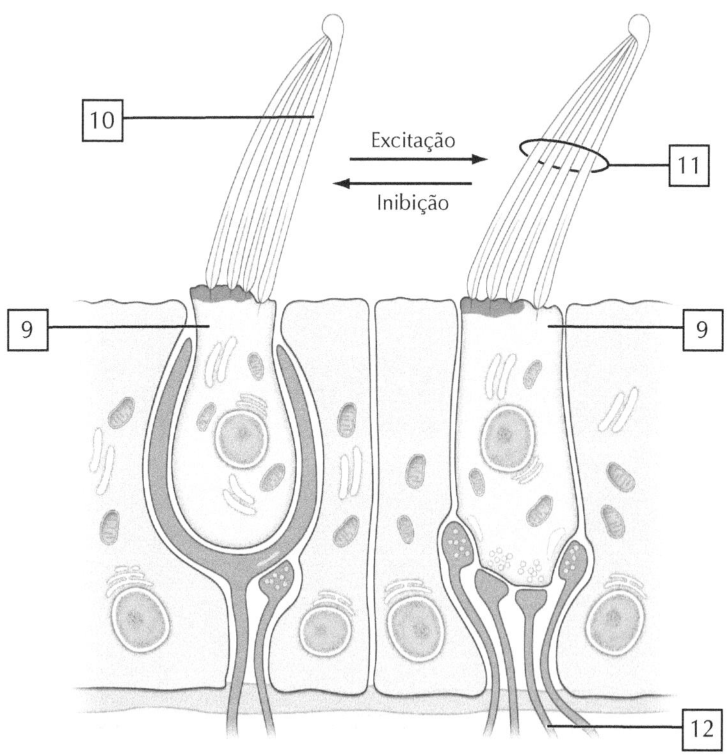

9 Vias Vestibulares Centrais

A estimulação das células ciliadas nas **cristas das ampolas dos canais semicirculares** e nas **máculas do utrículo e sáculo** resulta na liberação de neurotransmissores e ativação dos axônios vestibulares dos **neurônios bipolares sensitivos primários do gânglio vestibular.** Os axônios dos neurônios sensitivos primários vestibulares entram no SNC e terminam nos quatro **núcleos vestibulares (superior, medial, lateral e inferior)** e no **cerebelo** (núcleos profundos e córtex cerebelar do verme e lóbulo floculonodular, chamado vestibulocerebelo). Os núcleos vestibulares enviam projeções para os neurônios motores inferiores (NMI) da medula espinal via tratos vestibulares lateral e medial, para os núcleos extraoculares **via fascículo longitudinal medial (FLM**) e para o cerebelo e formação reticular.

O **trato vestibulospinal lateral** (derivado do núcleo vestibular lateral) projeta-se para todos os níveis da medula espinal e fornece ativação antigravitacional poderosa dos NMIs extensores, principalmente através de seus interneurônios associados. O **trato vestibulospinal medial** (derivado do núcleo vestibular medial) projeta-se para os NMIs cervicais (principalmente através dos interneurônios associados) e regula os movimentos da cabeça e do pescoço em resposta às mudanças vestibulares. Vários núcleos vestibulares projetam-se para o vestibulocerebelo e modulam a coordenação do tônus e postura básicos, envolvendo especialmente a musculatura do tronco. Vários núcleos vestibulares projetam-se para os núcleos extraoculares através do FLM e ajudam a coordenar o movimento ocular com os movimentos da cabeça e do pescoço. Desse modo, o sistema vestibular proporciona coordenação interativa dos movimentos da cabeça e do pescoço, movimentos oculares e tônus e postura muscular em resposta à gravidade e ao movimento. Algumas projeções dos núcleos vestibulares podem chegar aos neurônios no tálamo perto dos núcleos posteriores e do núcleo VPM. Algumas projeções vestibulares relacionadas ao tálamo podem chegar à área 2 do giro pós-central lateral (para regulação da percepção do movimento e orientação espacial), ao córtex insular e ao córtex parietotemporal.

PINTE as seguintes estruturas, usando uma cor diferente para cada uma delas.

- ☐ **1. Fascículo longitudinal medial (MLF)**
- ☐ **2. Núcleo vestibular superior**
- ☐ **3. Núcleo vestibular medial**
- ☐ **4. Núcleo vestibular lateral**
- ☐ **5. Núcleo vestibular inferior**
- ☐ **6. Projeções vestibulares sensitivas primárias para o vestibulocerebelo**
- ☐ **7. Neurônios bipolares do gânglio vestibular**
- ☐ **8. Cristas das ampolas dos canais semicirculares**
- ☐ **9. Máculas do utrículo e sáculo**
- ☐ **10. Trato vestibulospinal lateral**
- ☐ **11. Trato vestibulospinal medial**

Nota Clínica

O sistema vestibular é uma força-motriz poderosa para a atividade muscular antigravitacional, possibilitando que a musculatura extensora suporte vigorosamente o corpo e propiciando o tônus e a postura básicos necessários à atividade comportamental e à sobrevivência. Se quisermos realizar movimentos precisos, que são principalmente movimentos flexores induzidos pela atividade corticospinal volitiva, é necessário promover a inibição temporária de parte da ação extensora. Se o córtex cerebral (sistema corticospinal) e o núcleo rubro (sistema rubroespinal) pararem de influenciar os núcleos vestibulares (como ocorre com o aumento progressivo da pressão intracraniana que danifica o prosencéfalo e o mesencéfalo), então os núcleos vestibulares operam sem inibição. Como consequência, o sistema vestibulospinal lateral impulsiona vigorosamente a extensão de todos os quatro membros (denominada rigidez de descerebração, mais corretamente espasticidade) e extensão nucal (chamada opistótono). O dano seletivo ao FLM, comum na doença desmielinizante da esclerose múltipla, resulta em oftalmoplegia internuclear, um distúrbio do olhar lateral conjugado. A adução é prejudicada no lado da lesão do FLM, e a tentativa de olhar lateral provoca diplopia.

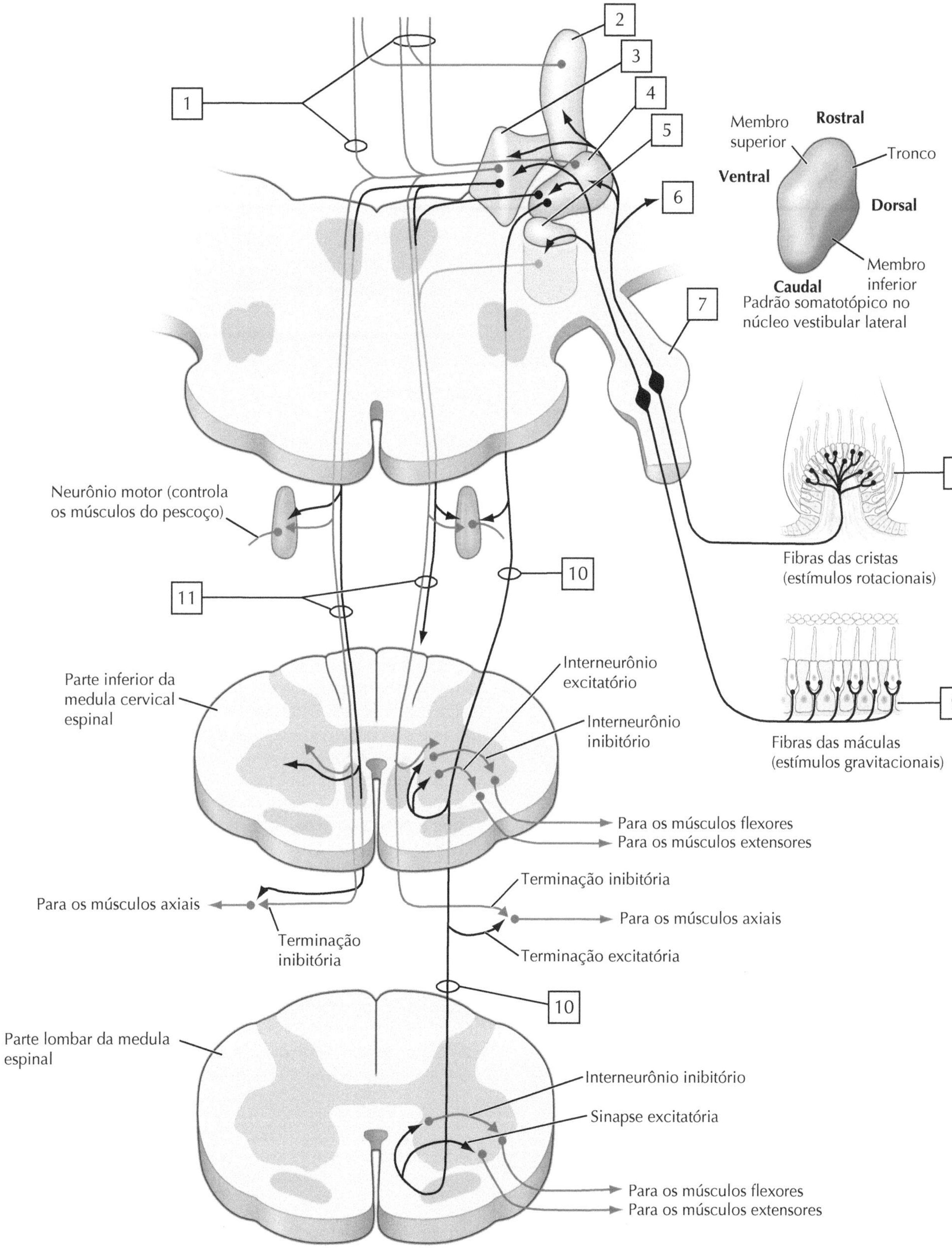
1
2
3
4
5
6
7
8
9
10
11
Membro superior
Rostral
Tronco
Ventral
Dorsal
Membro inferior
Caudal
Padrão somatotópico no núcleo vestibular lateral
Fibras das cristas (estímulos rotacionais)
Fibras das máculas (estímulos gravitacionais)
Neurônio motor (controla os músculos do pescoço)
Parte inferior da medula cervical espinal
Interneurônio excitatório
Interneurônio inibitório
Para os músculos flexores
Para os músculos extensores
Para os músculos axiais
Terminação inibitória
Terminação inibitória
Para os músculos axiais
Terminação excitatória
Parte lombar da medula espinal
Interneurônio inibitório
Sinapse excitatória
Para os músculos flexores
Para os músculos extensores

O olho consiste em três camadas, às vezes denominadas túnicas. A camada externa é rígida, fibrosa e protetora. A maior parte é a **esclera** opaca, contínua posteriormente com a bainha externa do nervo óptico. A parte anterior menor é a **córnea** transparente, que proporciona a maior parte (90%) da refração da luz.

A camada vascular média, às vezes chamada trato uveal, consiste na **corioide ocular**, **corpo ciliar** no qual fica suspensa a **lente**, e na **íris**. A corioide é o componente vascular da parte posterior do olho. O corpo ciliar consiste em fibras musculares ciliares meridionais e circulares e no processo ciliar no qual a lente transparente é mantida suspensa pelas **fibras zonulares.** A íris é a parte anterior contrátil da camada vascular e contém o **músculo dilatador da pupila** e o **músculo esfíncter da pupila**.

A camada interna é composta de **neurorretina,** epitélio não pigmentado do corpo ciliar e epitélio pigmentado da íris. A neurorretina contém fotorreceptores (bastonetes e cones) que permitem a transdução da luz em sinais neurais e vários tipos de células neuronais que processam a informação a ser transmitida a outras estruturas centrais para posterior processamento visual. A neurorretina é uma estrutura do SNC, e sua vasculatura é a do SNC.

O humor aquoso é secretado da vasculatura da íris para a **câmara posterior** e escoa pela abertura da pupila, entrando na **câmara anterior.** O humor aquoso é absorvido através dos **canais de Schlemm** no **ângulo iridocorneano** para a drenagem venosa do olho. O **corpo vítreo** gelatinoso, secretado por células não pigmentadas do corpo ciliar, preenche o interior do bulbo do olho, promovendo suporte para a estrutura esférica do olho.

Idealmente, a refração da luz que entra no olho formará o foco diretamente na retina. Erros de refração podem resultar no foco da luz na frente da retina (no interior do olho) ou atrás da retina. A **miopia** ocorre quando a luz é focada na frente da retina; isso pode ocorrer quando o olho é alongado da frente para trás. A visão de perto é clara e a visão de longe é turva. A **miopia** ocorre em aproximadamente 42% da população dos EUA. A correção da miopia pode ser realizada com o uso de lentes côncavas. **Hipermetropia** é quando a luz é focada atrás da retina; isso pode ocorrer quando o olho é encurtado da frente para trás. A visão de longe é clara e a visão de perto é turva, ou às vezes toda a visão é turva. A hipermetropia ocorre em 5 a 10% da população e geralmente é diagnosticada na infância. A correção da hipermetropia pode ser realizada com o uso de lentes convexas. O **astigmatismo** é uma imperfeição na curvatura do olho, com contornos irregulares; pode ser tratada com lentes corretivas ou com tratamento **LASIK**. LASIK é uma remodelação da córnea baseada em *laser*, usada para correção de miopia, hipermetropia e astigmatismo. Pode ter efeitos colaterais, como ofuscamento, halos e *overshoot* e *undershoot*, com erros de refração contínuos.

PINTE as seguintes estruturas, usando uma cor diferente para cada uma delas.

- ☐ **1. Esclera**
- ☐ **2. Corioide**
- ☐ **3. Neurorretina**
- ☐ **4. Corpo ciliar**
- ☐ **5. Fibras zonulares**
- ☐ **6. Canais de Schlemm no ângulo iridocorneano**
- ☐ **7. Íris**
- ☐ **8. Lente**
- ☐ **9. Córnea**
- ☐ **10. Câmara anterior**
- ☐ **11. Câmara posterior**
- ☐ **12. Corpo vítreo**

Nota Clínica

À medida que a luz entra no olho, ela é refratada para possibilitar que as imagens visíveis sejam focadas na retina. A córnea fornece a maioria da refração da luz incidente, mas é uma estrutura fixa que não pode ser regulada neuralmente. A lente, suspensa pelas fibras zonulares do processo ciliar, também fornece uma porção menor (10%) da refração da luz, mas pode ser regulada pela tensão da cápsula da lente exercida pelas fibras musculares ciliares, supridas pela parte parassimpática do NC III (nervo oculomotor). A acomodação para a visão de perto é alcançada pela atividade do núcleo de Edinger-Westphal (EW) via NC III para o gânglio ciliar, cujos axônios viajam nos nervos ciliares curtos e fornecem axônios mielinizados para o músculo ciliar e o músculo esfíncter da pupila. Quando o músculo ciliar contrai, ele ergue o corpo ciliar (para cima e para dentro), liberando a tensão nas fibras capsulares zonulares, resultando no agrupamento da lente para maior refração da luz. A acomodação para visão de perto diminui com a idade, o que é chamado **presbiopia**, devido à perda de elasticidade da lente para essa acomodação, e pode exigir lentes refrativas para ajudar a focalizar corretamente a luz na retina. Tanto a córnea quanto a lente ficam opacas, embaçando ou bloqueando a imagem visual que incide sobre a retina.

A **catarata** é um turvamento ou embaçamento da lente, interferindo na visão nítida. As cataratas podem interferir na visão, sendo corrigidas normalmente com cirurgia. Uma lente com catarata pode ser substituída por uma lente tórica de alta tecnologia que permite uma visão nítida de perto e de longe, eliminando a necessidade de óculos com lentes corretivas ou de lentes de contato.

Corte horizontal

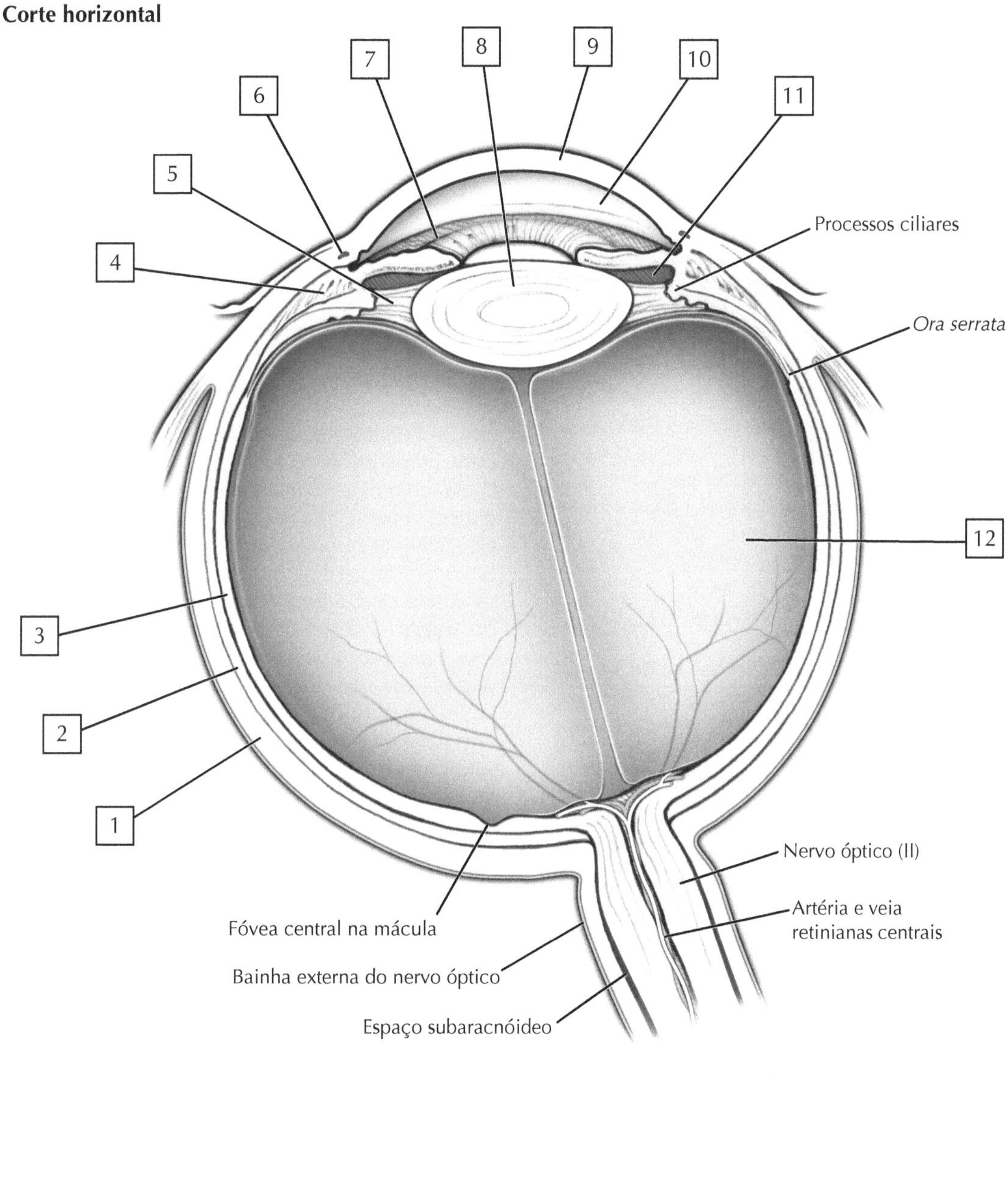

9 Câmaras Anterior e Posterior do Olho

O SNC pode regular a refração da luz através da **lente** e o tamanho da abertura pupilar pelo controle parassimpático do NC III (oculomotor) por meio do núcleo da EW e suas conexões axonais pré-ganglionares com o **gânglio ciliar**, cujos axônios mielinizados subsequentemente provocam a contração do músculo ciliar. Quando o **músculo ciliar** contrai, tanto as **fibras meridionais** quanto as **circulares** empurram o **corpo ciliar** e seu **processo ciliar** para cima e para dentro. Consequentemente, a tensão nas **fibras zonulares** é reduzida e a lente se torna mais convexa ou "engorda", permitindo maior refração da luz. O gânglio ciliar também proporciona controle sobre a abertura da pupila, junto ao **gânglio cervical superior** simpático. O gânglio ciliar ativa o **músculo esfíncter da pupila**, constringindo a pupila. O gânglio cervical superior ativa o **músculo dilatador da pupila,** com consequente dilatação. Em uma condição conhecida como glaucoma de ângulo fechado, a dilatação da pupila pode ser obtida pelo bloqueio da absorção do humor aquoso pelos **canais de Schlemm (um seio venoso)** por meio da obstrução física das **pregas da íris.** O humor aquoso é secretado pela vasculatura da íris na **câmara posterior,** escoa pela abertura pupilar para a **câmara anterior** e é absorvido no seio venoso (canais de Schlemm). Este processo de produção e absorção do humor aquoso deve ser balanceado precisamente para manter a pressão correta e constante. O bloqueio da absorção do humor aquoso causa aumento da pressão intraocular e o bloqueio da absorção do líquido cerebrospinal causa aumento da pressão intracraniana no encéfalo. O humor vítreo é secretado pelas células epiteliais não pigmentadas do corpo ciliar na parte posterior do olho.

PINTE as seguintes estruturas, usando uma cor diferente para cada uma delas.

- ☐ **1. Canais de Schlemm (um seio venoso)**
- ☐ **2. Câmara anterior**
- ☐ **3. Pregas da íris**
- ☐ **4. Lente**
- ☐ **5. Músculo esfíncter da pupila**
- ☐ **6. Músculo dilatador da pupila**
- ☐ **7. Câmara posterior**
- ☐ **8. Fibras zonulares**
- ☐ **9. Processo ciliar**
- ☐ **10. Fibras circulares do músculo ciliar**
- ☐ **11. Fibras meridionais do músculo ciliar**
- ☐ **12. Corpo ciliar**

Nota Clínica

A produção e absorção do humor aquoso através da câmara posterior, câmara anterior e canais de Schlemm deve ser correspondida com precisão. Se a absorção do humor aquoso for bloqueada, ocorre aumento da pressão intraocular. O aumento da pressão intraocular pode resultar em elevação da pressão na cabeça do nervo óptico, com atrofia e comprometimento da visão; esse comprometimento pode aumentar progressivamente até a cegueira total. O glaucoma é a causa mais prevalente de dano do nervo óptico, especialmente com a idade; é detectável clinicamente por meio de oftalmoscopia e tonometria. Em um glaucoma de ângulo aberto (o mais comum), os canais de Schlemm sofrem um processo esclerótico, obstruindo a absorção do humor aquoso. No glaucoma de ângulo estreito (de ângulo agudo ou fechado), a dilatação da pupila pode causar obstrução da absorção do humor aquoso pelas pregas agrupadas da íris, precipitando um olho dolorido, inchado e vermelho. Esta é uma situação de emergência que requer constrição pupilar induzida por via farmacológica.

A. Câmaras anterior e posterior

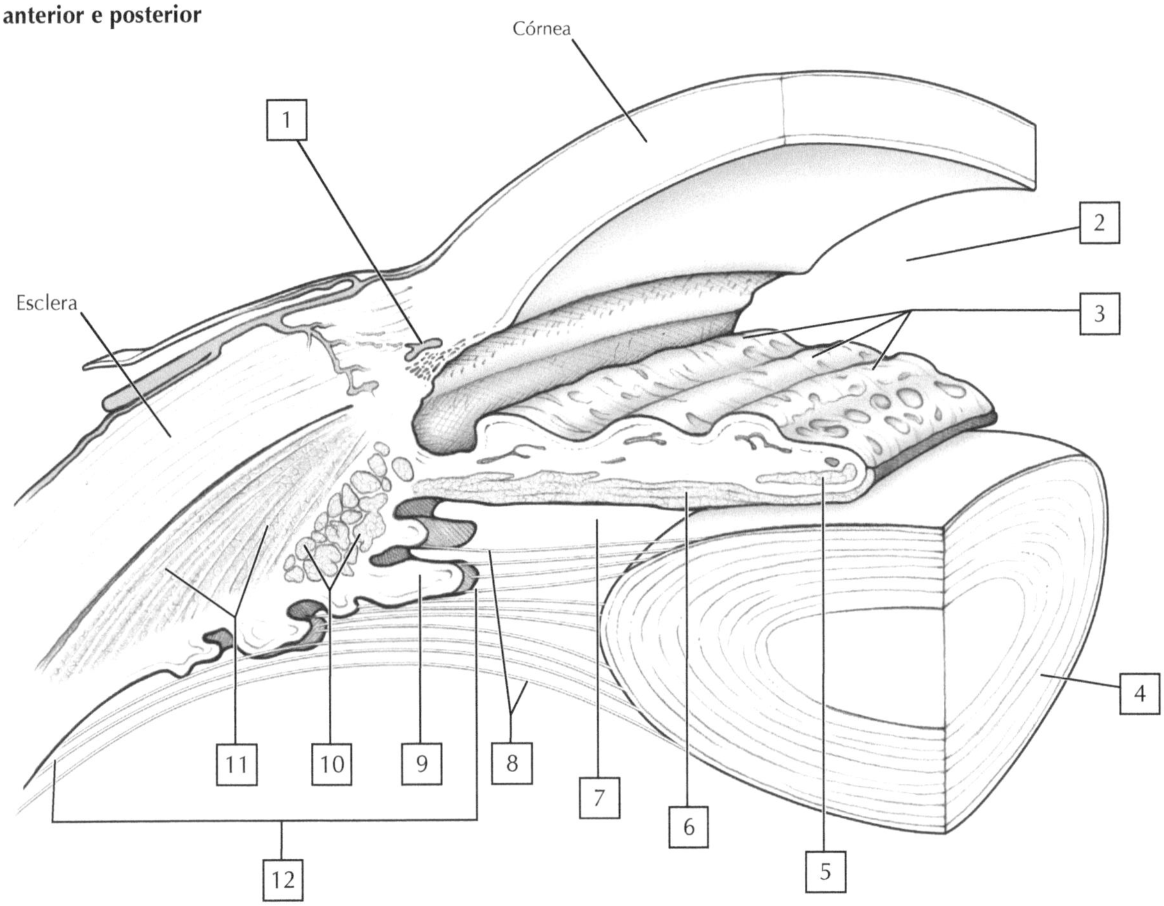

B. Lente e estruturas de apoio

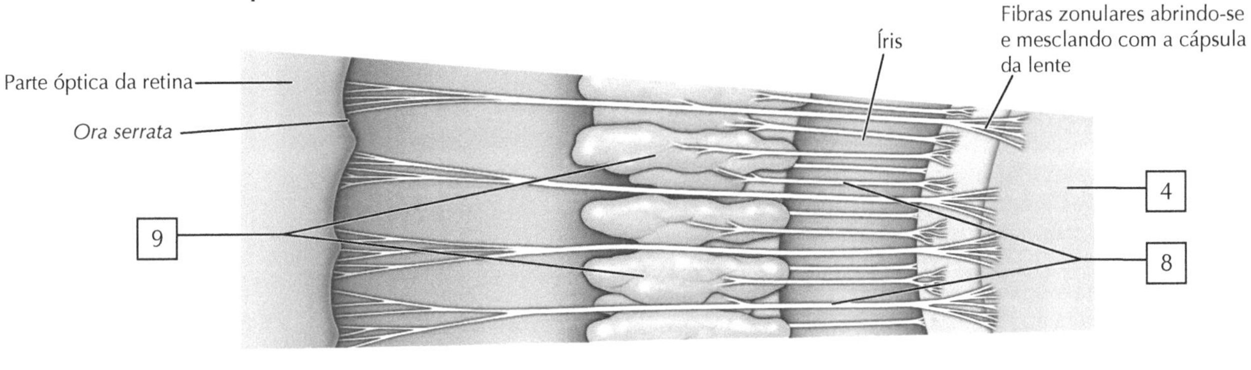

9 Retina: Camadas Retinianas

A retina é uma fina camada de tecido do SNC na face interna do bulbo do olho posterior, abastecida com sangue pela artéria retiniana central e pelas artérias da corioide. A retina contém os **fotorreceptores** (120 milhões de **bastonetes** e 6 a 7 milhões de **cones**) e outros tipos celulares neuronais. Os cones fazem a transdução da luz para a visão colorida e estão concentrados na região central para focalizar a visão, a fóvea central (0,4 mm) na mácula (3 mm). Os bastonetes fazem a transdução da luz para a visão em preto e branco e estão presentes em toda a retina não foveal. Quando os fotorreceptores fazem a transdução da luz em mensagens elétricas, a informação flui através das **células bipolares** para as **células ganglionares.** As células ganglionares originam **axônios, que seguem pelo nervo óptico** e entram nas partes mais profundas do SNC. As **células horizontais** e as **células amácrinas** ajudam no fluxo horizontal da informação retiniana, e as **células de Muller** proporcionam suporte glial para os neurônios. Na fóvea central, para a visão em cores (uma região somente de cones), há uma associação próxima de um para um dos cones com as células bipolares e, depois, com as células ganglionares. Na periferia, há enorme convergência dos bastonetes para células bipolares, que depois convergem para uma única célula ganglionar. Portanto, a acuidade é alcançada através da fóvea e da região macular. Na periferia, os bastonetes são altamente sensíveis à luz incidente no escuro.

Os bastonetes fazem a transdução da luz para um sinal elétrico usando um fotopigmento, a **rodopsina.** Quando a luz atinge o bastonete, com diminuição na condutância do sódio, ele converte **all-*cis*-retinal** para **all-*trans*-retinal.** Esse processo resulta no influxo de cálcio no bastonete, com uma diminuição na condutância do sódio, resultando em hiperpolarização do bastonete na luz. A transdução do sinal retiniano envolve a ampla interação da hiperpolarização e despolarização neuronal. Os cones usam **fotopigmentos de opsina** para azul, verde, vermelho e all-***cis***-retinal. Os fotopigmentos são membros de uma grande família de receptores acoplados à proteína G (uma cadeia de 340 a 370 aminoácidos, embutidos em uma membrana lipídica) que reconhecem comprimentos de onda específicos da luz e os transduzem em sinais elétricos para permitir a estimulação visual dos fotorreceptores da retina.

Existem três categorias de cones: (1) cones S, que absorvem luz azul (comprimento de onda curto, alta frequência); (2) cones L, que absorvem luz vermelha (comprimento de onda longo, baixa frequência); e (3) cones M, que absorvem luz verde (comprimento de onda e frequência intermediários, entre azul e vermelho). Os neurônios bipolares e as células ganglionares na retina estão **ligados** ou **desligados** em sua responsividade à luz, com células horizontais agindo para atingir a inibição lateral. Existem dois tipos de células ganglionares: (1) células P – células menores responsáveis por relatar características finas e cores para alta acuidade visual, terminando em neurônios parvocelulares no corpo geniculado lateral (CGL); e (2) células M – células maiores responsáveis por registrar movimento e contraste de iluminação, terminando em neurônios magnocelulares no CGL. Ambos os tipos de células ganglionares são menores quando próximo da mácula, em comparação com mais longe da mácula.

PINTE as seguintes estruturas, usando uma cor diferente para cada uma delas.

- ☐ **1. Células ganglionares seguindo pela camada do nervo óptico**
- ☐ **2. Células ganglionares**
- ☐ **3. Células de Muller**
- ☐ **4. Células amácrinas**
- ☐ **5. Células bipolares**
- ☐ **6. Células horizontais**
- ☐ **7. Fotorreceptores (bastonetes)**
- ☐ **8. Fotorreceptores (cones)**
- ☐ **9. Rodopsina**
- ☐ **10. All-*cis*-retinal**
- ☐ **11. All-*trans*-retinal**

Nota Clínica

A via visual da região macular é essencial para a visão em cores de alta acuidade (**fotópica**). Na idade avançada, um problema visual comum é a **degeneração macular**, que resulta em deterioração gradual da visão (central) de alta acuidade, incapacidade para ler e para interagir com o ambiente. **Degeneração macular seca** (80%) é uma degeneração ou afinamento da retina, acompanhada de **"drusas"**, visíveis com oftalmoscopia como aglomerados de proteína. **Degeneração macular úmida** (20%) envolve o crescimento de vasos sanguíneos anormais sob a retina. Esses vasos causam vazamento e cicatrização da retina, com rápida perda de visão. A via visual periférica, usando bastonetes de alta convergência, é ativa na visão noturna (**escotópica**).

A retina está presa à corioide na ***ora serrata***, na zona adjacente ao epitélio não pigmentado do corpo ciliar. Se a retina se separar da corioide na *ora serrata*, pode ocorrer um **descolamento de retina**. Isso pode resultar em visão distorcida ou comprometida, à medida que a retina, papirácea, se separar de parte de seu suprimento sanguíneo pela corioide. A reinserção retiniana é alcançada frequentemente por um procedimento a *laser*.

A. Camadas retinianas e conectividade

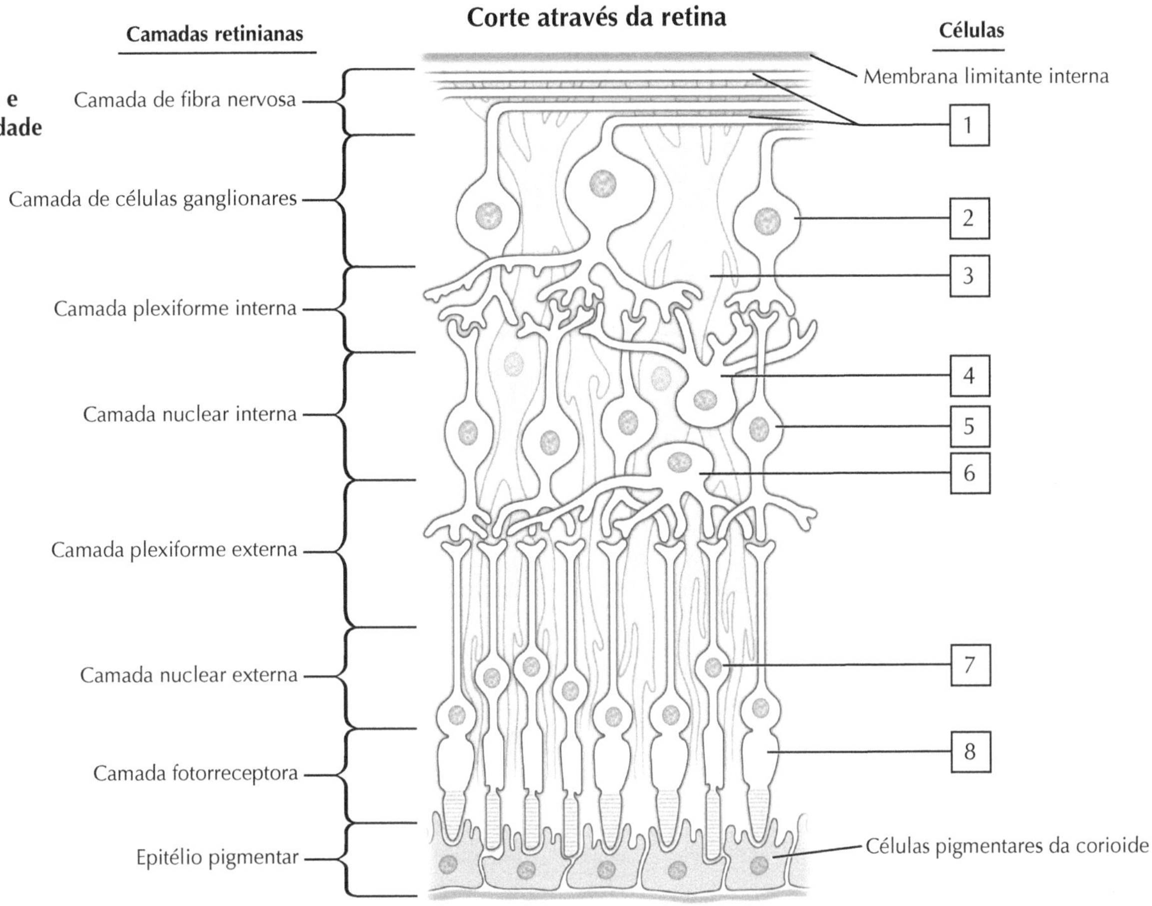

B. Estrutura de cones e bastonetes e transdução da luz

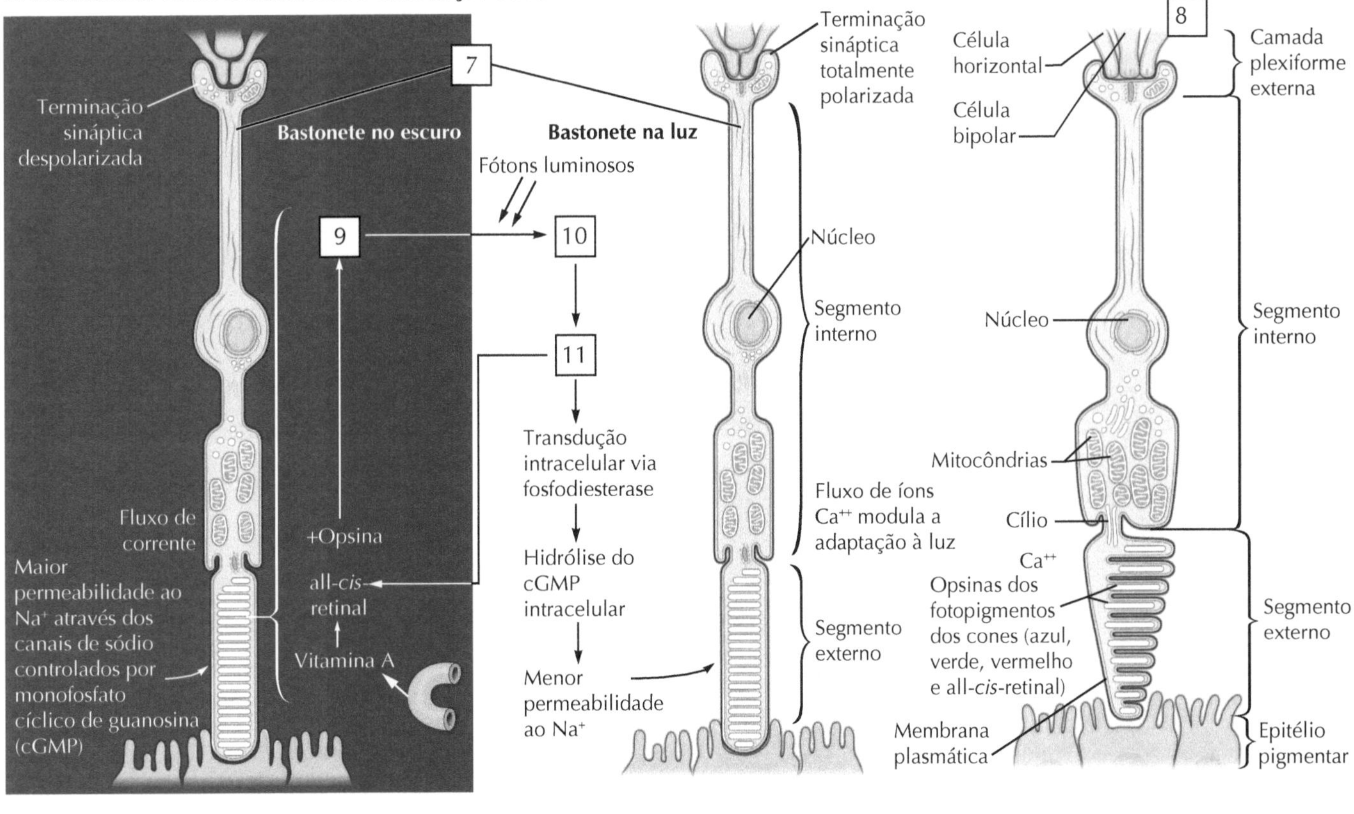

9 Anatomia e Relacionamentos do Quiasma Óptico

As células ganglionares retinianas de cada retina enviam seus axônios para o **nervo óptico** ipsilateral. Os nervos ópticos juntam-se no **quiasma óptico**, onde os axônios das células ganglionares recorrem a si mesmos. Os axônios que carregam informações das **hemirretinas temporais (laterais)** continuam ipsilateralmente no **trato óptico.** Os axônios que carregam informações das **hemirretinas nasais (mediais) cruzam no quiasma óptico** e seguem pelo **trato óptico** contralateral. Desse modo, os axônios da hemirretina nasal de um olho e a hemirretina temporal do outro olho seguem juntos (congruentemente) em cada trato óptico, carregando imagens visuais do campo visual contralateral (mundo visual). No quiasma óptico, os **axônios das células ganglionares nasais inferiores cruzam na parte anterior** e os **axônios das células ganglionares nasais superiores cruzam na parte posterior.**

Os axônios das células ganglionares terminam em muitas estruturas no encéfalo, mas para a interpretação principal das imagens visuais, eles fazem sinapses em neurônios de projeção específicos do tálamo no **corpo geniculado lateral** (CGL). Os neurônios no CGL enviam axônios para as **radiações ópticas**, que seguem posteriormente através da substância branca occipital, terminando no **córtex visual primário** nas margens do sulco calcarino no lobo occipital.

PINTE as seguintes estruturas, usando uma cor diferente para cada uma delas.

- ☐ **1. Hemirretinas temporais**
- ☐ **2. Hemirretinas nasais**
- ☐ **3. Nervo óptico**
- ☐ **4. Quiasma óptico**
- ☐ **5. Trato óptico**
- ☐ **6. Corpo geniculado lateral (CGL)**
- ☐ **7. Radiações ópticas**
- ☐ **8. Córtex visual primário**
- ☐ **9. Axônios das células ganglionares nasais inferiores (cruzando a parte anterior do quiasma óptico)**
- ☐ **10. Axônios das células ganglionares nasais superiores (cruzando a parte posterior do quiasma óptico)**

Nota Clínica

Os axônios das células ganglionares atravessam o nervo óptico, o quiasma óptico e o trato óptico. Se o nervo óptico estiver danificado (p. ex., em decorrência de uma lesão desmielinizante na esclerose múltipla, denominada neurite óptica), todos os axônios de células ganglionares da retina ipsilateral podem ser afetados, resultando em **cegueira ipsilateral**. Se o quiasma óptico for danificado (p. ex., adenoma hipofisário), o tumor invade a passagem das fibras, começando com danos nas fibras nasais inferiores, resultando em **quadrantanopia bitemporal superior**. Se a invasão persistir todas as fibras que cruzam o quiasma óptico podem ser lesionadas, causando **hemianopsia bitemporal**. Se o trato óptico for danificado, os axônios da hemirretina temporal ipsilateral e da hemirretina nasal contralateral são afetados, resultando em **hemianopsia contralateral**.

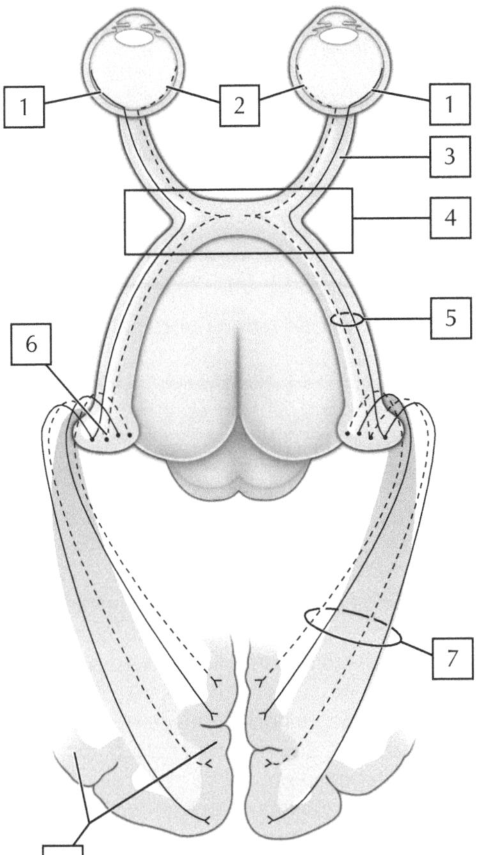

Via óptica (vista superior)

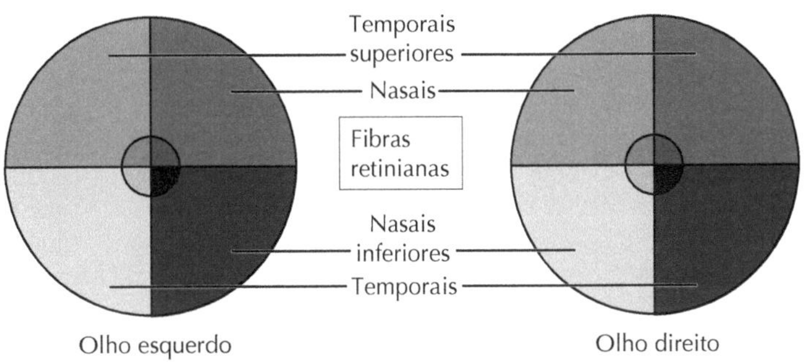

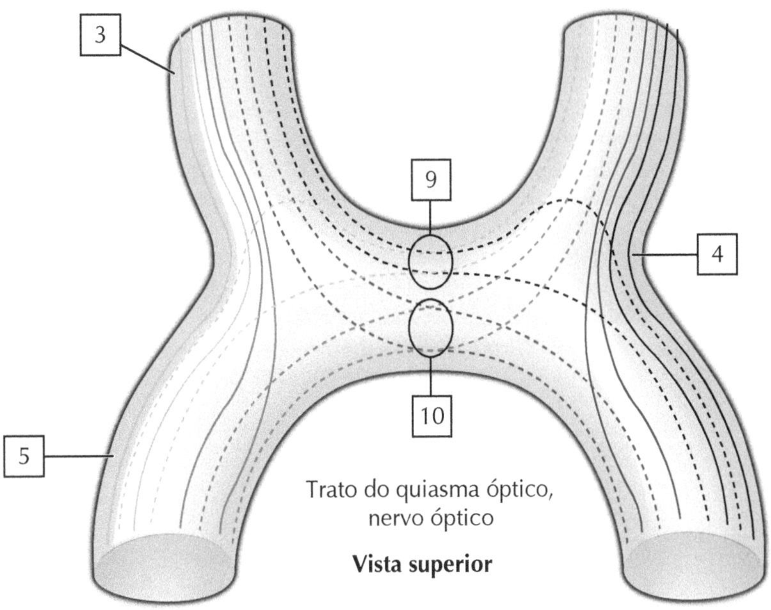

Trato do quiasma óptico, nervo óptico

Vista superior

Vias Visuais para o Tálamo, o Hipotálamo e o Tronco Encefálico

Os axônios das células ganglionares em cada **trato óptico** carregam informações sobre o campo visual contralateral. Esses axônios terminam em muitos sítios do SNC. A principal via visual termina no **corpo geniculado lateral (CGL),** que é a parte talâmica da **via retinogeniculocalcarina** para a interpretação do mundo visual. Essa via envolve projeções do CGL nas **radiações ópticas** para o **córtex visual primário (área 17)** nas margens do sulco calcarino, também chamado córtex V1.

Os axônios das células ganglionares também terminam nas camadas superiores do **colículo superior**, que se projeta para o **pulvinar do tálamo**, cujos neurônios, por sua vez, enviam axônios para o **córtex visual secundário (de associação), áreas 18 e 19**, também conhecido como córtex visual V2 e V3. Alguns axônios do trato óptico terminam diretamente no pulvinar. Essa é a segunda via visual e está envolvida na localização dos objetos no espaço, bem como no monitoramento das respostas, ajudando a mover os olhos para estímulos novos ou em movimento. O colículo superior também origina o **trato tectospinal**, que fornece estimulação visual para os NMI na região cervical para os movimentos de cabeça e pescoço em resposta a estímulos visuais móveis. O colículo superior recebe entrada ipsilateral substancial do córtex visual primário. O colículo superior também envia projeções para a **formação reticular do tronco encefálico**.

Os axônios das células ganglionares da retina terminam no **núcleo supraquiasmático** do hipotálamo e fornecem informações diurnas para este, relacionadas ao controle dos ritmos circadianos e ciclos diurnos; o núcleo supraquiasmático conecta-se aos neurônios parvocelulares do núcleo paraventricular do hipotálamo, que se projeta para os neurônios pré-ganglionares simpáticos da medula espinal T1-T2 para controle simpático da síntese de melatonina e liberação na glândula pineal. A perda dessa informação rompe esses ciclos e ritmos. Os axônios das células ganglionares da retina também terminam na **área pré-tetal**, fornecendo informações visuais utilizadas para iniciar o reflexo luminoso pupilar. Os axônios das células ganglionares terminam no **núcleo do trato óptico acessório inferior;** podem ajudar nas respostas do tronco encefálico para o acompanhamento visual e se conectam aos neurônios simpáticos pré-ganglionares em T1 e T2 da coluna de células intermediolateral para regulação do gânglio cervical superior e suas influências sobre a produção de melatonina pela glândula pineal abastecida pelas fibras simpáticas. Alguns neurônios parvocelulares do núcleo paraventricular do hipotálamo também se projetam diretamente para T1 e T2 através do feixe mediano do prosencéfalo e do tegmento lateral do tronco encefálico.

PINTE as seguintes estruturas, usando uma cor diferente para cada uma delas.

- ☐ **1. Radiações ópticas**
- ☐ **2. Trato óptico**
- ☐ **3. Núcleo supraquiasmático do hipotálamo**
- ☐ **4. Corpo geniculado lateral (CGL)**
- ☐ **5. Núcleo do trato óptico acessório inferior**
- ☐ **6. Colículo superior**
- ☐ **7. Área pré-tetal**
- ☐ **8. Pulvinar do tálamo**
- ☐ **9. Formação reticular do tronco encefálico**
- ☐ **10. Trato tectospinal**

Nota Clínica

O fluxo de entrada de luz no encéfalo contribui para a regulação correta dos ritmos circadianos e dos ciclos diurnos. Antes se acreditava que os ritmos, como a produção cíclica de cortisol durante as 24 horas do dia, eram inatos e embutidos na arquitetura do hipotálamo.

No entanto, experimentos em humanos nos quais indivíduos viveram meses em cavernas, sem luz externa ou ambiente, demonstraram que alguns desses ritmos tinham ciclos diferentes de 24 horas. Parece que a luz incide sobre o organismo, através de projeções para o núcleo supraquiasmático do hipotálamo, e leva esses ritmos a ciclos de 24 horas. A melatonina produzida pela glândula pineal é um hormônio relacionado ao sono, também levado pela exposição à luz. As viagens aéreas que passam por muitas zonas de fuso horário produzem *jet lag*, o que pode exigir muitos dias no novo local para normalizar a ruptura dos ritmos e ciclos. Alguns viajantes tomam suplementos de melatonina em uma tentativa de aliviar esses efeitos.

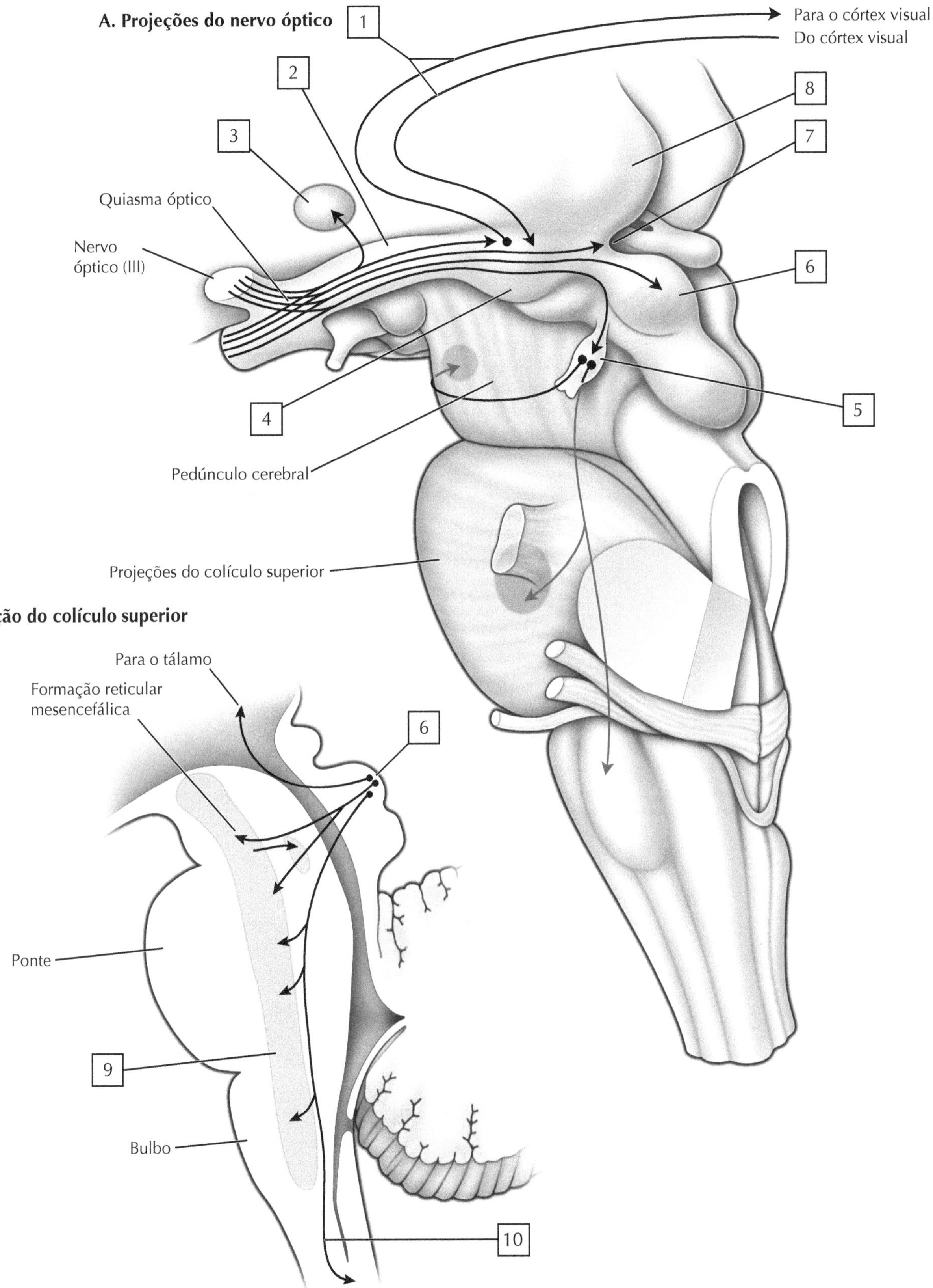
A. Projeções do nervo óptico
1
Para o córtex visual
Do córtex visual
2
8
3
7
Quiasma óptico
Nervo
óptico (III)
6
4
5
Pedúnculo cerebral
Projeções do colículo superior
B. Projeção do colículo superior
Para o tálamo
Formação reticular
mesencefálica
6
Ponte
9
Bulbo
10

9 Reflexo Pupilar à Luz

O reflexo pupilar à luz é um reflexo do sistema visual que provoca constrição pupilar bilateral quando a luz incide sobre qualquer um dos olhos. Esse reflexo demanda o NC II (óptico), o NC III (oculomotor) e estruturas do tronco encefálico. O ramo aferente do reflexo são as **projeções axonais das células ganglionares retinianas no nervo**, **quiasma** e **trato ópticos.** Esses axônios terminam na **área pré-tetal** bilateralmente (localizada rostralmente ao colículo superior, na parte rostral do mesencéfalo). A área pré-tetal projeta-se bilateralmente para o componente parassimpático do NC III, o **núcleo de Edinger-Westphal (EW)** no mesencéfalo. A luz que incide em qualquer um dos olhos ativa o núcleo de EW nos dois lados. A parte eferente do reflexo de luz pupilar são as projeções de neurônios no núcleo de EW via **NC III** para o **gânglio ciliar,** que envia seus axônios parassimpáticos pós-ganglionares mielinizados **via nervos ciliares curtos** para o **músculo esfíncter da pupila (constritor)** a fim de constringir as duas pupilas. As fibras simpáticas pós-ganglionares do gânglio cervical superior inervam o músculo dilatador da pupila, que potencialmente se contrapõe à constrição pupilar nas condições escuras quando for necessária uma grande abertura pupilar.

PINTE as seguintes estruturas, usando uma cor diferente para cada uma delas.

- ☐ **1. Nervo óptico**
- ☐ **2. Quiasma óptico**
- ☐ **3. Trato óptico**
- ☐ **4. Núcleo de Edinger-Westphal (EW)**
- ☐ **5. Área pré-tetal**
- ☐ **6. NC III (nervo oculomotor)**
- ☐ **7. Gânglio ciliar**
- ☐ **8. Nervos ciliares curtos**
- ☐ **9. Músculo esfíncter da pupila (constritor)**

Nota Clínica

O reflexo pupilar à luz é um reflexo muito importante em neurologia, mostrando o padrão do NC II e NC III e indicando possível patologia no SNC, como o aumento da pressão intracraniana. Se o nervo óptico estiver danificado em um lado (p. ex., lesão desmielinizante na esclerose múltipla), então a luz incidente no olho afetado não vai provocar resposta (sem constrição) em qualquer um dos olhos (a via aferente está danificada). Se a luz incidir no olho não afetado, as duas pupilas vão constringir, incluindo a pupila no lado com dano no NC II. O dano ao NC III (p. ex., pressão no nervo oculomotor à medida que ele sai do mesencéfalo, devido ao aumento da pressão intracraniana que pressiona o NC III contra a margem livre do tentório do cerebelo) resultará em uma pupila fixa, dilatada, no lado afetado que não vai responder à luz incidente em qualquer um dos olhos (via eferente danificada). A pupila fica fixa e dilatada em razão das ações não contrapostas simpáticas no músculo dilatador da pupila. A pupila no lado não afetado vai constringir com a luz incidente em qualquer um dos olhos. Após um traumatismo craniano, os reflexos pupilares à luz são testados frequentemente para verificar o potencial de aumento da pressão intracraniana decorrente de sangramento ou inchaço (edema), que pode precipitar a herniação encefálica rápida e a deterioração da função encefálica.

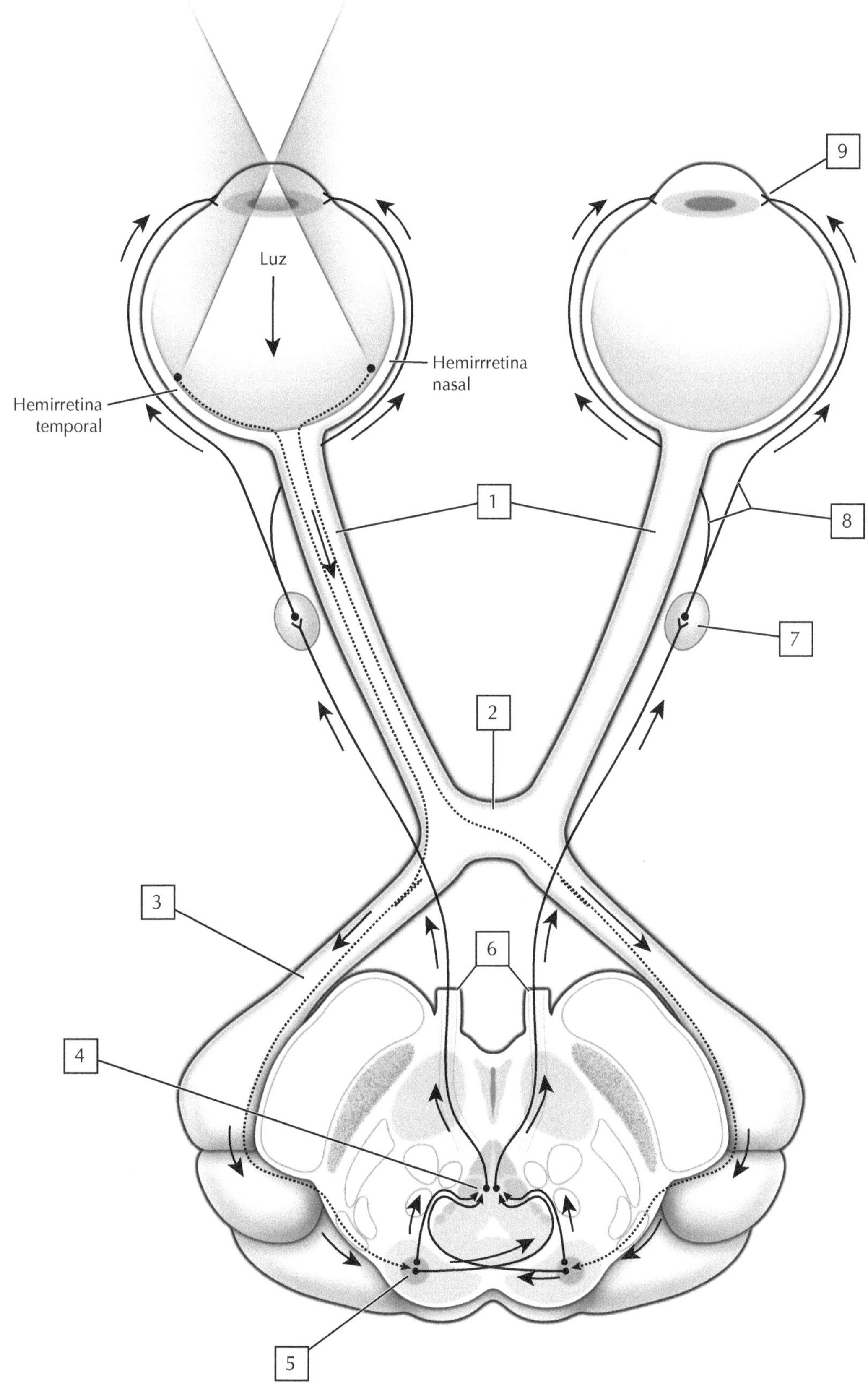
Luz
Hemirretina nasal
Hemirretina temporal
1
2
3
4
5
6
7
8
9

9 Via Visual: Via Retinogeniculocalcarina

As células axonais ganglionares da retina distribuem-se via **nervo, quiasma** e **trato ópticos.** Os axônios das células ganglionares das **hemirretinas temporais** continuam ipsilateralmente através do nervo óptico e do quiasma óptico, entrando no trato óptico. Os axônios das células ganglionares das **hemirretinas nasais** cruzam o quiasma óptico e seguem pelo trato óptico contralateral.
Como consequência, as projeções da hemirretina nasal de um lado e da hemirretina temporal do outro lado seguem juntas no trato óptico; cada trato óptico transporta informações de regiões congruentes do campo visual contralateral. Esses axônios terminam no **corpo geniculado lateral (CGL).** As projeções dos neurônios do CGL passam pela substância branca do lobo temporal e do lobo occipital como **radiações ópticas,** até terminarem no **córtex visual primário** nas margens do sulco calcarino no lobo occipital. A parte das radiações ópticas que passa mais profundamente no lobo temporal se chama **alça de Meyer** e representa informações provenientes do quadrante visual superior contralateral. A convergência bilateral (decorrente das partes congruentes das duas retinas) não ocorre até o nível do córtex visual primário.

PINTE as seguintes estruturas, usando uma cor diferente para cada uma delas.

- ☐ **1. Hemirretinas nasais**
- ☐ **2. Nervo óptico**
- ☐ **3. Quiasma óptico**
- ☐ **4. Hemirretinas temporais**
- ☐ **5. Trato óptico**
- ☐ **6. Corpo geniculado lateral (CGL)**
- ☐ **7. Alça de Meyer no lobo temporal**
- ☐ **8. Radiações ópticas**
- ☐ **9. Córtex visual primário**

Nota Clínica

O dano às estruturas na via retinogeniculocalcarina usadas para a interpretação visual do mundo exterior provoca patologia clássica, refletindo a organização topográfica dessa via inteira (chamada organização retinotópica).
O dano ao nervo óptico causa cegueira ipsilateral. O dano ao quiasma óptico resulta em hemianopsia bitemporal, começando no campo visual superior e descendo (parecido com abaixar uma persiana nos dois lados). O dano ao trato óptico ou no CGL induz hemianopsia contralateral. O dano à alça de Meyer do lobo temporal (ocorrendo principalmente devido a um tumor ou abscesso no lobo temporal) leva a uma quadrantanopsia contralateral superior. O dano unilateral ao córtex visual primário provoca hemianopsia contralateral, às vezes com preservação muscular. O dano ao córtex visual em ambos os lados (decorrente de uma lesão de contragolpe por traumatismo craniano) resulta em cegueira cortical.

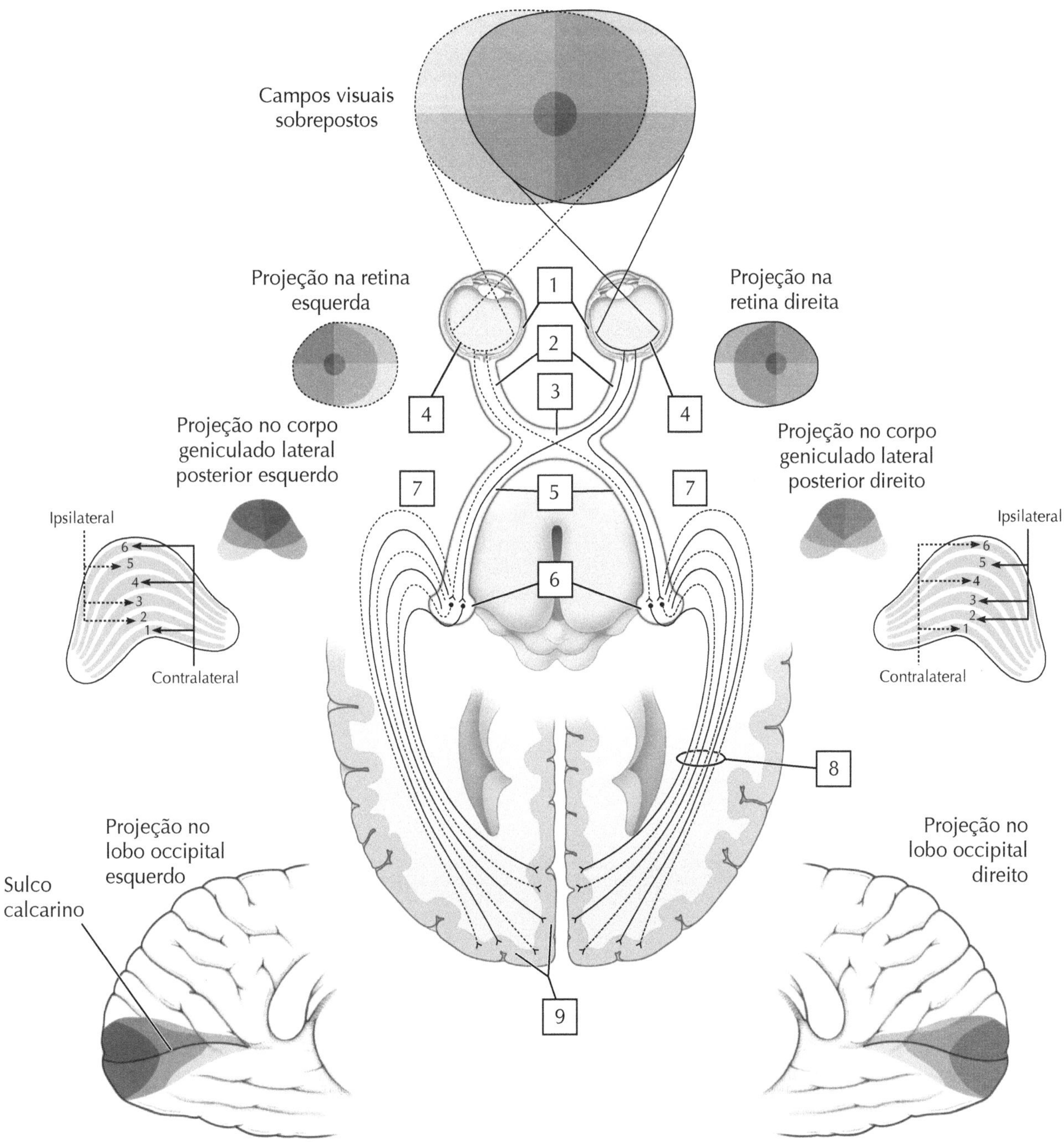
Campos visuais sobrepostos
Projeção na retina esquerda
Projeção na retina direita
1
2
3
4
4
Projeção no corpo geniculado lateral posterior esquerdo
Projeção no corpo geniculado lateral posterior direito
5
7
7
6
Ipsilateral
Contralateral
Ipsilateral
Contralateral
6
5
4
3
2
1
8
9
Projeção no lobo occipital esquerdo
Projeção no lobo occipital direito
Sulco calcarino

9 Vias Visuais nos Lobos Parietal e Temporal

As projeções da via retinogeniculocalcarina para o córtex visual primário são apenas a primeira etapa da conscientização e da interpretação dos objetos no mundo visual. O **córtex visual primário (área 17 ou V1)** recebe a informação visual da retina, começa o processo de convergência bilateral dessa informação visual e inicia as primeiras etapas na avaliação das fontes pontuais de luz e das formas derivadas, por meio de células corticais simples, complexas e hipercomplexas a partir das quais os estímulos convergentes ideais ajudam na interpretação dos pontos, linhas, arcos e formas mais complexas. A área V1 projeta a informação no **córtex visual de associação (áreas 18 e 19, V2 e V3),** onde ocorre maior integração da informação. A partir do córtex visual de associação, mais projeções são enviadas para a **área temporal média (ATM),** cujos neurônios são seletivos quanto à direção e responsivos ao movimento. Os neurônios da ATM enviam informações para o **lobo parietal,** onde ocorre o processamento visual espacial relacionado ao movimento e às relações posicionais entre os objetos no mundo visual. O córtex visual de associação também envia informações para uma região chamada **V4**, no lobo temporal, onde ocorrem a análise da forma e a percepção da cor. A partir de V4, a informação visual continua para o **lobo temporal** como uma **"via de reconhecimento de objetos".** Esta região realiza o reconhecimento facial de alta definição, dos objetos animados e inanimados, a orientação dos objetos e sua classificação.

PINTE as seguintes estruturas, usando uma cor diferente para cada uma delas.

- ☐ **1. Área de processamento visual do lobo parietal**
- ☐ **2. Área temporal média (ATM)**
- ☐ **3. Córtex visual de associação (áreas 18 e 19, V2 e V3)**
- ☐ **4. Córtex visual primário (área 17, V1)**
- ☐ **5. Área visual V4**
- ☐ **6. Região do lobo temporal relacionada à via de reconhecimento de objetos**

Nota Clínica

As observações clínicas dos pacientes com lesões separadas nos lobos temporal e parietal demonstraram déficit visuais que vão além das hemianopsias e quadrantanopsias. As agnosias visuais são o não reconhecimento dos objetos no campo visual na presença de acuidade visual intacta. As lesões na via de reconhecimento de objetos occipitotemporal para a alta resolução e a forma, especialmente na parte mesial do hemisfério dominante, podem resultar em agnosias visuais. As agnosias corticais de cores podem ocorrer com dano a V4 e subsequentes regiões occipital-lobo temporal. As lesões discretas na região visual occipital-temporal (especialmente as bilaterais) podem resultar em agnosias faciais, na incapacidade para reconhecer a face de um indivíduo conhecido (prosopagnosia), embora haja reconhecimento claro de sua voz. Algumas lesões específicas nessa região visual occipital-temporal podem levar a uma incapacidade para distinguir objetos animados e inanimados ou para distinguir se um objeto está orientado corretamente.

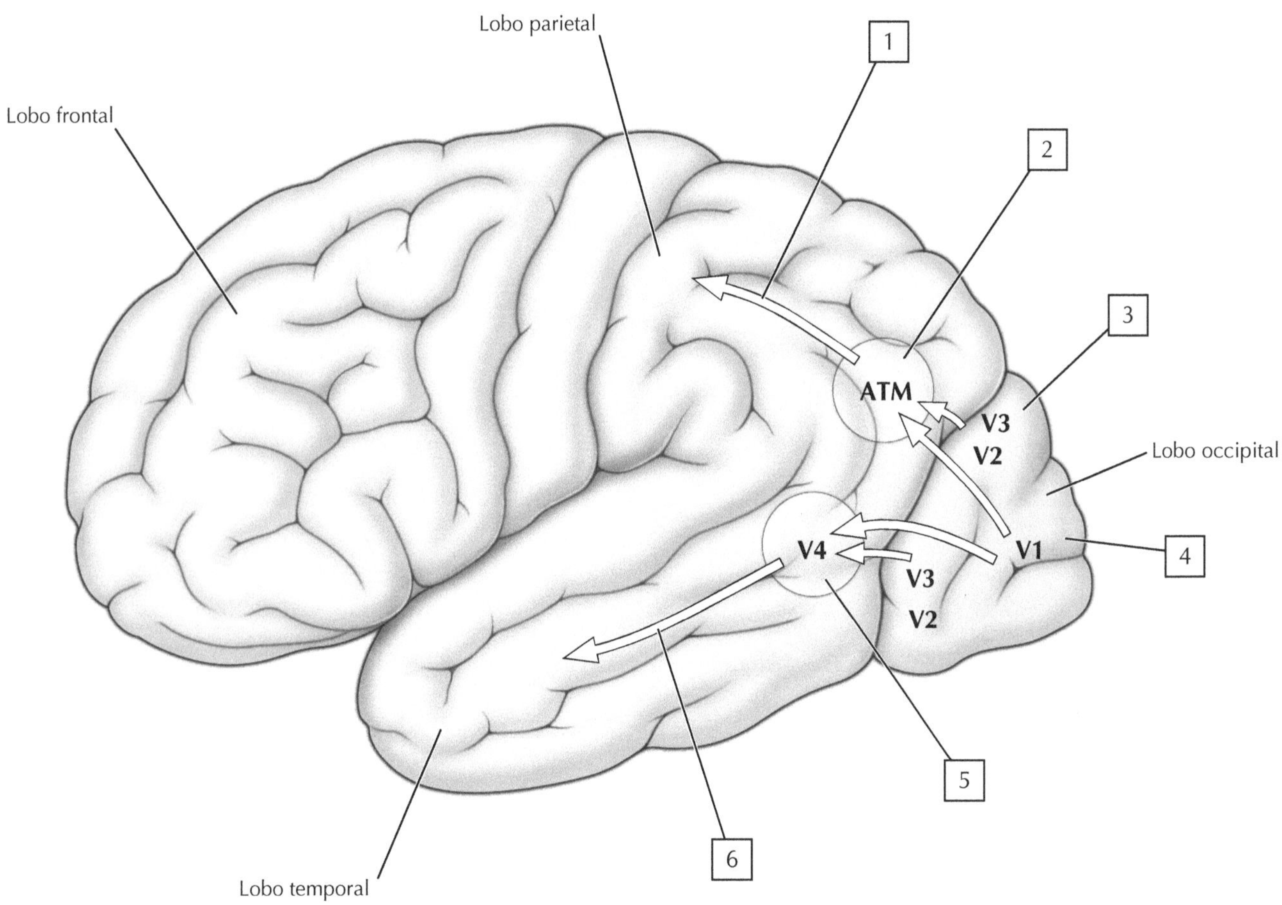
Lobo parietal
1
Lobo frontal
2
3
ATM
V3
V2
Lobo occipital
V4
V1
4
V3
V2
5
6
Lobo temporal

9 Lesões do Sistema Visual

Essa ilustração fornece um resumo das principais lesões visuais na via retinogeniculocalcarina. Ela fornece ao leitor um exercício que testa a sua compreensão da organização retinotópica nas regiões-chave da via.

PINTE as seguintes estruturas, usando uma cor diferente para cada uma delas.

- ☐ **1. Nervo óptico**
- ☐ **2. Quiasma óptico**
- ☐ **3. Trato óptico**
- ☐ **4. Alça de Meyer (extensão mais anterior da radiação óptica para o corno temporal do ventrículo lateral)**
- ☐ **5. Radiações ópticas (parciais, parte medial)**
- ☐ **6. Radiações ópticas (completas)**
- ☐ **7. Lesão do lobo occipital do córtex visual**

Nota Clínica

Hemianopsia homônima é o nome dado à lesão de uma metade do campo visual que envolve partes congruentes do campo visual da hemirretina temporal de um dos olhos e da hemirretina nasal do outro olho. **Hemianopsia heterônima** é o nome dado às lesões do campo visual de partes incongruentes da retina, como as lesões do quiasma óptico decorrentes de adenoma hipofisário.

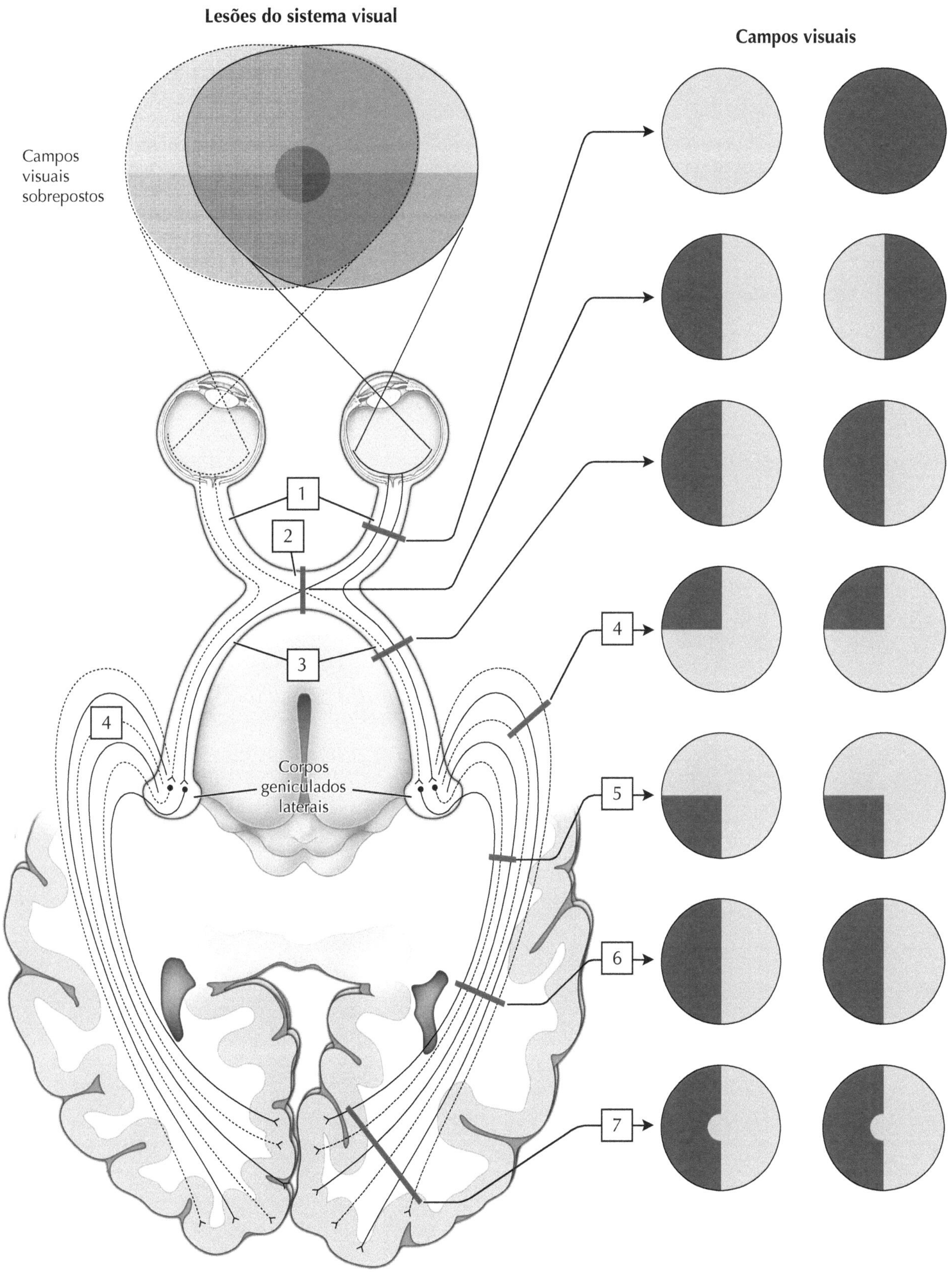

Lesões do sistema visual
Campos visuais
Campos visuais sobrepostos
1
2
3
4
5
6
7
Corpos geniculados laterais

10

Capítulo 10 Sistemas Motores

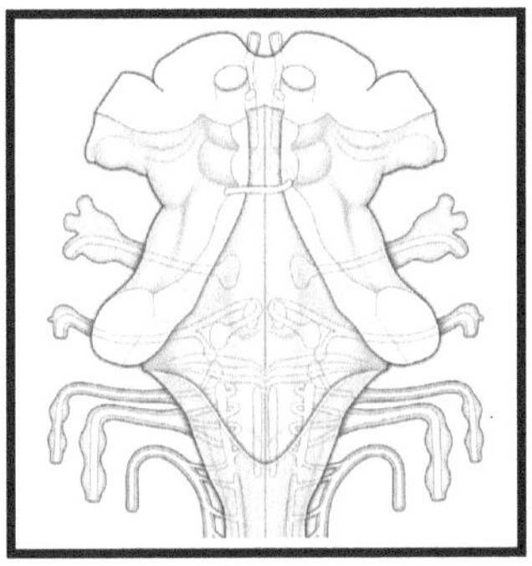

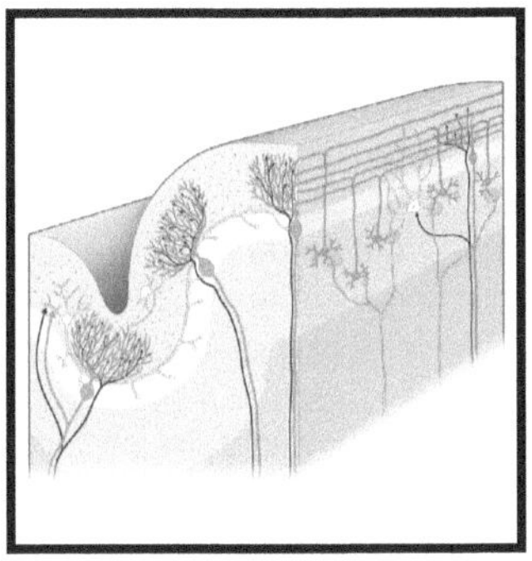

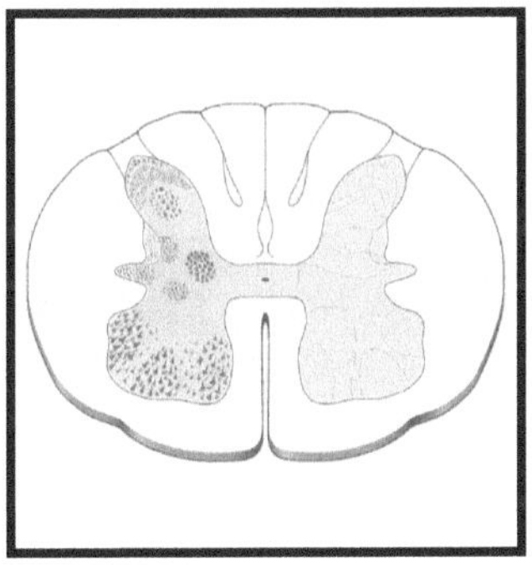

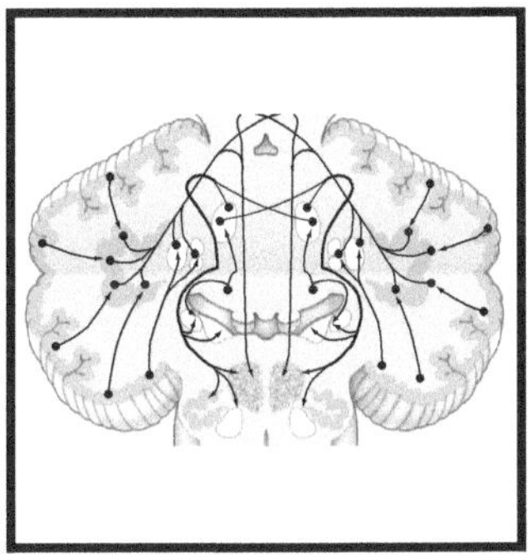

10 Neurônios Motores Inferiores Alfa e Gama

O ponto de partida para todo movimento, comportamento e interações motoras com o ambiente é o neurônio motor **inferior (NMI) alfa** e o grupo de fibras musculares esqueléticas (**fibras musculares extrafusais**) que ele supre. Isso se chama unidade motora. O NMI alfa usa a acetilcolina (ACh) como seu neurotransmissor na placa terminal motora, a **junção neuromuscular**. Onde é necessário o controle motor sofisticado (músculos dos dedos das mãos, músculos extrínsecos do bulbo do olho), as unidades motoras são pequenas. Onde é necessário força (músculo quadríceps femoral, músculos glúteos), as unidades motoras são grandes. Os NMIs alfa são encontrados no **corno anterior da medula espinal**. Embutidas nos músculos esqueléticos e ligadas em paralelo, encontram-se as estruturas sensitivas/motoras complexas denominadas **fusos musculares**. Os fusos musculares apresentam **fibras com saco nuclear** central e **fibras com cadeia nuclear** periférica, cada uma delas apresentando componentes contráteis nas extremidades polares (**fibras musculares intrafusais**). Esses elementos contráteis são inervados pelos **NMIs gama**, que também são encontrados no corno anterior da medula espinal, em proximidade com os NMIs alfa. A terminação do NMI gama nas fibras com saco é uma **terminação em placa** e nas fibras com cadeia é uma **terminação em trilha**. Quando os NMIs gama disparam potenciais de ação, o fuso muscular contrai, impondo tensão nas fibras com saco nuclear e cadeia.

As fibras sensitivas inervam as fibras com saco e cadeia. As **fibras aferentes Ia** derivam de corpos celulares nos **gânglios da raiz dorsal** e envolvem a região equatorial das fibras com saco nuclear que apresentam **terminações anuloespirais**; quando ativadas, as fibras aferentes Ia transmitem informações sobre o comprimento e a velocidade (mudança no comprimento em relação ao tempo) para a parte central do sistema nervoso (sistema nervoso central [SNC]). Essas informações estão associadas aos canais reflexos, cerebelar e lemniscal. A resposta reflexa ocorre com as fibras Ia aferentes que entram pela raiz dorsal, atravessando o **corno dorsal** e **fazendo sinapse diretamente nos NMIs alfa** para as fibras musculares das quais derivou o fuso muscular. Essa ativação da Ia resulta na contração das fibras musculares esqueléticas, restabelecendo o equilíbrio. Essa resposta é conhecida como reflexo de estiramento muscular, uma característica clássica do exame neurológico. As aferentes do grupo II formam terminações em buquê (de flores) ao longo das fibras em cadeia e transmitem informações sobre o comprimento para o SNC, através dos canais cerebelar e lemniscal.

Quando os neurônios motores superiores (NMSs) do tronco encefálico e do córtex regulam a ativação dos NMIs alfa, esses sistemas de NMS também ativam simultaneamente os NMIs gama, um processo conhecido como coativação alfa-gama. Isso garante que o fuso muscular sempre permanecerá em seu estado ativo de responsividade sensitiva via fibras aferentes Ia e II. Sem essa coativação, o SNC não teria *feedback* sobre o estado da atividade motora.

PINTE as seguintes estruturas, usando uma cor diferente para cada uma delas.

- ☐ **1. Corno posterior da medula espinal**
- ☐ **2. Sinapse aferente Ia no NMI alfa**
- ☐ **3. Gânglio da raiz dorsal**
- ☐ **4. Neurônio motor inferior gama**
- ☐ **5. Neurônio motor inferior alfa**
- ☐ **6. Corno anterior da medula espinal**
- ☐ **7. Junção neuromuscular**
- ☐ **8. Terminações em placa e trilho**
- ☐ **9. Fibra com saco nuclear**
- ☐ **10. Fibra com cadeia nuclear**
- ☐ **11. Terminações anuloespirais**
- ☐ **12. Fibra aferente Ia**

Nota Clínica

Os NMIs alfa e gama precisam ter regulação coordenada pelos NMSs para alcançar o movimento ideal. O dano ou perda de NMIs resulta em paralisia flácida com perda de tônus e reflexos. Se os NMIs alfa restantes brotarem para reinervar as fibras musculares esqueléticas desnudas, haverá unidades motoras anormalmente grandes, que ocorrem frequentemente em consequência de pólio (síndrome pós-pólio). O dano aos sistemas de NMS vai privar os NMIs alfa e gama de seu controle regulatório, resultando em uma influência anormalmente forte e aberrante das conexões reflexas sensitivas e em consequente paresia espástica, com hipertonia e hiper-reflexia.

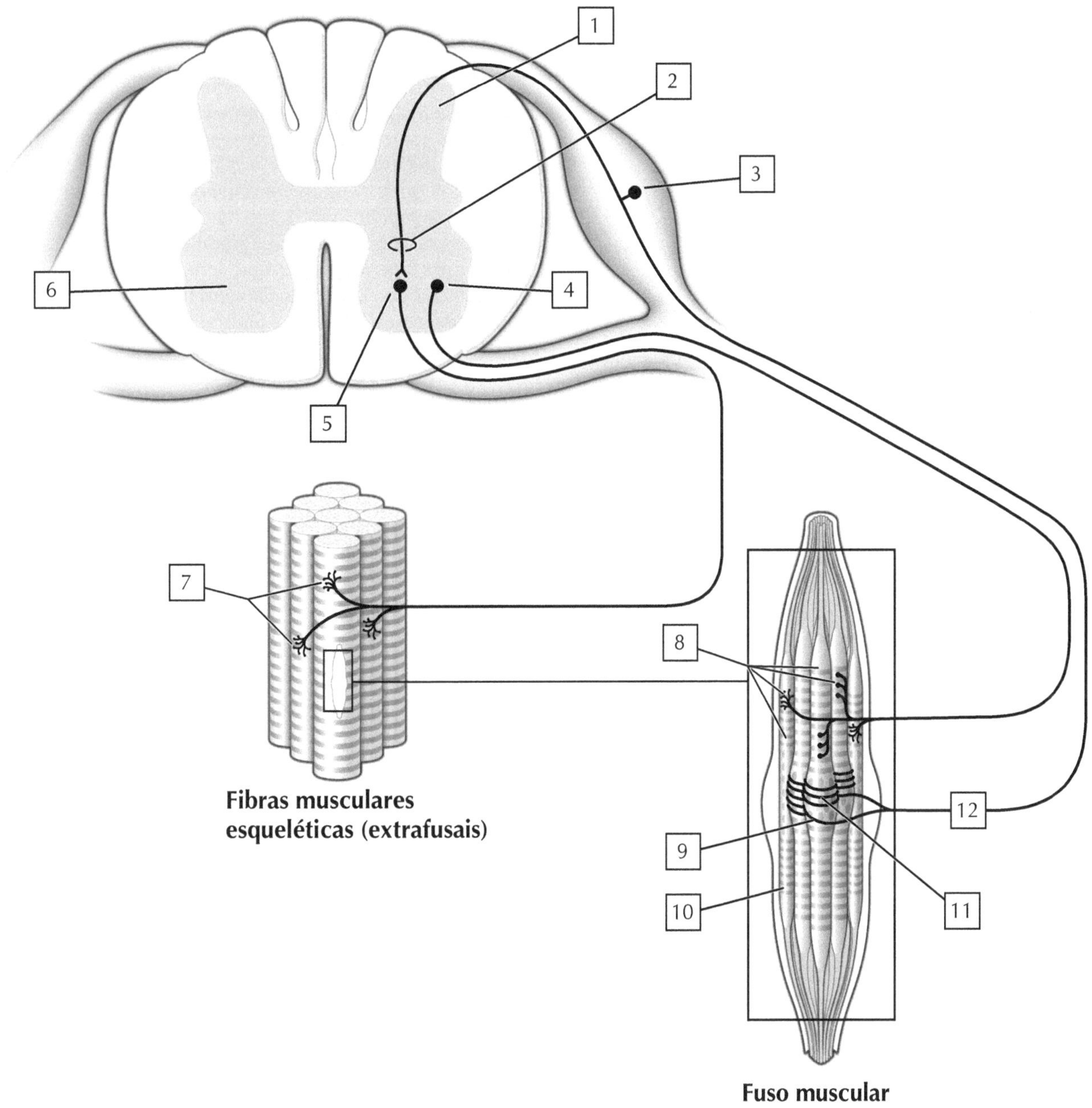
1
2
3
4
5
6
7
8
9
10
11
12
Fibras musculares esqueléticas (extrafusais)
Fuso muscular

10 Distribuição dos Neurônios Motores Inferiores na Medula Espinal

Os NMIs, tanto alfa quanto gama, são distribuídos no **corno anterior** da medula espinal. Os NMIs são organizados topograficamente de acordo com o nível espinal associado às fibras musculares esqueléticas inervadas pelos NMIs alfa e também são distribuídos de medial para lateral em cada nível espinal: (1) os músculos do membro distal são abastecidos pelos **NMIs na parte lateral do corno anterior**; (2) os músculos do membro proximal são abastecidos pelos **NMIs na parte central do corno anterior**; e (3) os músculos do tronco e pescoço são abastecidos pelos **NMIs na parte medial do corno anterior**. Como mais uma classificação da localização dos NMIs, os **NMIs flexores** situam-se posteriormente e os **NMI extensores** localizam-se anteriormente, em especial nas regiões mais laterais do corno anterior. Essa organização é coerente em termos anatômicos com a localização dos sistemas de NMS.
O trato corticospinal lateral e o trato rubrospinal descem pelo **funículo posterolateral** e terminam nas partes mais laterais do corno anterior, onde os NMIs da musculatura distal são encontrados. O trato corticospinal anterior, o trato vestibulospinal lateral e os tratos reticulospinais descem pelo **funículo anterior** e terminam nas partes mais medial e central do corno anterior, onde os NMIs dos músculos do tronco e proximais se encontram.

PINTE as seguintes estruturas, usando uma cor diferente para cada uma delas.

- [ ] **1. Funículo posterolateral**
- [ ] **2. Corno anterior da medula espinal**
- [ ] **3. Funículo anterior**
- [ ] **4. NMI na parte medial do corno anterior**
- [ ] **5. NMI na parte central do corno anterior**
- [ ] **6. NMI na parte lateral do corno anterior**
- [ ] **7. Locais dos NMIs extensores**
- [ ] **8. Locais dos NMIs flexores**

Nota Clínica

A associação dos NMIs alfa com suas fibras musculares esqueléticas tem de ser robusta e plenamente funcional para alcançar o comportamento desejado. Se não houver ACh suficiente disponível para ativar as fibras musculares na junção neuromuscular, então o músculo pode não contrair porque a resposta da membrana muscular não atinge o limiar e não ativa o potencial de ação muscular.
Isso acontece na miastenia grave, na qual autoanticorpos bloqueiam os receptores colinérgicos nicotínicos, levando a fácil fadiga muscular.

Se a ACh liberada não for hidrolisada rapidamente pela acetilcolinesterase, ela vai continuar a inundar a junção neuromuscular, provocando espasmos e, depois, um bloqueio paralisante.

O NMI pode demonstrar deterioração, seja agudamente devido à infecção viral, como na poliomielite anterior aguda, ou outra doença de NMI, ou gradualmente, como se vê na **esclerose lateral amiotrófica**, uma doença degenerativa combinada de NMI-NMS. Quando há deterioração do NMI, suas descargas tornam-se aberrantes e provocam salvas paroxísticas de contração das fibras musculares, ou tremores espasmódicos, constatados visivelmente como **fasciculações**. Essas salvas são denominadas agonais, pois sinalizam uma potencial “espiral letal” do NMI. Se o NMI realmente morrer, as fibras musculares associadas ficarão desnervadas, exibirão **atrofia** por denervação, reagirão com pequenas respostas de membrana invisíveis chamadas **fibrilação** (detectada eletrofisiologicamente) e acabarão não demonstrando potência, movimento, resposta reflexa e tônus.

A. Citoarquitetura da substância cinzenta da medula espinal

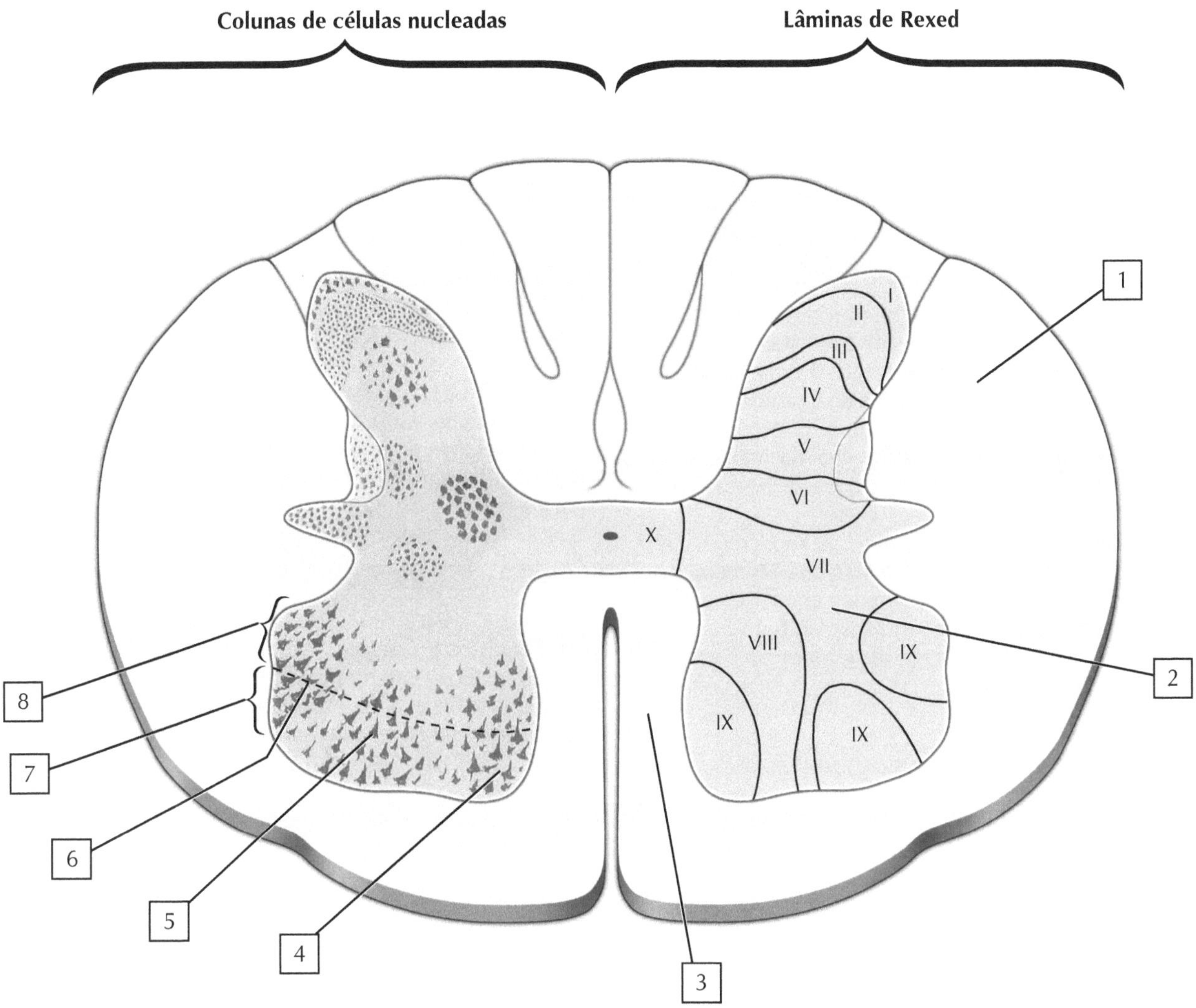

B. Representação dos neurônios motores

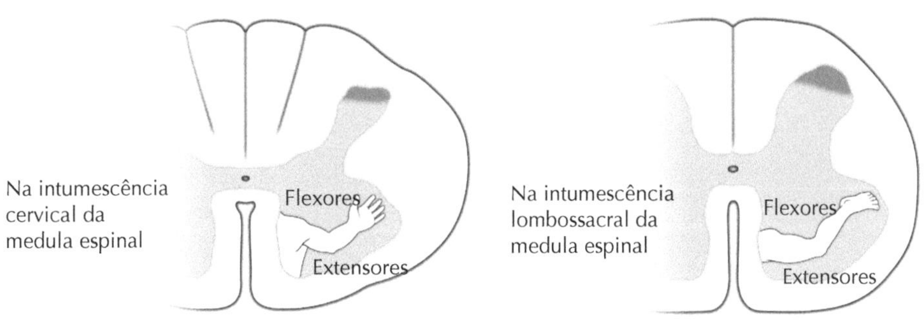

10 Distribuição dos Neurônios Motores Inferiores no Tronco Encefálico

Os NMIs do tronco encefálico, descritos normalmente como componentes motores dos nervos cranianos, estão situados na parte superior da medula espinal cervical, no bulbo, na ponte e no mesencéfalo. Os NMIs são encontrados em duas colunas longitudinais, tanto anatômica quanto embriologicamente. A coluna medial deriva do sistema eferente somático geral e inclui os NMIs extraoculares **(núcleos dos nervos oculomotor, troclear e abducente)** e o **núcleo do nervo hipoglosso**. A coluna lateral deriva do sistema eferente visceral especial e inclui **núcleo motor trigeminal**, **núcleo motor do nervo facial**, **núcleo ambíguo** e **núcleo do nervo acessório**. Esses núcleos motores dos nervos cranianos enviam seus axônios, através do tecido do SNC, para os nervos cranianos apropriados e os distribuem para as fibras musculares esqueléticas associadas na cabeça e no pescoço. Nem todos os núcleos motores dos nervos cranianos recebem aportes dos fusos musculares ou têm uma contraparte gama-NMI. O sistema trigeminal tem um sistema de "células ganglionares" aferente Ia situado no SNC, o núcleo mesencefálico do NC V. Este é o único grupo de células sensitivas primárias encontrado dentro do SNC. As aferentes Ia são encontradas principalmente associadas aos músculos da mastigação (daí a existência de um reflexo mandibular testável) e possivelmente aos músculos extrínsecos do bulbo do olho.

Esses grupos de células de NMI estão sob a regulação dos NMSs, similar às suas contrapartes de NMI na medula espinal. Os núcleos dos NMIs do tronco encefálico estão particularmente submetidos à regulação do trato corticobulbar, derivando da parte mais lateral do córtex motor e do córtex pré-motor.

PINTE as seguintes estruturas, usando uma cor diferente para cada uma delas.

- ☐ **1. Núcleo do nervo oculomotor**
- ☐ **2. Núcleo do nervo troclear**
- ☐ **3. Núcleo motor do nervo trigêmeo**
- ☐ **4. Núcleo do nervo abducente**
- ☐ **5. Núcleo motor do nervo facial**
- ☐ **6. Núcleo ambíguo**
- ☐ **7. Núcleo do nervo hipoglosso**
- ☐ **8. Núcleo do nervo acessório**

Nota Clínica

Os grupos de células de NMI do tronco encefálico são essenciais para a sobrevivência. Os núcleos dos nervos cranianos (NNC) III, IV e VI são necessários para a coordenação precisa dos movimentos oculares a fim de possibilitar uma análise fina do mundo exterior pelo sistema visual. Uma perda de coordenação binocular pode resultar em diplopia, vertigem, tontura e perda de atividade coordenada. O núcleo motor do nervo trigêmeo é necessário para a mastigação e o consumo de alimentos (junto com o NNC XII e o núcleo ambíguo). O núcleo do nervo facial regula a expressão facial, uma parte essencial da comunicação entre os indivíduos. O núcleo ambíguo é necessário para falar e deglutir, e o núcleo hipoglosso auxilia em ambos os processos. Em virtude do seu papel em muitas atividades comportamentais importantes, eles são intimamente regulados pelo córtex motor e pré-motor na parte lateral do giro pré-central.

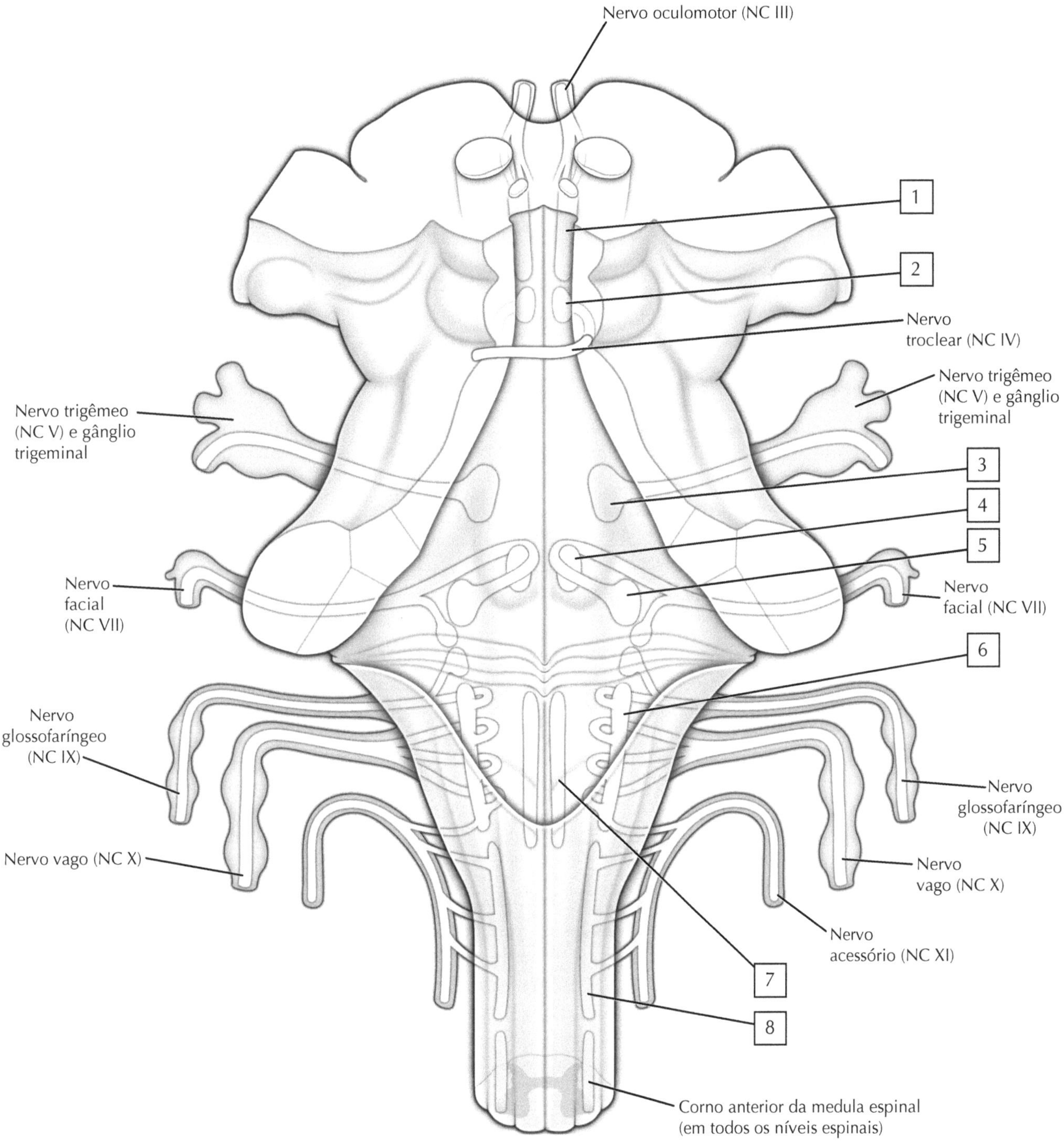
Nervo oculomotor (NC III)
1
2
Nervo troclear (NC IV)
Nervo trigêmeo (NC V) e gânglio trigeminal
Nervo trigêmeo (NC V) e gânglio trigeminal
3
4
5
Nervo facial (NC VII)
Nervo facial (NC VII)
6
Nervo glossofaríngeo (NC IX)
Nervo glossofaríngeo (NC IX)
Nervo vago (NC X)
Nervo vago (NC X)
Nervo acessório (NC XI)
7
8
Corno anterior da medula espinal (em todos os níveis espinais)

10 Trato Corticobulbar

O trato corticobulbar surge da parte lateral do córtex motor primário (área 4) e do córtex pré-motor (área 6). Essas regiões do **córtex motor, do córtex pré-motor e do córtex motor suplementar** têm uma representação desproporcional da região da cabeça e pescoço em comparação com a maioria das demais regiões do corpo (exceto as mãos). Essas áreas corticais recebem aporte de muitas outras regiões prosencefálicas, incluindo as estruturas límbicas (p. ex., corpo amigdaloide), centros de linguagem, áreas corticais **sensitivas** e outras. Os **axônios corticobulbares** descem pelo **joelho da cápsula interna**, continuam pelo **pedúnculo cerebral** e, depois, pelos **fascículos dos axônios na parte basilar da ponte** e na **pirâmide bulbar**.

Os axônios saem desses sistemas de fibras e fazem sinapse nos núcleos dos nervos cranianos motores a partir do mesencéfalo (extraocular), descendo até o núcleo acessório espinal (medula espinal cervical superior). O sistema corticobulbar distribui lateralmente para todos os núcleos motores dos nervos cranianos **(NNC III, IV, VI, XII, V, VII para a parte superior da face, núcleo ambíguo e XI)**, exceto o **núcleo motor facial**, que recebe conexões exclusivamente contralaterais.

PINTE as seguintes estruturas, usando uma cor diferente para cada uma delas.

- ☐ **1. Córtex motor e pré-motor no giro pré-central**
- ☐ **2. Axônios corticobulbares**
- ☐ **3. Joelho da cápsula interna**
- ☐ **4. Distribuição corticobulbar lateral para os NNC III e IV**
- ☐ **5. Pedúnculo cerebral**
- ☐ **6. Distribuição corticobulbar bilateral para o NNC VI**
- ☐ **7. Fascículos na parte basilar da ponte**
- ☐ **8. Distribuição corticobulbar bilateral para o núcleo ambíguo, NNC XI, NNC XII e núcleo do nervo acessório**
- ☐ **9. Pirâmide bulbar**
- ☐ **10. Distribuição corticobulbar bilateral para o NNC VII para a parte superior da face**
- ☐ **11. Distribuição contralateral para o NNC VII para a parte inferior da face**

Nota Clínica

O trato corticobulbar (TCB) distribui conexões e controle funcional para os dois lados do tronco encefálico a todos os núcleos dos nervos cranianos motores, exceto a parte do NNC VII que distribui axônios para os músculos da parte inferior da face. Este sistema muscular da parte inferior da face é controlado exclusivamente pelos axônios corticobulbares contralaterais. Se o joelho da cápsula interna for danificado por uma lesão vascular (ou por outras lesões) junto com a parte posterior da cápsula interna, o resultado será hemiplegia contralateral e queda contralateral da parte inferior da face (mas não paralisia da parte superior da face). Essa paralisia facial central é diferenciada da paralisia periférica, como ocorre na paralisia de Bell, que resulta em paralisia total no lado afetado, incluindo incapacidade de franzir a testa ou mover qualquer um dos músculos faciais. No exame clínico neurológico, alguns indivíduos apresentam principalmente conexões corticobulbares contralaterais com o NNC XII e conexões corticobulbares ipsilaterais com o núcleo acessório espinal. Esses dois padrões de distribuição incomuns podem levar a alguns sintomas agudos após uma lesão corticobulbar, como um acidente vascular encefálico (AVE), mas é improvável a ocorrência de consequências em longo prazo.

Paralisia bulbar refere-se às consequências de danos ao NMI no tronco encefálico. Na era da epidemia de poliomielite dos anos 1950, paralisia bulbar referia-se a danos nos núcleos motores associados aos NC IX, X, XI e XII; no entendimento atual, paralisia bulbar refere-se a danos ao NMI em todo o tronco encefálico. O dano ao NMI é acompanhado por perda de tônus, perda de reflexos, atrofia de músculos anteriormente inervados e fasciculações (p. ex., músculos da língua) durante a morte dos NMIs. A **paralisia pseudobulbar** está associada a danos bilaterais ao TCB, deixando os NMIs do tronco encefálico intactos, mas desprovidos de controle cortical (voluntário). Essas lesões são acompanhadas por hipertonia muscular, hiper-reflexia (p. ex., reflexo rápido de contração da mandíbula e reflexo de vômito), volume muscular normal e perda do movimento motor voluntário dos músculos inervados. No entanto, algumas reações límbicas (p. ex., rir de uma piada) podem provocar contração de alguns músculos; tal movimento deriva de regulação descendente por vias diferentes do TCB. A paralisia pseudobulbar é frequentemente acompanhada por emoção ou afeto excessivo ou exagerado.

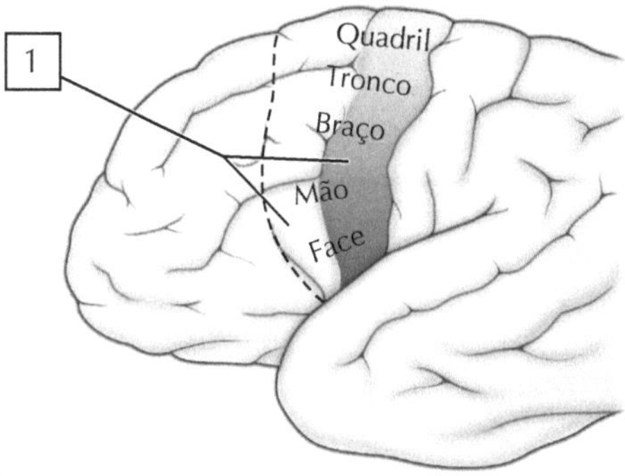

Aspecto lateral do córtex cerebral para mostrar a projeção topográfica dos centros motores no giro pré-central e no córtex pré-motor e motor suplementar

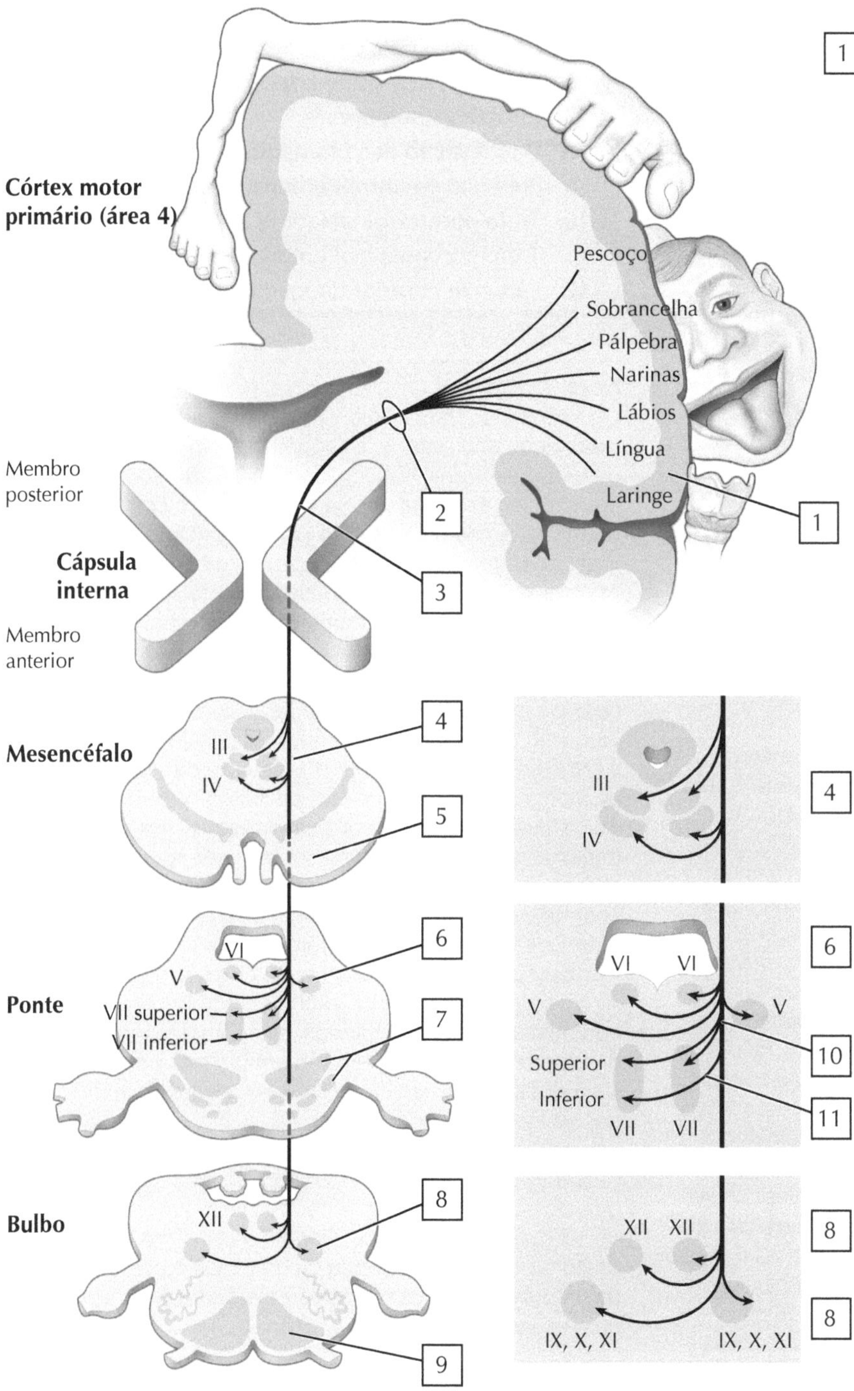

4 III (ipsilateral e contralateral)

IV (ipsilateral e contralateral)

6 VI (ipsilateral e contralateral)

V (ipsilateral e contralateral)

10 VII para a face superior (ipsilateral e contralateral)

11 VII para a face inferior (somente contralateral)

8 XII (ipsilateral e contralateral)

8 IX, X e XI (ipsilateral e contralateral)

Trato Corticospinal

O **trato corticospinal (TCS)** é o principal sistema prosencefálico de NMIs que controla o movimento voluntário especializado e ajuda a regular a ampla gama de NMIs da medula espinal necessária para o comportamento completo, ao contrário do tônus e postura básicos. O trato corticospinal surge da convexidade principal do **córtex motor** e do **córtex pré-motor** e do **córtex motor suplementar** (áreas 4 e 6). O **córtex motor primário** (área 4) inicia as atividades do NMI para executar os planos e programas de movimento montados pelo córtex pré-motor e pelo córtex motor suplementar. O **córtex pré-motor** (parte da área 6) ajuda a selecionar programas de atividade motora, especialmente aqueles baseados em aportes visuais, orientação sensitiva e imagens mentais. O **córtex motor suplementar** (parte da área 6) auxilia na seleção de atividades motoras baseadas em sequências e programas complexos de movimento, e ajuda a orientar movimentos envolvendo as mãos. O **córtex pré-frontal**, o **córtex parietal superior** (especialmente as áreas 5 e 7) e as **regiões do córtex temporal** ajudam a orientar os movimentos por meio de conexões com as áreas corticais pré-motoras e motoras suplementares.

Alguns autores relatam que o trato corticospinal recebe outra contribuição do giro pós-central, o córtex sensitivo primário (áreas 3, 1 e 2). Embora essa área sensitiva envie axônios que "pegam carona" no trato corticospinal, eles não fazem parte do sistema de NMS que controla os NMIs da medula espinal; eles são um sistema de **fibras corticonucleares** que terminam nos núcleos sensitivos secundários (núcleo grácil, núcleo cuneiforme, corno posterior da medula espinal) e contribuem para a regulação do aporte sensitivo lemniscal.

Os axônios do trato corticospinal viajam pelo **ramo posterior ipsilateral da cápsula interna**, pelo **pedúnculo cerebral**, pelos **fascículos na parte basilar da ponte** e pela **pirâmide bulbar**. Na região caudal do bulbo, aproximadamente 80% dos axônios atravessam a linha mediana na **decussação das pirâmides** (a demarcação entre o bulbo e a medula espinal cervical) e descem no **trato corticospinal lateral** no **funículo posterolateral**. Esses axônios terminam nas partes laterais e central do corno anterior da medula espinal, especialmente a medula cervical (55% das terminações axonais), e ajudam a controlar os movimentos finos, especializados. Esses axônios podem fazer sinapse diretamente nos NMIs (mais de 10% em seres humanos), mas se comunicam principalmente com os NMIs via neurônios pré-motores associados. Os 20% restantes dos axônios corticospinais continuam a descer como **trato corticospinal anterior** no **funículo anterior** e depois atravessam a linha média, através da **comissura branca anterior**, terminando principalmente nos NMIs e interneurônios associados aos músculos do tronco e músculos proximais. Apenas alguns axônios corticospinais permanecem ipsilaterais e terminam nos NMIs ou interneurônios ipsilaterais. Os axônios corticospinais terminam nos NMIs e regulam suas versões alfa e gama, iniciando a coativação alfa-gama.

PINTE as seguintes estruturas, usando uma cor diferente para cada uma delas.

- ☐ **1. Trato corticospinal**
- ☐ **2. Córtex motor primário no giro pré-central (área 4)**
- ☐ **3. Córtex pré-motor e motor suplementar (área 6)**
- ☐ **4. Ramo posterior da cápsula interna**
- ☐ **5. Pedúnculo cerebral**
- ☐ **6. Fascículos na parte basilar da ponte**
- ☐ **7. Pirâmides bulbares**
- ☐ **8. Decussação das pirâmides**
- ☐ **9. Funículo posterolateral da medula espinal**
- ☐ **10. Trato corticospinal lateral**
- ☐ **11. Trato corticospinal anterior**
- ☐ **12. Funículo anterior da medula espinal**

Nota Clínica

Os axônios do trato corticospinal (TCS) raramente são lesados ou danificados isoladamente. Na parte posterior da cápsula interna, os axônios do TCS são acompanhados por axônios **corticorrubrais** e outro efluxo cortical para outros sistemas de NMS. No funículo posterolateral da medula espinal, os axônios do trato corticospinal praticamente sempre estão lesados junto com os axônios do **trato rubrospinal**. A combinação de ruptura do sistema corticospinal e corticorrubrospinal resulta na síndrome do NMS clássica: (1) hemiparesia/hemiplegia (fraqueza) com desvio pronador (braços estendidos com palmas supinadas, olhos fechados, braço enfraquecido desvia para baixo e faz pronação); (2) hipertonia (aumento da resistência ao alongamento passivo, espasticidade com resposta do "canivete"); (3) hiper-reflexia, às vezes com clônus (reflexos de alongamento muscular hiper-responsivos alternados); (4) resposta extensora plantar (às vezes chamada de reflexo de Babinski); e (5) reflexos patológicos (p. ex., reflexo abdominal vigoroso, reflexo cremastérico, resposta de retirada, respostas autônomas vigorosas).

No único local onde os axônios do trato corticospinal seguem isolados, as pirâmides bulbares, o comprometimento por infarto em um ramo da artéria mediana do sistema vertebrobasilar resulta em movimentos desajeitados dos dedos e das mãos, hipotonia leve e nenhuma espasticidade. Isso não só fornece evidências do papel dos axônios do trato corticospinal nos movimentos precisos das mãos, mas também revela que uma tentativa de equiparar as lesões do sistema de NMS na parte posterior da cápsula interna ou no funículo posterolateral da medula espinal com a "síndrome do trato piramidal" ou com lesões neste trato é incorreta.

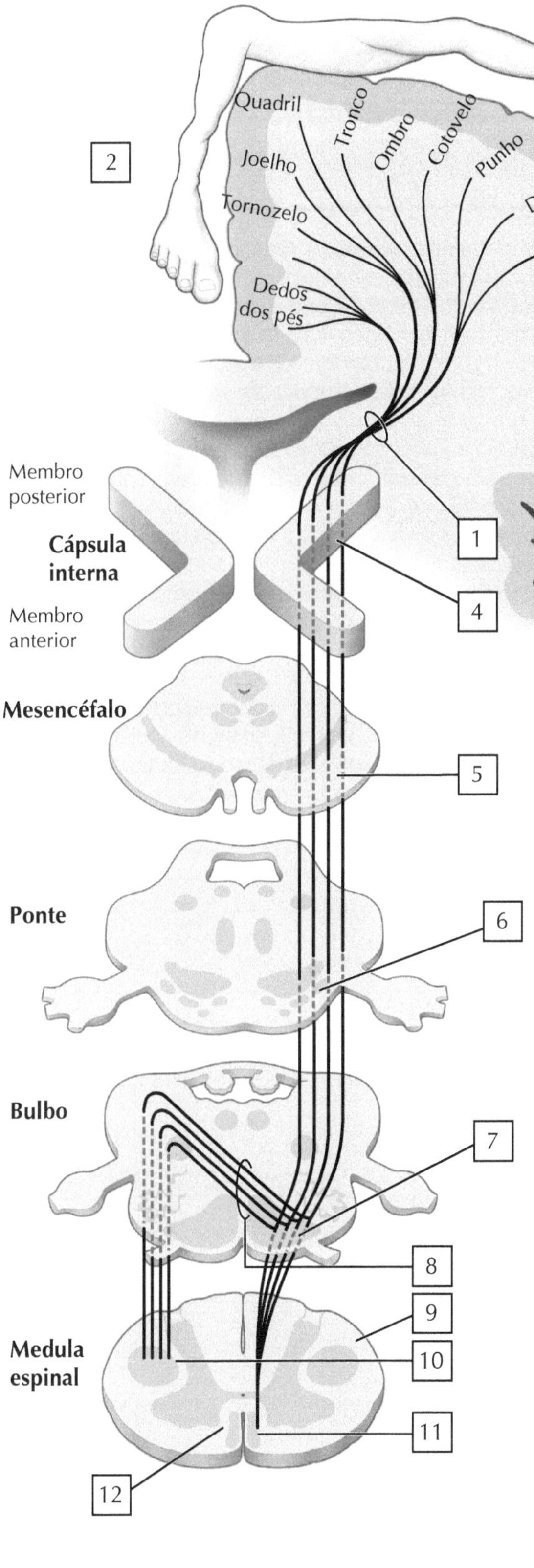

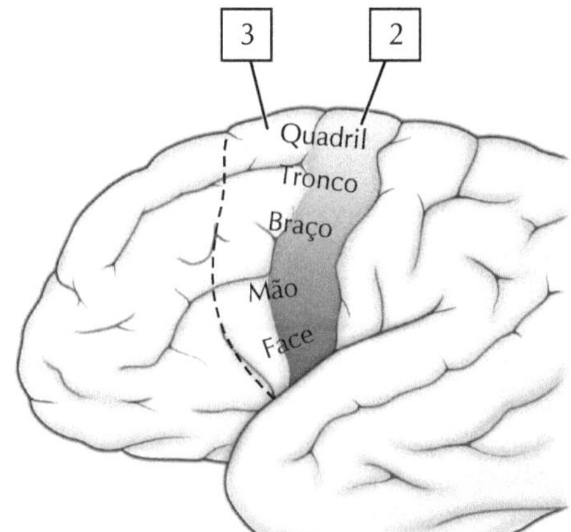

Aspecto lateral do córtex cerebral mostrando a localização topográfica dos centros motores no giro pré-central e no córtex pré-motor e motor suplementar

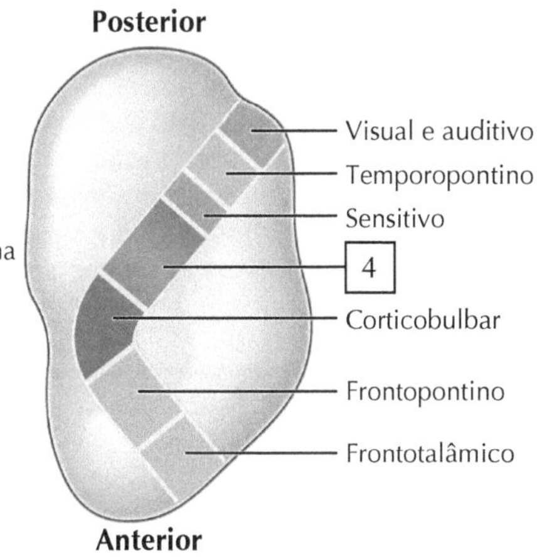

Corte horizontal pela cápsula interna mostrando a localização das principais vias

Aspecto anterior do tronco encefálico mostrando decussação das pirâmides

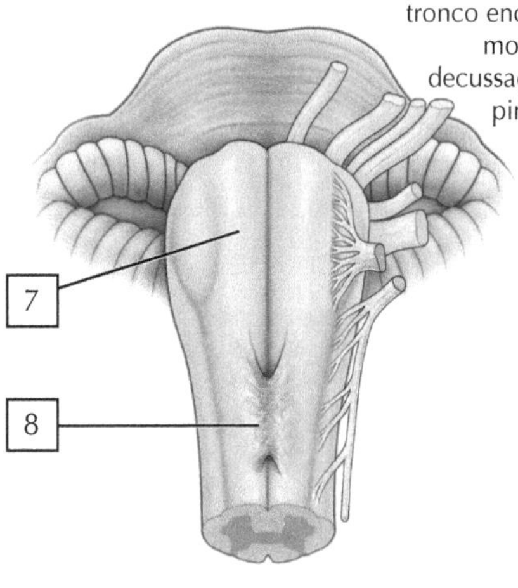

10 Trato Rubrospinal

O **sistema corticorrubrospinal** é descrito, às vezes, como um sistema corticospinal indireto para o controle muscular proximal; o trato corticospinal é direcionado para os movimentos finos, especializados, das partes distais dos membros. Este sistema foi considerado por alguns como sem importância no ser humano em virtude dos poucos neurônios magnocelulares existentes no núcleo rubro humano, mas considerações funcionais indicam que o sistema corticorrubrospinal é importante no ser humano. O **núcleo rubro** é um grande núcleo no mesencéfalo. Ele recebe aporte topográfico do **córtex motor primário (área 4)** ipsilateral. Os axônios das células no núcleo rubro sofrem decussação no mesencéfalo na **decussação tegmentar anterior**, descem pelo tronco encefálico lateral e continuam para o **funículo posterolateral da medula espinal**. O **trato rubrospinal** cruzado viaja ao longo do **trato corticospinal lateral cruzado**, com alguma mistura de axônios. Os axônios rubrospinais terminam principalmente em agrupamentos de interneurônios no corno anterior, associados aos NMIs alfa e gama, em particular aqueles relacionados com a musculatura proximal, especialmente os **NMIs flexores** para os membros superiores.

O trato rubrospinal tem um viés funcional diferente no ser humano em relação aos quadrúpedes. No ser humano, os axônios rubrospinais induzem a flexão dos membros superiores e mantêm os movimentos flexores sob controle nos membros inferiores. Alguns axônios dos neurônios no núcleo rubro fornecem aporte ipsilateral para os núcleos na formação reticular, incluindo a **formação reticular medial** associada ao controle motor do tônus e a postura dos flexores. O **cerebelo (núcleos globoso e emboliforme)** fornece *feedback* para o núcleo rubro.

PINTE as seguintes estruturas, usando uma cor diferente para cada uma delas.

- ☐ **1. Córtex motor primário (área 4)**
- ☐ **2. Aporte do cerebelo (núcleos globoso e emboliforme) para o núcleo rubro**
- ☐ **3. Núcleo rubro**
- ☐ **4. Decussação tegmentar anterior**
- ☐ **5. Trato rubrospinal no tronco encefálico lateral**
- ☐ **6. Trato corticospinal lateral**
- ☐ **7. Influência do trato rubrospinal nos NMIs flexores**
- ☐ **8. Trato rubrospinal no funículo posterolateral da medula espinal**
- ☐ **9. Formação reticular medial**

Nota Clínica

O núcleo rubro e o trato rubrospinal raramente são danificados isoladamente. Os locais de dano mais comuns são a parte posterior da cápsula interna (axônios corticospinais e axônios corticorrubrais) ou o funículo posterolateral da medula espinal (trato corticospinal e trato rubrospinal). O dano ao funículo posterolateral leva à síndrome clássica do NMS **ipsilateral** à lesão (os axônios já cruzaram), com espasticidade, hipertonia, hiper-reflexia e reflexos patológicos. O dano à cápsula interna leva a um quadro clínico parecido, **contralateral** à lesão (os axônios corticospinais e rubrospinais ainda não cruzaram). Quando há dano no córtex cerebral (e nos **axônios corticorrubrais**), o núcleo rubro fica desinibido e o membro superior é induzido a uma postura flexora com pronação (devido à ação do núcleo rubro desinibido) e o membro inferior é induzido à extensão (devido a uma combinação de ações de vários grupos de NMS do tronco encefálico), uma condição chamada decorticação. Se a lesão do prosencéfalo se estender mais caudalmente, removendo também a influência do núcleo rubro, então a influência flexora do núcleo rubro nos membros superiores é removida e a musculatura do membro é induzida principalmente pelo trato vestibulospinal lateral e pelos tratos reticulospinais. Tanto o trato vestibulospinal lateral quanto o trato reticulospinal pontino exercem uma poderosa influência extensora sobre os quatro membros (chamada postura de descerebração) e a musculatura do pescoço (opistótono). A mudança de decorticação para descerebração com remoção da influência do núcleo rubro indica o importante papel funcional desse sistema. A postura descerebrada às vezes era chamada de rigidez descerebrada, mas o tônus muscular não reflete a rigidez (como o tônus na doença de Parkinson), e sim a espasticidade.

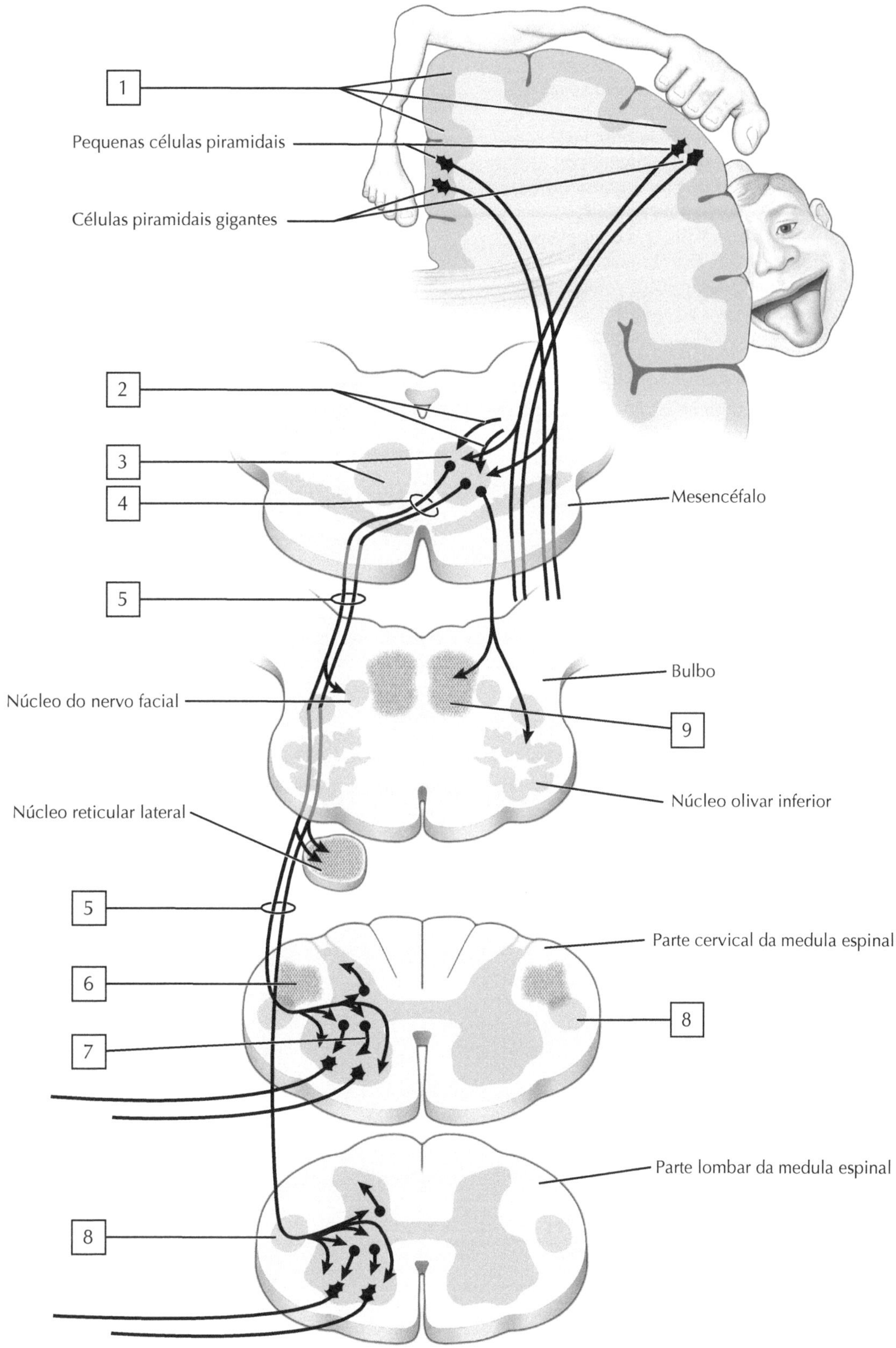
1
Pequenas células piramidais
Células piramidais gigantes
2
3
4
Mesencéfalo
5
Bulbo
Núcleo do nervo facial
9
Núcleo olivar inferior
Núcleo reticular lateral
5
Parte cervical da medula espinal
6
8
7
Parte lombar da medula espinal
8

10 Tratos Vestibulospinais

As projeções axonais vestibulares primárias que transmitem informações derivadas da **mácula do utrículo** e do **sáculo** e das **cristas nas ampolas dos canais semicirculares** (corpos celulares nos **gânglios espirais**) terminam nos **núcleos vestibulares no tronco encefálico e no vestibulocerebelo** (verme do cerebelo, lóbulo floculonodular). O **trato vestibulospinal lateral** surge de neurônios no **núcleo vestibular lateral**, desce ipsilateralmente e viaja através do funículo anterior da medula espinal para terminar principalmente em interneurônios associados aos **NMIs alfa e gama no corno anterior em todos os níveis da medula espinal**, direcionados particularmente aos NMIs que controlam o tronco e os músculos proximais. O trato aciona vigorosamente os NMIs extensores (principalmente via influências sobre os interneurônios adjacentes). O núcleo vestibular lateral é mantido sob controle pelo lobo anterior do cerebelo e pelo núcleo rubro. O dano ao lobo anterior do cerebelo (p. ex., alcoolismo) pode induzir inicialmente um andar cambaleante com os membros inferiores rígidos. Com o dano ao prosencéfalo, a remoção da influência do sistema corticospinal e do núcleo rubro resulta em desinibição do sistema vestibulospinal, mudança da decorticação (com flexão do membro superior) para descerebração (extensão vigorosa dos quatro membros).

O **trato vestibulospinal medial** surge do **núcleo vestibular medial**. Seus axônios viajam ipsilateralmente no tronco encefálico próximo à linha média e no funículo anterior da medula espinal; eles terminam na **medula espinal cervical**, principalmente em interneurônios associados a NMIs alfa e gama que controlam os movimentos do pescoço.

Esses dois tratos de NMS ajudam a promover influências vestibulares no tônus muscular (antigravidade) e no tônus e movimento muscular do pescoço. O **fascículo longitudinal medial (FLM)**, com axônios de todos os núcleos vestibulares e de outras regiões (formação reticular parapontina) até o **NNC extraocular**, ajuda a coordenar os movimentos oculares com os do pescoço e com a postura e tônus corporais.

PINTE as seguintes estruturas, usando uma cor diferente para cada uma delas.

- ☐ **1. Núcleo vestibular medial**
- ☐ **2. Núcleo vestibular lateral**
- ☐ **3. Núcleos vestibulares no tronco encefálico**
- ☐ **4. Axônios vestibulares projetando-se para o vestibulocerebelo**
- ☐ **5. Gânglios espirais**
- ☐ **6. Trato vestibulospinal lateral**
- ☐ **7. Axônios vestibulospinais mediais terminando no corno anterior da medula espinal cervical**
- ☐ **8. Trato vestibulospinal medial**
- ☐ **9. Axônios vestibulospinais laterais terminando no corno anterior da medula espinal, acionando os NMIs extensores**
- ☐ **10. Mácula do utrículo**
- ☐ **11. Cristas dentro das ampolas dos canais semicirculares**

Nota Clínica

O sistema vestibulospinal lateral é o principal indutor da postura antigravidade que permite a uma pessoa adotar comportamentos no seu entorno. A postura antigravidade é essencial para manter a força e a mobilidade. Por outro lado, os movimentos que exigem mais destreza e habilidade são principalmente movimentos flexores; para executá-los habilmente, é necessário suprimir temporariamente o vigoroso tônus antigravidade para os movimentos flexores voluntários superpostos. Isso ocorre particularmente por meio de influências corticais, influências do núcleo rubro e influências cerebelares, bem como por inclinações das células de Renshaw na medula espinal. O comprometimento da inibição supraspinal das respostas antigravitacionais resulta em alteração do tônus e da postura, danos a respostas flexoras sobrepostas e patologia neurológica grave.

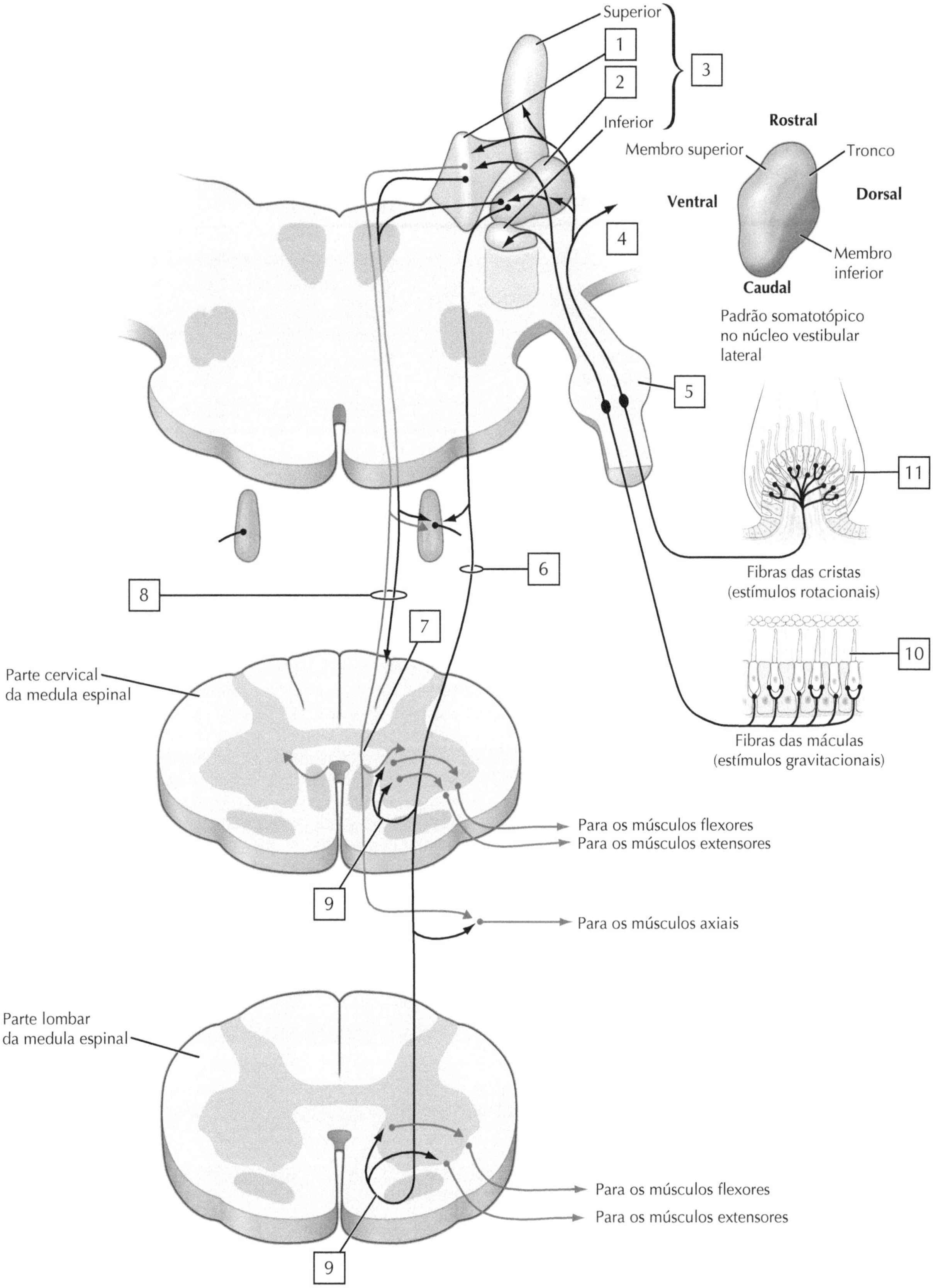
Superior
1
2
3
Inferior
Rostral
Membro superior
Tronco
Ventral
Dorsal
4
Membro inferior
Caudal
Padrão somatotópico no núcleo vestibular lateral
5
11
6
Fibras das cristas (estímulos rotacionais)
8
7
10
Parte cervical da medula espinal
Fibras das máculas (estímulos gravitacionais)
Para os músculos flexores
Para os músculos extensores
9
Para os músculos axiais
Parte lombar da medula espinal
Para os músculos flexores
Para os músculos extensores
9

10 Vias Reticulospinal e Corticorreticulospinal

Os tratos reticulospinais derivam da formação reticular, o núcleo isodendrítico do tronco encefálico, onde são vistas as primeiras influências básicas dos NMSs sobre os NMIs. Eles promovem as respostas básicas de tônus e postura e ajudam a coordenar os NMSs para as respostas antigravidade e de movimento. A parte pontina desse sistema deriva da **formação reticular pontina medial (núcleo pontino caudal e oral)**. Os axônios descem ipsilateralmente como **trato reticulospinal (medial) pontino** e terminam principalmente nos **interneurônios associados aos NMIs alfa e gama** em todos os níveis da medula espinal. Este trato tem um **viés extensor**, especialmente em NMIs direcionados à musculatura axial, e ajuda a reforçar as respostas extensoras do sistema vestibulospinal lateral. Este sistema não depende de aporte ou impulso cortical, mas responde fortemente a **aporte nociceptivo dos sistemas somatossensitivo e trigeminal**.

A parte bulbar desse sistema deriva da **formação reticular medial no bulbo (núcleo gigantocelular)**. Seus axônios descem bilateralmente como **trato reticulospinal bulbar (lateral)** e exercem um **viés flexor via interneurônios associados aos NMIs gama e alfa em todos os níveis** da medula espinal. Esses tratos são o sistema reticular central no qual são superpostos os sistemas corticospinal e rubrospinal com viés flexor. O **córtex ajuda a acionar o sistema reticulospinal medial**, especialmente as regiões relacionadas com as atividades motoras, como o córtex motor primário, o córtex pré-motor e o córtex motor suplementar. Ao contrário da maioria dos demais sistemas descendentes de NMS, os tratos reticulospinais não parecem ser organizados somatotopicamente.

PINTE as seguintes estruturas, usando uma cor diferente para cada uma delas.

- ☐ **1. Principais regiões do córtex cerebral fornecendo aporte e forte influência sobre a formação reticular medial**
- ☐ **2. Formação reticular pontina medial (núcleos da ponte, caudal e oral)**
- ☐ **3. Local das eferências para a formação reticular pontina provenientes dos sistemas somatossensitivo e trigeminal**
- ☐ **4. Formação reticular pontina medial no bulbo (núcleo gigantocelular)**
- ☐ **5. Trato reticulospinal bulbar (lateral)**
- ☐ **6. Terminações do trato reticulospinal bulbar nos interneurônios com viés flexor e nos NMIs**
- ☐ **7. Terminações do trato reticulospinal pontino nos interneurônios com viés extensor e nos NMIs**
- ☐ **8. Trato reticulospinal pontino (medial)**

Nota Clínica

A **formação reticular** é o cerne do tronco encefálico, representando os primeiros sistemas neuronais supraespinal e suprassegmentar, contribuindo para a coordenação básica dos processos sensitivo, motor e autônomo. Os neurônios da formação reticular são denominados isodendríticos e não são interneurônios. Eles têm grandes campos dendríticos e axônios que se estendem bem além de seu entorno local. A formação reticular medial é o componente motor da região. Ela proporciona o tônus flexor e extensor básico por meio da coordenação das redes de NMI. Não é um sistema organizado de maneira topograficamente sofisticada, como o sistema corticospinal. O sistema corticospinal contorna as vias reticulospinais com conexões diretas de NMI e também proporciona algum controle sobre parte do sistema reticulospinal, a parte bulbar, com um viés flexor. Qualquer lesão ou enfermidade do tronco encefálico ou que ameace seriamente danificar esses sistemas reticulospinais tende a ser incompatível com a vida.

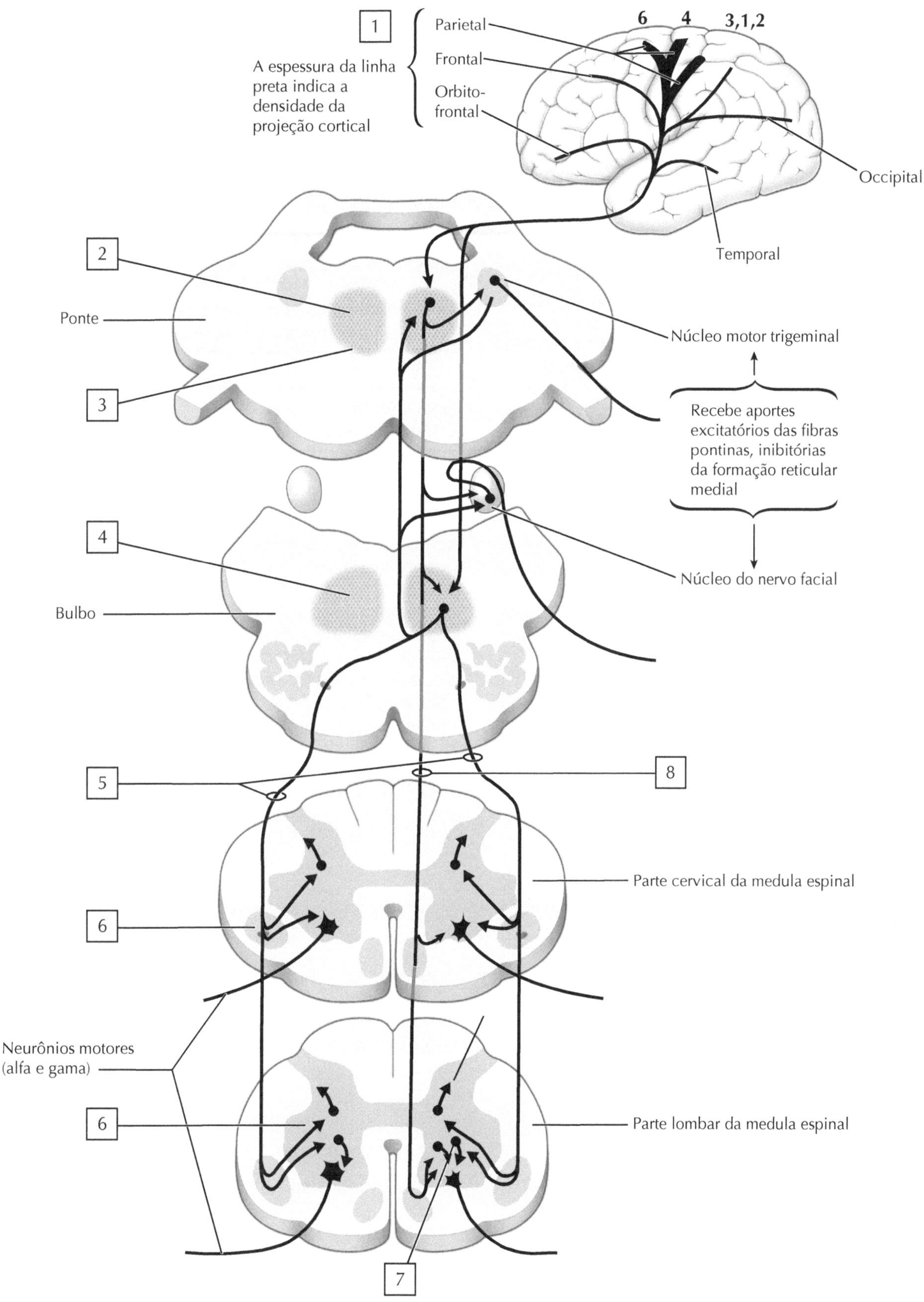
1
A espessura da linha preta indica a densidade da projeção cortical
Parietal
Frontal
Orbito-frontal
6
4
3,1,2
Occipital
Temporal
2
Ponte
3
Núcleo motor trigeminal
Recebe aportes excitatórios das fibras pontinas, inibitórias da formação reticular medial
Núcleo do nervo facial
4
Bulbo
5
8
6
Parte cervical da medula espinal
Neurônios motores (alfa e gama)
6
Parte lombar da medula espinal
7

10 Tratos Tectospinal e Intersticiospinal

O **trato tectospinal** e o **trato intersticiospinal** são sistemas de NMS que promovem o controle regulatório visual (e auditivo) dos movimentos do pescoço e do eixo corporal, permitindo reação e orientação corretas aos estímulos que exigem coordenação de movimentos corporais, movimentos de cabeça e pescoço e orientação adequada do eixo visual. O trato tectospinal origina-se dos neurônios nas camadas profundas do **colículo superior**. Seus axônios sofrem **decussação tegmentar dorsal** imediata e descem como trato tectospinal, seguindo com o **fascículo longitudinal medial (FLM)**. Esses axônios terminam, principalmente, através dos interneurônios associados, nos **NMIs alfa e gama na medula espinal cervical**, proporcionando controle sobre os movimentos do pescoço (e cabeça). Com aporte da retina, córtex visual, áreas de associação cortical visual e dos campos oculares frontais, o trato tectospinal fornece o meio para responder aos movimentos reflexos e o rastreamento visual através do controle dos movimentos do pescoço. O colículo superior proporciona conectividade ascendente através do **pulvinar do tálamo** para o **córtex de associação visual** a fim de ajudar nas respostas de rastreamento. O colículo inferior participa de respostas reflexas e de sobressalto por meio de projeções para o colículo superior e para o trato tectospinal.

O trato intersticiospinal surge do **núcleo intersticial de Cajal**, um núcleo no mesencéfalo. Ele recebe aportes vestibulares através do FLM ascendente e aportes corticais dos campos oculares frontais. Ele ajuda a coordenar os movimentos oculares vertical e oblíquo e os centros do olhar relacionados ao sistema visual. O trato intersticioespinal envia projeções ipsilaterais, seguindo com o FLM descendente, para os **NMIs na medula espinal cervical**, a fim de controlar os movimentos de pescoço, e para os **NMIs associados à musculatura troncular axial**, a fim de controlar os movimentos de rotação do corpo. Isso ajuda a manter um olhar fixo no horizonte visual em resposta aos movimentos reflexos ou de rastreamento.

PINTE as seguintes estruturas, usando uma cor diferente para cada uma delas.

- ☐ 1. **Trato tectospinal**
- ☐ 2. **Colículo superior**
- ☐ 3. **Núcleo intersticial de Cajal**
- ☐ 4. **Decussação tegmentar dorsal**
- ☐ 5. **Trato intersticiospinal**
- ☐ 6. **Fascículo longitudinal medial (FLM)**
- ☐ 7. **Terminações do trato intersticiospinal associadas aos NMIs na medula espinal cervical**
- ☐ 8. **Terminações do trato tectospinal associadas aos NMIs na medula espinal cervical**
- ☐ 9. **Terminações do trato intersticiospinal associadas à musculatura troncular axial**

Nota Clínica

O trato tectoespinal e o trato intersticiospinal, semelhantes aos outros sistemas de NMS do tronco encefálico, são sistemas regulatórios inconscientes para conjuntos específicos de NMIs, acessados principalmente por meio de grupos associados de interneurônios. O trato tectospinal permite a responsividade reflexa aos estímulos visuais, possibilitando o movimento rápido da cabeça e pescoço para continuar a orientação visual. Este é um componente crítico do rastreamento visual. Este sistema também recebe conectividade do colículo inferior ao colículo superior para auxiliar no movimento rápido da cabeça e do pescoço em resposta ao som. O trato intersticiospinal está envolvido na contribuição para a coordenação dos movimentos oculares através dos centros do olhar e dos NMIs extraoculares, além de regular os movimentos de cabeça e pescoço, bem como os músculos rotacionais axiais para ajudar a coordenar os movimentos do corpo, cabeça e pescoço a fim de manter um olhar fixo no horizonte visual.

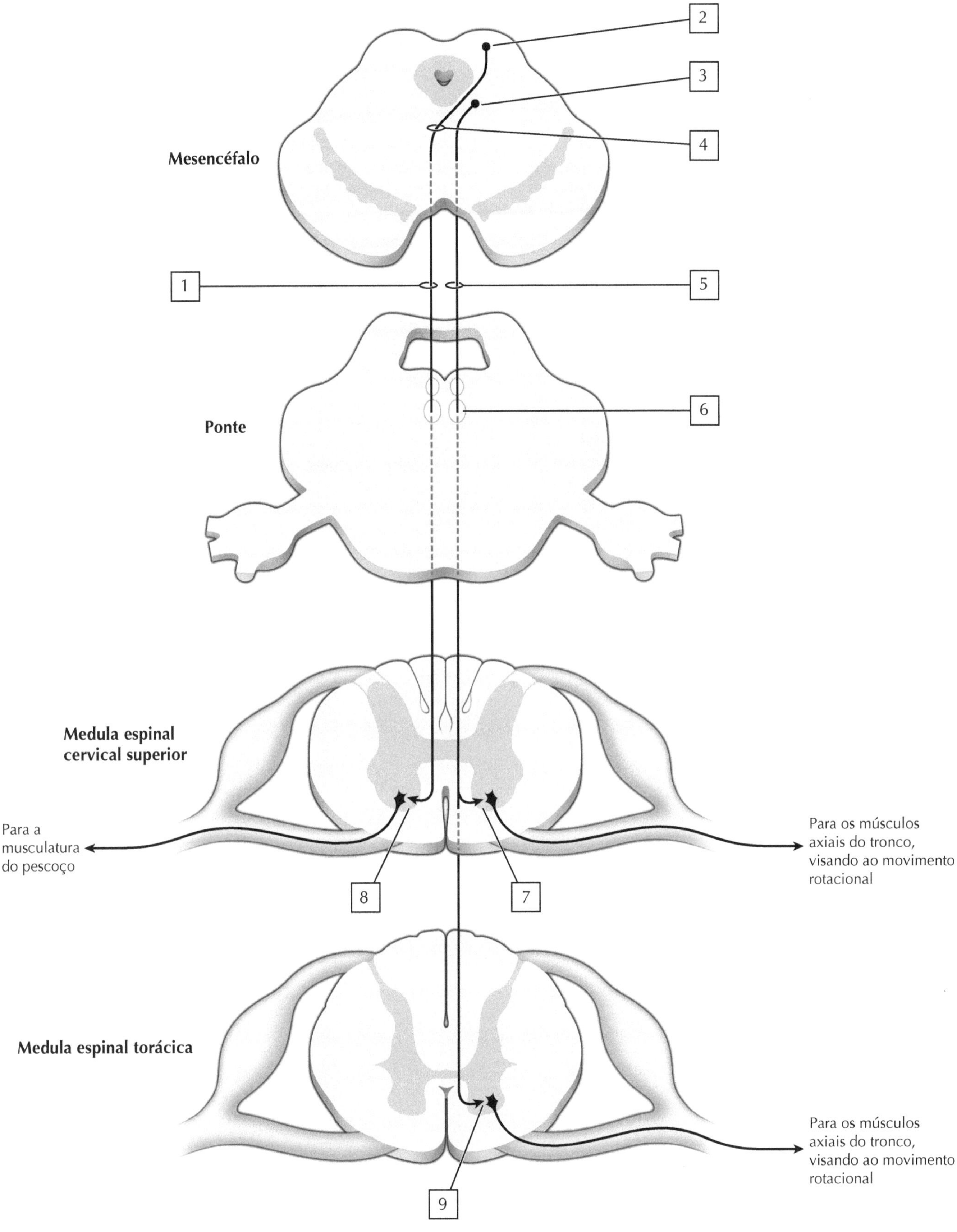
2
3
4
Mesencéfalo
1
5
6
Ponte
Medula espinal
cervical superior
Para a
musculatura
do pescoço
Para os músculos
axiais do tronco,
visando ao movimento
rotacional
8
7
Medula espinal torácica
Para os músculos
axiais do tronco,
visando ao movimento
rotacional
9

10 Controle Central dos Movimentos Oculares

O controle central dos movimentos oculares envolve a regulação complexa e a coordenação dos **NNC III (oculomotor)**, **IV (troclear)** e **VI (abducente)**. Um centro de coordenação-chave neste processo é a **formação reticular parapontina (FRPP)**, também denominada centro do olhar horizontal. A FRPP induz diretamente os movimentos oculares horizontais através de conexões com os NMIs ipsilaterais do núcleo abducente, regulando o músculo reto lateral. Também induz o movimento coordenado do músculo reto medial contralateral através dos **interneurônios no núcleo abducente** que descem no **fascículo longitudinal medial contralateral (FLM)** até os NMIs no núcleo oculomotor. Isso permite a coordenação suave do músculo reto lateral em um lado com o músculo reto medial no outro lado.

A FRPP recebe aportes de vários sistemas de controle regulatórios: (1) os **núcleos vestibulares**, permitindo a coordenação dos movimentos oculares horizontais; (2) as camadas profundas do **colículo superior** (neurônios de origem do trato tectospinal), que recebem aportes do **córtex visual (áreas 17, 18, 19)**; (3) os **campos oculares frontais (área 8)**, que coordenam os movimentos oculares induzidos corticalmente; e (4) o **núcleo intersticial de Cajal**, que recebe aportes dos núcleos vestibulares e dos campos oculares frontais. O núcleo intersticial de Cajal também atua como um centro de coordenação (olhar) para movimentos oculares verticais e oblíquos, por meio de conexões com o núcleo oculomotor e o núcleo troclear. O núcleo oculomotor e o núcleo troclear também recebem aportes dos núcleos vestibulares através de projeções descendentes no FLM.

PINTE as seguintes estruturas, usando uma cor diferente para cada uma delas.

- ☐ **1. Córtex visual (áreas 17, 18, 19)**
- ☐ **2. Campos oculares frontais (área 8)**
- ☐ **3. Núcleo intersticial de Cajal**
- ☐ **4. Colículo superior e suas projeções na FRPP**
- ☐ **5. Núcleo oculomotor (NNC III)**
- ☐ **6. Núcleo troclear (NNC IV)**
- ☐ **7. Fascículo longitudinal medial (FLM)**
- ☐ **8. Núcleo abducente (NNC VI)**
- ☐ **9. Formação reticular parapontina (FRPP)**
- ☐ **10. Núcleos vestibulares**
- ☐ **11. Interneurônios no núcleo abducente e em seus axônios proximais entrando no FLM**

Nota Clínica

O FLM é um pequeno feixe de axônios que atravessa o tronco encefálico perto da linha média. Este trato contém axônios dos núcleos vestibulares para os núcleos extraoculares, axônios dos interneurônios no núcleo abducente, axônios da FRPP, axônios do núcleo intersticial de Cajal (do trato intersticiospinal e projeções na FRPP) e axônios das camadas profundas do colículo superior (trato tectospinal e projeções na FRPP). Esse pequeno trato costuma ser desmielinizado na esclerose múltipla, apesar de seu tamanho muito reduzido. Quando isso acontece, a atividade coordenada dos movimentos oculares é rompida. A observação clínica mais notável é a **oftalmoplegia internuclear**. Quando o FLM em um lado é desmielinizado (ou danificado através de outro processo de doença), o olho ipsilateral não aduz. O olho contralateral abduz corretamente com a tentativa de olhar lateral. Isso resulta em **diplopia** horizontal (visão dupla). O olho contralateral tenta se mover de volta para resolver a diplopia, mas é induzida pela tentativa de olhar lateral, resultando em **nistagmo**.

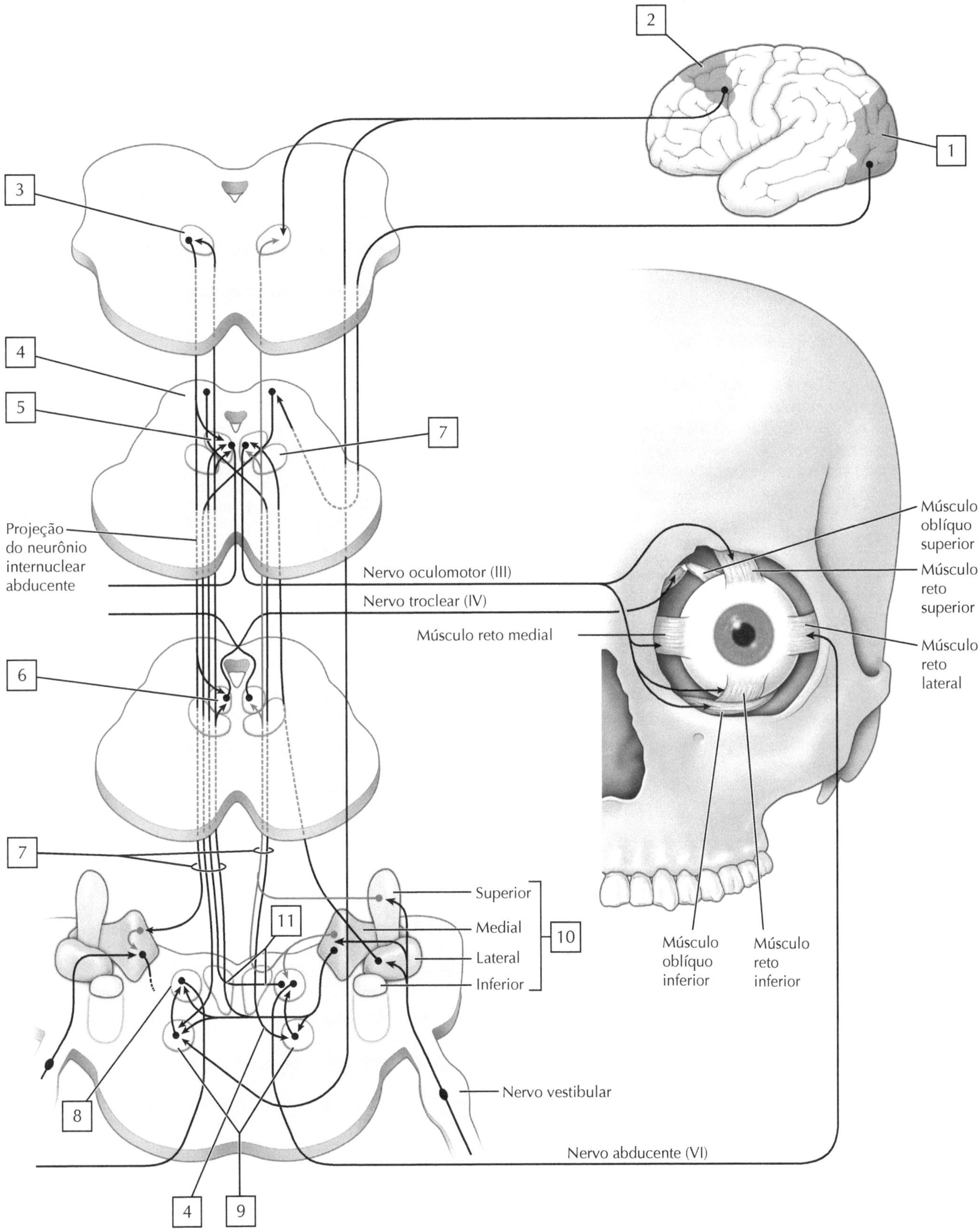
2
1
3
4
5
7
Projeção do neurônio internuclear abducente
Nervo oculomotor (III)
Nervo troclear (IV)
Músculo reto medial
Músculo oblíquo superior
Músculo reto superior
Músculo reto lateral
6
7
Superior
Medial
Lateral
Inferior
10
11
Músculo oblíquo inferior
Músculo reto inferior
Nervo vestibular
8
Nervo abducente (VI)
4
9

Controle Central da Respiração

A inspiração e a expiração são reguladas por núcleos da formação reticular no tronco encefálico. O **núcleo respiratório dorsal (núcleo solitário ventrolateral)** envia projeções contralaterais para os **NMIs do núcleo frênico** (movimentos do diafragma) e para os **NMIs torácicos dos músculos respiratórios acessórios** (músculos intercostais e outros músculos acessórios), regulando a inspiração. O **núcleo respiratório ventral (núcleo retroambíguo)** envia projeções contralaterais para os NMIs torácicos dos músculos acessórios que regulam a expiração. Os núcleos respiratórios dorsal e ventral inibem mutuamente um ao outro. O **núcleo parabraquial medial** funciona como um **marca-passo**, com controle sobre os núcleos respiratórios dorsal e ventral. As regiões **corticais e límbicas (núcleo amigdaloide)** enviam aportes para o marca-passo parabraquial e podem proporcionar a regulação da respiração de forma voluntária e emocionalmente derivada.

Outros aportes podem influenciar a respiração. O núcleo respiratório dorsal recebe aportes do **corpo carotídeo** via **NC IX**; o corpo carotídeo detecta dióxido de carbono em um estado hipóxico e baixo pH sanguíneo, resultando em aumento da respiração. Quimiossensores do **corpo aórtico** também enviam projeções via **NC X** para o núcleo respiratório dorsal. As **zonas quimiorreceptoras centrais no bulbo lateral** também se projetam para o núcleo respiratório dorsal.

PINTE as seguintes estruturas, usando uma cor diferente para cada uma delas.

- ☐ **1. Aporte cortical para o núcleo parabraquial medial**
- ☐ **2. Aporte do núcleo amigdaloide para o núcleo parabraquial medial**
- ☐ **3. Núcleo parabraquial medial (marca-passo)**
- ☐ **4. Núcleo respiratório dorsal (núcleo solitário ventrolateral)**
- ☐ **5. NC X**
- ☐ **6. Zonas quimiorreceptoras centrais no bulbo lateral**
- ☐ **7. Núcleo respiratório ventral (núcleo retroambíguo)**
- ☐ **8. Corpo aórtico**
- ☐ **9. NC IX (glossofaríngeo)**
- ☐ **10. Corpo carotídeo**
- ☐ **11. NMI do núcleo frênico**
- ☐ **12. NMIs torácicos para os músculos respiratórios acessórios**

Nota Clínica

Os sistemas neurais para controle da respiração incluem os núcleos respiratórios do tronco encefálico, os núcleos parabraquiais mediais, aportes do córtex e do prosencéfalo límbico e projeções dos núcleos respiratórios para os NMIs no núcleo frênico e na medula espinal torácica. Não é de surpreender que o rompimento desse sistema em qualquer ponto no controle neuronal hierárquico possa produzir perturbação respiratória.
Se o prosencéfalo for danificado (telencéfalo e diencéfalo), o paciente vai demonstrar **respiração de Cheyne-Stokes** (respiração crescente-decrescente), com períodos de hiperpneia seguidos por um período de apneia. Se o dano se estender para o mesencéfalo e a ponte superior, como pode ocorrer durante o aumento da pressão intracraniana e a herniação, a respiração fica curta, com **hiperpneia** acompanhada por hipóxia. Se o dano se estender para a ponte inferior, o paciente demonstra **respiração apnêustica**, com longas pausas inspiratórias antes da expiração. Se o dano se estender para o bulbo, a respiração é irregular, com suspiros inspiratórios e períodos de apneia (**respiração atáxica**). Este padrão tende a terminar com insuficiência respiratória e morte. Além disso, a presença excessiva de peptídeos opioides, particularmente fentanila, pode suprimir a respiração e causar a morte, o principal mecanismo de morte por superdosagem de opioides.

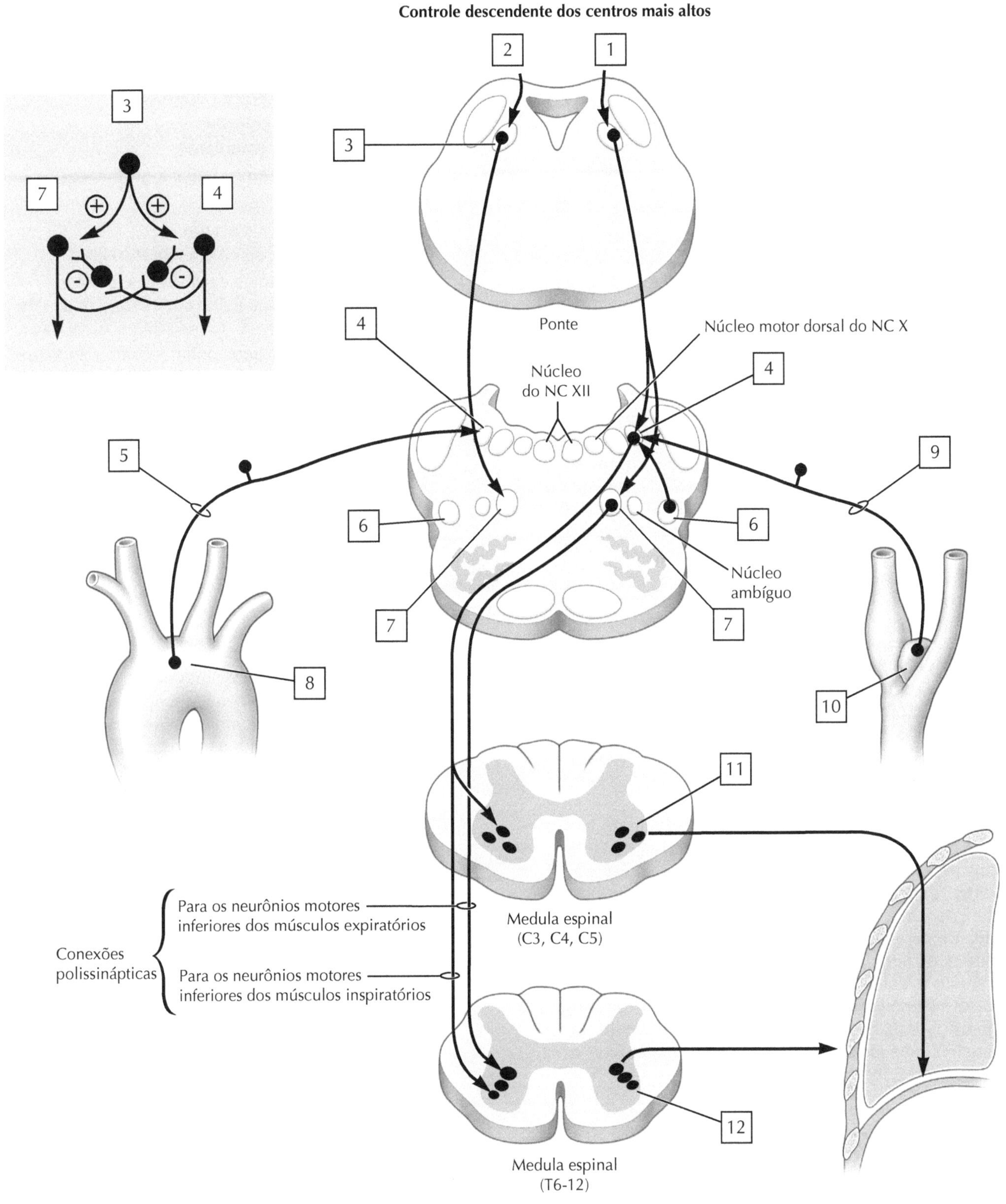
Controle descendente dos centros mais altos
2
1
3
3
7
4
Ponte
4
Núcleo motor dorsal do NC X
Núcleo do NC XII
4
5
9
6
6
Núcleo ambíguo
7
7
8
10
11
Conexões polissinápticas
Para os neurônios motores inferiores dos músculos expiratórios
Para os neurônios motores inferiores dos músculos inspiratórios
Medula espinal (C3, C4, C5)
12
Medula espinal (T6-12)

Organização Cerebelar e Circuitos Neuronais

O **cerebelo** faz parte anatomicamente do tronco encefálico (derivado da ponte), recebendo aporte de estruturas sensitivas, motoras e autônomas, e é particularmente importante para a moderação e a coordenação das atividades motoras, incluindo movimento voluntário, tônus e postura, equilíbrio e coordenação, e fala. Ele também está envolvido no controle autônomo, em tarefas de aprendizagem e memória, na reatividade emocional e em tarefas cognitivas. O cerebelo recebe aporte de todos os sistemas sensitivos, exceto o sistema olfativo, e também recebe aporte em grande escala do córtex cerebral, incluindo as áreas corticais motora, pré-motora e suplementar, e muitas regiões do córtex de associação, por meio das **projeções córtico-ponto cerebelares**.

O cerebelo é organizado com **núcleos profundos** no centro e o **córtex do cerebelo** externo interconectado com os núcleos profundos via projeções axonais das células de Purkinje. Os núcleos profundos agem como um mecanismo de "ajuste grosseiro" para a modificação cerebelar da atividade motora, e o córtex do cerebelo age como o mecanismo de "ajuste fino". Anatomicamente, de fora para dentro, o cerebelo consiste no córtex do cerebelo de tripla camada (uma **camada molecular externa, camada de células de Purkinje** e **camada profunda de células granulares**), substância branca para aferências e eferências do córtex do cerebelo, os núcleos profundos e os pedúnculos cerebelares que fornecem aferências e eferências do cerebelo, núcleos profundos incluídos.

As células de Purkinje são grandes neurônios no córtex do cerebelo, com **árvores dendríticas** organizadas ordenadamente em paralelo dentro de pregas (folhas). Elas recebem aportes das **fibras trepadeiras** (dos **núcleos olivares inferiores**) e das **fibras musgosas** (de todos os outros núcleos) via axônios de células granulares. Os axônios de células granulares descem para a camada molecular externa e seguem como **fibras paralelas**, intersectando as árvores dendríticas planares das células de Purkinje (até 600 ou mais).
Os **interneurônios corticais** cerebelares **(células em cesto, células estreladas externas, células de Golgi)** regulam a excitabilidade das respostas de células de Purkinje. Os **axônios noradrenérgicos** dos neurônios do *locus coeruleus* são distribuídos para todas as zonas do córtex do cerebelo e controlam o ganho (excitabilidade) de todos os tipos neuronais, incluindo a excitabilidade do glutamato e a inibição do GABA nos mesmos neurônios-alvo ao mesmo tempo. As células de Purkinje enviam seus axônios para os núcleos profundos e proporcionam o ajuste fino de sua regulação dos **sistemas neuronais motores superiores**.

PINTE as seguintes estruturas, usando uma cor diferente para cada uma delas.

- ☐ **1. Córtex do cerebelo**
- ☐ **2. Núcleo profundo do cerebelo**
- ☐ **3. Sistemas neuronais motores superiores**
- ☐ **4. Fibras paralelas intersectando as árvores dendríticas de células de Purkinje**
- ☐ **5. Camada molecular externa**
- ☐ **6. Camada de células granulares**
- ☐ **7. Fibras musgosas para as células granulares**
- ☐ **8. Fibras trepadeiras**
- ☐ **9. Células de Purkinje e camada**
- ☐ **10. Árvores dendríticas de células de Purkinje**
- ☐ **11. Interneurônios corticais cerebelares (células estreladas externas, células em cesto, células de Golgi)**
- ☐ **12. Axônios noradrenérgicos dos neurônios do *locus coeruleus***

Nota Clínica

Os núcleos profundos do cerebelo são considerados o mecanismo de ajuste grosseiro da suavização e coordenação das atividades motoras; o córtex do cerebelo é considerado o mecanismo de ajuste fino, agindo através de modificações da excitabilidade dos núcleos profundos.Lesões cerebelares clássicas do hemisfério lateral do cerebelo (lobo médio ou posterior) resultam em alterações ipsilaterais, incluindo: (1) perda de coordenação do movimento, (2) ataxia, (3) perturbação da marcha, (4) hipotonia leve, (5) teste de *past-pointing*, (6) decomposição do movimento, (7) incapacidade para realizar movimentos rapidamente alternados (disdiadococinesia), (8) disartria e outros sintomas.
Se os núcleos profundos e/ou os pedúnculos cerebelares forem danificados, a disfunção cerebelar é grave e duradoura. Se o córtex do cerebelo for danificado sem envolvimento dos núcleos profundos ou pedúnculos, os sintomas iniciais são conspícuos, mas podem se dissipar com o tempo e reabilitação.

A. Esquema geral

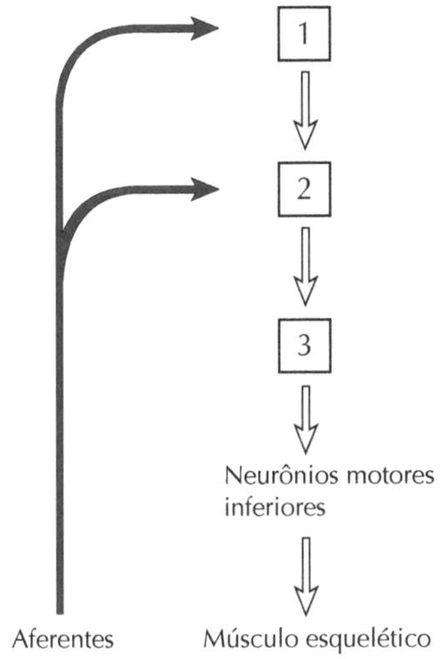

B. Relação do núcleo profundo com os aferentes

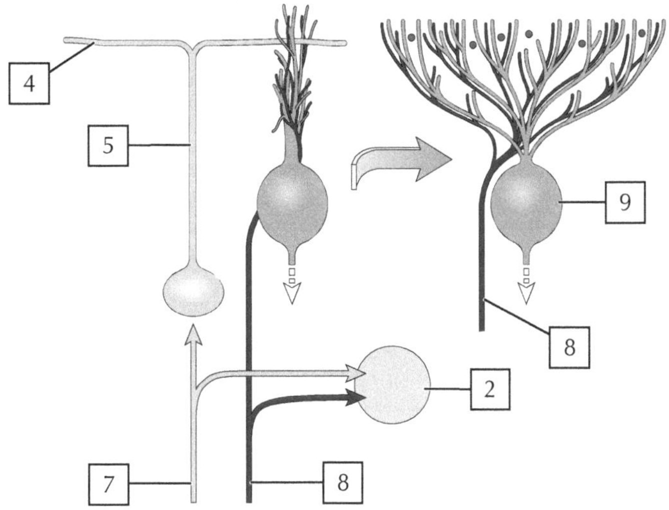

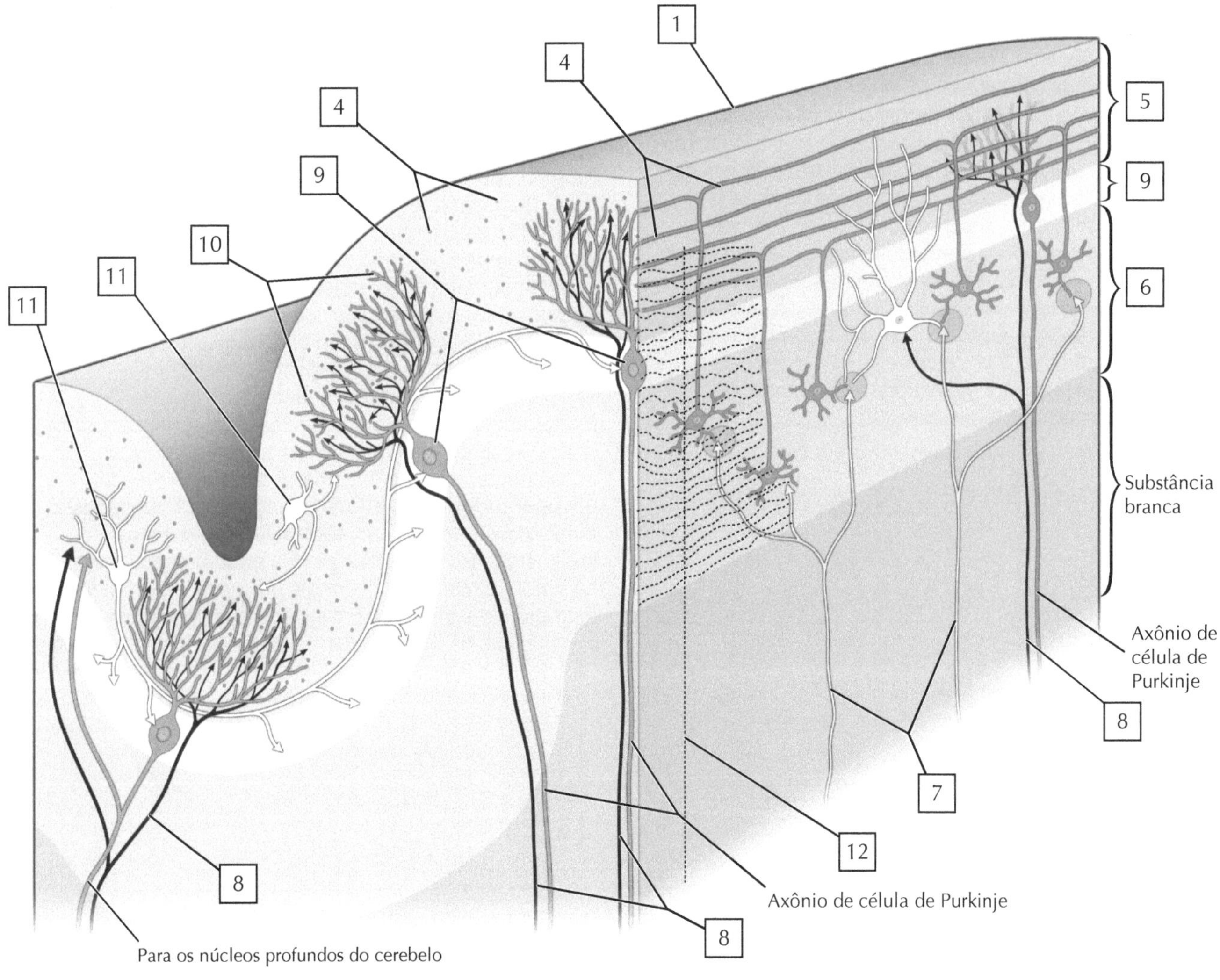

Aferentes Cerebelares

Os aferentes (aporte) para o cerebelo entram pelos **pedúnculos cerebelares** e se projetam para os **núcleos profundos** (ajuste grosseiro) e para o **córtex** do cerebelo (ajuste fino). As projeções somatossensitivas terminam em pelo menos três representações topográficas no córtex do cerebelo. A informação somatossensitiva da atividade muscular inteira projeta-se para o cerebelo pelo **trato espinocerebelar ventral** (parte inferior do corpo, abaixo de T6; cruza duas vezes, uma através da comissura branca anterior e depois através do **pedúnculo cerebelar superior [PSC]**) e do **trato espinocerebelar rostral** (parte superior do corpo, T6 e acima, ipsilateral através do **pedúnculo cerebelar inferior [PCI]**). A informação de cada fibra muscular projeta-se para o cerebelo pelo **trato espinocerebelar dorsal** (parte inferior do corpo, abaixo de T6) e o **trato cuneocerebelar** (parte superior do corpo, T6 e acima), ambas projetam ipsilateralmente através do PCI.

O PCI também transmite informações para o cerebelo provenientes dos **núcleos olivares inferiores**, da **formação reticular** do tronco encefálico, dos **núcleos e gânglios vestibulares** de alguns núcleos trigeminais. O **pedúnculo cerebelar médio** transmite aporte contralateral dos **núcleos pontinos**, como parte do **sistema córtico-pontocerebelar**. O PCS também transmite aportes visuais e auditivos **tectocerebelares**, algum **aporte trigeminal** e **projeções noradrenérgicas** do *locus coeruleus*.

Este conjunto coletivo de dados aferentes possibilita que o cerebelo receba informação oportuna, detalhada, sobre o padrão dos músculos, articulações, tendões, ligamentos, informações abrangentes de outros sistemas sensitivos e atividade cortical em andamento. Depois, o cerebelo processa as informações como uma função comparadora para moderar e coordenar a atividade motora e outras respostas à atividade sensitiva. Os aportes corticais cerebrais fornecem o plano cortical para comparar com o estado da periferia. Após a correção e a moderação das ações motoras, elas são transmitidas pelos sistemas de NMS, não pelos sistemas de NMI.

PINTE as seguintes estruturas, usando uma cor diferente para cada uma delas.

- ☐ **1. Formação reticular**
- ☐ **2. Núcleos pontinos**
- ☐ **3. Núcleo olivar inferior**
- ☐ **4. Núcleos e gânglio vestibular**
- ☐ **5. Trato espinocerebelar rostral**
- ☐ **6. Trato espinocerebelar ventral**
- ☐ **7. Trato espinocerebelar dorsal**
- ☐ **8. Trato cuneocerebelar**
- ☐ **9. Pedúnculo cerebelar inferior (PCI)**
- ☐ **10. Pedúnculo cerebelar médio**
- ☐ **11. Pedúnculo cerebelar superior (PCS)**

Nota Clínica

Comprometimento do aporte cerebelar pode provocar um quadro clássico de disfunção cerebelar, comentado com detalhes na Nota Clínica da Prancha 10.12. A compressão por um disco herniado (núcleo pulposo) pode provocar tanto radiculopatia como mielopatia. Primeiro o disco herniado comprime os tratos espinocerebelares (especialmente os tratos espinocerebelares posterior e anterior) na margem lateral da medula espinal, provocando inicialmente perda da destreza, ataxia, distúrbio da marcha e perda de coordenação dos movimentos. Se ocorrer compressão mais profunda do trato corticospinal lateral descendente e ao trato rubrospinal, manifestações unilaterais relacionadas aos NMSs podem predominar e mascarar parte do dano espinocerebelar.

Algumas formas de degeneração neuronal progressiva podem afetar os neurônios cerebelares e suas conexões. A **ataxia de Friedreich** é um distúrbio autossômico recessivo progressivo que envolve os tratos espinocerebelares e também outras estruturas; frequentemente suas primeiras manifestações são ataxia, perturbação da marcha, dismetria e decomposição dos movimentos, além de disartria. A **atrofia olivopontocerebelar** é uma doença neurodegenerativa autossômica dominante progressiva que começa habitualmente na meia-idade. Ela pode começar com comprometimento da marcha e progredir para ataxia do membro e disartria. Além disso, há manifestações de danos aos núcleos da base, incluindo distonia, rigidez e coreia.

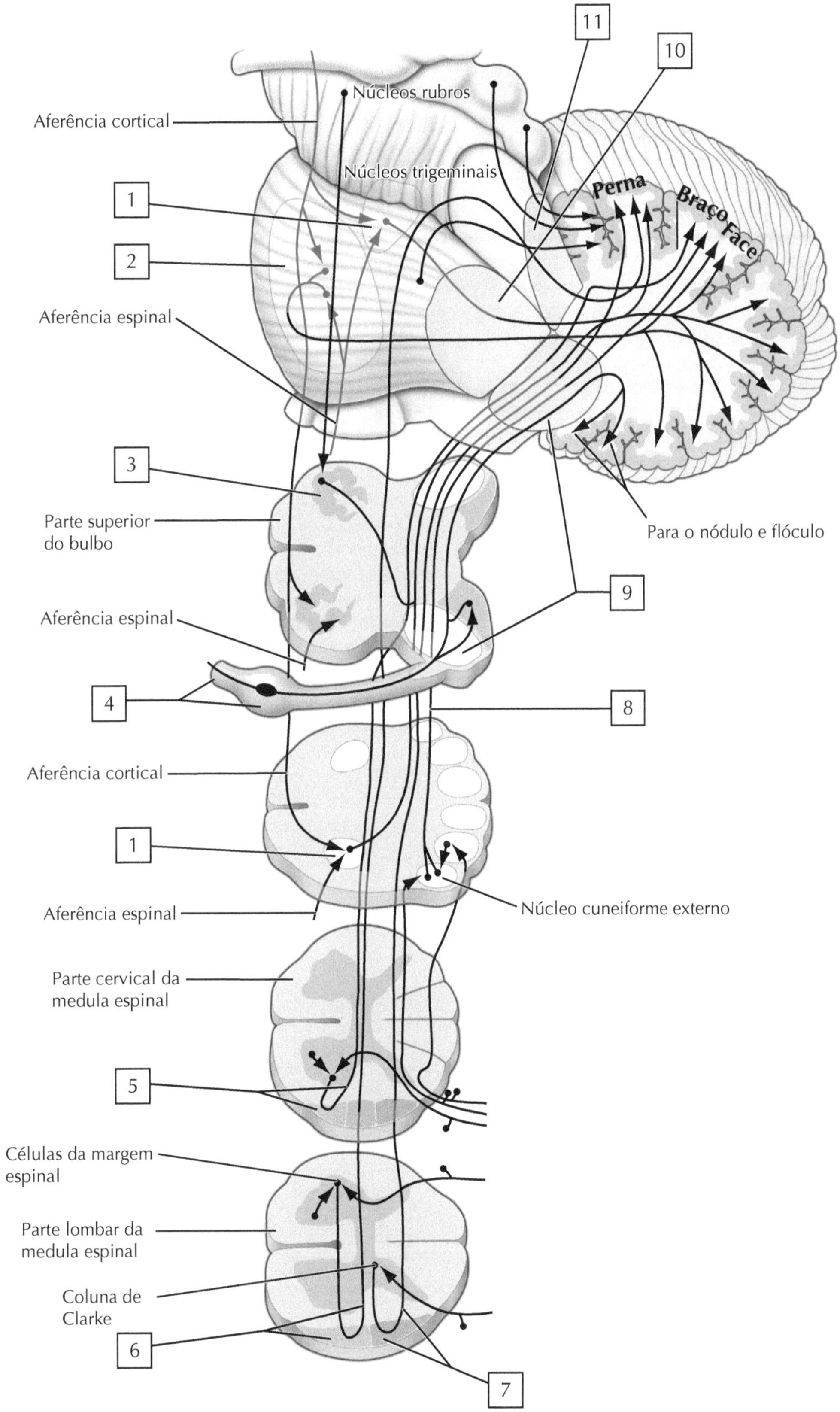
11
10
Núcleos rubros
Aferência cortical
Núcleos trigeminais
1
Perna
Braço
Face
2
Aferência espinal
3
Parte superior do bulbo
Para o nódulo e flóculo
9
Aferência espinal
4
8
Aferência cortical
1
Núcleo cuneiforme externo
Aferência espinal
Parte cervical da medula espinal
5
Células da margem espinal
Parte lombar da medula espinal
Coluna de Clarke
6
7

Vias Eferentes Cerebelares

As vias eferentes cerebelares são organizadas de acordo com o esquema do córtex cerebelar de axônios das células de Purkinje, até os núcleos profundos e **neurônios motores superiores (NMSs)**. Os núcleos profundos são as eferências finais do cerebelo para os NMSs. O **núcleo do fastígio** recebe aporte do verme do cerebelo (incluindo o lobo anterior) e do lóbulo floculonodular e se projeta via **PCI** para os núcleos vestibulares e reticulares, incluindo o **núcleo vestibular lateral** (origem do trato vestibulospinal lateral) e a **formação reticular pontina medial e bulbar** (origem dos tratos reticulospinais pontino e bulbar). Alguns axônios da célula de Purkinje do verme do cerebelo e do lóbulo floculonodular projetam-se diretamente para o **núcleo vestibular lateral** através do PCI; isso levou alguns neurocientistas a considerarem o núcleo vestibular lateral um **quinto núcleo cerebelar profundo** (além do seu papel como núcleo sensitivo secundário e um grupo de células de NMIs). Os **núcleos globoso e emboliforme** recebem aporte aferente da região em torno do verme do cerebelo e projetam-se principalmente para o **núcleo rubro** via **projeções cruzadas (decussação) do pedúnculo cerebelar superior (PCS)**; o núcleo rubro é a origem do trato rubrospinal; uma pequena parte dos axônios dos núcleos globoso e emboliforme projeta-se para os **núcleos ventral anterior (VA) e ventrolateral (VL) do tálamo**. O **núcleo denteado** recebe informações dos hemisférios cerebelares laterais e envia projeções cruzadas através da decussação do PCS para os núcleos VA e VL do tálamo, que, por sua vez, projetam axônios através do **ramo posterior da cápsula interna** para o **córtex motor, córtex pré-motor e córtex motor suplementar,** as regiões corticais da origem do trato corticospinal. Desse modo, as eferências do cerebelo, especialmente as eferências motoras, são direcionadas sistematicamente para os sistemas de NMS a fim de alcançar a moderação e a coordenação do movimento.

PINTE as seguintes estruturas, usando uma cor diferente para cada uma delas.

- ☐ **1. Córtex motor, córtex pré-motor e córtex suplementar (áreas 4 e 6)**
- ☐ **2. Ramo posterior da cápsula interna**
- ☐ **3. Núcleo ventrolateral do tálamo**
- ☐ **4. Núcleo ventral anterior do tálamo**
- ☐ **5. Decussação do pedúnculo cerebelar superior (PCS)**
- ☐ **6. Núcleo rubro**
- ☐ **7. Núcleo do fastígio**
- ☐ **8. Núcleo globoso**
- ☐ **9. Núcleo emboliforme**
- ☐ **10. Pedúnculo cerebelar inferior (PCI)**
- ☐ **11. Formação reticular pontina e bulbar**
- ☐ **12. Núcleo vestibular lateral**

Nota Clínica

O cerebelo é um alvo significante para os efeitos tóxicos de agentes farmacêuticos e toxinas ambientais. Alguns medicamentos, em dose terapêutica por um período prolongado ou em dose tóxica, podem produzir manifestações cerebelares, habitualmente comprometimento da marcha e depois ataxia de algum membro. Possíveis medicamentos danosos incluem anticonvulsivantes (fenitoína, carbamazepina, barbitúricos, valproato), alguns agentes quimioterápicos e alguns agentes psicoativos (especialmente neurolépticos). Os agentes tóxicos que danificam o cerebelo incluem organofosforados, alguns solventes orgânicos e alguns metais pesados (metil-mercúrio, chumbo, tálio).

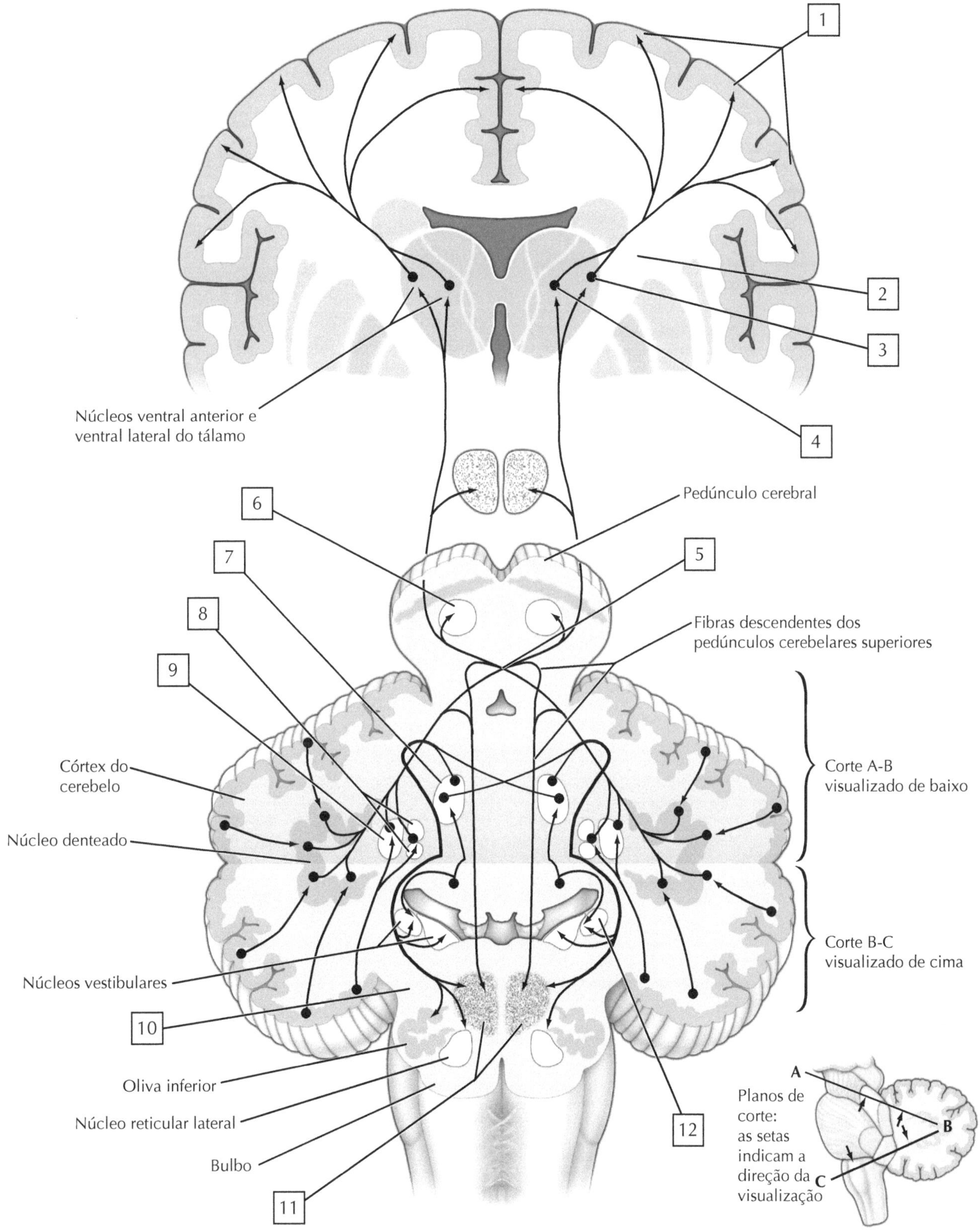
1
2
3
4
Núcleos ventral anterior e ventral lateral do tálamo
6
Pedúnculo cerebral
7
5
8
Fibras descendentes dos pedúnculos cerebelares superiores
9
Corte A-B visualizado de baixo
Córtex do cerebelo
Núcleo denteado
Corte B-C visualizado de cima
Núcleos vestibulares
10
Oliva inferior
Núcleo reticular lateral
Bulbo
11
12
A
B
C
Planos de corte: as setas indicam a direção da visualização

10 Diagrama Esquemático dos Eferentes Cerebelares para os Neurônios Motores Superiores

Este diagrama esquemático demonstra a relação entre regiões específicas dos hemisférios do cerebelo, os núcleos profundos do cerebelo e os sistemas de NMS. O **verme do cerebelo**, **flóculo** e **nódulo** projetam-se para o **núcleo do fastígio**, que, por sua vez, regula o **núcleo vestibular lateral** e os **núcleos pontino medial e reticular bulbar** que originam o trato vestibular lateral e os tratos reticulospinal pontino e bulbar, respectivamente. A **área em torno de verme do cerebelo** projeta-se para os **núcleos globoso e emboliforme**, que, por sua vez, regulam o **núcleo rubro** e seu trato rubrospinal. Os **hemisférios laterais do cerebelo** projetam-se para o **núcleo denteado**, que, por sua vez, regula os **núcleos ventral anterior (VA) e ventrolateral (VL) do tálamo**. Esses núcleos talâmicos projetam-se para **áreas corticais motoras**, **pré-motoras** e **suplementares**, que originam o **trato corticospinal**. As áreas corticais relacionadas à motricidade também dão origem a projeções corticopontinas para os **núcleos pontinos** (que fornecem informações corticais para o cerebelo) e a **projeção corticorrubral** (que contribui para a regulação do sistema rubrospinal).

PINTE as seguintes estruturas, usando uma cor diferente para cada uma delas.

- ☐ **1. Áreas corticais motoras, pré-motoras e suplementares**
- ☐ **2. Núcleos ventral anterior (VA) e ventrolateral (VL) do tálamo**
- ☐ **3. Núcleos pontinos**
- ☐ **4. Núcleo rubro**
- ☐ **5. Trato corticospinal**
- ☐ **6. Projeções corticorrubrais**
- ☐ **7. Núcleos globoso e emboliforme**
- ☐ **8. Núcleo denteado**
- ☐ **9. Hemisférios laterais do cerebelo**
- ☐ **10. Área em torno do verme do cerebelo**
- ☐ **11. Flóculo**
- ☐ **12. Núcleo vestibular lateral**
- ☐ **13. Núcleos pontino medial e reticular medial**
- ☐ **14. Nódulo**
- ☐ **15. Núcleo do fastígio**
- ☐ **16. Verme do cerebelo**

Nota Clínica

O cerebelo ajuda a suavizar e coordenar as atividades dos NMSs. O trato corticospinal regula os movimentos finos, especializados, particularmente na mão e nos dedos da mão. Uma grande região do cerebelo e o *feedback* para o cerebelo através do sistema córtico-pontocerebelar é dedicada a essa tarefa. O sistema rubrospinal ajuda a regular os movimentos flexores dos membros, com a área em torno do verme do cerebelo promovendo a modulação cerebelar. O trato vestibulospinal lateral e os tratos reticulospinal pontino e bulbar ajudam a regular tônus e postura básicos, auxiliados pelo verme do cerebelo e pelos lóbulos floculonodulares (chamados às vezes de vestibulocerebelo). A perda de regulação corticospinal e corticorrubral resulta em decorticação (membros superiores flexionados, membros inferiores estendidos). A perda adicional dos tratos rubrospinais resulta em descerebração (os quatro membros estendidos). A perda adicional da regulação vestibulospinal e reticulospinal é, em geral, incompatível com a vida.

Diagrama Esquemático dos Eferentes Cerebelares para os Neurônios Motores Superiores

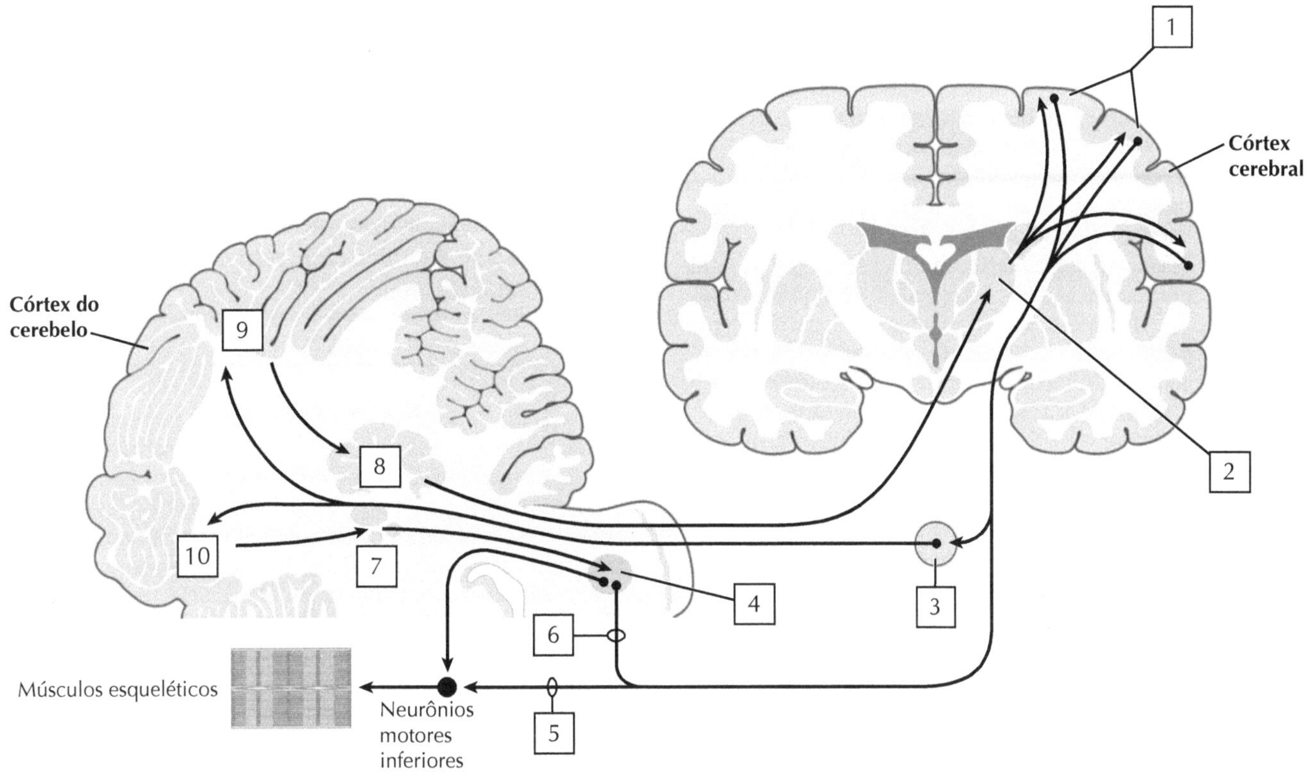

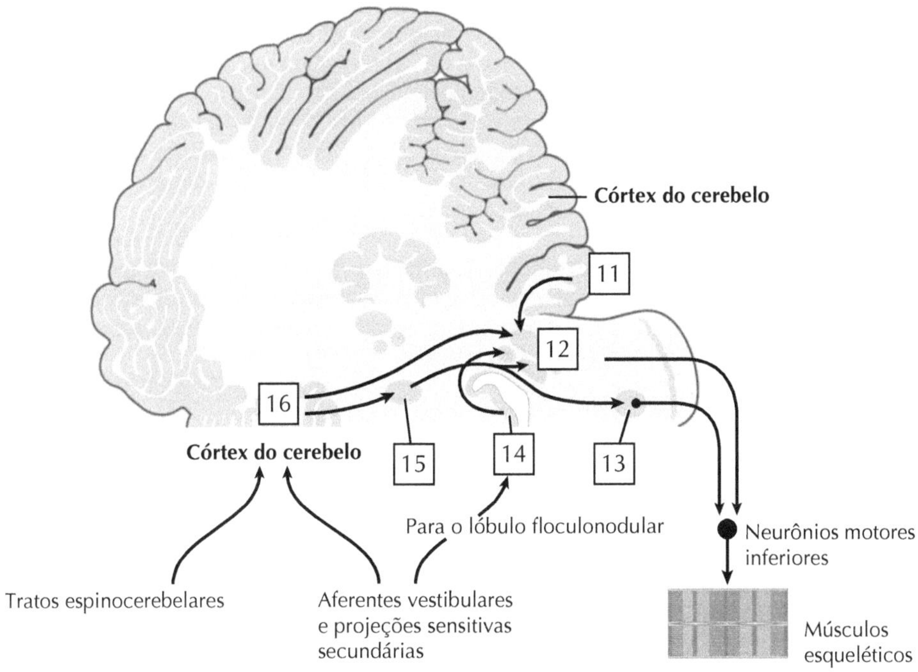

10 Conexões com os Núcleos da Base

Os núcleos da base são um grupo de núcleos prosencefálicos, incluindo o estriado **(núcleo caudado, putame)** e o **pálido (globo pálido)**; o **subtálamo** (diencéfalo) e a **substância negra** (mesencéfalo)[a] também fazem parte do circuito dos núcleos da base. Este sistema auxilia os circuitos talamocorticais a selecionar programas de atividades desejados e aprendidos e a suprimir ou manter sob controle programas de atividades indesejados ou interferentes. Eles são mais bem conhecidos clinicamente por seu envolvimento nos distúrbios de movimento, mas também participam das atividades cognitivas, afetivas, viscerais (autônomas), oculomotoras, dentre outras. A conectividade forma circuitos do córtex aos núcleos da base e ao tálamo, votando para o córtex.

Áreas disseminadas do córtex cerebral se projetam para o núcleo caudado e o putame **(projeções corticostriadas)**. O caudado e o putame enviam conexões para os segmentos interno e externo do globo pálido. O **segmento interno do globo pálido** envia axônios para os núcleos talâmicos (VA, VL, centromediano) através do **fascículo lenticular** e da **alça lenticular**. Os núcleos VA e VL regulam as áreas corticais (4 e 6) que originam o sistema corticospinal e o controle cortical dos outros NMSs do tronco encefálico. O **segmento externo do globo pálido** está interconectado reciprocamente com o núcleo subtalâmico. A **parte compacta da substância negra** origina a **via dopaminérgica nigroestriatal** (para o núcleo caudado e o putame), cujo dano está envolvido na doença de Parkinson. Os núcleos da rafe rostral enviam axônios serotoninérgicos ascendentes para as estruturas dos núcleos da base, incluindo o estriado.

PINTE as seguintes estruturas, usando uma cor diferente para cada uma delas.

- ☐ **1. Núcleo caudado**
- ☐ **2. Núcleos talâmicos (VA, VL, centromediano)**
- ☐ **3. Subtálamo (núcleo subtalâmico)**
- ☐ **4. Parte compacta da substância negra**
- ☐ **5. Segmento interno do globo pálido**
- ☐ **6. Segmento externo do globo pálido**
- ☐ **7. Globo pálido**
- ☐ **8. Putame**
- ☐ **9. Projeções corticostriadas**
- ☐ **10. Via dopaminérgica nigroestriatal**
- ☐ **11. Substância negra**

Nota Clínica

A **doença de Parkinson** é uma condição neurodegenerativa na qual neurônios dopaminérgicos da parte compacta da substância negra morrem e extensas projeções axonais da via dopaminérgica nigroestriatal são perdidas. Os axônios restantes tentam compensar liberando mais dopamina, que leva a mais deterioração dos terminais dopaminérgicos no estriado via dano oxidativo decorrente de metabólitos tóxicos da dopamina. A doença de Parkinson causa **bradicinesia** (dificuldade para iniciar e parar os movimentos), **tremor de repouso**, **rigidez muscular** (em toda a amplitude de movimento, flexora e extensora, "rigidez em tubo de chumbo") e **instabilidade postural**.

A **doença de Huntington** é um distúrbio neurodegenerativo progressivo (herança dominante, cromossomo 4 com repetições de trinucleotídeos) envolvendo perda de neurônios no núcleo caudado e outras estruturas, com movimentos coreiformes concomitantes (movimentos vigorosos semelhantes a dança), declínio cognitivo e disfunção afetiva. Outros distúrbios de movimento dos núcleos da base incluem **distonia**, **atetose** (movimentos lentos de contorção) e **torcicolo espasmódico** (movimentos de contorção dos músculos do pescoço). A **síndrome de Tourette** envolve tiques e vocalizações involuntárias, grunhidos, às vezes episódios de xingamento explosivo e comportamento hiperativo, muitas vezes começando na infância.

[a]N.R.T.: O subtálamo e a substância negra são funcionalmente estruturas dos núcleos da base, mas anatomicamente são estruturas, respectivamente, do diencéfalo e do mesencéfalo.

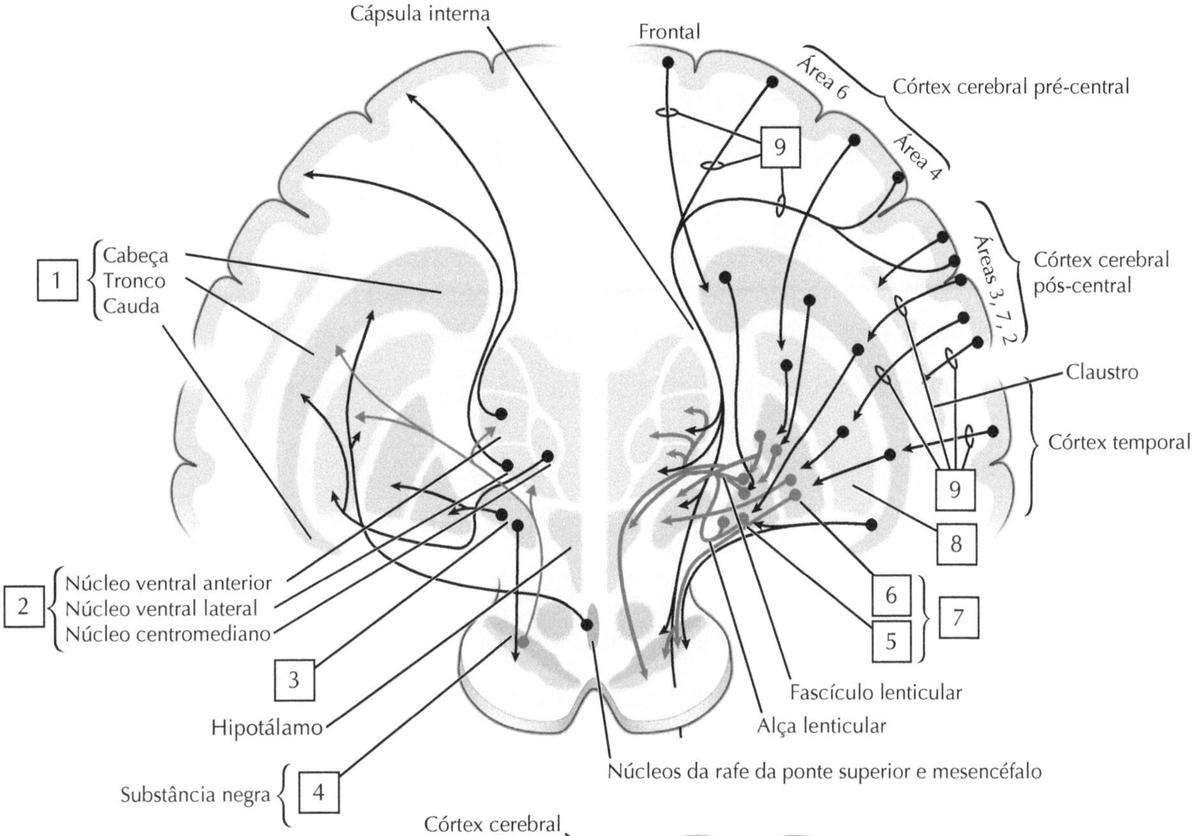

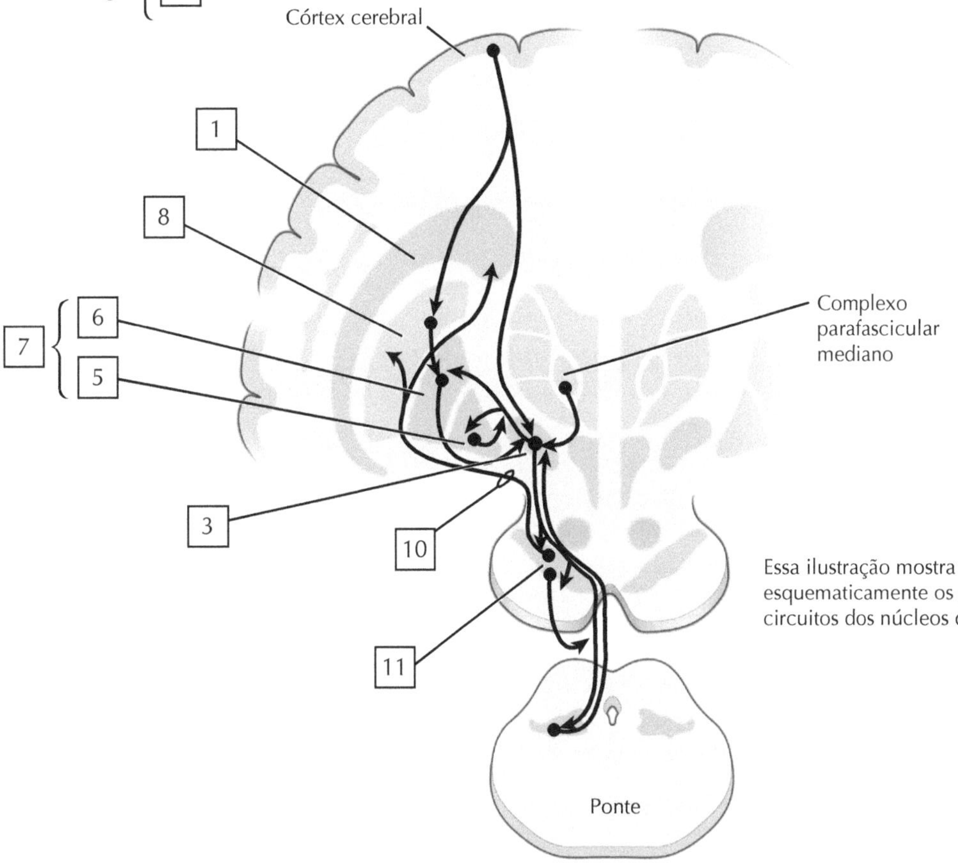

Essa ilustração mostra esquematicamente os principais circuitos dos núcleos da base

Capítulo 11 Sistemas Límbico-Autônomo-Hipotalâmicos

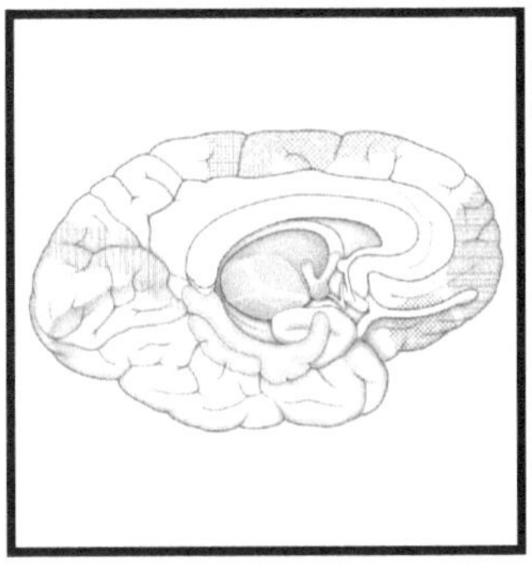
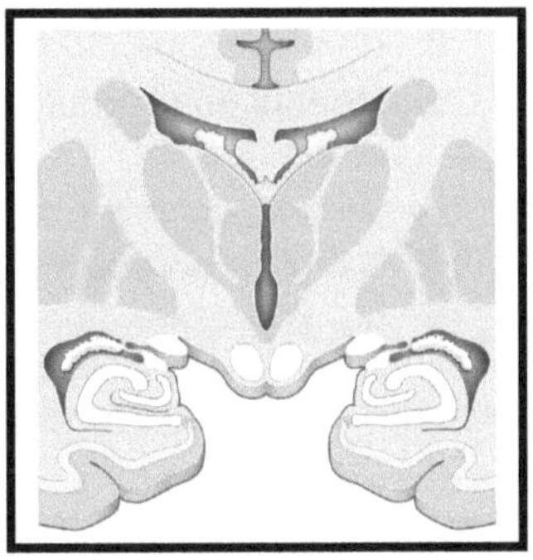
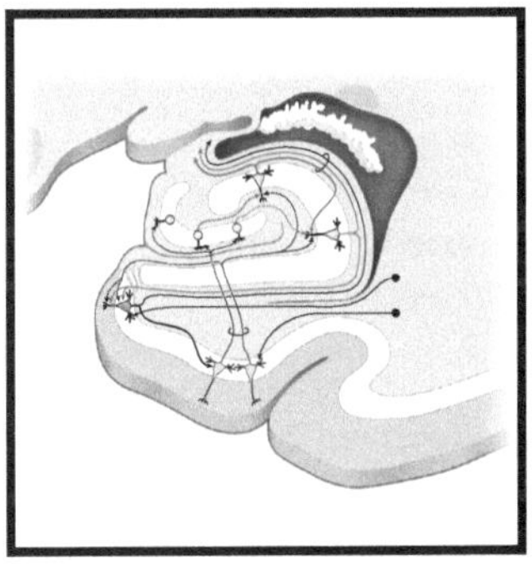
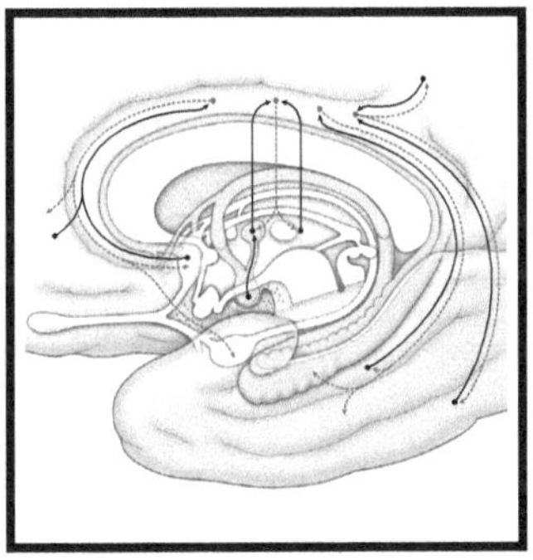

11 Organização Geral da Divisão Autônoma do Sistema Nervoso

A divisão autônoma do sistema nervoso (sistema nervoso autônomo [SNA]) é responsável pela regulação das atividades viscerais, em coordenação com as atividades neuroendócrinas, coordenadas pelo **hipotálamo.** O SNA consiste em uma parte simpática (sistema ativacional, de luta ou fuga) e uma parte **parassimpática** (sistema silencioso, homeostático, reparador). Alguns neurocientistas consideram o sistema nervoso entérico um terceiro componente do SNA; no entanto, o sistema nervoso entérico é uma coleção periférica predominantemente independente de neurônios associados ao intestino, que recebe aporte simpático e parassimpático, com atuação autônoma.

O SNA é composto por uma cadeia bineuronal que interconecta neurônios pré-ganglionares na parte central do sistema nervoso (sistema nervoso central [SNC]) a células ganglionares na periferia, que, por sua vez, suprem os tecidos-alvo, incluindo músculo liso, músculo cardíaco, glândulas secretoras, tecidos metabólicos (p. ex., fígado tecido adiposo), e imunócitos nos órgãos linfoides tanto primários quanto secundários, tecido linfoide associado à mucosa (intestinal, pulmonar) e pele. A parte simpática do sistema nervoso é um sistema **toracolombar**, com corpos celulares pré-ganglionares encontrados no **corno (lateral) da coluna intermediolateral da medula espinal T1-L2**. Os axônios pré-ganglionares mielinizados saem pelas raízes ventrais, atravessam o ramo comunicante branco e, então, fazem sinapse nos **gânglios da cadeia simpática (gânglios paravertebrais)** ou continuam nos **nervos esplâncnicos** para fazer sinapse nos **gânglios colaterais (pré-vertebrais) simpáticos**, mais próximos do tecido-alvo inervado. Alguns axônios simpáticos pré-ganglionares (T10-L1) estão localizados em nervos esplâncnicos, fazem sinapse diretamente nas **células cromafins da medula da glândula suprarrenal** e regulam a liberação de epinefrina e norepinefrina como parte do sistema simpático-suprarrenal. Axônios simpáticos pós-ganglionares não mielinizados distribuem-se no tecido-alvo.

A parte parassimpática do sistema nervoso é um sistema **craniossacral**. Ele se origina de neurônios pré-ganglionares no tronco encefálico (**núcleo de Edinger-Westphal [NC III], núcleo salivatório superior [NC VII], núcleo salivatório inferior [NC IX] e núcleo motor [autônomo] dorsal do nervo vago [NC X]**) e na **coluna de células intermediomedial na substância cinzenta intermediária da medula espinal S2-S4**. Os axônios mielinizados avançam em seus respectivos nervos cranianos ou raízes nervosas sacrais e nervos pélvicos, e fazem sinapse nos **gânglios intramurais**, localizados próximo ou no interior do tecido-alvo inervado. A maioria dos axônios parassimpáticos pós-ganglionares também é não mielinizada; as projeções axonais do gânglio ciliar para o músculo ciliar e o músculo constritor pupilar são mielinizadas.

Os axônios simpáticos pós-ganglionares liberam norepinefrina como seu principal neurotransmissor (com neuropeptídeos colocalizados), que atua em subgrupos de receptores alfa e beta-adrenérgicos nos tecidos-alvo. Os axônios parassimpáticos pós-ganglionares liberam acetilcolina como seu principal neurotransmissor (com neuropeptídeos colocalizados), que atua em subconjuntos de receptores nicotínicos e colinérgicos muscarínicos. Todos os axônios pré-ganglionares liberam acetilcolina como principal neurotransmissor para interagir com receptores nicotínicos nas células ganglionares.

PINTE as seguintes estruturas, usando uma cor diferente para cada uma delas.

- ☐ 1. **Núcleo de Edinger-Westphal**
- ☐ 2. **Núcleo salivatório superior**
- ☐ 3. **Núcleo salivatório inferior**
- ☐ 4. **Núcleo motor (autônomo) dorsal do NC X**
- ☐ 5. **Coluna intermediolateral no corno lateral**
- ☐ 6. **Substância cinzenta intermediária da medula espinal S2-S4**
- ☐ 7. **Gânglios da cadeia simpática**
- ☐ 8. **Nervo esplâncnico**
- ☐ 9. **Medula da glândula suprarrenal (local das células cromafins)**
- ☐ 10. **Gânglio colateral simpático**
- ☐ 11. **Gânglios parassimpáticos intramurais**
- ☐ 12. **Regiões hipotalâmicas que regulam o efluxo autônomo pré-ganglionar**

Nota Clínica

O equilíbrio entre a ativação simpática e o reparo parassimpático e a manutenção homeostática é essencial para a sobrevivência do organismo. A ativação simpática é essencial para a reação a situações de perigo e a condições adversas internas e externas. No entanto, a ativação simpática crônica, que ocorre em seres humanos em virtude de circunstâncias pessoais, financeiras, sociais, entre outras (p. ex., isolamento em uma epidemia), é extremamente prejudicial ao bem-estar do indivíduo, contribuindo para o desenvolvimento de doenças cardiovasculares, doenças cerebrovasculares, hipertensão arterial sistêmica, desregulação metabólica, como diabetes melito tipo 2 e síndrome metabólica, e respostas imunes debilitadas a vírus e disseminação metastática de cânceres. Muitas das estratégias de relaxamento e abordagens da "medicina complementar" atualmente usadas em muitos pacientes com câncer e outras doenças crônicas induzem um estado parassimpático como componente principal.

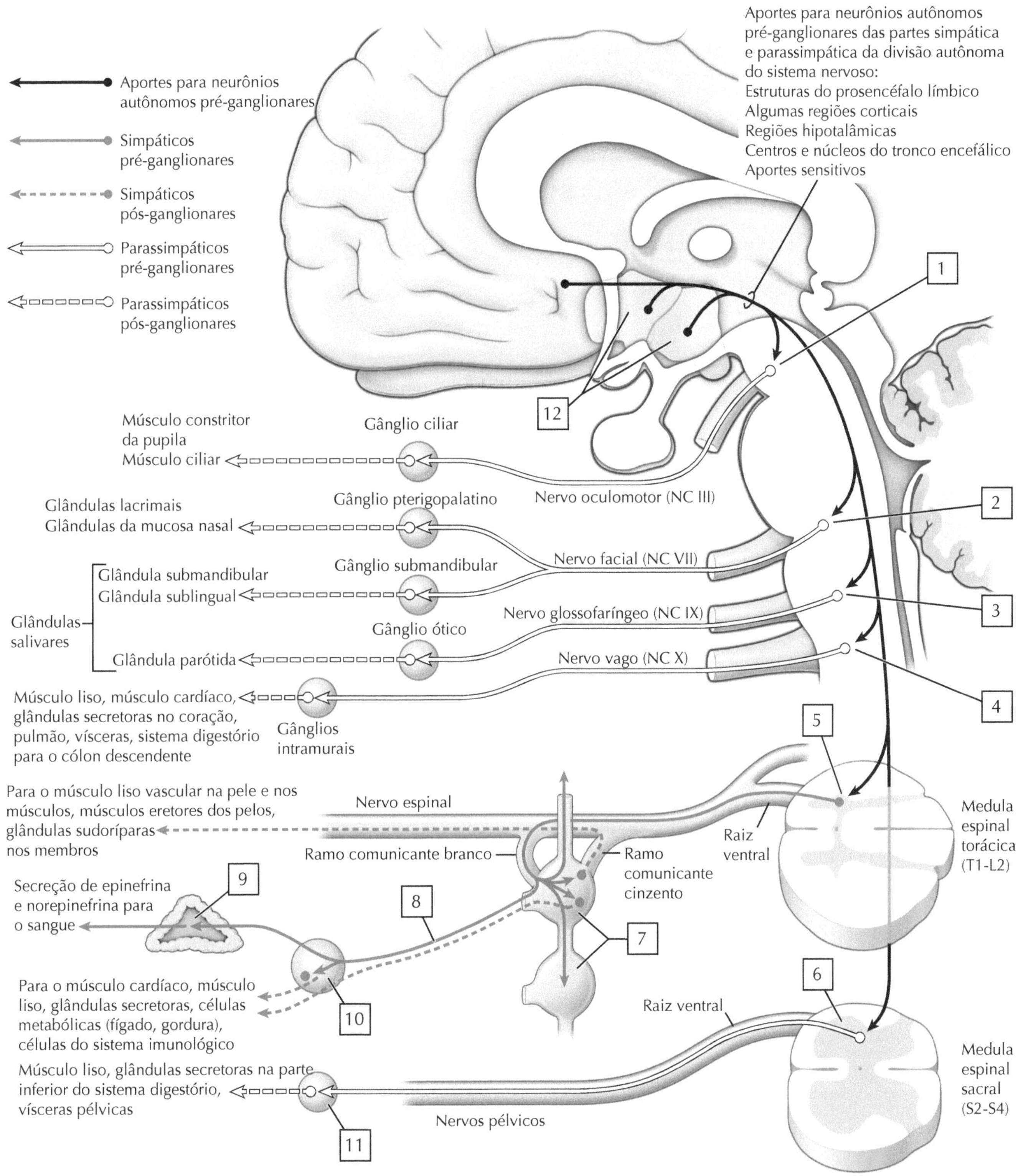
Aportes para neurônios autônomos pré-ganglionares
Simpáticos pré-ganglionares
Simpáticos pós-ganglionares
Parassimpáticos pré-ganglionares
Parassimpáticos pós-ganglionares
Aportes para neurônios autônomos pré-ganglionares das partes simpática e parassimpática da divisão autônoma do sistema nervoso:
Estruturas do prosencéfalo límbico
Algumas regiões corticais
Regiões hipotalâmicas
Centros e núcleos do tronco encefálico
Aportes sensitivos
1
12
Músculo constritor da pupila
Músculo ciliar
Gânglio ciliar
Nervo oculomotor (NC III)
Glândulas lacrimais
Glândulas da mucosa nasal
Gânglio pterigopalatino
2
Nervo facial (NC VII)
Gânglio submandibular
Glândula submandibular
Glândula sublingual
Glândulas salivares
Nervo glossofaríngeo (NC IX)
3
Gânglio ótico
Glândula parótida
Nervo vago (NC X)
4
Músculo liso, músculo cardíaco, glândulas secretoras no coração, pulmão, vísceras, sistema digestório para o cólon descendente
Gânglios intramurais
5
Para o músculo liso vascular na pele e nos músculos, músculos eretores dos pelos, glândulas sudoríparas nos membros
Nervo espinal
Raiz ventral
Medula espinal torácica (T1-L2)
Ramo comunicante branco
Ramo comunicante cinzento
9
Secreção de epinefrina e norepinefrina para o sangue
8
7
Para o músculo cardíaco, músculo liso, glândulas secretoras, células metabólicas (fígado, gordura), células do sistema imunológico
10
6
Raiz ventral
Medula espinal sacral (S2-S4)
Músculo liso, glândulas secretoras na parte inferior do sistema digestório, vísceras pélvicas
Nervos pélvicos
11

11 Regiões do Prosencéfalo Associadas ao Hipotálamo

Os componentes clássicos do prosencéfalo límbico, incluindo os corpos amigdaloides (responsividade emocional), a formação hipocampal (consolidação da memória em curto prazo), os núcleos septais (reatividade emocional aos estímulos ambientais), entre outros, são notáveis por usar a conectividade com o hipotálamo para obter a reatividade visceral/autônoma, neuroendócrina e motora necessária para alcançar suas metas comportamentais e atividades planejadas. No entanto, existem também várias áreas do prosencéfalo, corticais e subcorticais, que são importantes para o controle da responsividade emocional, para a cognição, a aprendizagem e a memória, para a responsividade interna e externa, para a tomada de decisão, entre outras atividades e comportamentos.

Principais regiões associadas à reatividade cortical e límbica no eixo límbico-hipotalâmico-autônomo	
REGIÃO	**FUNÇÕES**
Córtex pré-frontal-dorsolateral (componentes dorsolateral e ventromedial) (ver Prancha 12.5)	Regula funções complexas e tomada de decisões racionais Planejamento e raciocínio, capacidade analítica e intelectual Orientação antecipada para metas e previsão de desfechos futuros Orientação de comportamentos sociais e pessoais apropriados Determinação de certo e errado
Córtex orbitofrontal (parte ventromedial do córtex pré-frontal)	Integração sensitiva (com lobo temporal): olfato, paladar, tato Recompensas, resposta a ganho ou perda Processamento cognitivo e tomada de decisão Envolvido em comportamentos compulsivos, comportamentos repetitivos, impulsos Controle de impulso e inibição de resposta, reatividade emocional Modulação das mudanças corporais associadas à emoção (p. ex., ansiedade) Participa, com o núcleo *accumbens* e o corpo amigdaloide, na regulação de comportamentos compulsivos, comportamento repetitivo e impulsos
Córtex cingulado anterior	Ajuda a regular o afeto e circunstâncias emocionalmente desconfortáveis Ajuda a detectar erros e falhas no alcance de metas Auxilia na tomada de decisões e expectativas e preparação para atividades Ajuda a regular processos fisiológicos (frequência cardíaca, pressão arterial) Interconecta o sistema límbico emocional com o córtex pré-frontal cognitivo
Córtex cingulado posterior	Contribui para a conscientização humana, cognição conduzida internamente Papel ativo no pensamento e planejamento para o futuro Foco de atenção Participa na recuperação da memória episódica Atua na conscientização da dor
Giro para-hipocampal	Codificação e recuperação da memória Ajuda na orientação no ambiente Codifica cenas ambientais coletivas, não relacionadas a componentes individuais Lado direito: ajuda a identificar contextos sociais, como sarcasmo

Principais regiões associadas à reatividade cortical e límbica no eixo límbico-hipotalâmico-autônomo	
REGIÃO	**FUNÇÕES**
Córtex entorrinal	Auxilia na memória e orientação, atua nas memórias declarativas (episódica, pessoal, semântica) e memória espacial Processa familiaridade de sinais envolvidos no condicionamento
Subículo dorsal	Ajuda a regular o eixo hipotálamo-hipófise-suprarrenal
Córtex insular	Participa na consciência, homeostase corporal e percepção Atua na emoção, empatia e compaixão Percepção (calor e frio do corpo, distensão abdominal, distensão da bexiga urinária, dispneia, odores desagradáveis) Percepção da sensação vestibular, equilíbrio e vertigem Atua no riso, choro, resposta emocional à música
Unco, córtex periamigdaloide	Olfação

Para uma discussão intrigante e fascinante dessas áreas corticais, consulte Sapolsky RM. Behave: The Biology of Humans at Our Best and Worst. New York, Penguin Press, 2017.

PINTE as seguintes estruturas, usando uma cor diferente para cada uma delas.

- ☐ **1. Giro cingulado posterior**
- ☐ **2. Giro cingulado anterior**
- ☐ **3. Córtex pré-frontal (especialmente dorsolateral)**
- ☐ **4. Hipotálamo**
- ☐ **5. Córtex orbitofrontal (especialmente córtex pré-frontal ventromedial)**
- ☐ **6. Unco**
- ☐ **7. Corpo amigdaloide (núcleos subcorticais, profundo ao córtex)**
- ☐ **8. Formação hipocampal**
- ☐ **9. Giro para-hipocampal**

Nota Clínica

Muitas dessas regiões corticais são complexas, extremamente interativas e interconectam as reatividades emocional, cognitiva e comportamental, e a aprendizagem e a memória, relacionadas a condições internas e externas. Disfunção em algumas dessas áreas pode estar envolvida em comportamentos psicopáticos (p. ex., pré-frontal), comportamentos compulsivos, depressão, transtornos do espectro autista e muitas outras condições neuropsiquiátricas. Alguns dos aportes regulatórios (p. ex., noradrenérgicos, dopaminérgicos, serotoninérgicos, colinérgicos) ativam funções tanto normais quanto anormais (p. ex., depressão) de muitas dessas regiões.

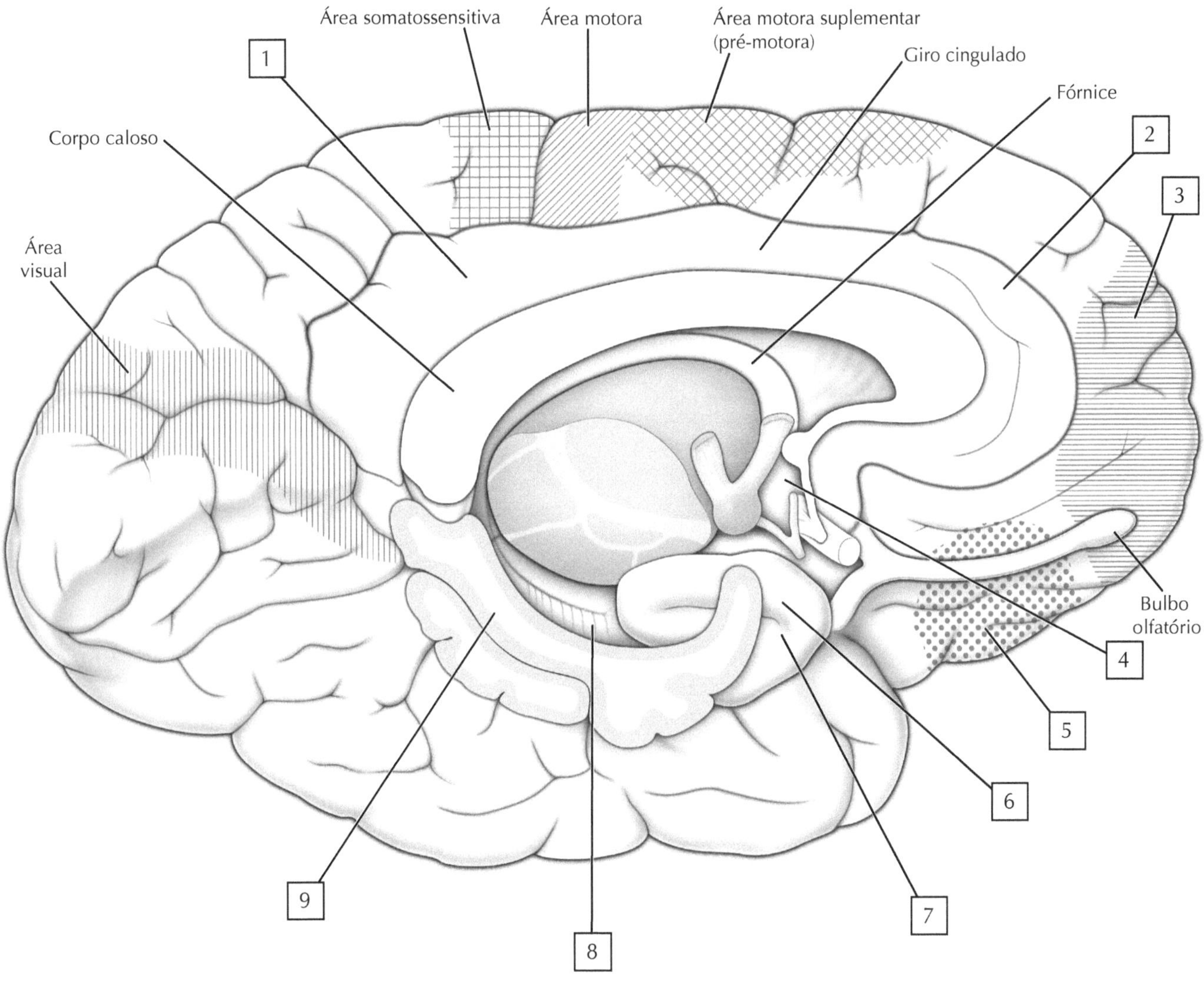
Área somatossensitiva
Área motora
Área motora suplementar (pré-motora)
Giro cingulado
Fórnice
Corpo caloso
Área visual
Bulbo olfatório
1
2
3
4
5
6
7
8
9

11 Vias Aferentes e Eferentes Associadas ao Hipotálamo

As estruturas prosencefálicas corticais e subcorticais, especialmente aquelas envolvidas na interpretação do mundo externo e do ambiente interno, fornecem o contexto e a reatividade emocionais, a responsividade cognitiva, a reatividade baseada em associações e memórias passadas e respostas individualizadas para fornecer o comportamento ideal visando à sobrevivência e à atenção às necessidades para o bem-estar. Muitas dessas respostas exigem a ativação de circuitos específicos do hipotálamo (p. ex., alimentar-se, beber, respostas defensivas, termorregulação, outras funções viscerais), bem como o equilíbrio entre a ativação simpática (luta ou fuga, engajamento ativo) e a ativação parassimpática (estado silencioso, homeostático, reparativo).

O principal aporte para o **hipotálamo** provém da formação hipocampal e do subículo **(fórnice)**; dos núcleos amigdaloides **(estria terminal, via amigdalofugal ventral)**; do **córtex pré-frontal (dorsolateral e ventromedial [parte do córtex orbitofrontal])**; do **córtex cingulado** (indiretamente); do **tálamo** (núcleos anteriores); da **retina** (para o núcleo supraquiasmático); e de muitas outras áreas do prosencéfalo. O hipotálamo responde por meio conexões que fornecem ação integrada de circuitos motores e autônomo visceral e circuitos neuroendócrinos, resultando nos comportamentos apropriados e na ativação fisiológica para alcançar os efeitos finais desejados. Esses canais eferentes hipotalâmicos incluem o **feixe prosencefálico mediano descendente** (principalmente componentes simpáticos), o **fascículo longitudinal dorsal** (principalmente componentes parassimpáticos) e o **trato mamilotegmental** (a partir dos núcleos mamilares) e conexões descendentes diretas do núcleo paraventricular (NPV) do hipotálamo para os neurônios pré-ganglionares simpáticos e parassimpáticos e o núcleo do trato solitário caudal. Conexões do hipotálamo para o eixo neuroendócrino são canalizadas pelo trato neuro-hipofisário (supraóptico-hipofisário) (axônios dos núcleos supraópticos e paraventriculares) para secreção de oxitocina e vasopressina (VP) na circulação geral na **neuro-hipófise**, e por axônios que secretam fatores de liberação e fatores de inibição no sistema portal-hipofisário na zona de contato da eminência mediana para a regulação da liberação dos hormônios da adeno-hipófise.

PINTE as seguintes estruturas, usando uma cor diferente para cada uma delas.

- ☐ 1. **Fórnice**
- ☐ 2. **Córtex cingulado**
- ☐ 3. **Tálamo**
- ☐ 4. **Córtex pré-frontal**
- ☐ 5. **Hipotálamo (núcleos)**
- ☐ 6. **Córtex orbitofrontal**
- ☐ 7. **Hipófise**
- ☐ 8. **Via amigdalofugal ventral**
- ☐ 9. **Trato mamilotegmental**
- ☐ 10. **Fascículo longitudinal posterior**
- ☐ 11. **Feixe prosencefálico mediano descendente**
- ☐ 12. **Estria terminal**

Nota Clínica

O hipotálamo regula a liberação dos hormônios da adeno-hipófise (afetando praticamente todos os órgãos e sistemas do corpo), secreta vasopressina (regulando o balanço hídrico e a osmolalidade dos líquidos) e oxitocina na circulação sistêmica na neuro-hipófise e fornece circuitos neurais para termorregulação, controle da função cardíaca e regulação da pressão arterial (em curto e longo prazo), controle do apetite e da fome, ingestão de alimentos, peso corporal e metabolismo, respostas agressivas *versus* respostas passivas a fatores ambientais ou internos, e modulação de respostas imunes, entre outras funções. Danos aos mecanismos hipotalâmicos ou neuroendócrinos (p. ex., adenoma hipofisário) podem resultar na interrupção direta desses circuitos e neurônios hipotalâmico-chave, levando a funções viscerais e respostas neuroendócrinas patológicas (p. ex., hipotireoidismo, amenorreia, diabetes insípido). Além disso, transtornos ou funcionamento anormal do aporte ao prosencéfalo límbico também podem induzir mecanismos hipotalâmicos com consequentes respostas patológicas (p. ex., ansiedade e medo imobilizando as respostas apropriadas ou adaptativas do indivíduo a estímulos externos ou internos).

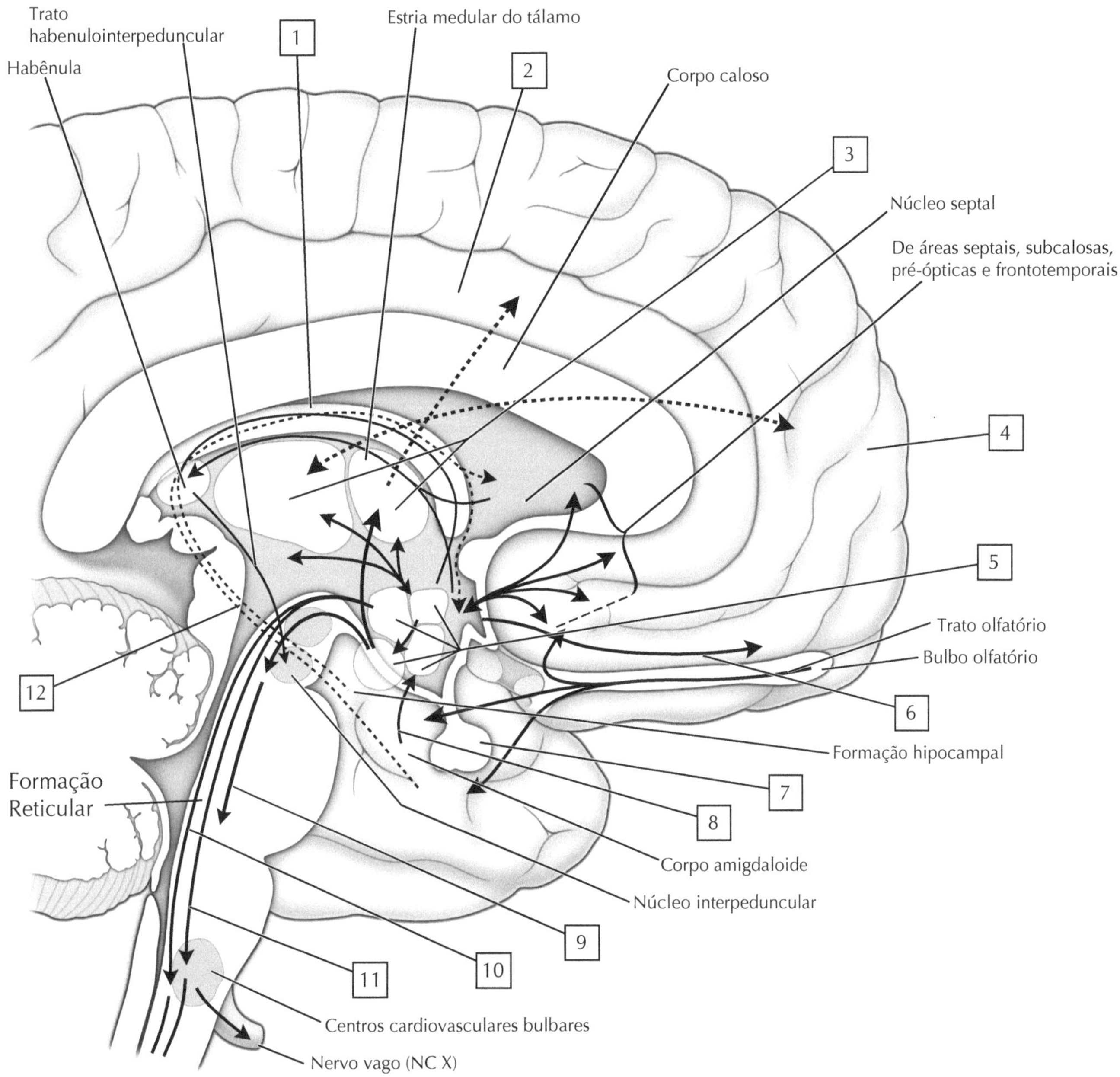

As setas representam as vias aferentes e eferentes

11 Núcleo Paraventricular do Hipotálamo

O **NPV** é um pequeno núcleo na região medial superior do **hipotálamo,** ao longo de ambos os lados da parte superior do terceiro ventrículo. Ele contém uma coleção notável de neurônios quimicamente específicos, muitos com subconjuntos de conectividade tanto no hipotálamo quanto com regiões distantes do SNC. Este pequeno núcleo ajuda a regular e integrar as funções neuroendócrinas, viscerais, autônomas e límbicas/emocionais.

Os **neurônios magnocelulares do NPV** sintetizam tanto oxitocina quanto arginina VP (principalmente oxitocina) e enviam axônios via trato supraóptico-hipofisário que chegam aos vasos sanguíneos na **neuro-hipófise.** Ocorre transporte axoplasmático ultrarrápido desses hormônios para essa vasculatura e liberados na circulação sistêmica através de capilares fenestrados.

Alguns **neurônios parvocelulares no NPV** sintetizam o fator liberador de corticotropina (CRF), e alguns neurônios parvocelulares sintetizam VP. Esses axônios viajam no trato tuberoinfundibular e terminam no sistema capilar do **sistema vascular portal-hipofisário** na zona de contato da eminência mediana. O CRF e a VP são liberados neste sistema circulatório particular em altas concentrações e influenciam a liberação do hormônio adrenocorticotrófico (ACTH) por pituícitos na **adeno-hipófise.**

Outros **neurônios parvocelulares** enviam axônios descendentes para terminar em neurônios parassimpáticos pré-ganglionares no **núcleo motor dorsal (autônomo) do nervo vago (NC X)** (controle do efluxo parassimpático para o tórax e vísceras abdominais), em neurônios simpáticos pré-ganglionares na **coluna intermediolateral no corno lateral da medula espinal T1-L2** (controle do efluxo simpático), e para neurônios no **núcleo do trato solitário posterior,** um núcleo no bulbo que coordena o equilíbrio da ativação simpática-parassimpática. Projeções adicionais dos neurônios parvocelulares do núcleo paraventricular são distribuídas para os **núcleos amigdaloides**, o ***locus coeruleus*** (a fonte de axônios noradrenérgicos ascendentes, especialmente para o hipotálamo, o prosencéfalo límbico e o córtex cerebral) e para os **núcleos parabraquiais.**

PINTE as seguintes estruturas, usando uma cor diferente para cada uma delas.

- ☐ **1. Núcleo paraventricular (NPV) do hipotálamo**
- ☐ **2. Sistema vascular portal-hipofisário**
- ☐ **3. Adeno-hipófise**
- ☐ **4. Neuro-hipófise**
- ☐ **5. Neurônios parvocelulares no NPV enviando axônios que contêm CRF para a eminência mediana**
- ☐ **6. Núcleo do trato solitário**
- ☐ **7. Coluna intermediolateral no corno lateral da medula espinal T1-L2**
- ☐ **8. Núcleo motor dorsal (autônomo) do nervo vago (NC X)**
- ☐ **9. *Locus coeruleus* na parte superior da ponte**
- ☐ **10. Projeções neuronais parvocelulares para o corpo amigdaloide**
- ☐ **11. Neurônios parvocelulares no NPV enviando axônios descendentes para o núcleo autônomo**
- ☐ **12. Neurônios magnocelulares do NPV projetando-se para a neuro-hipófise**

Nota Clínica

Nos primeiros momentos do rastreamento das conexões do hipotálamo às estruturas autônomas e viscerais no tronco encefálico e medula espinal, presumiu-se que essas projeções descendentes eram polissinápticas e não tinham conectividade motora ou sensitiva precisa. O foco da atenção foi desviado para vias como o feixe mesencefálico mediano descendente e o fascículo longitudinal dorsal, com uma miríade de sistemas axonais que entram, saem e atravessam esses feixes. Técnicas mais detalhadas para o transporte anterógrado e retrógrado e para a identificação de neurônios específicos quimicamente (histoquímica por fluorescência, imuno-histoquímica, hibridação *in situ*) possibilitaram a detecção mais acurada das conexões hipotalâmicas. Surpreendentemente, constatou-se que pequenos neurônios no NPV coordenam o estado ativacional dos sistemas simpático e parassimpático por meio de projeções diretas hipotálamo-bulbares e hipotálamo-espinais, com colaterais adicionais comunicando-se com sistemas autônomos e reguladores-chave do tronco encefálico (*locus coeruleus*, núcleos parabraquiais) e estruturas do mesencéfalo límbico envolvidas no fornecimento de conotação emocional de estímulos e percepções (corpo amigdaloide). Assim, parece que o controle e a conectividade precisos se aplicam ao eixo hipotálamo-autônomo assim como aos sistemas motor e sensitivo.

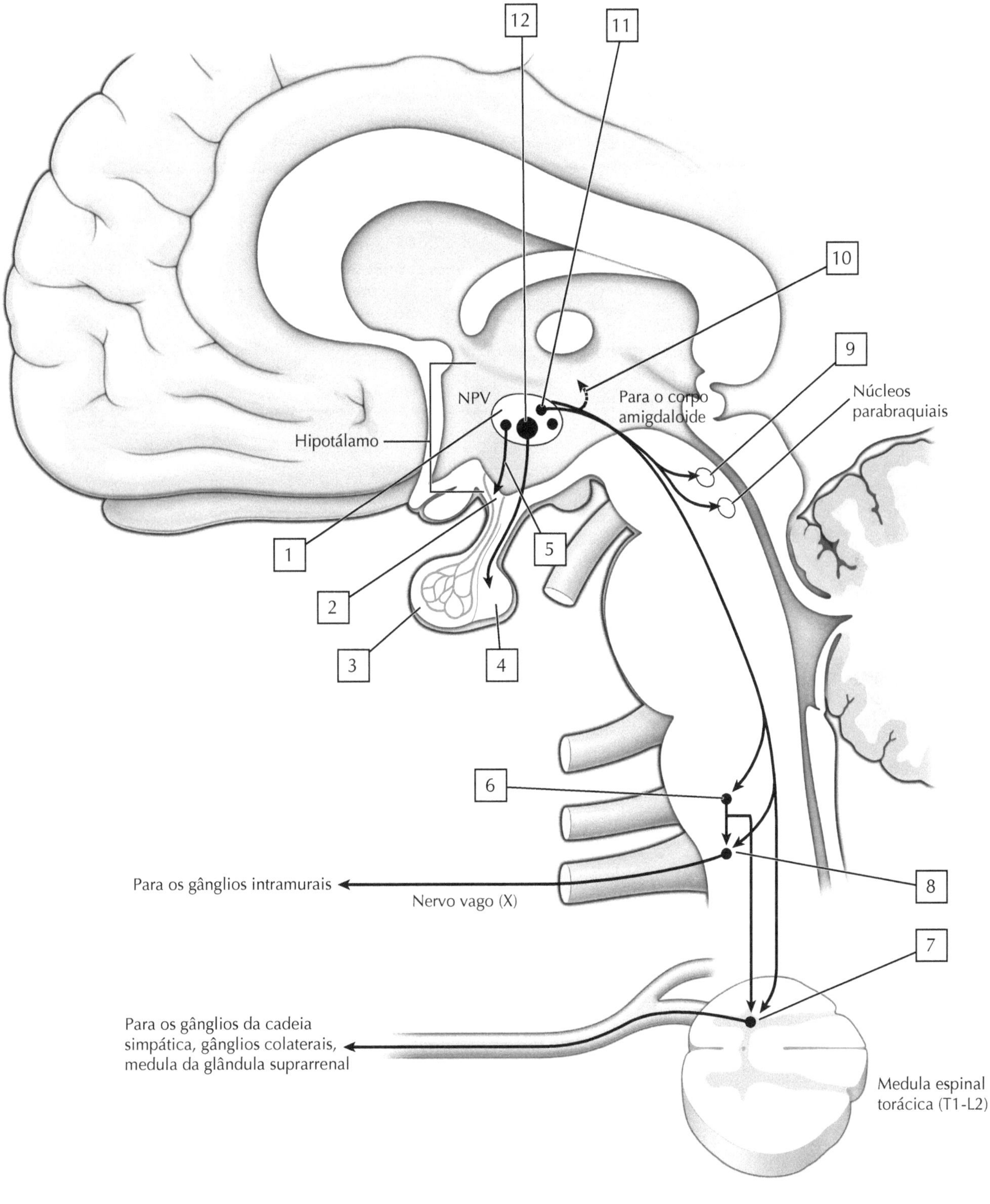

12
11
10
9
Núcleos parabraquiais
NPV
Para o corpo amigdaloide
Hipotálamo
1
5
2
3
4
6
8
Para os gânglios intramurais
Nervo vago (X)
7
Para os gânglios da cadeia simpática, gânglios colaterais, medula da glândula suprarrenal
Medula espinal torácica (T1-L2)

11 Influências da Citocina no Encéfalo e no Comportamento

Alterações do comportamento, especialmente como consequência de doenças infecciosas, podem incluir febre, diminuição do apetite, indução do sono de ondas lentas, letargia e perda de atenção ou interesse ao ambiente externo. Estudos de sinalização bidirecional imunoneural demonstraram que o comportamento a enfermidades é induzido pelas ações da citocina no encéfalo, especialmente da interleucina (IL)-1β, e pode ser bloqueado por um antagonista do receptor de IL-1β. As citocinas (especialmente citocinas inflamatórias IL-1β, IL-6, fator de necrose tumoral-β) e a prostaglandina E2 (PGE_2) têm ampla influência na função neural; elas agem especialmente através do hipotálamo.

As citocinas inflamatórias podem ativar tanto o eixo hipotálamo-hipófise-suprarrenal (HHSR) quanto a parte simpática da divisão autônoma do sistema nervoso, resultando na secreção periférica das duas principais classes de hormônios do estresse, cortisol e catecolaminas (norepinefrina e epinefrina). A ativação crônica dos eixos de estresse por este mecanismo aumenta a probabilidade de ocorrência de doenças crônicas, como doença cardiovascular e acidente vascular encefálico, síndrome metabólica, diabetes melito tipo 2, alguns tipos de câncer ou suas metástases.

As citocinas têm muitos mecanismos pelos quais podem influenciar a função encefálica: (1) as citocinas podem atravessar diretamente a barreira hematencefálica (BHE), especialmente através da **vasculatura cerebral cortical;** (2) as citocinas e a PGE_2 podem passar para o líquido cefalospinal (LCS) através de órgãos circunventriculares como o **órgão vascular da lâmina terminal (OVLT)** e ativar células com conectividade hipotalâmica e visceral; (3) as citocinas podem provocar a liberação de pequenas moléculas como o óxido nítrico, que pode passar diretamente para o encéfalo, através da **vasculatura para o hipotálamo,** e ativar os neurônios; (4) as citocinas e a PGE_2 podem ativar diretamente **aferentes vagais** por meio de interações com **células paraganglionares,** levando à estimulação dos neurônios no **núcleo do trato solitário caudal,** aumentando, assim, as funções autonômicas e as conexões do NPV; (5) as citocinas e a PGE_2 podem ativar **outros aferentes sensitivos primários,** provocar a **liberação de norepinefrina por terminais axônicos pós-ganglionares simpáticos** e modular **ações de neurotransmissores com seus receptores nas células-alvo;** e (6) as citocinas podem modular a **liberação de hormônios hipofisários.**

PINTE as seguintes estruturas, usando uma cor diferente para cada uma delas.

- ☐ **1. Vasculatura cerebral cortical**
- ☐ **2. Órgão vascular da lâmina terminal**
- ☐ **3. Vasculatura para o hipotálamo associada à liberação e às ações do óxido nítrico e da PGE_2**
- ☐ **4. Local de modulação por citocinas da liberação de hormônios da adeno-hipófise**
- ☐ **5. Eferentes vagais nas vísceras**
- ☐ **6. Células paraganglionares associadas a aferentes vagais**
- ☐ **7. Aferentes sensitivos primários somáticos ativados por citocinas e PGE_2**
- ☐ **8. Local de estimulação por citocinas da liberação de norepinefrina por nervos simpáticos pós-ganglionares**
- ☐ **9. Local de modulação por citocinas da sinalização do neurotransmissor nas células-alvo**
- ☐ **10. Núcleo do trato solitário**

Nota Clínica

Estudos em sinalização imunoneural indicam que as citocinas, por meio de muitos dos mecanismos mencionados anteriormente, são capazes de obter acesso tanto ao SNC quanto às regiões periféricas, como aferentes vagais e somáticos, células-alvo e adeno-hipófise. No SNC, citocinas como a IL-1β provocam características clássicas de alteração do comportamento, que acentuam um ambiente de cura. As citocinas inflamatórias também provocam alterações significativas na liberação e sinalização do neurotransmissor do SNC, especialmente com as catecolaminas e a serotonina. Além disso, a citocina inflamatória no SNC ativa o principal eixo de estresse, o sistema HHSR e o sistema simpático-suprarrenal. Torna-se claro, portanto, que a sinalização citocina-encéfalo é uma forma contínua, potente, de comunicação imunoneural. Outras citocinas além das moléculas inflamatórias também têm efeitos sobre o encéfalo. IL-2 foi infundida em pacientes com câncer como um componente da imunoterapia; em alguns indivíduos, a IL-2 provocou depressão e ideação suicida. As redes de sinalização imunoneural são extensas, fisiologicamente importantes e bidirecionais.

Comportamentos influenciados por citocinas:
Comportamentos de doença
Comportamento afetivo
Comportamento cognitivo
Regulação autônoma e neuroendócrina

C = Interleucina-1α (IL-1α)
Outras citocinas agindo no encéfalo:
IL-6 (interleucina-6)
TNF-α (fator de necrose tumoral-α)
IL-2 (interleucina-2)

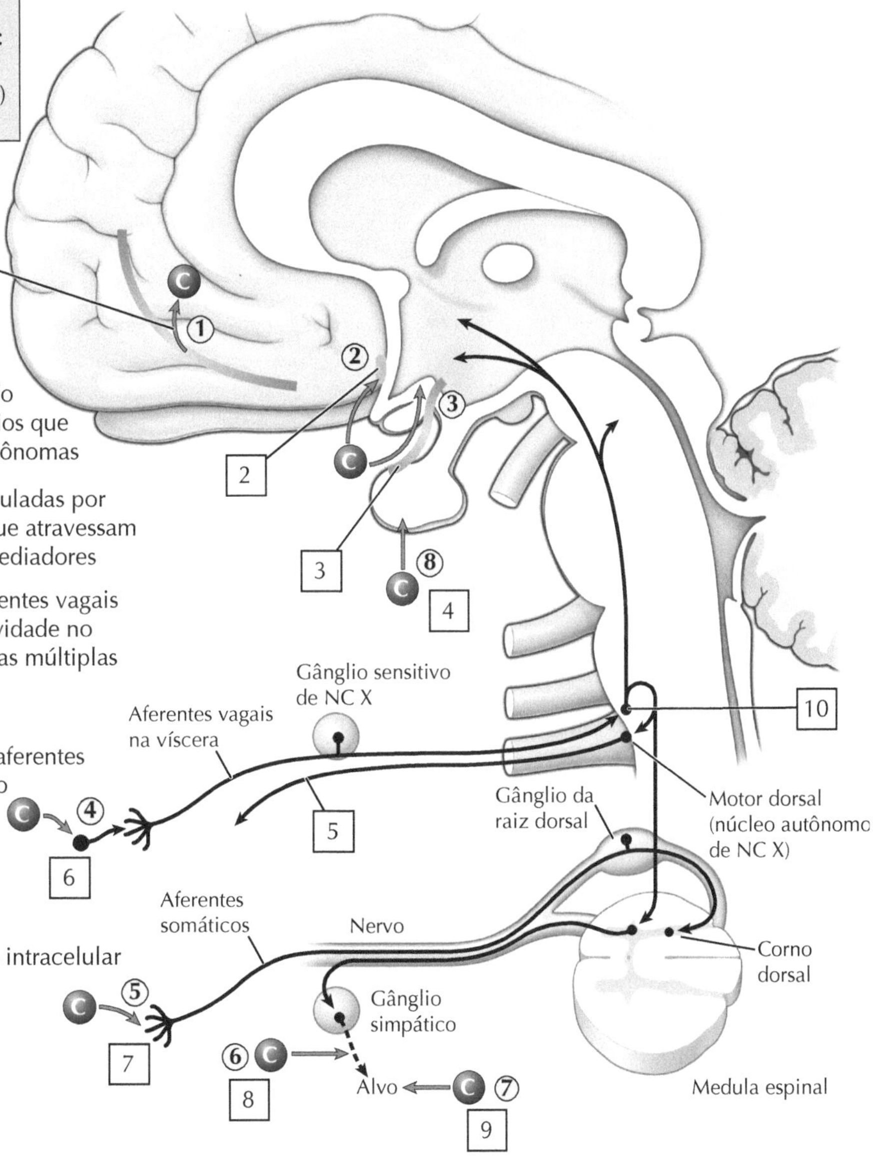

(1) Citocinas transportadas diretamente através da BHE

(2) Citocinas e prostaglandina E_2 (PGE_2) passando para o LCS no OVLT ou agindo nas células que liberam PGE ou neurônios que se projetam para estruturas viscerais-autônomas

(3) Liberação de pequenas moléculas estimuladas por citocinas (como óxido nítrico e PGE_2) que atravessam diretamente o encéfalo e agem como mediadores

(4) Estimulação de citocinas e PGE_2 de aferentes vagais (por paraneurônios) que modulam a atividade no núcleo do trato solitário, influenciando as múltiplas atividades do núcleo paraventricular e muitos outros locais

(5) Ativação de citocinas e PGE_2 de outros aferentes que modulam o processamento sensitivo do corno dorsal para muitos locais

(6) Modulação por citocinas da liberação de norepinefrina a partir dos terminais do nervo simpático

(7) Modulação por citocinas da sinalização intracelular do neurotransmissor em células-alvo

(8) Modulação por citocinas da liberação de hormônios hipofisários

11 Órgãos Circunventriculares

Os órgãos circunventriculares são "as sete janelas do encéfalo", onde a estrutura é desprovida de BHE com as usuais oposições endoteliais justojuncionais ou tem uma BHE modificada. Alguns órgãos circunventriculares têm neurônios que respondem a sinais humorais ou neurais recebidos e comunicam-se com outras estruturas do SNC (p. ex., OVLT); outros têm células que secretam moléculas bioativas na circulação (p. ex., neuro-hipófise) e/ou no LCS (p. ex., área postrema). Os órgãos circunventriculares são apresentados na tabela a seguir.

Órgãos cincunventriculares	
ESTRUTURA	**LOCALIZAÇÃO E FUNÇÕES**
Órgão vascular da lâmina terminal (OVLT)	Localização: região anteroventral do terceiro ventrículo Contém osmorreceptoress, responde a fatores osmóticos; ajuda a regular a secreção de vasopressina dos neurônios do núcleo paraventricular (NPV) magnocelular e do núcleo supraóptico (NSO). Projeta-se para o núcleo pré-óptico mediano a fim de ajudar no controle da sede A angiotensina II estimula o OVLT (e órgão subfornicial), elevando a pressão arterial (PA) Produz a IL-1β durante a febre; ajuda a provocar o comportamento de doença Responde ao Na^+ e aumenta a reatividade de catecolamina suprarrenal e simpática lombar, elevando a PA
Órgão subfornicial	Localização: logo abaixo do fórnice, na extremidade rostral do terceiro ventrículo Sentido da concentração de Na^+ e desidratação; controle da ingestão de água Estimulado por angiotensina II e colecistocinina; influencia a ingestão de água e a PA; provoca o comportamento de consumo de bebida A angiotensina II pode ajudar a levar à hipertensão crônica Responde à glicose durante a hiperglicemia Responde à grelina para aumentar a ingestão de alimentos, responde a moléculas sinalizadoras da saciedade amilina e leptina, proporcionando uma resposta de alimentação dupla
Órgão subcomissural (OSC)	Localização: região caudal dorsal do terceiro ventrículo, próximo ao aqueduto As células ependimárias produzem transtirretina, que ajuda a mover o líquido cerebrospinal (LCS); transportam hormônio da tireoide no sangue Secreta transtirretina e outras glicoproteínas e fator de crescimento fibroblástico básico no LCS adulto e fetal; pode regular a produção de células-tronco neuronais, a diferenciação neuronal e o crescimento e a extensão axonal Secreta o fator de crescimento de fibroblastos básico: um fator mitogênico e molécula de reparação cerebral Secreta SCO-espondina: ajuda na conectividade axonal comissural Pode estar envolvido no balanço hídrico Recebe aportes extensos de dopamina, norepinefrina, neuropeptídeos, fatores do LCS
Área postrema	Localização: no limite inferior e posterior do quarto ventrículo, próximo ao óbex Detecta as toxinas no sangue, provoca náuseas e vômitos; integra a sinalização neural e humoral Uma lesão impede a detecção de venenos e a resposta de vômito; prejudica a aversão ao gosto Integra informações viscerais de aportes aferentes simpáticos e vagais; a área postrema conecta-se com o núcleo do trato solitário, provoca náuseas e vômitos Integra as respostas cardiovasculares, metabólicas e de alimentação, osmorregulação e equilíbrio eletrolítico e controle da PA Responde a opiáceos para provocar náuseas e vômitos Transporta muitas substâncias para dentro e fora do LCS (como tanicitos)
Glândula pineal	Localização: no epitálamo, próximo ao centro do encéfalo Os pinealócitos sintetizam melatonina (estimulada no escuro, inibida na luz) A melatonina é sintetizada a partir da serotonina, por meio de uma enzima limitante da taxa (serotonina N-acetiltransferase), regulada pelo aporte simpático de norepinefrina do gânglio cervical superior; a via para o controle é da retina para o núcleo supraquiasmático, para NPV do hipotálamo, para neurônios pré-ganglionares no corno lateral de T1-T2 ou diretamente para a glândula pineal Modula padrões de sono em ritmos circadianos e ritmos sazonais Modula o hormônio foliculoestimulante e o hormônio luteinizante como uma resposta "antigonadotropina" A melatonina exógena pode ajudar a causar novos padrões de sono em *jet lag* Parassimpáticos do tronco encefálico e NPV e outros núcleos hipotalâmicos podem inervar diretamente a glândula pineal, além dos estímulos simpáticos
Eminência mediana	Localização: parte superior do infundíbulo; carece de neurônios Fornece uma zona de contato de alças capilares na qual os terminais nervosos do trato tuberoinfundibular secretam hormônios hipofisiotrópicos (fatores de liberação e inibição para hormônios da adeno-hipófise) no sistema vascular fechado portal-hipofisário Hormônios hipofisiotrópicos: CRF, hormônio liberador de gonadotrofina, hormônio liberador de tireotrofina, hormônio liberador de hormônio do crescimento, DA (fator inibidor de prolactina), VP e muitos outros neuromoduladores
Neuro-hipófise	Localização: região posterior da hipófise, abaixo do hipotálamo Local onde a oxitocina e a VP são secretadas pelos terminais axônicos dos neurônios do NPV e NSO para a circulação sistêmica

PINTE as seguintes estruturas, usando uma cor diferente para cada uma delas.

☐ **1. Órgão vascular da lâmina terminal (OVLT)**
☐ **2. Eminência mediana**
☐ **3. Neuro-hipófise**
☐ **4. Órgão subfornicial**
☐ **5. Área postrema**
☐ **6. Glândula pineal**
☐ **7. Órgão subcomissural**

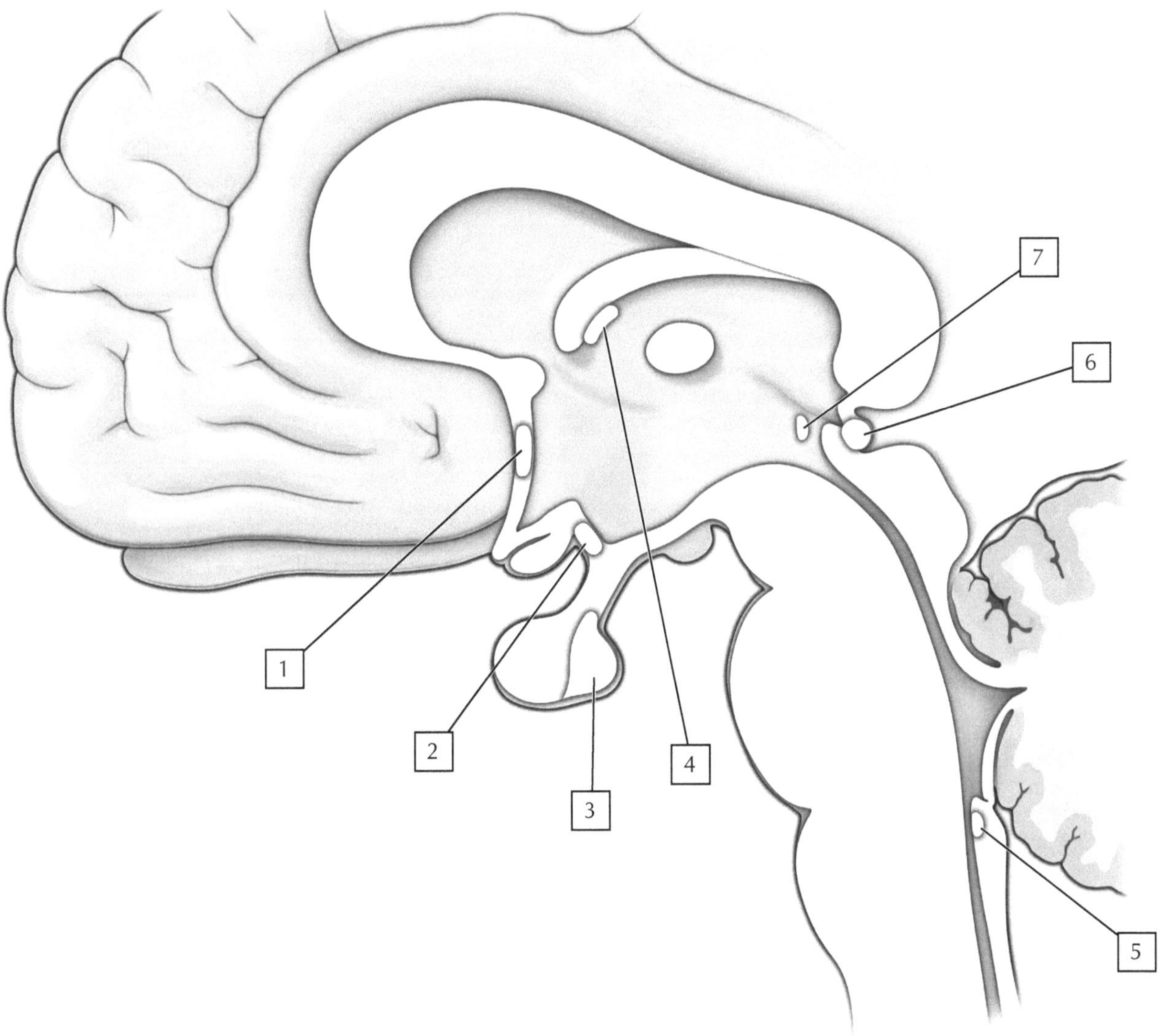
7
6
1
2
4
3
5

11 Regulação da Secreção Hormonal da Adeno-hipófise

A **adeno-hipófise** contém **pituícitos** que sintetizam vários hormônios que agem diretamente nos órgãos-alvo na periferia (p. ex., hormônio do crescimento) ou estimulam a liberação de outros hormônios a partir de órgãos-alvo (p. ex., **hormônio adrenocorticotrófico [ACTH]** estimulando a liberação de **cortisol do córtex da glândula suprarrenal**). Os hormônios da adeno-hipófise incluem o hormônio estimulante da tireoide (TSH), o ACTH, o hormônio foliculoestimulante (FSH), o hormônio luteinizante (LH), a prolactina (hormônio luteotrópico), o hormônio do crescimento (GH) e o hormônio estimulante de melanócitos (MSH).

A regulamentação da produção e da liberação desses hormônios da adeno-hipófise é um processo complexo que envolve tanto os circuitos do SNC quanto as alças de *feedback* transportadas pelo sangue periférico. Neurônios no hipotálamo e regiões adjacentes sintetizam fatores de liberação e fatores de inibição (denominados fatores hipofisiotrópicos) para os hormônios da adeno-hipófise (p. ex., o fator liberação da corticotropina [CRF] estimula a liberação de ACTH). Os **neurônios produtores de fatores hipofisiotrópicos** estão sob a influência de **circuitos límbicos centrais e aportes neurais para o hipotálamo.** Esses fatores hipofisiotrópicos são transportados através de axônios que viajam no sistema tuberoinfundibular e terminam em **capilares primários fenestrados do sistema vascular portal-hipofisário.** Esse sistema forma alças capilares, derivadas da artéria hipofisária superior, que estão presentes na **zona de contato da eminência mediana** (parte superior do pedúnculo infundibular). A alça capilar primária coalesce e dá origem a um conjunto de **alças capilares secundárias** que libera concentrações muito elevadas de fatores hipofisiotrópicos para os pituícitos. Esses capilares secundários dão origem, então, à **vasculatura eferente sistêmica da adeno-hipófise,** que libera os hormônios da adeno-hipófise para todo o corpo.

Tanto os hormônios da adeno-hipófise quanto os hormônios produzidos pelos órgãos-alvo **circulam de volta através da vasculatura sistêmica** e sinalizam os neurônios parvocelulares sintetizando hormônios hipofisiotrópicos e os pituícitos, que fornecem inibição de *feedback* para regular a produção e a liberação desses hormônios.

PINTE as seguintes estruturas, usando uma cor diferente para cada uma delas.

- ☐ **1. Circuitos límbicos centrais e aferentes ao hipotálamo que podem regular a produção de fator hipofisiotrópico**
- ☐ **2. Neurônios produtores de hormônios hipofisiotrópicos (fatores)**
- ☐ **3. Capilares primários fenestrados do sistema vascular portal-hipofisário**
- ☐ **4. Alças capilares secundárias do sistema vascular portal-hipofisário**
- ☐ **5. Pituícitos produtores de hormônios específicos da adeno-hipófise**
- ☐ **6. Adeno-hipófise**
- ☐ **7. Vasculatura eferente sistêmica da adeno-hipófise**
- ☐ **8. Hormônios circulando de volta, através da vasculatura sistêmica, para o hipotálamo e para a adeno-hipófise**
- ☐ **9. Zona de contato da eminência mediana**

Nota Clínica

O equilíbrio dos fatores hipofisiotrópicos, seus hormônios adeno-hipofisários e as estruturas ou hormônios periféricos estimulados por eles são fundamentais para o bem-estar e a sobrevivência do indivíduo. Um desequilíbrio no sistema hormônio liberador de tireotrofina (TRF)-TSH-hormônio tireoidiano pode resultar em graves perturbações metabólicas por hipotireoidismo ou hipertireoidismo. Um excesso de GH pode causar acromegalia (frequentemente por um adenoma hipofisário), ao passo que uma quantidade insuficiente de GH pode atrasar o crescimento e o desenvolvimento.

Cada um desses circuitos hormonais apresenta alças de *feedback* cuidadosamente reguladas para evitar a produção excessiva ou insuficiente de fatores hipofisiotrópicos ou hormônios da adeno-hipófise. Sobrepostos a esses circuitos altamente regulados, estão muitos circuitos centrais. Aportes límbicos e corticais podem provocar a ativação do eixo HHSR (e eixo simpático) e resultar em uma efusão de hormônios do estresse na circulação geral. Um conjunto de aportes axonais quimicamente específicos influencia a atividade dos neurônios produtores de fator hipofisiotrópico ou a liberação e regulação desses fatores na zona de contato da eminência mediana, além de regular as funções viscerais.

CRH, hormônio liberador de corticotropina; *FSH*, hormônio foliculoestimulante; *GH*, hormônio do crescimento; *IGF-1*, fator de crescimento 1 semelhante à insulina; *LH*, hormônio luteinizante; *MSH*, hormônio estimulante de melanócitos; *OXY*, oxitocina; *TSH*, hormônio estimulante da tireoide; *VP*, vasopressina.

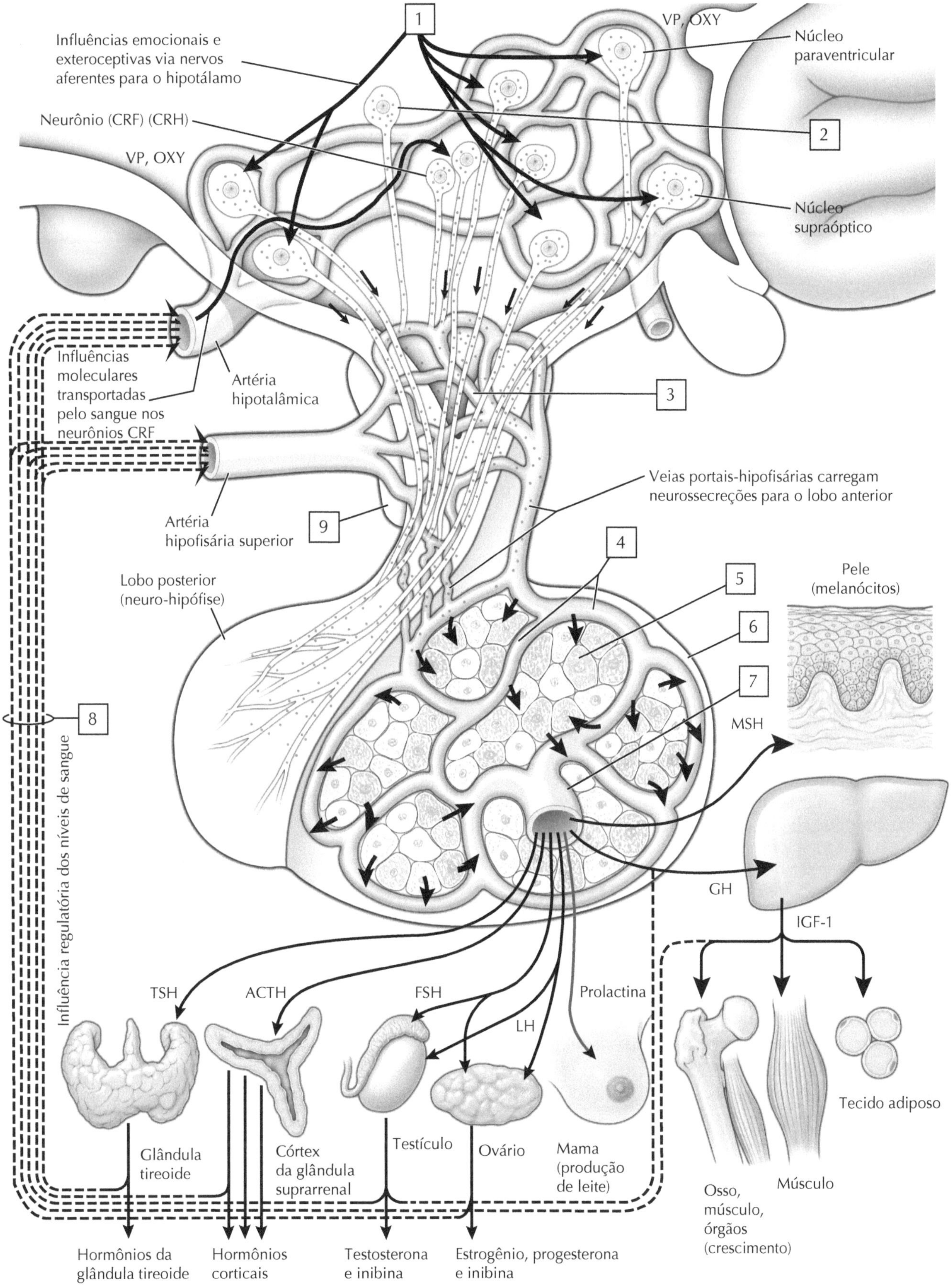
1
VP, OXY
Núcleo paraventricular
Influências emocionais e exteroceptivas via nervos aferentes para o hipotálamo
Neurônio (CRF) (CRH)
2
VP, OXY
Núcleo supraóptico
Influências moleculares transportadas pelo sangue nos neurônios CRF
Artéria hipotalâmica
3
Veias portais-hipofisárias carregam neurossecreções para o lobo anterior
Artéria hipofisária superior
9
4
5
Pele (melanócitos)
Lobo posterior (neuro-hipófise)
6
7
MSH
8
Influência regulatória dos níveis de sangue
GH
IGF-1
TSH
ACTH
FSH
Prolactina
LH
Tecido adiposo
Glândula tireoide
Córtex da glândula suprarrenal
Testículo
Ovário
Mama (produção de leite)
Osso, músculo, órgãos (crescimento)
Músculo
Hormônios da glândula tireoide
Hormônios corticais
Testosterona e inibina
Estrogênio, progesterona e inibina

11 Hormônios da Neuro-Hipófise: Oxitocina e Vasopressina

Neurônios magnocelulares do **núcleo paraventricular (NPV) e núcleo supraóptico (NSO)** do hipotálamo secretam tanto oxitocina (principalmente o NPV) quanto VP (principalmente o NSO). Esses hormônios são sintetizados nos corpos celulares, estão associados a proteínas transportadoras de neurofisina, são **rapidamente transportados com os axônios do trato supraóptico-hipofisário** que atravessam o **infundíbulo** e liberados dos terminais nervosos que terminam adjacentes aos **capilares fenestrados** do **sistema arterial hipofisário inferior** na **neuro-hipófise.** Os hormônios são secretados através da **drenagem venosa** para a circulação geral. Esses neurônios magnocelulares do NPV e do NSO são considerados células transdutoras neuroendócrinas. Eles recebem **extensivo aporte das vias do tronco encefálico e do prosencéfalo**, de **sinais transmitidos pelo sangue através da artéria hipotalâmica** e de alguns órgãos circunventriculares, como o OVLT e o órgão subfornicial, e liberam VP e oxitocina para a circulação sistêmica.

Os neurônios da oxitocina respondem ao estrogênio, a aportes neurais ascendentes estimulados pela sucção e a moléculas sinalizadoras no LCS no terceiro ventrículo. A oxitocina estimula a contração uterina na gravidez, ajuda a controlar o sangramento uterino após o nascimento e estimula a saída de leite para os seios subareolares próximo da papila mamária durante a amamentação. Foi relatado que a oxitocina promove o vínculo (especialmente o vínculo materno-infantil), a confiança e o apego, mas também promove respostas protetoras agressivas nas mães às ameaças percebidas a seus bebês. A oxitocina também parece diminuir a ansiedade e proteger contra o estresse em um contexto social.

Os neurônios da VP respondem às mudanças na osmolaridade do sangue, secretando VP (também denominada hormônio antidiurético) em resposta à alta osmolaridade, fazendo com que os túbulos coletores do rim aumentem a reabsorção de água, evitando a diurese. A VP é regulada pela angiotensina II, especialmente proeminente por meio da liberação dos órgãos circunventriculares, como o OVLT e o órgão subfornicial. O peptídeo natriurético atrial pode inibir a secreção de VP, bloqueando o efeito de acentuação da angiotensina II. As vias aferentes neurais para o NSO e os sinais transmitidos pelo LCS também podem influenciar a síntese de VP. VP de neurônios paucicelulares também é liberada na zona de contato da eminência mediana e trabalha em conjunto com o LCS para regular a liberação de ACTH dos pituícitos na adeno-hipófise, com um efeito a jusante de modulação da liberação de corticosteroides a partir da glândula suprarrenal, especialmente em resposta ao estresse.

PINTE as seguintes estruturas, usando uma cor diferente para cada uma delas.

- ☐ **1. Aportes para NPV e NSO do prosencéfalo**
- ☐ **2. Sinais transmitidos pelo sangue para NPV e NSO através da artéria hipotalâmica**
- ☐ **3. Transporte axonal rápido de oxitocina e VP pelos axônios dos neurônios magnocelulares**
- ☐ **4. Capilares fenestrados na neuro-hipófise**
- ☐ **5. Artéria hipofisária inferior**
- ☐ **6. Drenagem venosa da neuro-hipófise para a circulação geral**
- ☐ **7. Neuro-hipófise**
- ☐ **8. Trato supraóptico-hipofisário (trato neuro-hipofisário)**
- ☐ **9. Infundíbulo**
- ☐ **10. Núcleo supraóptico (NSO) do hipotálamo**
- ☐ **11. Núcleo paraventricular (NPV) do hipotálamo**
- ☐ **12. Aportes para NPV e NSO do tronco encefálico**

Nota Clínica

A interrupção do transporte da VP para a neuro-hipófise causa diabetes insípido, com alto nível de sódio no sangue (hipernatremia), produção excessiva de urina (poliúria) e consumo excessivo de líquidos (polidipsia). O paciente consome grandes volumes de líquido e excreta grandes volumes de urina diluída. Essa condição pode ocorrer com dano ao infundíbulo da neuro-hipófise e ao trato supraóptico-hipofisário, às vezes provocado por um tumor. O alto consumo de álcool etílico também pode imitar essa condição.

O excesso de produção de VP pode ocorrer em uma condição chamada "síndrome de secreção inapropriada de hormônio antidiurético (SIADH)". Esta condição resulta em excesso de VP, o que causa prejuízo à excreção de água e aumento do volume plasmático, provocando hiponatremia (baixo nível de sódio) e hipo-osmolalidade no soro. Na SIADH crônica, as manifestações podem ser graduais. A SIADH de início rápido pode resultar em confusão e desorientação, convulsões, fraqueza muscular e interrupção das respostas motoras. A SIADH pode ser precipitada por tumores (p. ex., carcinoma de pequenas células do pulmão), infecções pulmonares ou hemorragias e fármacos (antidepressivos, alguns anticonvulsivantes, alguns antibióticos [ciprofloxacino] e alguns agentes quimioterápicos).

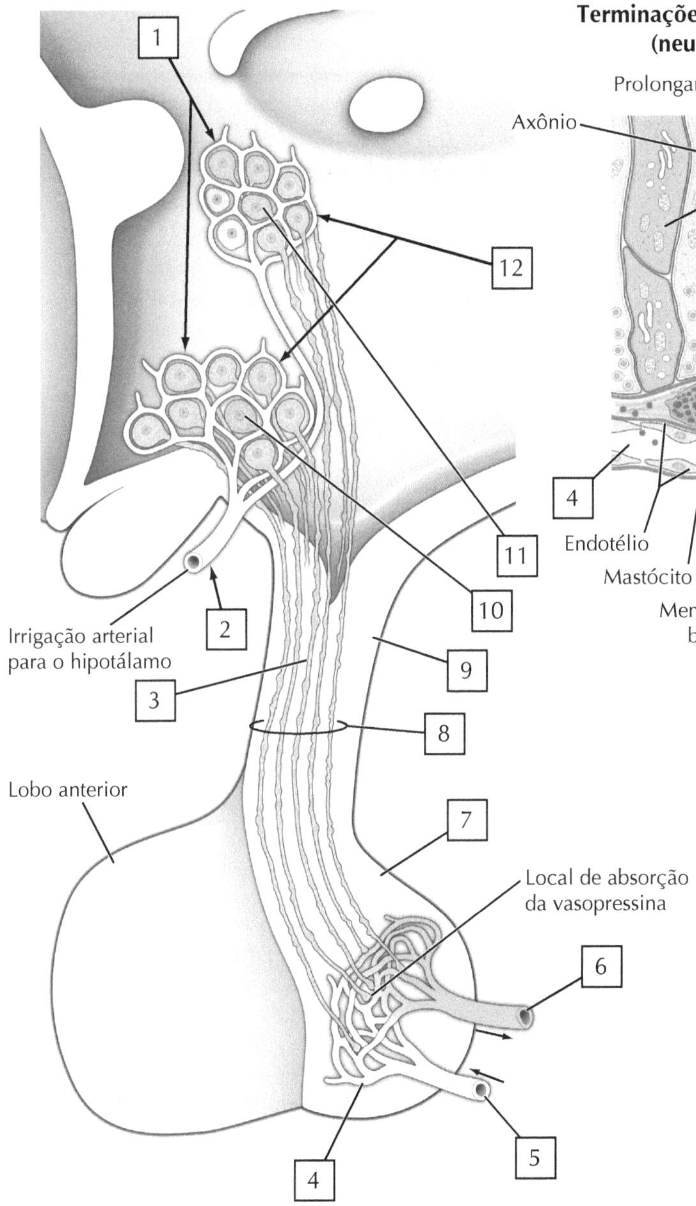

Terminações neurossecretoras (neuro-hipófise)

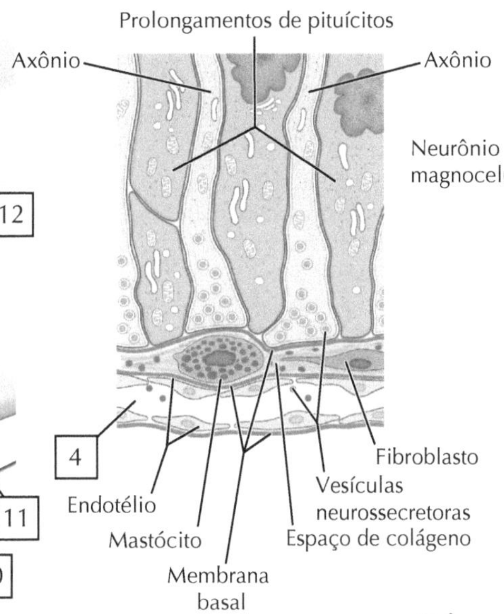

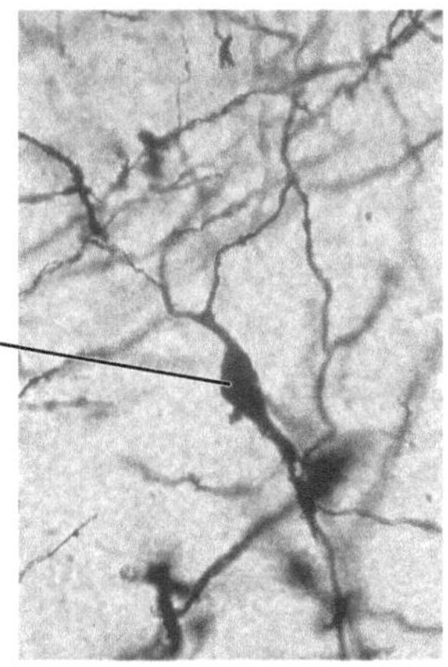

Neurônio magnocelular do núcleo supraóptico demonstrando extensas arborizações dendríticas horizontais e verticais. Corante de Golgi-Cox.

Origem da vasopressina

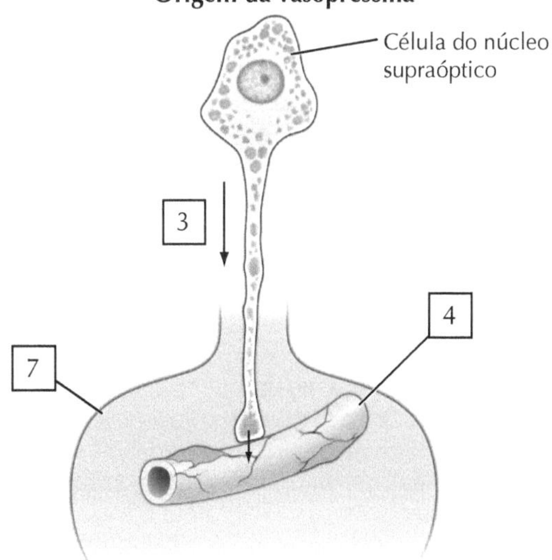

Células do sistema imunológico em órgãos linfoides primários, órgãos linfoides secundários, tecido linfoide associado à mucosa, outros locais (p. ex., pele) e circulação estão sujeitas a influências modulatórias de neuro-hormônios e da inervação autônoma e sensitiva derivada perifericamente. Hormônios da **adeno-hipófise,** neuro-hipófise e órgãos endócrinos-alvo (p. ex., **córtex e medula da glândula suprarrenal**) atuam sobre receptores específicos em subconjuntos específicos de imunócitos. **Fibras nervosas simpáticas pós-ganglionares** (noradrenérgicas, alguns neuropeptídeos independentes ou colocalizados) inervam extensivamente os órgãos linfoides primários **(medula óssea, timo)**, os órgãos linfoides secundários **(baço, linfonodos)**, **tecido linfoide associado à mucosa** e muitos outros locais. Muitos terminais nervosos terminam em próxima aposição aos imunócitos (tão próximo quanto 6 nm), e muitos deles têm receptores cognatos para neurotransmissores liberados desses terminais nervosos. Alguns axônios sensitivos primários (p. ex., substância P, peptídeo relacionado ao gene da calcitonina, polipeptídeo intestinal vasoativo e muitos outros) também inervam o tecido linfoide e podem liberar o neurotransmissor a partir do processo sensitivo primário distal. Há também alguma **inervação parassimpática pós-ganglionar** (colinérgica) de algum tecido linfoide.

Muitas regiões do SNC influenciam o fluxo de inervação para órgãos linfoides e imunócitos, abrangendo locais do **prosencéfalo límbico, locais do hipotálamo, aportes do tronco encefálico e da medula espinal** e **aportes transmitidos pelo sangue** (incluindo citocinas que interagem com as estruturas neurais centrais).

Esses sinais autônomos e sensitivos neuralmente derivados e seus receptores modulam (1) **funções individuais de imunócitos** (proliferação celular, migração, expressão gênica, reconhecimento, apresentação e processamento de antígenos; movimentação e orientação dos linfócitos); (2) **respostas imunes** (respostas imunes inatas, especialmente a atividade da célula *natural killer*; respostas imunes primárias e secundárias mediadas por células e respostas imunes humorais, produção de citocinas Th1 e Th2 por linfócitos T e secreção de imunoglobulinas por linfócitos B); e (3) **respostas a doenças imunomediadas** (resposta a, e eliminação de, infecções virais; respostas inflamatórias, doenças autoimunes [p. ex., artrite reumatoide, lúpus, exacerbação da esclerose múltipla], respostas a tumores metastáticos e muitas outras condições).

Muitas percepções e atividades emocionais e cognitivas relacionadas ao sistema límbico e derivadas do córtex podem influenciar significativamente a capacidade de resposta imunológica. O estresse de muitas circunstâncias pessoais pode inibir a imunidade mediada por células, incluindo respostas antivirais e proteção contra metástases. O estresse em avaliações sentido por estudantes de medicina está associado à diminuição da reatividade imunológica mediada por células, que se recupera rapidamente na maioria dos estudantes, exceto naqueles que relatam solidão e falta de apoio social. A visualização de vídeos de humor está associada a respostas a NK elevadas, respostas a células T Th1 e secreção de GH, que persistem por muitas horas após a visualização dos vídeos; a expectativa da visualização de vídeos humorísticos acentua tanto essas respostas quanto a própria visualização direta. É claro que as atividades e percepções diárias influenciam as respostas relacionadas ao sistema imunológico, assim como a capacidade de resposta imunológica influencia as respostas neurais e a reatividade dos neurotransmissores.

PINTE as seguintes estruturas, usando uma cor diferente para cada uma delas.

- ☐ 1. **Locais do hipotálamo que influenciam o fluxo neural e hormonal para o tecido imune**
- ☐ 2. **Locais do prosencéfalo límbico influenciam o fluxo neural e hormonal para o tecido imune**
- ☐ 3. **Locais do tronco encefálico que influenciam o fluxo neural e hormonal para o tecido imune**
- ☐ 4. **Adeno-hipófise (local de produção de hormônios da adeno-hipófise)**
- ☐ 5. **Inervação noradrenérgica simpática pós-ganglionar de órgãos linfoides primários e secundários**
- ☐ 6. **Timo**
- ☐ 7. **Medula óssea**
- ☐ 8. **Inervação colinérgica parassimpática pós-ganglionar do pulmão e tecido imune do intestino**
- ☐ 9. **Baço**
- ☐ 10. **Linfonodos**
- ☐ 11. **Tecido linfoide associado à mucosa (pulmão e intestino)**

Nota Clínica

A sinalização neuroimune é bidirecional, extensa, regulatória em ambas as direções e influencia profundamente a saúde e a doença. As citocinas podem causar comportamento e doença e alterar uma ampla gama de respostas neurais, incluindo depressão e ideação suicida. A sinalização hormonal pode modular todos os aspectos da função do imunócito, respostas imunes e reatividade a doenças relacionadas ao sistema imunológico.

A ativação dos eixos simpáticos pode suprimir profundamente as respostas imunes mediadas por células, incluindo resposta a infecções virais, suscetibilidade a infecções, resposta a vacinas e capacidade de se defender contra metástases em muitos tipos de câncer. O estresse crônico e sua alta produção de catecolaminas na circulação podem suprimir a atividade das células *natural killer* e a produção de citocina Th1, que acentua a ação das células *natural killer*. Estudos recentes de β-bloqueadores não específicos em pacientes com cânceres que podem produzir metástases (p. ex., câncer de pulmão não pequenas células, câncer de mama, câncer de ovário, câncer de cólon) demonstraram menos metástases com o uso de β-bloqueadores não específicos e sobrevida prolongada (5 anos) em mulheres com câncer de ovário.

FSH, hormônio foliculoestimulante; *GA*, ácido glioxílico; *GH*, hormônio do crescimento; *LH*, hormônio luteinizante; *MALT*, tecido linfoide associado à mucosa; *MSH*, hormônio estimulante de melanócitos; *NE*, norepinefrina; *TSH*, hormônio estimulante da tireoide.

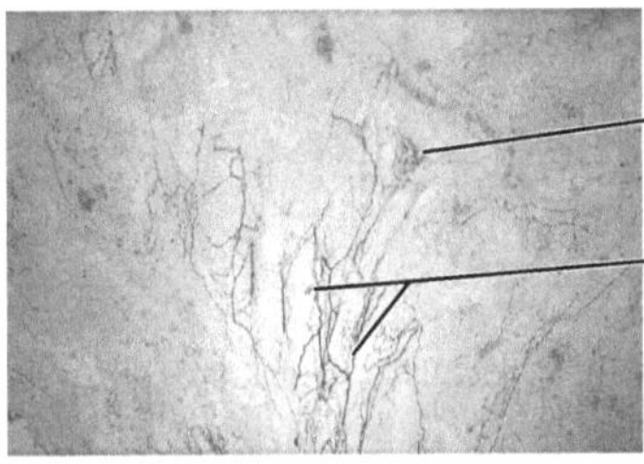

Extensas fibras nervosas noradrenérgicas positivas para tirosina hidroxilase (TH) e terminais nas regiões parenquimatosas dos cordões medulares e paracórtex de linfonodos mesentéricos. Corante de imuno-histoquímica para TH.

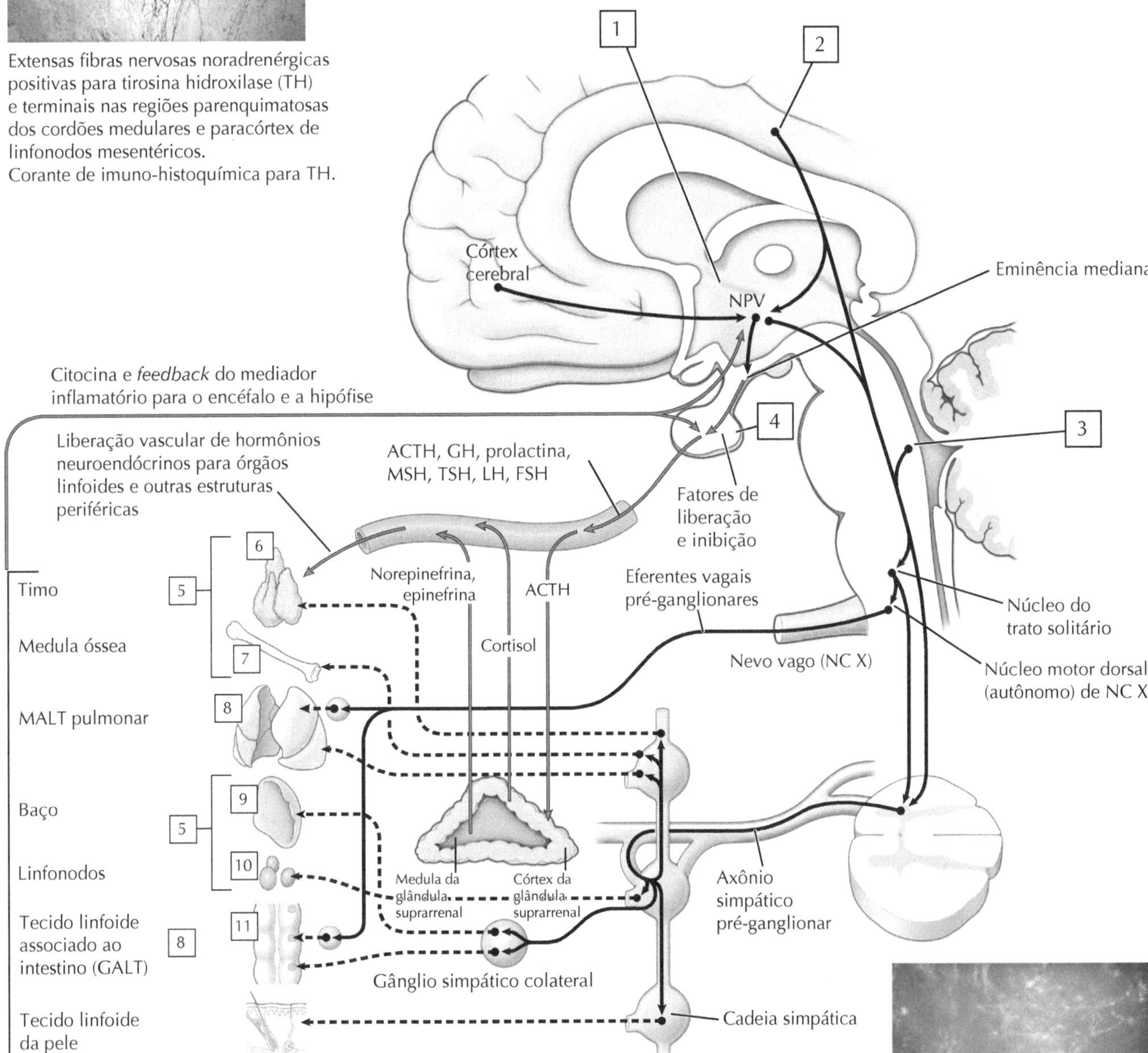

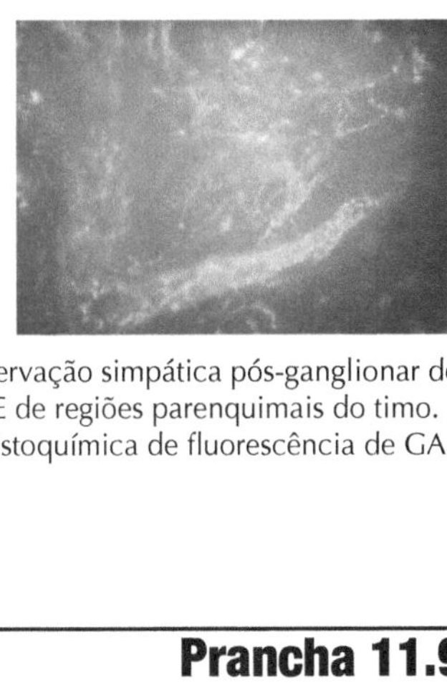

Inervação simpática pós-ganglionar de NE de regiões parenquimais do timo. Histoquímica de fluorescência de GA.

11 Anatomia do Prosencéfalo Límbico

O sistema límbico foi originalmente denominado como uma coleção de estruturas do prosencéfalo que circundava o diencéfalo em forma de anel. Algumas estruturas originalmente observadas como parte do prosencéfalo límbico incluem a **formação hipocampal** (córtex de três camadas) e seu fórnice associado, e o **complexo amigdaloide** com suas duas vias, a estria terminal e a **via amigdalofugal ventral**, ambas com conexões com o hipotálamo, bem como outras estruturas límbicas e corticais. A formação hipocampal e a amígdala formam um C a partir do lobo temporal ao redor do tálamo até o prosencéfalo mais anterior.

O fórnice envia projeções para os **núcleos mamilares,** que, através do trato mamilotalâmico, conectam-se com o **núcleo talâmico anterior.** O núcleo talâmico anterior inerva o **córtex cingulado anterior**, que, por sua vez, completa o **"circuito de Papez"** de volta à formação hipocampal. Esse circuito de Papez era considerado, inicialmente, o substrato para a memória, mas é provavelmente apenas uma pequena parte dos sistemas de aprendizado e memória. O complexo amigdaloide dos núcleos dá origem à estria terminal, que se estende rostralmente, e depois anteriormente, para inervar estruturas subcorticais, incluindo os núcleos septais; o complexo amigdaloide também dá origem à via amigdalofugal ventral, que inerva muitas regiões corticais e algumas estruturas límbicas subcorticais. Os **núcleos septais** projetam-se através da **estria medular do tálamo** para a **habênula,** que tem conexões com estruturas viscerais e autônomas mais caudalmente.

Estudos mais recentes têm considerado muitas regiões do córtex cerebral, incluindo o **complexo olfatório do unco/córtex cingulado, pré-frontal, orbitofrontal, entorrinal** e periamigdaloide como partes do prosencéfalo límbico, com conexões extensas a outras partes do sistema límbico. O sistema límbico é coletivamente o substrato neuronal para a regulação da responsividade emocional e a conotação emocional de estímulos e situações ambientais, para respostas individualizadas a estímulos internos e externos e para tarefas de memória integradas.

O prosencéfalo límbico expressa suas respostas através do hipotálamo e de sua conectividade neuroendócrina e visceral/autônoma, envolvendo circuitos extensos através do tronco encefálico e seu controle do fluxo pré-ganglionar simpático e parassimpático. Também conectados às respostas do hipotálamo e do prosencéfalo límbico estão os órgãos circunventriculares, com seus produtos secretórios, sua reação a mensagens moleculares da periferia e sua extensa conectividade hipotalâmica e límbica.

PINTE as seguintes estruturas, usando uma cor diferente para cada uma delas.

- ☐ **1. Núcleos septais**
- ☐ **2. Corte cingulado anterior**
- ☐ **3. Núcleo talâmico anterior**
- ☐ **4. Fórnice**
- ☐ **5. Estria terminal**
- ☐ **6. Estria medular do tálamo**
- ☐ **7. Habênula**
- ☐ **8. Hipocampo**
- ☐ **9. Unco**
- ☐ **10. Corpo amigdaloide (complexo, núcleos)**
- ☐ **11. Corpo mamilar (núcleos)**
- ☐ **12. Trato mamilotalâmico**

Nota Clínica

As estruturas límbicas no lobo temporal podem ser danificadas por traumatismos em casos de **lesão craniana de golpe/contragolpe**, acidente vascular encefálico, isquemia, encefalite por herpes simples, doença de Alzheimer e outras condições. O traumatismo do prosencéfalo pode causar dano bilateral à formação hipocampal, ao corpo amigdaloide e às estruturas adjacentes, denominado **síndrome de Klüver-Bucy**, em homenagem ao psicólogo e neuropatologista que descobriu a condição em macacos. Os déficits resultantes incluem agnosias visuais (incapacidade de reconhecer objetos ou faces), hiperoralidade (tendência a explorar objetos com a boca), placidez e atenuação de resposta emocional, indiferença a estímulos, responsividade hipersexual indireta, hipermetamorfose (impulso compulsivo de tocar em tudo), consumo compulsivo de alimentos e perda significativa de memória em curto prazo.

Muitas dessas alterações neurocomportamentais podem ser atribuídas a danos bilaterais nos lobos temporais anteriores, especialmente na parte medial, incluindo o corpo amigdaloide e suas conexões corticais, e na formação hipocampal para sintomas relacionados à memória.

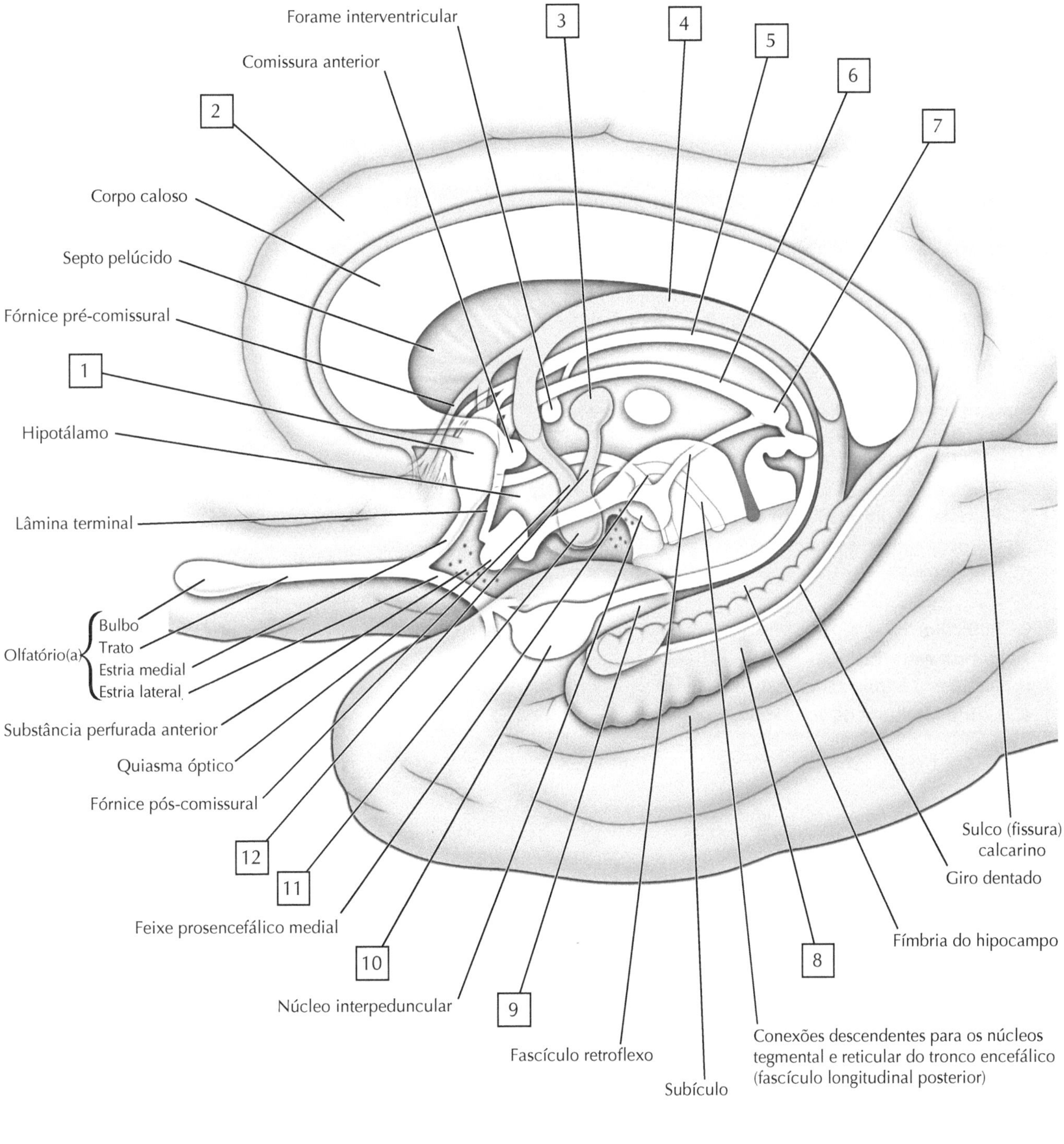

Forame interventricular
Comissura anterior
3
4
5
6
7
2
Corpo caloso
Septo pelúcido
Fórnice pré-comissural
1
Hipotálamo
Lâmina terminal
Olfatório(a)
Bulbo
Trato
Estria medial
Estria lateral
Substância perfurada anterior
Quiasma óptico
Fórnice pós-comissural
12
11
Feixe prosencefálico medial
10
Núcleo interpeduncular
9
Fascículo retroflexo
Subículo
Conexões descendentes para os núcleos tegmental e reticular do tronco encefálico (fascículo longitudinal posterior)
8
Fímbria do hipocampo
Giro dentado
Sulco (fissura) calcarino

11 Formação Hipocampal: Anatomia Geral

A formação hipocampal consiste em três estruturas: (1) o **giro dentado,** contendo um grande número de células granulares; (2) o **hipocampo propriamente dito** com suas **regiões CA** (corno de Ammon), **CA1-CA4,** contendo um grande número de células piramidais; e (3) o **subículo.** Essas estruturas estão intimamente interconectadas com o **córtex entorrinal** adjacente. O hipocampo recebeu esse nome por causa de sua estrutura em forma de cavalo-marinho. Ele está localizado na parte medial do lobo temporal, projetando-se lateralmente para o **corno temporal do ventrículo lateral.** O giro dentado e o hipocampo são estruturas corticais de três camadas, denominadas "arquicórtex", distinguindo-se do "neocórtex", de seis camadas. O subículo é uma estrutura cortical cujas células piramidais recebem aportes das células piramidais do CA1 e projetam-se para as células piramidais do córtex entorrinal.

O hipocampo e o subículo enviam projeções axonais para a **fímbria,** que dá origem ao **fórnice** (estrutura em forma de C); esses axônios viajam para o hipotálamo (especialmente os **corpos mamilares ou núcleos**), núcleos septais e outras estruturas. A formação hipocampal tem conexões extensas com áreas de associação cortical e estruturas do prosencéfalo, como o córtex cingulado.

PINTE as seguintes estruturas, usando uma cor diferente para cada uma delas.

- ☐ **1. Fórnice**
- ☐ **2. Hipocampo propriamente dito**
- ☐ **3. Corpos mamilares (núcleos)**
- ☐ **4. Fímbria**
- ☐ **5. Giro dentado**
- ☐ **6. Subículo**
- ☐ **7. Córtex entorrinal**
- ☐ **8. Regiões CA (pinte CA1, CA2 e CA3)**
- ☐ **9. Corno temporal do ventrículo lateral**

Nota Clínica

As células piramidais no hipocampo são suscetíveis à apoptose (morte celular) causada pela neurotoxicidade do glutamato. Os neurônios no CA1 (denominado setor de Sommer) são particularmente vulneráveis à isquemia (causada por deficiência de fluxo sanguíneo cerebral ou cessação da perfusão por um infarto agudo do miocárdio) e estão entre os primeiros neurônios que perdem a função se não houver rápida reanimação (geralmente em 5 minutos ou menos após a isquemia). Os neurônios em CA3 são particularmente vulneráveis a altas concentrações de glicocorticoides, tanto endógenos (cortisol) quanto exógenos (corticosteroides terapêuticos). A combinação de isquemia e altas concentrações de glicocorticoides é ainda mais prejudicial para o hipocampo do que qualquer outra condição isoladamente. Essa combinação pode ocorrer sem um acidente vascular encefálico ou infarto agudo do miocárdio em um indivíduo idoso com fluxo cerebral marginal (isquemia limítrofe) que entra em um novo ambiente, como um hospital ou lar de idosos, e experimenta alta secreção de cortisol, ou está recebendo tratamento com corticosteroide. Se este indivíduo tiver uma outra doença que produza citocinas inflamatórias, essas citocinas podem incitar ainda mais o eixo hipotálamo-hipófise-suprarrenal a secretar ainda mais cortisol. A combinação de isquemia e corticosteroides pode levar a uma situação tolerável limítrofe ao nível de sintomas visíveis e à apoptose dos neurônios de CA.

O resultado dessa condição é a perda de consolidação da memória em curto prazo, confusão e desorientação, a marca do dano hipocampal.

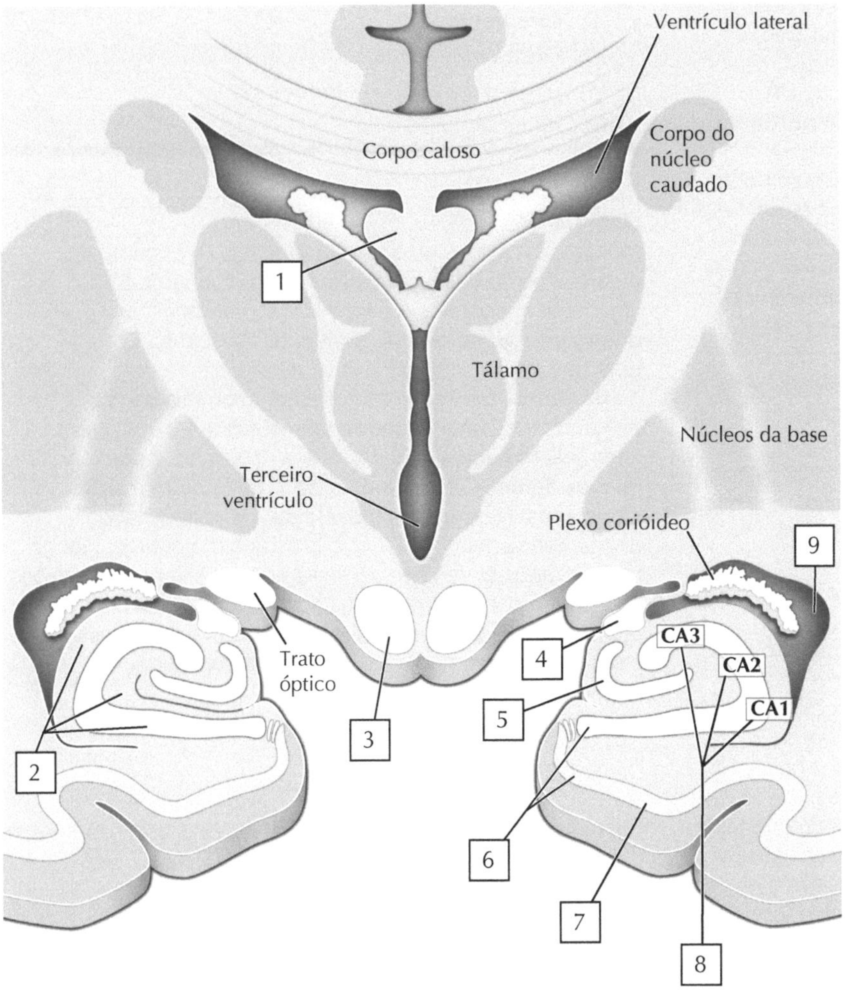

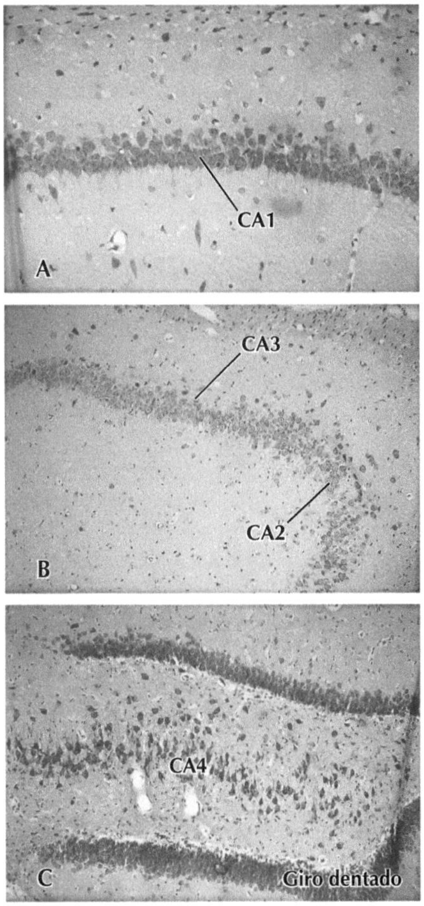

Neurônios piramidais hipocampais em setores de CA1 (**A**), CA2 e CA3 (**B**) e CA4 (**C**) do hipocampo e células granulares no giro dentado (**C**). Corante de célula.

11 Conexões Neuronais da Formação Hipocampal

O circuito interno do hipocampo interconecta-se ao **córtex entorrinal.** Os neurônios piramidais do córtex entorrinal conectam-se aos dendritos das células granulares no **giro dentado.** Os **axônios das células granulares (fibras musgosas)** fazem sinapse com os dendritos das células piramidais no **CA3 do hipocampo.** Os axônios de células piramidais no CA3 projetam-se para os dendritos das células piramidais em **CA1 (colaterais de Schaffer)** e CA2. Os axônios das células piramidais de CA1 projetam-se para os neurônios piramidais no **subículo.** As células piramidais no subículo devolvem os axônios aos neurônios piramidais no córtex entorrinal. Isso completa o circuito interno através da formação hipocampal. O subículo também envia axônios para alguns núcleos do complexo amigdaloide (com conexões recíprocas) e para áreas de associação cortical do lobo temporal. O córtex entorrinal também se conecta com as regiões de CA do hipocampo e com o subículo através da **via perfurante.**

Os axônios dos neurônios piramidais no subículo e regiões de CA1 e CA3 do hipocampo afunilam-se para a **fímbria** e o **álveo** e dão origem à principal via eferente da formação hipocampal, o **fórnice.** Os axônios do subículo projetam-se para o hipotálamo (núcleos mamilares) e núcleos talâmicos através do **fórnice pós-comissural**. Os axônios de CA1 e CA3 projetam-se para os núcleos septais, as regiões pré-óptica e anterior do hipotálamo, o córtex cingulado anterior, o núcleo *accumbens* e as áreas de associação do córtex frontal através do fórnice pré-comissural.

Os axônios colinérgicos aferentes de neurônios na área septal (núcleo septal medial) atravessam o fórnice de volta ao giro dentado e regiões de CA. Extensos **aportes projetam-se para a formação hipocampal** a partir de múltiplas regiões de córtices de associação sensitivos, córtex pré-frontal, córtex insular, alguns núcleos amigdaloides e unco (olfação) através do córtex entorrinal. Assim, a formação hipocampal é extensamente interconectada com muitas regiões do prosencéfalo límbico, assim como com o hipotálamo. Projeções do tronco encefálico a partir de neurônios noradrenérgicos no *locus coeruleus* e de neurônios serotoninérgicos nos núcleos posteriores da rafe conectam-se tanto com os componentes internos da formação hipocampal quanto com as estruturas-alvo conectadas com a formação hipocampal.

O **córtex entorrinal,** ao qual está conectada a formação hipocampal, também **recebe aportes corticais extensos,** incluindo aportes do córtex de associação de todas as modalidades sensitivas, e aportes subcorticais do núcleo septal medial colinérgico, prosencéfalo basal e núcleos amigdaloides.

PINTE as seguintes estruturas, usando uma cor diferente para cada uma delas.

- ☐ 1. **Álveo**
- ☐ 2. **Colaterais de Schaffer**
- ☐ 3. **Região de CA1 do hipocampo**
- ☐ 4. **Aportes para a formação hipocampal (subículo)**
- ☐ 5. **Aportes corticais (e subcorticais) para o córtex entorrinal**
- ☐ 6. **Córtex entorrinal**
- ☐ 7. **Via perfurante**
- ☐ 8. **Subículo**
- ☐ 9. **Giro dentado**
- ☐ 10. **Fibras musgosas**
- ☐ 11. **Região de CA3 do hipocampo**
- ☐ 12. **Fímbria**

Nota Clínica

Muitas das regiões corticais da formação hipocampal e conexões corticais com a formação hipocampal são altamente suscetíveis à degeneração neuronal na **doença de Alzheimer**. A doença de Alzheimer é uma doença neurodegenerativa caracterizada pelo acúmulo de **proteínas tau hiperfosforiladas** anormais dentro de neurônios (**emaranhados neurofibrilares**) e proteínas anormais (**amiloide-beta**) fora dos neurônios, no parênquima (**placas senis**). O rompimento do circuito da formação hipocampal resulta na incapacidade de consolidação da memória em curto e médio prazo na memória em longo prazo. Danos às regiões corticais no lobo temporal e regiões do córtex frontal, córtex cingulado, prosencéfalo basal, e outros locais, levam a um declínio cognitivo progressivo e grave, acompanhando os déficits na consolidação da memória de curto prazo.

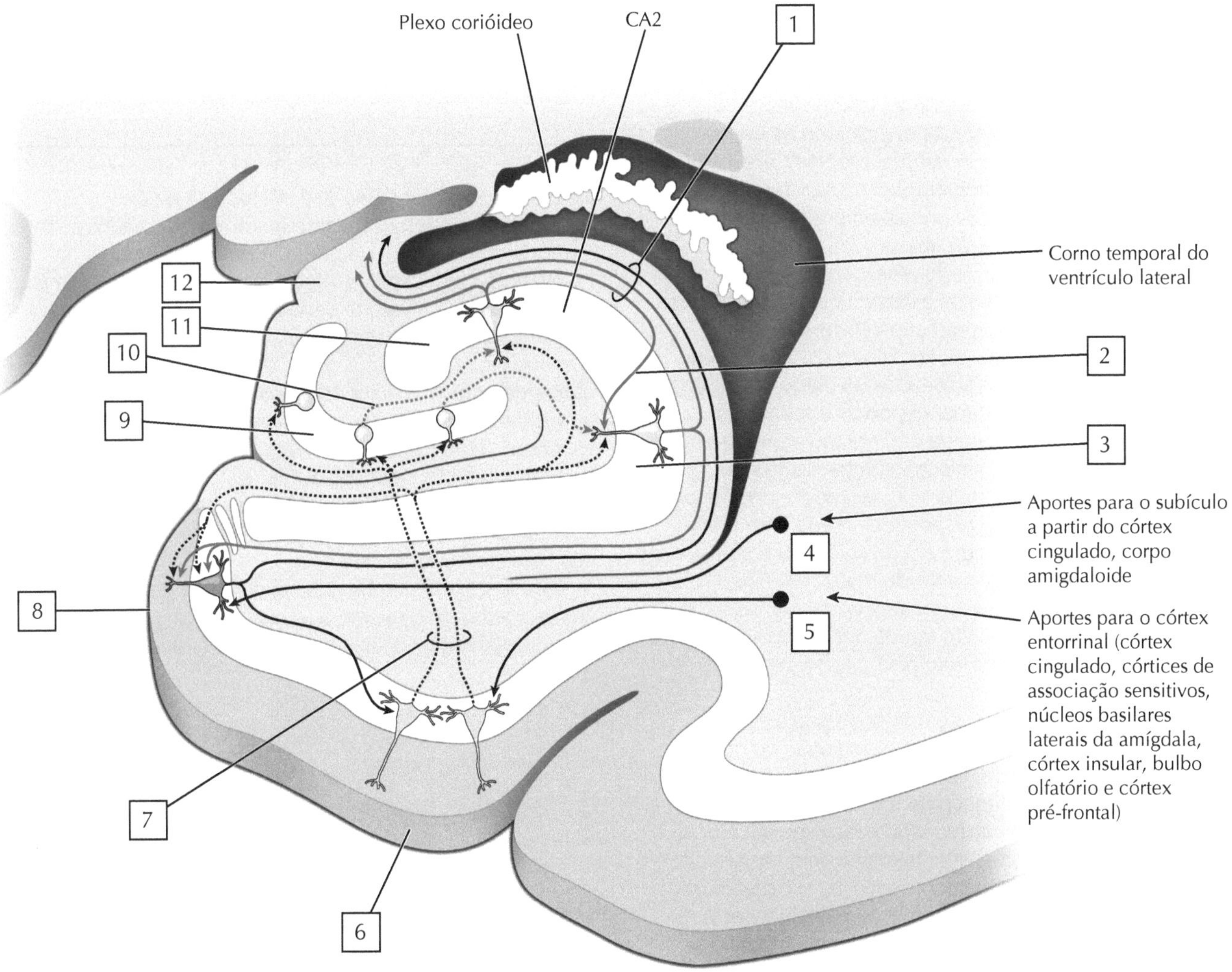
Plexo corióideo
CA2
1
Corno temporal do ventrículo lateral
2
3
Aportes para o subículo a partir do córtex cingulado, corpo amigdaloide
4
Aportes para o córtex entorrinal (córtex cingulado, córtices de associação sensitivos, núcleos basilares laterais da amígdala, córtex insular, bulbo olfatório e córtex pré-frontal)
5
6
7
8
9
10
11
12

11 Principais Conexões Aferentes do Corpo Amigdaloide

O **corpo amigdaloide** é uma região em forma de amêndoa nas regiões anterior e medial do lobo temporal. Ela contém muitos núcleos subcorticais, incluindo os núcleos **basilar lateral** e **cortical** (que recebem aportes e originam conexões eferentes com muitas estruturas límbicas corticais e subcorticais) e o núcleo central da amígdala (que envia principalmente conexões eferentes às regiões do tronco encefálico). As conexões aferentes com os núcleos corticais e mediais provêm principalmente de estruturas límbicas subcorticais, como: (1) **núcleos septais**; (2) **núcleos hipotalâmicos** (núcleo ventromedial, área hipotalâmica lateral); (3) **núcleos talâmicos** (núcleos intralaminares e núcleo dorsomedial do tálamo); (4) **núcleo do leito da estria terminal;** (5) **bulbo olfatório;** e (6) muitos **núcleos autônomos, núcleos noradrenérgicos e núcleos serotoninérgicos no tronco encefálico.** As conexões aferentes com os núcleos basilares laterais vêm principalmente de áreas corticais, incluindo as **áreas corticais de associação sensitiva,** o **córtex pré-frontal,** o **córtex cingulado** e o **subículo.** O núcleo central da amígdala recebe seu aporte principalmente de outros núcleos (corticais e basilares laterais).

O complexo amigdaloide está associado à interpretação emocional tanto de estímulos externos quanto de estados internos. Ele fornece interpretação individual e responsividade emocional a estímulos e circunstâncias, especialmente aquelas relacionadas ao medo e situações adversas. Por exemplo, dependendo da experiência passada, a presença súbita de um grande cão pode evocar medo ou uma agradável sensação de familiaridade. A percepção de movimento em um elevador considerado vazio pode provocar uma resposta de medo com plena excitação simpática. O corpo amigdaloide é um componente importante do condicionamento do medo, em que um estímulo neutro se associa ao medo ou à ansiedade. O condicionamento do medo também é observado em respostas de estresse pós-traumático após estímulos altamente traumáticos.

Pode haver funções para o corpo amigdaloide de cada lado. Em alguns estudos, a estimulação do corpo amigdaloide direito provocou emoções negativas (p. ex., medo, tristeza), enquanto a estimulação do corpo amigdaloide esquerdo causou algumas vezes emoções agradáveis. O corpo amigdaloide direito está associado à memória episódica, com recordação de experiências emocionais e sensitivas de um evento passado; essa memória não é necessariamente consciente, mas pode provocar um estado ativador inconscientemente. A excitação emocional provocada por uma experiência promoveria a recuperação da memória do evento, mediada pelos núcleos basilares laterais da amígdala, como mostrado pelo trabalho de James McGaugh.

PINTE as seguintes estruturas, usando uma cor diferente para cada uma delas.

- ☐ **1. Núcleo do leito da estria terminal**
- ☐ **2. Córtex cingulado**
- ☐ **3. Núcleos talâmicos (intralaminar, dorsomedial)**
- ☐ **4. Aporte do tronco encefálico**
- ☐ **5. Subículo**
- ☐ **6. Áreas corticais de associação sensitiva**
- ☐ **7. Núcleos basilares laterais da amígdala**
- ☐ **8. Núcleos corticais e mediais da amígdala**
- ☐ **9. Bulbo olfatório**
- ☐ **10. Córtex pré-frontal**
- ☐ **11. Núcleos septais**

Nota Clínica

Os dados da observação dos efeitos das **lesões no corpo amigdaloide**, como a **síndrome de Klüver-Bucy**, demonstram a perda do medo, o embotamento da reatividade emocional aos estímulos (até mesmo estímulos ameaçadores), a incapacidade de reconhecer objetos familiares e a hiperoralidade. Exames de imagem em seres humanos sugerem que o corpo amigdaloide no lado esquerdo está envolvido com ansiedade social, estresse pós-traumático, transtorno obsessivo-compulsivo e incapacidade de detectar medo na expressão facial de outros. Alguns pesquisadores relataram um papel importante para o corpo amigdaloide na inteligência emocional e na percepção de violação de seu "espaço pessoal".

Estudos experimentais de estimulação em modelos animais também sugerem a atuação do corpo amigdaloide em interações agressivas e no comportamento sexual.

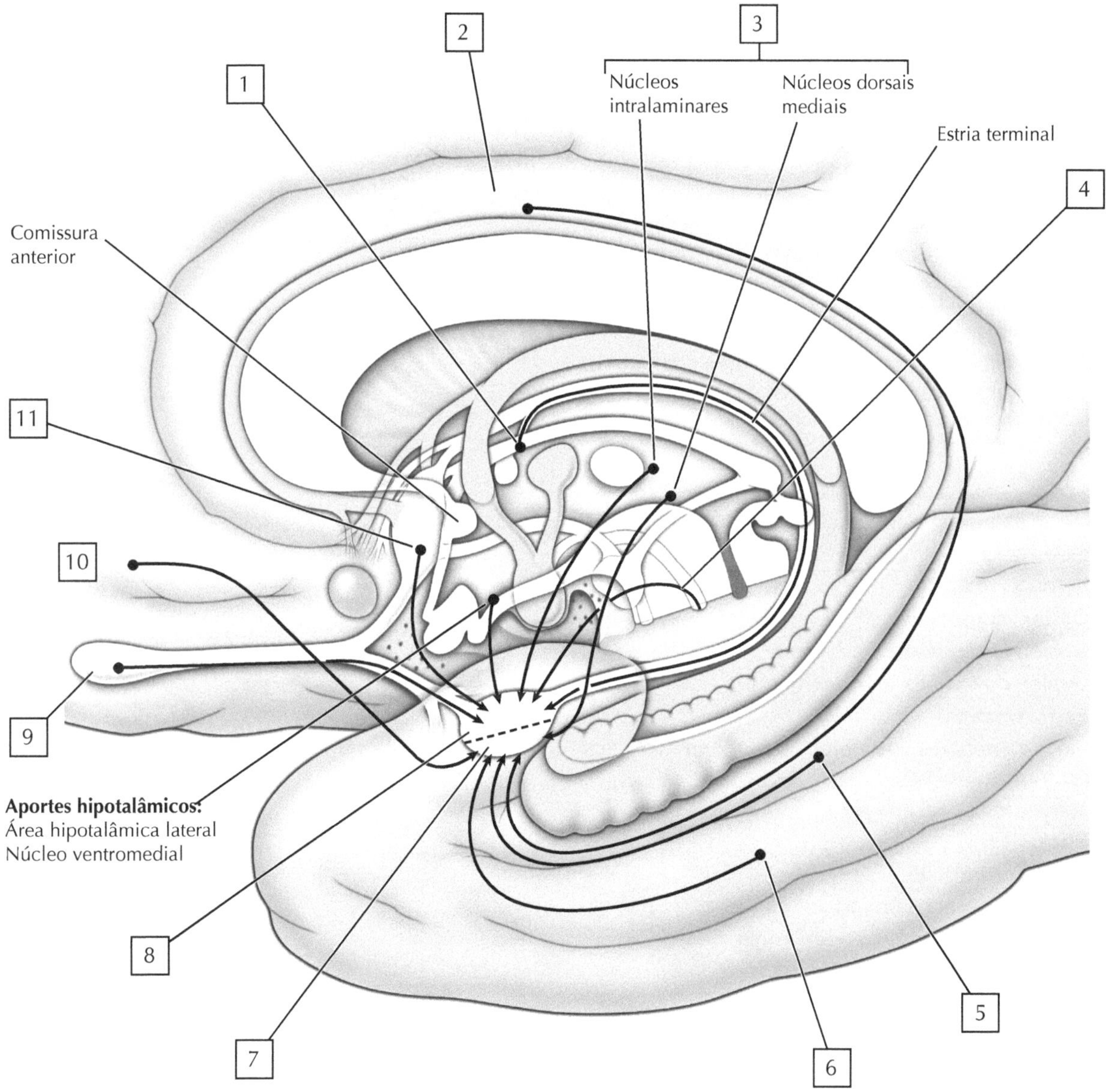
2
3
1
Núcleos intralaminares
Núcleos dorsais mediais
Estria terminal
4
Comissura anterior
11
10
9
Aportes hipotalâmicos:
Área hipotalâmica lateral
Núcleo ventromedial
8
7
6
5

11 Principais Conexões Eferentes do Corpo Amigdaloide

As conexões eferentes dos **núcleos corticais e mediais da amígdala** projetam-se através da **estria terminal** principalmente para estruturas límbicas subcorticais, incluindo: (1) os **núcleos septais**; (2) o **núcleo dorsomedial do tálamo**; (3) os **núcleos hipotalâmicos**; (4) o **núcleo do leito da estria terminal**; (5) o **núcleo *accumbens***; e (6) o **corpo estriado rostral** (muitos dos quais fornecem aportes para o corpo amigdaloide).

As conexões eferentes dos **núcleos basilares laterais da amígdala** projetam-se através da **via amigdalofugal ventral** para regiões corticais, incluindo: (1) **córtex frontal**; (2) o **córtex cingulado**; (3) o **córtex temporal inferior**; (4) o **subículo**; (5) o **córtex entorrinal**; e estruturas límbicas subcorticais, incluindo: (1) **núcleos septais**; (2) **núcleos hipotalâmicos**; e (3) **núcleos basais** colinérgicos na **substância inominada**).

O **núcleo central da amígdala** recebe aportes de outros núcleos do corpo amigdaloide e projeta axônios pela **via amigdalofugal ventral** para (1) os **núcleos autônomos e monoaminérgicos (noradrenérgicos e serotoninérgicos) do tronco encefálico**, (2) os **núcleos talâmicos da linha média**, (3) o **núcleo do leito da estria terminal** e (4) o **núcleo basilar** colinérgico. Essa conectividade central do corpo amigdaloide fornece o controle sobre o tronco encefálico e a medula espinal necessário para conduzir as respostas emocionalmente direcionadas e a reatividade provocadas pela ativação do corpo amigdaloide.

PINTE as seguintes estruturas, usando uma cor diferente para cada uma delas.

- ☐ 1. **Estriado rostral**
- ☐ 2. **Córtex cingulado**
- ☐ 3. **Núcleo dorsomedial do tálamo**
- ☐ 4. **Núcleo do leito da estria terminal**
- ☐ 5. **Estria terminal**
- ☐ 6. **Via para núcleos autônomos e monoaminérgicos do tronco encefálico**
- ☐ 7. **Córtex temporal inferior**
- ☐ 8. **Subículo**
- ☐ 9. **Córtex entorrinal**
- ☐ 10. **Núcleo central da amígdala**
- ☐ 11. **Núcleo basilar lateral da amígdala**
- ☐ 12. **Núcleos corticais e mediais da amígdala**
- ☐ 13. **Via amigdalofugal ventral**
- ☐ 14. **Núcleo *accumbens***
- ☐ 15. **Núcleos septais**
- ☐ 16. **Núcleos hipotalâmicos**

Nota Clínica

A estimulação do corpo amigdaloide é realizada durante a cirurgia para convulsões. A estimulação do **núcleo cortical e medial da amígdala** resulta em uma resposta de congelamento com a cessação de todos os movimentos voluntários (como pode ser visto nas presas que detectam repentinamente um predador), gestos automatizados como estalar os lábios e ativação parassimpática (levando a micção e defecação). A estimulação do **núcleo basilar lateral da amígdala** resulta em uma resposta de alerta, com vigilância e exploração do ambiente. Essa resposta seria uma preparação para uma resposta de luta ou fuga. Essas reações refletem a ação do corpo amigdaloide no circuito do tronco encefálico e medula espinal para alcançar a resposta comportamental desejada, provocada pela interpretação emocional dos estímulos e contexto ambientais. Respostas de medo condicionadas e reatividade a situações estressantes ou potencialmente perigosas exigem a reatividade integrada do SNA, do sistema neuroendócrino e do sistema motor para respostas comportamentais.

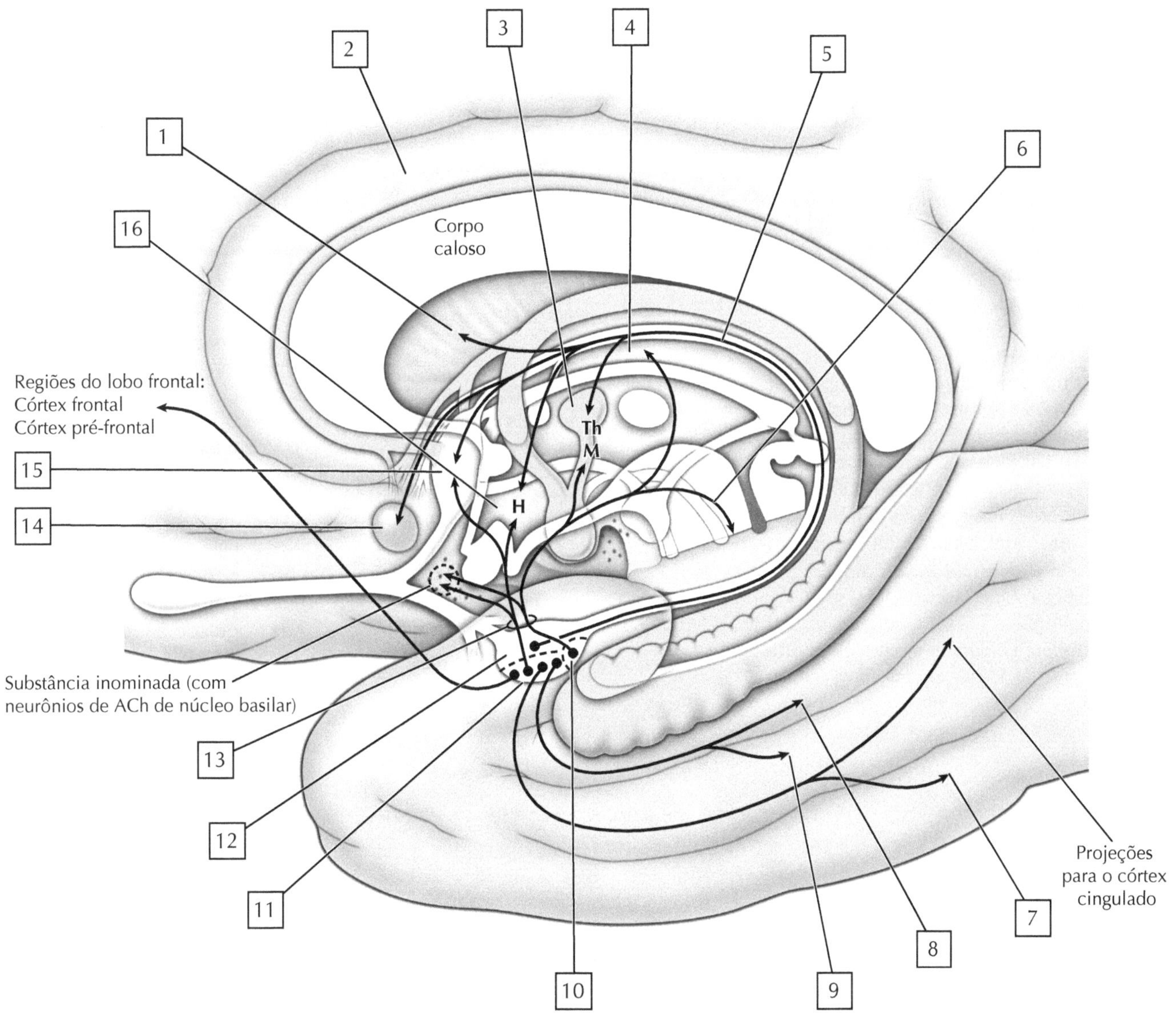

H = hipotálamo:
Área pré-óptica
Área hipotalâmica anterior
Núcleo ventromedial
Área hipotalâmica lateral
Núcleo paraventricular

Th = tálamo:
Núcleo dorsomedial

M = núcleos talâmicos da linha média

11 Córtex Cingulado

O **córtex cingulado**, localizado acima da **parte medial do corpo caloso**, consiste em uma região anterior, uma região média e uma região posterior. O **córtex cingulado anterior** ajuda a regular as funções autônomas e viscerais (digestão, cardiovascular, respiratória, resposta pupilar), a regular o afeto e a lidar com situações desconfortáveis ou emocionais, a detectar erros e respostas incompletas, além de auxiliar na tomada de decisões e expectativas. O **córtex cingulado posterior:** (1) contribui para a conscientização, a cognição dirigida internamente e o foco de atenção; (2) participa no pensamento e no planejamento para o futuro; (3) participa na recuperação da memória episódica; (4) interconecta o circuito límbico baseado em emoções com córtex pré-frontal de base cognitiva; e (5) participa na conscientização da intensidade da dor. Alguns autores descrevem uma **área cortical cingulada média** que atua como uma região de controle pré-motora e pré-autônoma. Lateralização foi proposta a partir de estudos de estimulação, com o lado esquerdo estimulando as respostas parassimpáticas e o lado direito estimulando as simpáticas.

Os aferentes para o córtex cingulado derivam: (1) de **áreas de associação do córtex frontal, do córtex parietal e do córtex temporal**; (2) do **subículo**; (3) dos **núcleos septais**; (4) dos **núcleos dorsomedial e anterior do tálamo**. Eferentes do córtex cingulado projetam-se para: (1) **áreas de associação** do córtex frontal, do córtex parietal e do córtex temporal; e (2) de **estruturas do prosencéfalo límbico**, como o **hipocampo**, o **subículo**, o **córtex entorrinal**, os **núcleos basilares laterais da amígdala** e os **núcleos septais**. Essas áreas do prosencéfalo límbico, bem como a região cortical cingulada média, conseguem utilizar a conectividade hipotalâmica e autônoma para alcançar efeitos comportamentais.

PINTE as seguintes estruturas, usando uma cor diferente para cada uma delas.

- ☐ **1. Córtex cingulado anterior**
- ☐ **2. Áreas de associação do córtex parietal**
- ☐ **3. Córtex cingulado posterior**
- ☐ **4. Áreas de associação do córtex temporal**
- ☐ **5. Subículo**
- ☐ **6. Córtex entorrinal**
- ☐ **7. Hipocampo**
- ☐ **8. Núcleos basilares laterais da amígdala**
- ☐ **9. Núcleos septais**
- ☐ **10. Áreas de associação do córtex frontal**
- ☐ **11. Parte medial do corpo caloso**
- ☐ **12. Núcleos dorsomedial e anterior do tálamo**

Nota Clínica

Lesões no córtex cingulado podem ser observadas em processos patológicos e também têm sido realizadas cirurgicamente na tentativa de aliviar as respostas à dor intensa ou aliviar transtornos psiquiátricos significativos, como ansiedade incapacitante, transtorno obsessivo-compulsivo ou depressão intratável. As lesões do córtex cingulado levam à indiferença à dor e a outras sensações que têm uma forte conexão emocional. Tais lesões também causam indiferença e apatia social, falta de preocupação com o futuro, falta de preocupação com a tomada de decisão e eliminação da entonação emocional na fala. Indivíduos com lesões do córtex cingulado sofrem alterações significativas da personalidade.

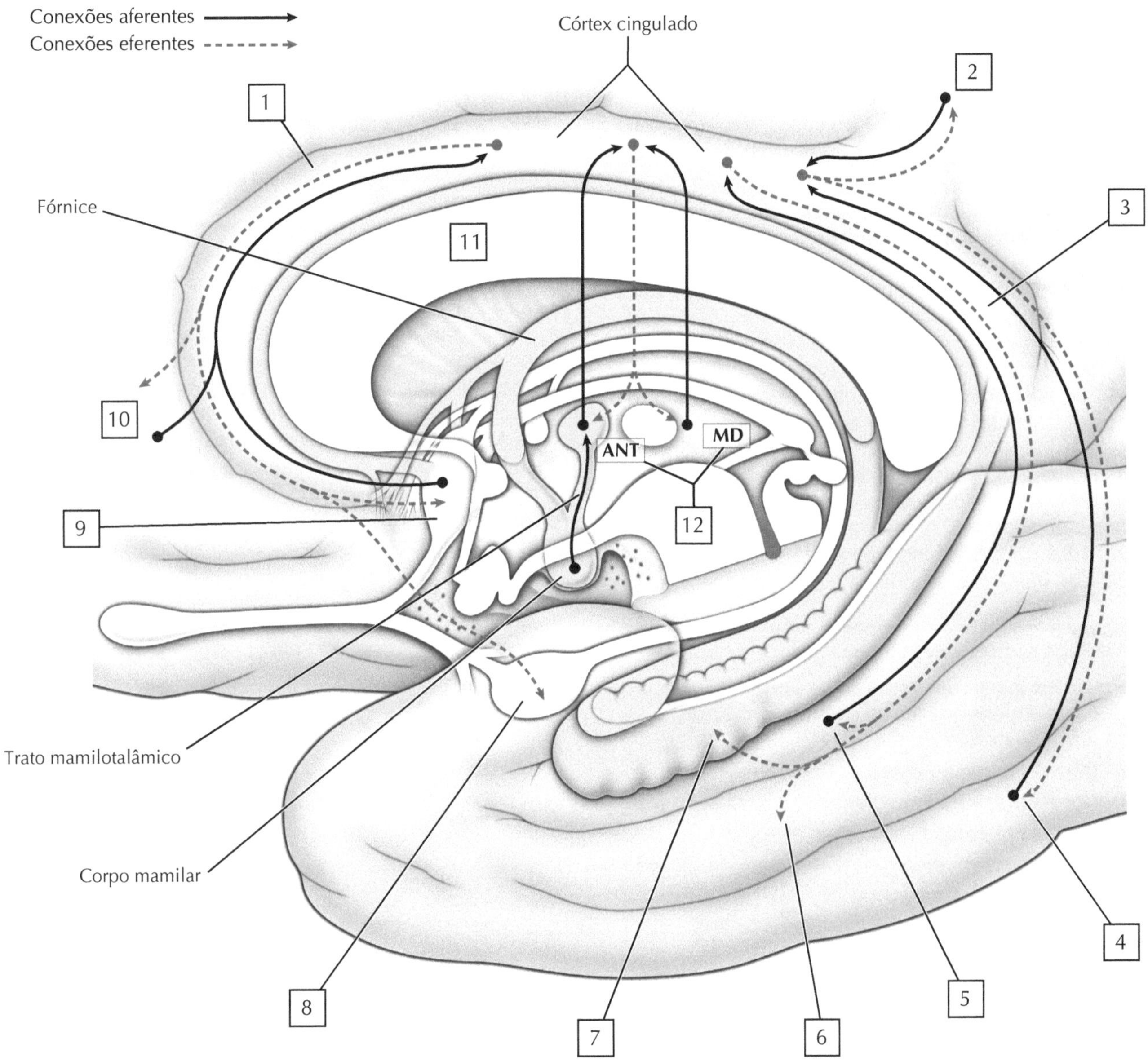

ANT = núcleo anterior do tálamo
MD = núcleo dorsomedial do tálamo

11 Córtex Insular

O córtex insular é frequentemente descrito como o "quinto lobo" do cérebro, que está localizado na fissura lateral, e não é visível na vista lateral do encéfalo. É observado lateralmente a um grupo mais profundo de estruturas, de medial para lateral, consistindo no putame, na cápsula externa, no claustro e na cápsula extrema. A parte anterior do córtex insular é contínua com o córtex pré-frontal ventromedial (CPFvm), parte do córtex orbitofrontal.

Entre as principais conexões aferentes com o córtex insular estão: (1) **aportes viscerossensitivos**, incluindo quimiorreceptores (glomo carótico) e barorreceptores (seio carótico); (2) **aportes multissensitivos de circuitos corticais** somatossensitivos, trigeminais, do paladar, da visão e da interocepção, e aportes límbicos diretos do olfato; (3) **aportes corticais de associação** de regiões envolvidas na integração multissensitiva; (4) **aportes colinérgicos** do núcleo basilar da parte basilar do telencéfalo; e (5) **aportes do tronco encefálico**, da substância cinzenta periaquedutal, dos núcleos parabraquiais, da área tegmental ventral dopaminérgica, do *locus coeruleus* noradrenérgico e núcleos rostrais serotoninérgicos da rafe.

As principais conexões eferentes do córtex insular são, principalmente, interconexões recíprocas com: (1) **estruturas subcorticais límbicas do prosencéfalo** (região basilar lateral do corpo amigdaloide, núcleo do leito lateral da estria terminal); (2) **córtex entorrinal lateral**, parte do circuito para-hipocampal; (3) **regiões corticais límbicas** (córtex pré-frontal medial, córtex cingulado anterior); (4) **núcleo *accumbens***, no prosencéfalo basal; (5) **núcleo dorsomedial (DM) do tálamo**; (6) **área hipotalâmica lateral**; e (7) **habênula**.

PINTE as seguintes estruturas:

- ☐ **1. Córtex insular (o contorno do córtex insular na parte superior da figura é sombreado, pois se formou lateralmente)**
- ☐ **2. Córtex cingulado anterior**
- ☐ **3. Córtex pré-frontal medial**
- ☐ **4. Córtex pré-frontal ventromedial**
- ☐ **5. Núcleo *accumbens***
- ☐ **6. Área hipotalâmica lateral**
- ☐ **7. Corpo amigdaloide**
- ☐ **8. Região para-hipocampal (córtex entorrinal)**
- ☐ **9. Aporte cortical multissensitivo**
- ☐ **10. Núcleo do leito da estria terminal**
- ☐ **11. Núcleo dorsomedial (DM) do tálamo**
- ☐ **12. Núcleos do tronco encefálico**

Nota Clínica

O córtex insular atua: (1) na consciência, na homeostase corporal e na percepção (p. ex., sensações vestibulares, equilíbrio e vertigem); (2) na percepção de calor e frio corporal; (3) na distensão abdominal e na sensação de plenitude vesical; (4) na percepção de dispneia; e (5) na detecção de odores desagradáveis e repulsivos. O córtex insular liga o processamento sensitivo ao reconhecimento emocional e aos sentimentos e auxilia na reatividade e nas respostas autonômicas e motoras apropriadas. O córtex insular também auxilia na previsão de riscos e na tomada de decisões relacionadas a comportamentos compulsivos deletérios e situações incertas. Além disso, participa, juntamente com outras estruturas límbicas e corticais, na modulação de respostas de medo e ansiedade, realizando comportamentos socialmente relacionados e processando respostas emocionais complexas, como empatia, reações emocionais à música, riso e choro. A estimulação do córtex insular pode provocar o sentimento de repulsa, e estudos de ressonância magnética funcional revelam que o córtex insular responde à repulsa causada por sensações nocivas, bem como repulsa a situações cognitivamente compreendidas e emocional e moralmente repreensíveis.

Se o córtex insular for danificado ou suas conexões forem interrompidas, o paciente ainda consegue perceber informações sensitivas, como dor, mas não conseguirá responder emocionalmente à dor, mostrando reatividade emocional alterada ou mesmo ausente.

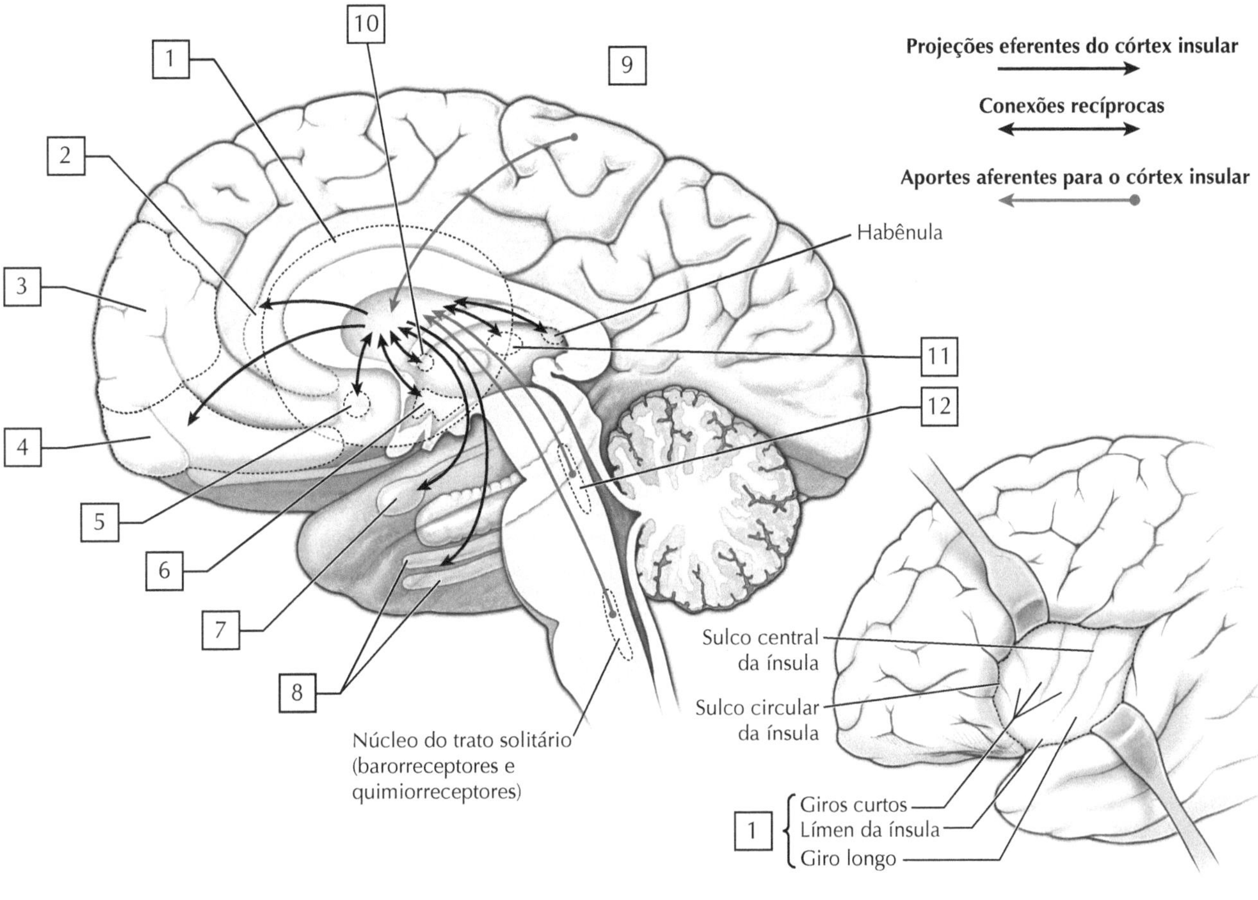

10
1
9
2
3
4
5
6
7
8
11
12
Projeções eferentes do córtex insular
Conexões recíprocas
Aportes aferentes para o córtex insular
Habênula
Núcleo do trato solitário (barorreceptores e quimiorreceptores)
Sulco central da ínsula
Sulco circular da ínsula
1
Giros curtos
Límen da ínsula
Giro longo

11 Córtex Pré-frontal

O córtex pré-frontal (CPF) é uma importante região cortical que regula funções cognitivas, emocionais e comportamentais complexas. É necessário para o planejamento e o raciocínio implicados na memória de trabalho, na realização de funções executivas, na regulação da orientação de expectativas para alcançar metas e na previsão de desfechos futuros. O córtex pré-frontal também ajuda a orientar comportamentos sociais apropriados. O córtex pré-frontal consiste em dois componentes funcionais principais, o **córtex pré-frontal dorsolateral (CPFdl)** e o **córtex pré-frontal ventromedial (CPFvm)**, um componente importante do córtex orbitofrontal.

O CPFdl é o tomador de decisão racional, realizando avaliações cognitivas lógicas de maneira não emocional. O CPFdl realiza planejamento complexo e consegue inibir atividades e comportamentos emocionais ativados pelo corpo amigdaloide. É um local importante para a memória de trabalho e o raciocínio dedutivo, atividades frequentemente consideradas características importantes da "inteligência", sobretudo a atividade do córtex pré-frontal lateral esquerdo e sua conectividade. Um outro componente do CPFdl é a capacidade de planejar estratégias como mentir e enganar. O CPFdl ajuda a determinar o certo do errado, mas isso pode ser sobrepujado por planejamento comportamental.

O CPFdl está conectado a muitas áreas corticais, incluindo: (1) **CPFvm**; (2) **áreas de associação corticais sensitivas primária e secundária** (visual, auditiva, somatossensitiva e trigeminal, do paladar e do olfato); (3) córtex cingulado anterior e posterior e córtex retrosplenial; (4) **córtex pré-motor**; e (5) **hipocampo**. O CPFdl também está conectado a **áreas subcorticais**, incluindo o estriado, o núcleo dorsomedial do tálamo e a parte lateral do cerebelo.

O CPFvm auxilia na integração sensitiva complexa, sobretudo do lobo temporal (olfato, paladar, tato, visão a partir da via temporal, audição). Participa de respostas de recompensa (ganho e perda), bem como comportamentos compulsivos, comportamentos repetitivos e impulsos, trabalhando em conjunto com o núcleo *accumbens*, núcleos do corpo amigdaloide e seus aportes dopaminérgicos. O CPFvm também ajuda a regular o processamento cognitivo e a tomada de decisões, especialmente em relação à conotação emocional, expectativas, controle de impulsos e inibição de resposta. Ajuda na percepção de prazer, comportamentos agressivos e outras expressões emocionais. O CPFvm pode iniciar mudanças corporais associadas às emoções (p. ex., ansiedade, raiva, agressão).

O CPFvm está reciprocamente conectado: (1) ao **núcleo dorsomedial (DM) do tálamo**; (2) **muitas áreas corticais** (CPFdl, entorrinal, perirrinal, para-hipocampal, outras áreas corticais temporais); (3) **núcleos do corpo amigdaloide** (núcleos basilares laterais e centrais); e (4) algumas áreas do **hipotálamo**. O CPFvm também apresenta aportes substanciais do **córtex de integração sensitivo** (córtex piriforme) e muitas **áreas corticais sensitivas** (somatossensitivas SI e SII, áreas visuais, auditivas, gustativas, córtex olfatório – unco).

PINTE as seguintes estruturas:

- ☐ **1. Córtex pré-frontal dorsolateral (CPFdl)**
- ☐ **2. Córtex pré-frontal ventromedial (CPFvm)**
- ☐ **3. Corpo amigdaloide**
- ☐ **4. Hipocampo**
- ☐ **5. Giro para-hipocampal, córtex entorrinal, córtex do outro lobo temporal**
- ☐ **6. Núcleo dorsomedial (DM) do tálamo**
- ☐ **7. Córtex visual**
- ☐ **8. Córtex somatossensitivo**
- ☐ **9. Córtex cingulado**
- ☐ **10. Hipotálamo**

Nota Clínica

Danos ao CPFdl resultam na perda de ambição, ímpeto e motivação. O paciente apresenta desinteresse e perda de atenção, com perda de diálogos e atividades espontâneas. Tal dano é acompanhado por agravamento de depressão, comportamentos compulsivos deletérios e indicações de grandes estressores da vida.

Danos ao CPFvm resultam em desinibição comportamental, com comportamentos agressivos e abusivos. O paciente mostra comprometimento do discernimento, da tomada de decisão e das interações sociais. Há exacerbação de comportamentos compulsivos e deletérios. O paciente demonstra falta de empatia. O exemplo clássico de alterações comportamentais em decorrência de danos ao CPFvm (e áreas frontais adjacentes) é o de Phineas Gage. Em 1848, ele era engenheiro em um projeto de construção de ferrovia em Vermont. Quando ele estava compactando um explosivo, uma faísca o detonou, projetando a longa e estreita barra de compactação através de sua órbita esquerda e do topo de seu crânio, destruindo o córtex orbitofrontal e outras regiões adjacentes. Ele sobreviveu e se recuperou, mas mostrou uma mudança marcante de personalidade nos 12 anos restantes de sua vida. Amigos o descreveram como "não mais o Gage". Ele era um homem trabalhador e querido antes do acidente. Depois o descreviam como ainda inteligente e com memória, mas incapaz de lidar emocionalmente com as outras pessoas. Ele se tornou instável, impaciente, desrespeitoso, rude e vulgar. Mais tarde na vida, ele se mostrou mais funcional e mais bem adaptado em situações sociais.

O CPFvm é um componente do circuito envolvido em transtornos neuropsiquiátricos, incluindo esquizofrenia, transtornos de humor, transtorno obsessivo-compulsivo (TOC), comportamentos compulsivos prejudiciais e transtorno de personalidade *borderline*.

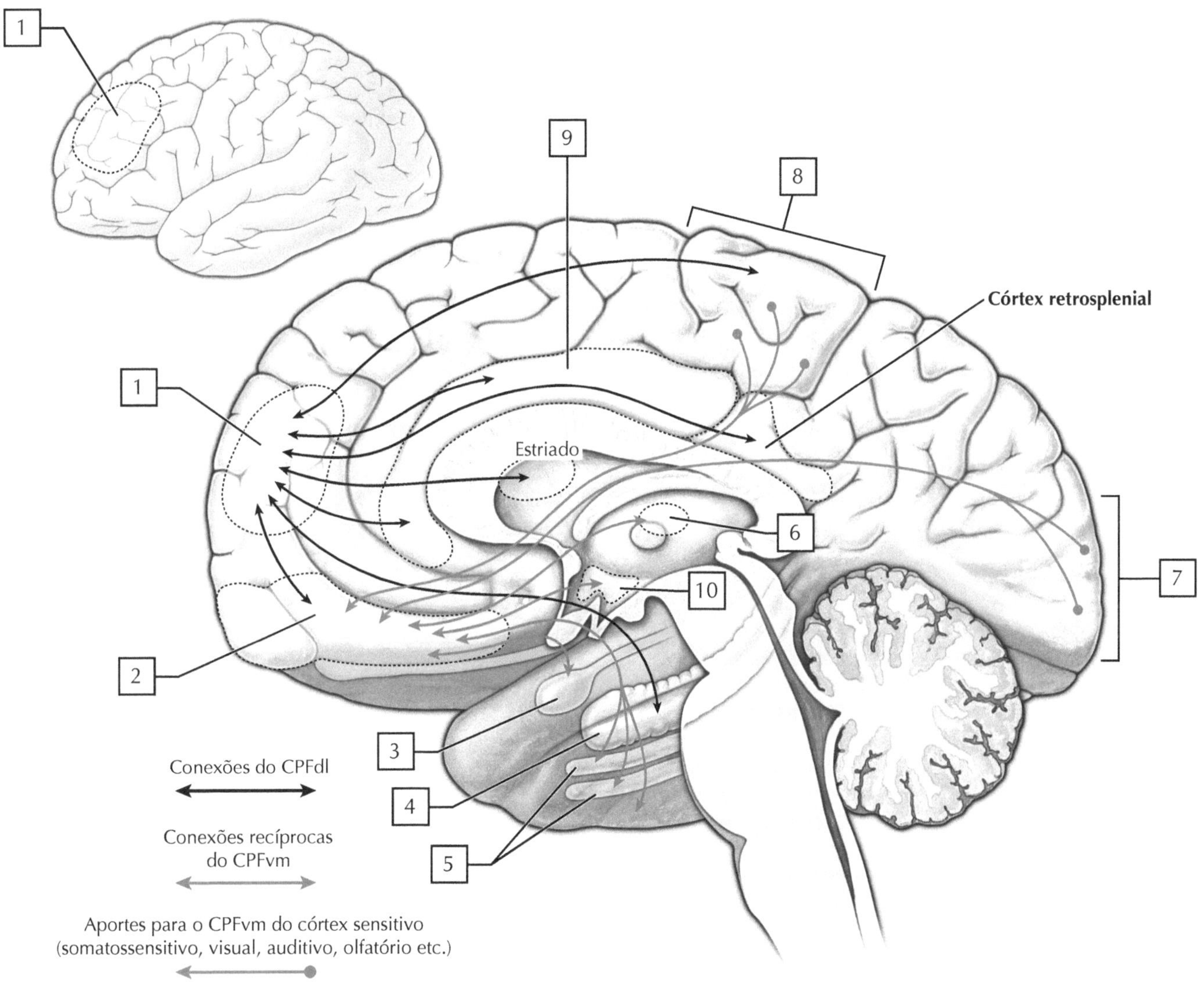
1
9
8
Córtex retrosplenial
1
Estriado
6
7
10
2
3
4
5
Conexões do CPFdl
Conexões recíprocas do CPFvm
Aportes para o CPFvm do córtex sensitivo (somatossensitivo, visual, auditivo, olfatório etc.)

11 Organização e Vias Olfatórias

A olfação é um sentido quimiorreceptivo detectado por receptores olfatórios localizados nos prolongamentos distais (10 a 30 **cílios** que se projetam de um grande dendrito) de **neurônios olfatórios sensitivos primários** localizados na **mucosa nasal**. Esses receptores e seus prolongamentos neuronais são encontrados nas paredes medial e lateral do teto da cavidade nasal. Moléculas odoríferas, algumas vezes transportadas por moléculas carreadoras, atuam como proteínas G acopladas em receptores nesses cílios e provocam um lento potencial despolarizante.

Existe uma ampla gama de receptores, com cerca de 347 genes codificadores, representando até 3% do genoma humano. Cada receptor não codifica um odor único; a maioria das moléculas odoríferas ativa muitos receptores, possibilitando a identificação de um número quase ilimitado de odores.

Neurônios bipolares olfatórios sensitivos primários do **epitélio olfatório** conseguem detectar moléculas odoríferas e traduzir a sinalização molecular em sinais neurais. A parte central dos axônios **(fibras nervosas olfatórias)** agrupa-se em torno de uma bainha de Schwann e atravessa a **lâmina cribriforme** e faz sinapse nos **glomérulos olfatórios** (configurações sinápticas complexas) na camada glomerular do **bulbo olfatório.** As fibras do nervo olfatório fazem sinapse nos dendritos das **células em tufo e mitrais,** os neurônios sensitivos secundários do sistema olfatório que dão origem às projeções do **trato olfatório.** As células **periglomerulares** atuam como interneurônios no bulbo olfatório. As **células granulares** conectam-se aos neurônios em tufo e mitrais e influenciam sua excitabilidade. As **projeções noradrenérgicas** a partir do *locus coeruleus* e as **projeções serotoninérgicas** a partir dos núcleos da rafe rostral também podem modular a excitabilidade dos neurônios em tufo e mitrais, bem como das células periglomerulares.

O trato olfatório contorna o tálamo, diferentemente do que ocorre nos outros sistemas sensitivos. O trato olfatório projeta axônios para o **núcleo olfatório anterior,** o **núcleo *accumbens*,** o **unco** (córtex olfatório primário) e o **córtex periamigdaloide,** núcleos corticais e mediais da amígdala (no **corpo amigdaloide**) e o **córtex entorrinal lateral.** O córtex olfatório está interconectado com o córtex orbitofrontal, o córtex insular, o hipocampo e o hipotálamo lateral, integrando o processamento olfatório a importantes respostas viscerais, emocionais e comportamentais.

PINTE as seguintes estruturas, usando uma cor diferente para cada uma delas.

- ☐ 1. **Fibras nervosas olfatórias**
- ☐ 2. **Bulbo olfatório**
- ☐ 3. **Lâmina cribriforme (do etmoide)**
- ☐ 4. **Núcleo olfatório anterior**
- ☐ 5. **Trato olfatório**
- ☐ 6. **Neurônios bipolares do epitélio olfatório**
- ☐ 7. **Córtex periamigdaloide**
- ☐ 8. **Córtex entorrinal lateral**
- ☐ 9. **Corpo amigdaloide**
- ☐ 10. **Unco**
- ☐ 11. **Células granulares**
- ☐ 12. **Células em tufo e mitrais**
- ☐ 13. **Células periglomerulares**
- ☐ 14. **Glomérulos olfatórios**

Nota Clínica

Os neurônios olfatórios primários conseguem detectar milhares de configurações moleculares específicas para a estimulação de sinais olfatórios únicos ao encéfalo. As informações olfatórias não são enviadas através de um circuito de análise detalhada do tálamo e análise cortical refinada; elas seguem diretamente para as regiões límbicas associadas a interpretação emocional, responsividade comportamental, atividade visceral hipotalâmica para a qual os odores são importantes e respostas autônomas apropriadas. A detecção de moléculas odoríferas específicas pode ser canalizada para regiões límbicas específicas por meio de componentes do circuito olfatório. A importância desse sistema para a sobrevivência é enfatizada por comportamentos e atividades influenciados pelo olfato, que incluem a obtenção de alimentos, o apetite, a defesa do território, as respostas de relaxamento ou alerta, náusea, comportamentos reprodutivos, entre muitas outras respostas. A reatividade a odores potencialmente ameaçadores ou perigosos tem de ser rápida, apropriada e capaz de integrar componentes motores, autônomos e neuroendócrinos.

O sistema olfatório pode ser ativado para alcançar muitos efeitos benéficos relacionados à saúde. A liberação de moléculas odoríferas por dispositivos **inalatórios nasais** terapêuticos pode alterar o apetite, provocar relaxamento, reduzir náuseas (provocadas pela quimioterapia do câncer, gravidez), aliviar congestão nasal, incrementar vigília e atenção, entre muitos outros efeitos. As respostas olfatórias são rápidas, específicas (graças à conectividade específica dos circuitos límbico-hipotálamo-autônomos) e prolongadas (às vezes 2 horas ou mais).

Os sistemas olfatório e do paladar têm significativas interações e ambos são necessários para uma experiência gustativa plena e satisfatória. Anosmia pode ser decorrente de lesão no trato olfatório ou no bulbo olfatório e pode ser, pelo menos em parte, precipitada por resfriado ou rinite alérgica. A recente pandemia de covid-19 resultou em perda de olfato e paladar em muitos pacientes, algumas vezes por períodos prolongados de tempo.

O trato e o bulbo olfatórios podem ser lesados por meningiomas do sulco olfatório ou da crista esfenoidal, provocando a síndrome de Foster-Kennedy (anosmia ipsilateral, atrofia óptica ipsilateral decorrente de compressão e papiledema causado por aumento da pressão intracraniana). O bulbo e o trato olfatórios também podem ser lesados por outros tumores (gliomas), aneurismas no círculo de Willis (círculo arterial do cérebro) e meningite.

Uma capacidade singular dos neurônios sensitivos primários consiste em renovação e reposição contínuas a partir de células-tronco no epitélio olfatório.

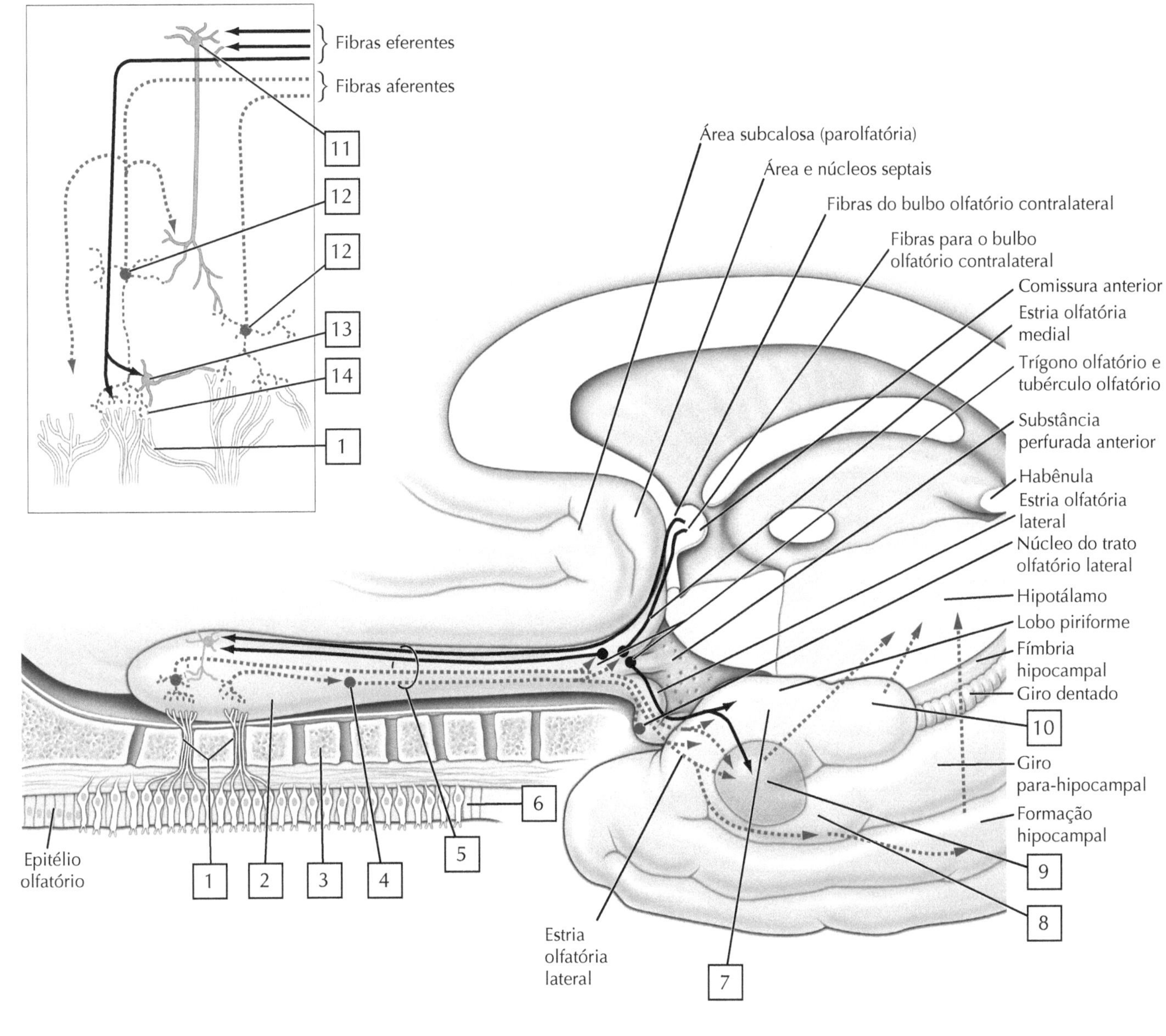
Fibras eferentes
Fibras aferentes
11
12
12
13
14
1
Área subcalosa (parolfatória)
Área e núcleos septais
Fibras do bulbo olfatório contralateral
Fibras para o bulbo olfatório contralateral
Comissura anterior
Estria olfatória medial
Trígono olfatório e tubérculo olfatório
Substância perfurada anterior
Habênula
Estria olfatória lateral
Núcleo do trato olfatório lateral
Hipotálamo
Lobo piriforme
Fímbria hipocampal
Giro dentado
10
Giro para-hipocampal
Formação hipocampal
9
8
6
5
Epitélio olfatório
1
2
3
4
Estria olfatória lateral
7

Parte 3 QUESTÕES DE REVISÃO

1. Em qual das seguintes situações você esperaria observar perda tanto da sensação de dor quanto do toque fino discriminativo na mesma distribuição?
   A. Lesão desmielinizante na parte periférica do sistema nervoso (síndrome de Guillain-Barré)
   B. Hemissecção da medula espinal (lesão de Brown-Séquard)
   C. Acidente vascular encefálico isquêmico em um ramo paramediano da artéria vertebral no bulbo inferior
   D. Acidente vascular na parte lateral do tronco encefálico (artéria cerebelar inferior posterior)
   E. Um acidente vascular encefálico isquêmico que afeta a parte posterior da cápsula interna

2. Qual grupo de células de neurônio motor inferior do tronco encefálico recebe apenas aportes contralaterais do trato corticobulbar?
   A. Núcleo acessório do NC III
   B. Núcleo do NC V
   C. Núcleo do NC VII para a parte superior da face
   D. Núcleo do NC VII para a parte inferior da face
   E. Núcleo do NC XII

3. Após um hematoma ou edema na fossa anterior, o encéfalo pode herniar, removendo a influência primeiramente do prosencéfalo e depois do mesencéfalo. O paciente apresenta postura descerebrada devido à ação desinibida de qual sistema?
   A. Tratos corticospinais
   B. Tratos rubrospinais
   C. Tratos vestibulospinais laterais
   D. Tratos reticulospinais medulares
   E. Projeções do núcleo denteado para o núcleo rubro

4. Qual região do córtex ajuda a regular o planejamento e o raciocínio, o comportamento antecipado orientado por objetivos e comportamentos sociais apropriados?
   A. Córtex pré-frontal
   B. Córtex cingulado anterior
   C. Córtex cingulado posterior
   D. Córtex entorrinal
   E. Córtex insular

5. Qual região do córtex desempenha um papel na consciência, na homeostase do corpo e nas percepções corporais (p. ex., calor e frio, distensão da bexiga urinária, distensão abdominal), e na responsividade emocional, como chorar e rir?
   A. Córtex pré-frontal
   B. Córtex orbitofrontal
   C. Córtex cingulado posterior
   D. Córtex para-hipocampal
   E. Córtex insular

6. Qual órgão circunventricular é um importante regulador do balanço hídrico e da sede?
   A. Órgão vascular da lâmina terminal
   B. Órgão subcomissural
   C. Área postrema
   D. Glândula pineal
   E. Eminência mediana

7. Qual área do prosencéfalo límbico está particularmente envolvida na interpretação emocional de estímulos externos e internos?
   A. Córtex pré-frontal
   B. Núcleo *accumbens*
   C. Formação hipocampal
   D. Corpo amigdaloide
   E. Córtex entorrinal

8. Qual trato sensitivo primário carrega informações de uma dor de dente intensa? ______________________________

9. Qual estrutura auditiva é importante para localizar o som lateralmente em um plano horizontal? ______________________________

10. Qual trato serve como a principal interconexão entre os núcleos vestibulares e os núcleos dos nervos cranianos motores para os movimentos oculares? ______________________________

11. Qual núcleo do hipotálamo fornece regulação de ritmos diurnos? ______________________________

12. Danos a qual parte do sistema visual resultarão em déficit do quadrante superior contralateral (quadrantanopia)? ______________________________

13. Qual região do encéfalo serve como centro de controle para movimentos oculares verticais e oblíquos? ______________________________

14. Em um paciente com tumor da fossa posterior, o examinador encontra ataxia dos membros, dismetria, disdiadococinesia, marcha em *tandem* alterada e disartria. Qual estrutura está danificada? ______________________________

15. Qual parte dos núcleos da base regula diretamente a atividade talamocortical? ______________________________

16. Quais substâncias são secretadas no sangue portal-hipofisário na zona de contato da eminência mediana? ______________________________

17. Qual órgão circunventricular é um importante regulador de náusea e vômito? ______________________________

18. Qual região da formação hipocampal é particularmente vulnerável à isquemia? ________________________ ________ E a níveis elevados de glicocorticoides? ____ ____

19. Informação de que sistema sensitivo é processada principalmente por estruturas límbicas e evita a análise refinada por circuitos talamocorticais? ______________ ____

20. Um episódio isquêmico envolvendo o tronco encefálico danificou o pedúnculo cerebelar inferior de um lado. O que você esperaria encontrar no exame neurológico?
   A. Hemiplegia espástica ipsilateral
   B. Hemiplegia espástica contralateral
   C. Ataxia ipsilateral e perda de coordenação
   D. Ataxia contralateral e perda de coordenação

21. A estimulação da coluna dorsal para dor intensa e intratável (ou em um ambiente menos grave, esfregando a superfície do corpo no local da lesão para amortecer a dor) atua para suprimir o processamento da dor em qual região?
   A. Corno dorsal da medula espinal
   B. Núcleos grácil e cuneiforme no bulbo
   C. Locais do tronco encefálico onde os neurônios com receptores para opiáceos estão localizados (p. ex., substância cinzenta periaquedutal)
   D. Núcleos talâmicos inespecíficos
   E. Córtex sensitivo primário

22. Qual das alternativas a seguir é um trato sensitivo primário que carreia informações ipsilaterais de uma dor de dente intensa?
   A. Trato espinotalâmico
   B. Trato espinorreticular
   C. Trato espinal do NC V
   D. Trato trigeminotalâmico anterior (lemnisco trigeminal)
   E. Ramo posterior da cápsula interna que transporta informações do núcleo posteromedial ventral do tálamo

23. Qual modalidade sensitiva tem menos probabilidade de ser processada ou modulada pelos núcleos parabraquiais no tronco encefálico?
   A. Paladar
   B. Olfato
   C. Dor intensa e excruciante
   D. Aporte químico via órgãos circunventriculares
   E. Auditiva

24. Qual membrana "transforma" ondas sonoras em movimento mecânico através dos ossículos?
   A. Membrana timpânica
   B. Janela da cóclea
   C. Janela do vestíbulo
   D. Membrana basilar no ducto coclear
   E. Membrana tectória

25. Qual estrutura auditiva é crucial na localização do som lateralmente em um plano horizontal?
   A. Lemnisco lateral
   B. Colículo inferior
   C. Núcleos olivares superiores
   D. Corpo geniculado medial
   E. Radiações acústicas

26. Qual via é a principal interconexão dos núcleos vestibulares com a coordenação dos movimentos oculares?
   A. Trato vestibulospinal medial
   B. Trato vestibulospinal lateral
   C. Trato tetospinal
   D. Fascículo longitudinal medial
   E. Fascículo longitudinal posterior

27. A maior parte refração da luz que atinge os olhos para focalizar imagens na retina é realizada por:
   A. Córnea
   B. Esclera
   C. Lente
   D. Processo ciliar
   E. Íris

28. Danos à parte parassimpática do NC III resultarão em:
   A. Neurite óptica
   B. Pupila fixa e dilatada
   C. Glaucoma
   D. Perda da sensação de dor na córnea
   E. Síndrome de Horner ipsilateral

29. O controle dos ritmos diurnos e sazonais é realizado por projeções retinianas das células ganglionares para qual estrutura?
   A. Corpo geniculado lateral
   B. Colículo superior
   C. Área pré-tetal
   D. Núcleo supraquiasmático do hipotálamo
   E. Pulvinar do tálamo

30. Danos a qual parte da via visual têm maior probabilidade de resultar em quadrantanopia superior contralateral?
   A. Quiasma óptico
   B. Trato óptico
   C. Corpo geniculado lateral
   D. Alça de Meyer no lobo temporal
   E. Radiações ópticas próximas ao córtex visual primário

31. Um adenoma hipofisário que comprime o quiasma óptico provocaria mais provavelmente qual déficit visual?
   A. Neurite óptica
   B. Hemianopia contralateral
   C. Quadrantanopia superior contralateral
   D. Hemianopia bitemporal
   E. Agnosias visuais

32. As agnosias visuais estão mais intimamente associadas a danos em qual região do córtex?
   A. Córtex occipital
   B. Córtex parietal
   C. Córtex temporal
   D. Córtex frontal
   E. Córtex insular

33. A ativação de qual das seguintes fibras faria com que o fuso muscular se contraísse em relação às fibras musculares esqueléticas?
    A. Fibras aferentes Ia
    B. Fibras aferentes do grupo II
    C. Fibras aferentes Ib
    D. Fibras motoras gama
    E. Fibras motoras alfa

34. Onde as fibras do trato corticospinal anterior se cruzam?
    A. Decussação das pirâmides
    B. Decussação tegmental anterior
    C. Comissura branca anterior
    D. Comissura anterior
    E. Cápsula interna

35. Qual região do encéfalo serve como centro de controle para movimentos oculares verticais e oblíquos?
    A. Formação reticular parapontina
    B. Colículo superior
    C. Núcleo intersticial de Cajal
    D. Campos oculares frontais
    E. Córtex de associação visual

36. À medida que um paciente descompensa após um traumatismo craniano, ele pode apresentar redução do nível de consciência e padrão respiratório em crescendo-decrescendo. Esse padrão é chamado:
    A. Respiração de Cheyne-Stokes
    B. Hiperventilação central
    C. Respiração apnêustica
    D. Respiração atáxica

37. Durante um exame neurológico de um paciente com tumor da fossa posterior, o examinador encontra ataxia de membros, dismetria, disdiadococinesia, marcha em *tandem* alterada, prova dedo indicador-nariz aberrante e disartria. A fonte mais provável dessas alterações é dano:
    A. Das vias espinocerebelares anterior e posterior
    B. Dos lobos floculonodulares
    C. Do verme do cerebelo
    D. Dos hemisférios laterais do cerebelo
    E. Do sistema corticopontocerebelar

38. Que parte dos núcleos da base regula diretamente a atividade talamocortical?
    A. Núcleo caudado e putame
    B. Globo pálido
    C. Substância negra, parte compacta
    D. Núcleo subtalâmico
    E. Núcleos rostrais da rafe

39. Qual órgão linfoide recebe inervação noradrenérgica direta no parênquima e também recebe influências hormonais da adeno-hipófise e dos órgãos-alvo periféricos?
    A. Medula óssea
    B. Timo
    C. Baço
    D. Linfonodos
    E. Órgãos linfoides associados à mucosa
    F. Todas as opções anteriores

40. Que região do córtex ajuda a regular a navegação pelo ambiente, as memórias declarativas e as memórias espaciais?
    A. Córtex orbitofrontal
    B. Córtex cingulado anterior
    C. Subículo dorsal
    D. Córtex entorrinal
    E. Córtex insular

41. Que parte do hipotálamo ajuda a regular as atividades autônomas do corpo?
    A. Núcleo paraventricular
    B. Área hipotalâmica anterior
    C. Área hipotalâmica posterior
    D. Área hipotalâmica lateral
    E. Todas essas áreas

42. Que substâncias são secretadas no sangue portal-hipofisário na zona de contato da eminência mediana?
    A. Fatores osmóticos para regular o balanço hídrico
    B. Angiotensina II para regular a pressão arterial
    C. Oxitocina para regular a contração uterina e a descida do leite
    D. Peptídeos opiáceos para regular a percepção da dor
    E. Fatores estimuladores para regular a liberação de hormônios da adeno-hipófise

43. As citocinas podem regular algumas funções da parte central do sistema nervoso por qual via?
    A. Acesso direto por meio da vasculatura cortical
    B. Via órgãos circunventriculares
    C. Por estimulação de aferentes vagais
    D. Por ativação de aferências somáticas
    E. Por todas essas vias

44. Qual órgão circunventricular atua como região reguladora de náuseas e vômitos?
    A. Órgão vascular da lâmina terminal
    B. Órgão subfornicial
    C. Órgão subcomissural
    D. Área postrema
    E. Eminência mediana

45. Que hormônio importante é secretado pela glândula pineal para ajudar a regular os ritmos diurnos e os ciclos de sono-vigília?
    A. Serotonina
    B. Melatonina
    C. Oxitocina
    D. Corticotropinas
    E. Hormônio estimulante de melanócitos

46. Qual das seguintes regiões da formação hipocampal é especialmente vulnerável à isquemia?
    A. Giro dentado
    B. Setor CA1 do hipocampo
    C. Subículo
    D. Córtex entorrinal
    E. Álveo do hipocampo e fímbria do hipocampo

47. A estimulação de qual estrutura límbica resulta em uma resposta de vigilância e exploração do ambiente?
    A. Núcleos septais
    B. Núcleo basilar (de Meynert)
    C. Núcleo basilar lateral da amígdala
    D. Regiões CA do hipocampo
    E. Subículo

48. A informação de qual sistema sensitivo é processada principalmente por estruturas límbicas e evita a análise refinada por circuitos talamocorticais?
    A. Paladar
    B. Vestibular
    C. Sensitiva trigeminal
    D. Olfatório
    E. Auditivo

RESPOSTAS

1. E
2. D
3. C
4. A
5. E
6. A
7. D
8. Trato (espinal) descendente do NC V
9. Complexo olivar superior
10. Fascículo longitudinal medial
11. Núcleo supraquiasmático
12. Alça de Meyer no lobo temporal
13. Núcleo intersticial de Cajal
14. Cerebelo, hemisférios laterais
15. Globo pálido
16. Fatores liberadores e fatores inibitórios para hormônios da adeno-hipófise
17. Área postrema
18. Região de CA1, região de CA3
19. Olfatório
20. C
21. A
22. C
23. E
24. A
25. C
26. D
27. A
28. B
29. D
30. D
31. D
32. C
33. D
34. C
35. C
36. A
37. D
38. B
39. F
40. D
41. E
42. E
43. E
44. D
45. B
46. B
47. C
48. D

12

Capítulo 12 Funções e Distúrbios Globais do Encéfalo

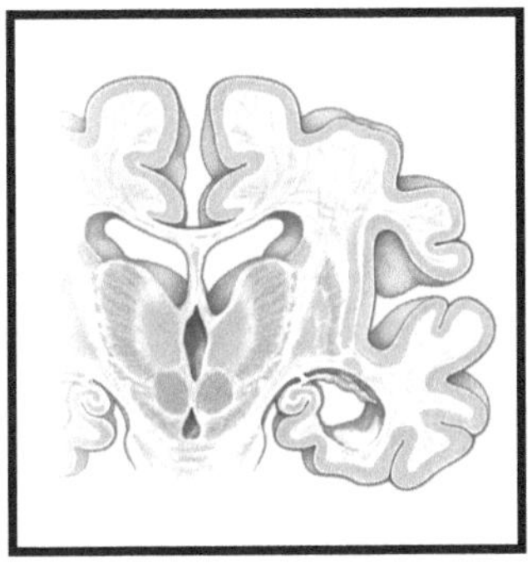 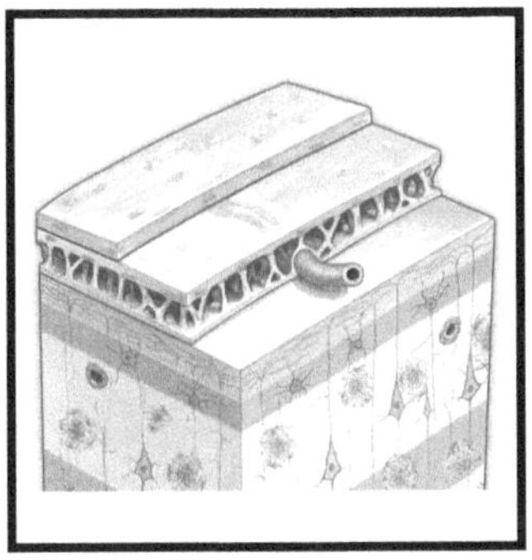

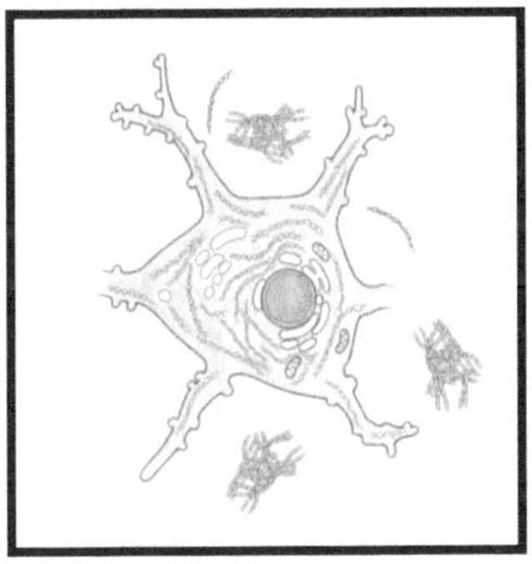 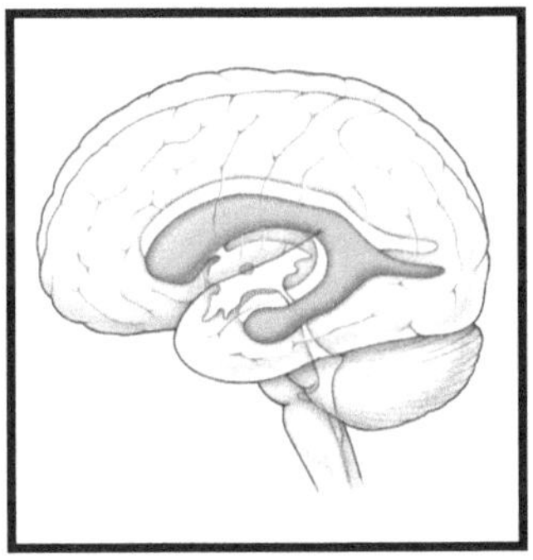

12 Demência

A demência é um grupo de sinais/sintomas que afetam a memória, os processos de pensamento, as capacidades neurofisiológicas e as interações sociais em grau suficiente para interferir na vida diária de uma pessoa. A disfunção cognitiva é uma parte proeminente da demência e inclui perda de memória (sobretudo consolidação da memória de curto prazo) e confabulação (invenção de componentes de histórias e cenários), confusão, falta de orientação espacial, diminuição da resolução de problemas e funções executivas, comprometimento do raciocínio, perda de habilidades organizacionais e falta de atenção. Esses déficits ocorrem em graus variados, de leves a graves, com algumas capacidades sendo mais comprometidas do que outras. Alterações psicológicas também são observadas, incluindo depressão, ansiedade, agitação psicomotora, raiva, comportamentos inadequados e mudanças de personalidade. Podem ocorrer alterações na marcha e perda de coordenação. Comportamento psicótico não é um componente habitual da demência. Mudanças na consciência geralmente não são observadas até muito tarde na doença. A instalação da demência é, geralmente, subaguda ou crônica. Esta prancha apresenta cinco causas de demência.

1. A **doença de Alzheimer (DA)** é a causa mais comum de demência e o foco de intensos trabalhos de pesquisa. O córtex, sobretudo as áreas de associação, apresenta atrofia, adelgaçamento cortical e perda de neurônios; as áreas corticais sensitivas, motoras e visuais primárias geralmente são poupadas. Também há atrofia do hipocampo. As áreas corticais afetadas apresentam depósitos extracelulares aberrantes de proteína beta-amiloide, chamados **placas neuríticas**, e aglomerados intracelulares de proteína tau hiperfosforilada, chamados **emaranhados neurofibrilares**. Não está definitivamente determinado se essas placas e emaranhados são os causadores das manifestações da doença de Alzheimer, especialmente demência, ou se são consequentes ao dano neuronal.

2. A **demência frontotemporal** é caracterizada por atrofia dos lobos frontal e temporal com perda de neurônios e conexões neuronais. alargamento dos sulcos e atrofia dos giros. Pacientes com demência frontotemporal apresentam comprometimento das capacidades cognitivas, da tomada de decisão e do discernimento; desinibição; comprometimento do controle de impulsos; distúrbios da linguagem (afasia expressiva, afasia receptiva, ou ambas) e alterações comportamentais e de personalidade.

3. A **demência com corpúsculos de Lewy (DCL)** constitui 10 a 15% das demências. Este distúrbio é acompanhado por alterações cognitivas, disfunção cortical, como alucinações, e muitas características de um distúrbio do movimento semelhante à doença de Parkinson. Os corpúsculos de Lewy representam aglomerados de alfassinucleína anormal, uma proteína sináptica, encontrada em regiões do tronco encefálico (especialmente a substância negra, neurônios dopaminérgicos da parte compacta) e muitas áreas do córtex cerebral. Alguns pacientes também apresentam placas neuríticas características e emaranhados neurofibrilares, como visto na DA. Alguns pacientes experimentam alucinações visuais vívidas e imagens marcantes de objetos animados. Os sinais/sintomas semelhantes aos da doença de Parkinson incluem tremor em repouso, rigidez muscular, bradicinesia e instabilidade postural, muitas vezes acompanhados por depressão, ansiedade e disfunção autônoma (hipotensão ortostática, tontura, síncope).

4. A **demência vascular** é a segunda forma mais comum de demência. Pode estar associada à doença de vasos de calibre pequeno ou médio ou doença de grandes vasos. A demência pode ocorrer após um único acidente vascular encefálico (AVE) importante ou pode progredir com vários pequenos infartos. A ocorrência gradual de doença de pequenos vasos pode danificar a substância branca subcortical (infartos lacunares) e resultar em comprometimento cognitivo progressivo, perda de atenção, incapacidade de foco, pensamento lento, comprometimento da capacidade organizacional e diminuição da capacidade de resolução de problemas. Essa condição às vezes é descrita como "demência multi-infarto".

5. As **demências tratáveis** podem apresentar comprometimento cognitivo, declínio intelectual e outras disfunções neurológicas. As condições causais incluem lesão encefálica traumática (LET), hematomas subdurais, tumores cerebrais, hidrocefalia com pressão intracraniana (PIC) normal, encefalopatia metabólica ou transtorno depressivo maior. Essas demências podem ser acompanhadas por cefaleia, convulsões, distúrbios da marcha, história pregressa de LET, alterações do nível de consciência ou sonolência (indicativas de elevação da pressão intracraniana) ou incontinência (geralmente acompanhando a hidrocefalia com PIC normal). É necessário descartar causas tratáveis de demência antes de dar a um paciente um diagnóstico de DA.

PINTE as seguintes estruturas, usando uma cor diferente para cada uma delas:

- ☐ **1. Giros do lobo frontal mostrando atrofia**
- ☐ **2. Giros dos lobos temporal e parietal mostrando atrofia**
- ☐ **3. Atrofia do hipocampo**
- ☐ **4. Alargamento dos sulcos corticais**
- ☐ **5. Adelgaçamento do manto cortical**
- ☐ **6. Atrofia dos bulbos e tratos olfatórios**
- ☐ **7. Atrofia das áreas corticais dos lobos frontal e temporal**
- ☐ **8. Corpúsculo de Lewy em um neurônio na substância negra, parte compacta**
- ☐ **9. Doença de artéria intracraniana de médio calibre**
- ☐ **10. Doença de grandes vasos extracranianos**
- ☐ **11. Infartos subcorticais**
- ☐ **12. Tumor cerebral**
- ☐ **13. Hematoma subdural**

A. Doença de Alzheimer

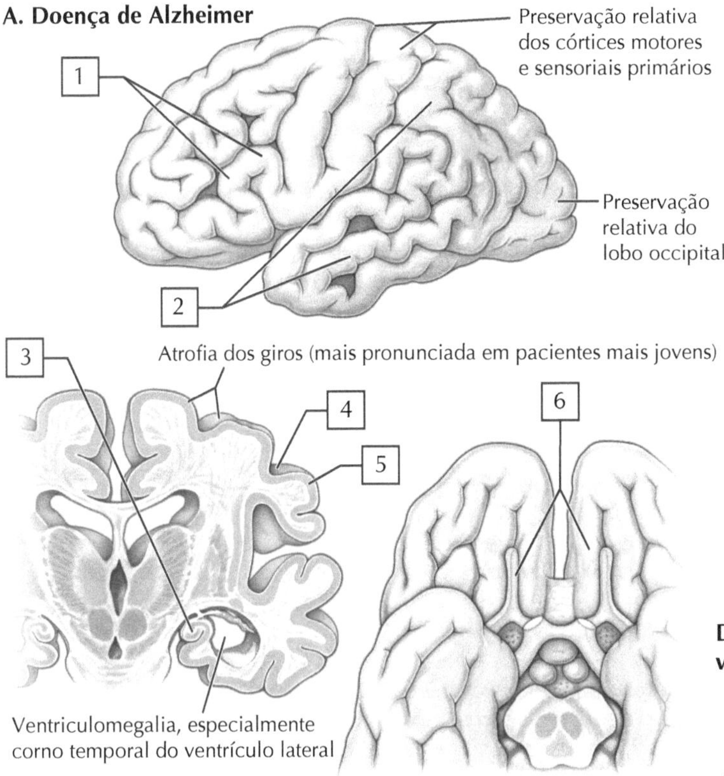

B. Demência frontotemporal

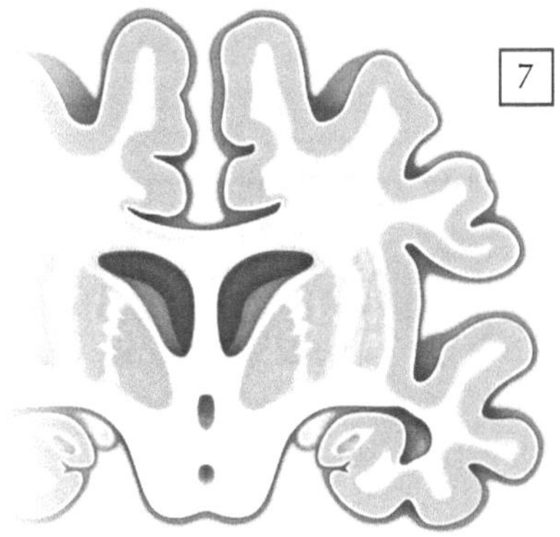

C. Demência com corpúsculos de Lewy

Os corpúsculos de Lewy são encontrados na substância negra, bem como em outros núcleos do tronco encefálico e córtex

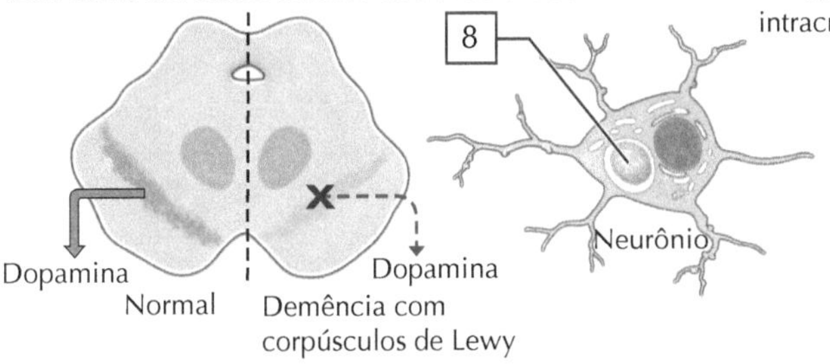

D. Demência vascular

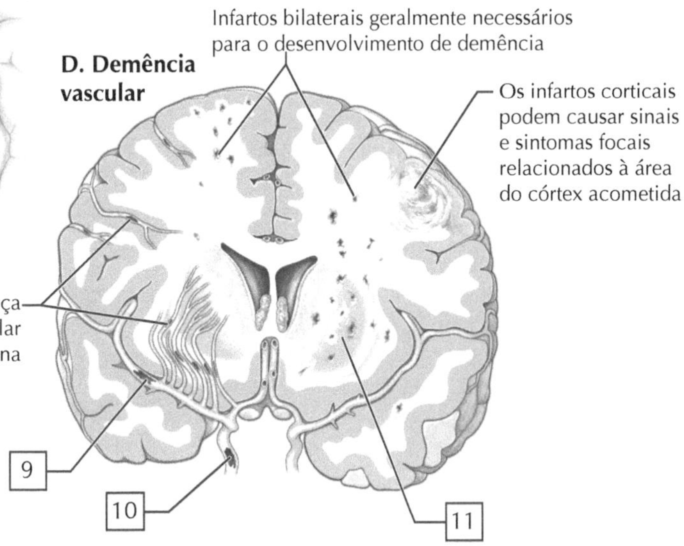

E. Demências tratáveis

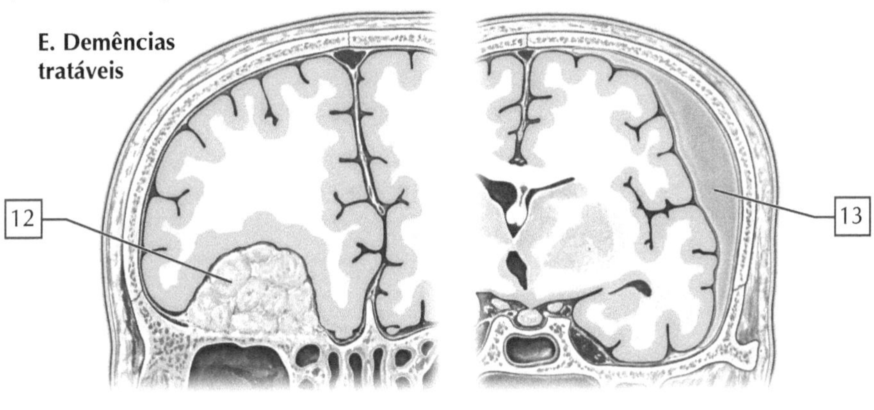

12 Doença de Alzheimer

A doença de Alzheimer (DA) é a forma mais comum de demência. Regiões corticais (frontal, temporal, parietal) e hipocampo geralmente apresentam placas extracelulares (proteína beta-amiloide aberrante) e emaranhados neurofibrilares intracelulares (proteína tau hiperfosforilada). Embora essas placas e esses emaranhados sejam geralmente descritos como características histopatológicas das regiões encefálicas afetadas na doença de Alzheimer, no estudo clássico de longo prazo de freiras (*Nun's study*), algumas participantes com comprometimento cognitivo grave tinham pouca ou nenhuma evidência de placas e emaranhados, e algumas participantes com habilidades cognitivas totalmente intactas tinham extensas evidências de placas e emaranhados. Assim, a questão de causalidade *versus* correlação não foi respondida satisfatoriamente.

As placas neuríticas são mais abundantes nas regiões corticais frontal e parietal, sobretudo nas camadas corticais superiores. As placas beta-amiloides são abundantes no córtex cerebral em muitos pacientes, começando na região medial do lobo temporal (região do corpo amigdaloide, córtex entorrinal), expandindo-se para o hipocampo e o córtex cingulado e, em estágios posteriores, para regiões corticais generalizadas. As regiões de formação do hipocampo mais afetadas incluem CA1, subículo e córtex entorrinal. As placas neuríticas são abundantes sobretudo na lâmina V das regiões corticais afetadas.

Os achados anatomopatológicos gerais na doença de Alzheimer incluem dilatação dos ventrículos, alargamento da fissura lateral (perda de neurônios) e dos sulcos corticais, atrofia cortical e hipocampal significativa, perda de conexões corticocorticais e perda significativa de grupos de células neuronais específicas (*locus coeruleus* noradrenérgico, núcleos serotoninérgicos da rafe, núcleo basilar colinérgico) e suas conexões generalizadas com áreas corticais e subcorticais.

As características clínicas da DA incluem as seguintes: (1) comprometimento cognitivo (p. ex., esquecimento, confusão, comprometimento da concentração, dificuldade em consolidar novas memórias, confabulação, comprometimento da capacidade matemática e da linguagem e perda de orientação espacial, mesmo em sua própria casa), (2) mudanças comportamentais (p. ex., agitação psicomotora, irritabilidade, comportamento agressivo, falta de comedimento verbal e pessoal, repetição verbal e expressão confusa, alterações de personalidade), (3) alterações de humor (p. ex., apatia, solidão, oscilações de humor, raiva), (4) alterações neuropsiquiátricas (p. ex., depressão) e (5) alterações fisiológicas (p. ex., prejuízo da marcha, perda de movimento, como balanço do braço, alteração do apetite).

PINTE as seguintes estruturas, usando uma cor diferente para cada uma delas:

- ☐ **1. Hipocampo**
- ☐ **2. Núcleo basilar**
- ☐ **3. Bulbo olfatório**
- ☐ **4. Corpo amigdaloide**
- ☐ **5. *Locus coeruleus***
- ☐ **6. Núcleos da rafe**
- ☐ **7. Região CA1 do hipocampo**
- ☐ **8. Subículo**
- ☐ **9. Córtex entorrinal**
- ☐ **10. Placas beta-amiloides**
- ☐ **11. Emaranhados neurofibrilares**

Nota Clínica

A DA é uma deterioração devastadora do paciente que afeta significativamente a família e os cuidadores. Intensos esforços de pesquisa têm procurado identificar medicamentos que possam aliviar as manifestações desta doença, com a meta final de prevenção. No entanto, a DA evolui insidiosamente e, quando são detectados indícios significativos de comprometimento cognitivo leve, a doença já existe há uma década ou mais.

Esforços anteriores se concentraram em melhorar a função colinérgica; a perda de neurônios colinérgicos no núcleo basilar e a diminuição da acetilcolina (ACh) central na DA levaram a esforços terapêuticos para melhorar a função da ACh. A disponibilidade aprimorada do precursor foi promovida pelo tratamento com lecitina. Inibidores da colinesterase foram usados para prolongar a função da ACh. Infelizmente, esses agentes não tiveram sucesso em restaurar a função da memória ou retardar o declínio cognitivo.

Os trabalhos atuais têm se concentrado no uso de anticorpos monoclonais contra agregados de proteínas beta-amiloides (placas neuríticas). O anticorpo monoclonal aducanumabe (injeção) leva à ligação de agregados beta-amiloides no encéfalo. Foi aprovado pela Food and Drug Administration (FDA) com base em evidências alternativas relacionadas à diminuição da beta-amiloide, com considerável discordância interna em relação à falta de evidência de sua efetividade. Uma revisão recente não encontrou diferenças clinicamente significativas entre anticorpo e placebo com as escalas de demência do *MiniMental State Examination* ou a *Clinical Dementia Rating: Sum of Boxes*. Infelizmente, este anticorpo monoclonal teve alguns efeitos colaterais preocupantes, como edema cerebral (35%), hemorragias cerebrais (21%), cefaleia, confusão, tontura e náusea. Não foi aprovado reembolso pelo Medicare, e seu custo por ano era de dezenas de milhares de dólares, além da necessidade de vários exames.

O anticorpo monoclonal mais recente direcionado para a proteína beta-amiloide (A-beta) é o lecanemabe. Um estudo inicial de 18 meses controlado por placebo mostrou redução da proteína A-beta no encéfalo e melhora de 27% no componente cognitivo da avaliação da *Clinical Dementia Rating Scale Sum of Boxes*. Isso foi estatisticamente significativo, mas inicialmente foi considerado de importância clínica menor. Uma avaliação mais aprofundada mostrou efeitos positivos na escala cognitiva, levando à aprovação total pela FDA em julho de 2023. Alguns efeitos colaterais podem ocorrer, como edema cerebral, hemorragia cerebral (sobretudo quando os pacientes fazem uso de anticoagulantes), cefaleia, confusão e convulsões. O custo inicial anunciado é de US$ 26.500 por ano.

Esses estudos recentes de anticorpos monoclonais mostram os desafios dos efeitos prejudiciais da DA. Os pacientes estão desesperados por tratamentos; grupos de *lobby* são poderosos e politicamente influentes, e a FDA respondeu com decisões repletas de discordâncias e falta de eficácia clínica, que muitos meios de comunicação estão promovendo como um "avanço" para o tratamento da DA. Ninguém ainda abordou o custo impressionante de ressarcimento desses medicamentos pelos planos de saúde e a miríade de exames e interações médicas necessárias para milhões de pacientes que gostariam de ter acesso a qualquer medicamento que pudesse beneficiar pacientes com DA. Esses estudos certamente continuarão, mas estamos longe de tratamentos que possam interromper a progressão ou melhorar a DA.

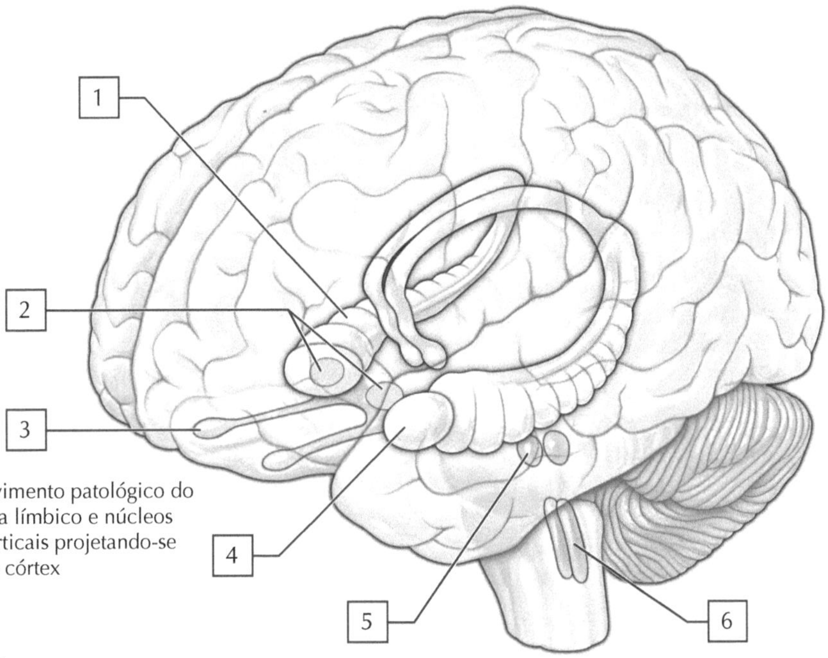

Envolvimento patológico do sistema límbico e núcleos subcorticais projetando-se para o córtex

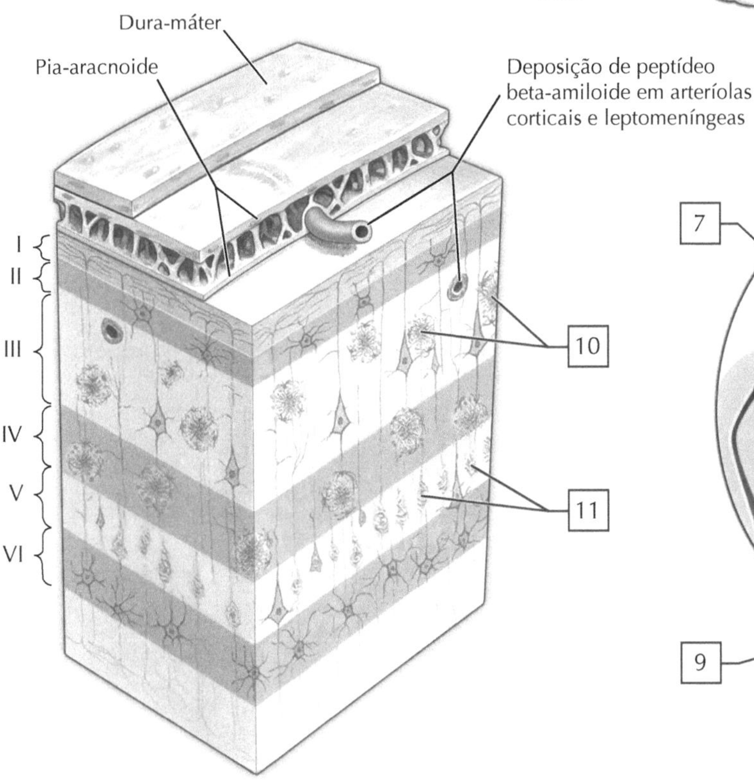

Córtex de associação

No córtex de associação, emaranhados neurofibrilares (ENFs) e perda sináptica e neuronal predominam na lâmina V. Placas senis (PSs) ocorrem em lâmina mais superficiais

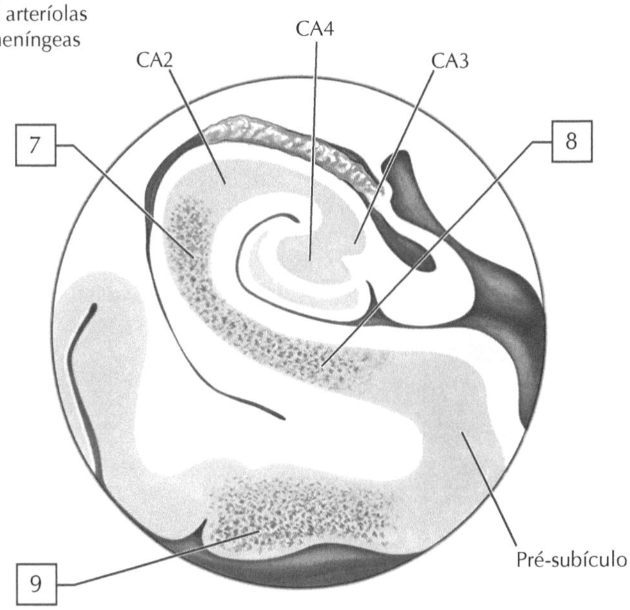

No hipocampo, emaranhados neurofibrilares, perda neuronal e placas senis localizadas principalmente na lâmina CA1, subículo e córtex entorrinal

12 Lesão Encefálica Traumática

Uma **concussão** é uma lesão encefálica traumática (LET) causada por forças que atingem a cabeça e alteram a função encefálica, mas geralmente não causam perda de consciência. Mais de 1,5 milhão de concussões ocorrem por ano nos EUA associadas a atividades atléticas. Quando a força é aplicada à cabeça, o encéfalo sofre um efeito direto do impacto (**lesão por golpe**) e um efeito oposto ao local da força (**contragolpe**), devido à composição menos densa do encéfalo em comparação com o crânio, com o encéfalo inicialmente sendo comprimido e depois retornando ao volume normal contra a parte oposta do crânio. Concussões repetidas podem causar encefalopatia traumática crônica (ETC), resultando em sérias consequências físicas, cognitivas e emocionais.

Os sinais/sintomas de concussão incluem comprometimento da memória, alterações físicas (náuseas, cefaleia, deficiência visual), comprometimento do pensamento e alterações emocionais. Se ocorrer uma segunda concussão ou traumatismo antes da resolução completa da primeira concussão, o dano pode ser multiplicado e ampliado, resultando em edema cerebral, danos neurológicos graves, coma e até a morte.
Essa consequência de longo prazo é observada após traumatismos cranioencefálicos (TCEs) repetidos em jogadores de futebol americano e outros atletas. No início, a gravidade dessa condição em esportes de contato foi negada ou ignorada, mas o foco repetido nela levou a protocolos que exigem que um jogador lesionado deixe o jogo para avaliação. Um desafio contínuo é encontrar as melhores e mais preditivas avaliações para demonstrar que os efeitos da concussão se dissiparam e, também, ferramentas preditivas para indicar quais indivíduos são mais vulneráveis a lesões neurológicas repetidas por concussão.

Lesão encefálica traumática leve consiste em traumatismo craniano com breve perda de consciência, amnésia retrógrada, mas sem evidências de dano encefálico direto identificável. Os estudos usados para avaliação incluem radiografias de crânio, ressonância magnética (RM) de cabeça, tomografia computadorizada (TC) de cabeça e eletroencefalograma (EEG), à procura de lesões encefálicas, sangramentos, fraturas cranianas e atividade elétrica anormal. O paciente pode se queixar de cefaleia, dificuldade de concentração, comprometimento da memória, dificuldade para dormir, irritabilidade e alterações de humor e, às vezes, tonturas e vertigens.

Lesão encefálica traumática grave pode resultar inicialmente em coma, com danos estruturais observados em estudos de imagem (p. ex., sangramento, hematomas subdurais ou epidurais). Déficits motores e cognitivos subsequentes são frequentemente observados, exigindo terapia de reabilitação prolongada. Esses déficits incluem desatenção, comprometimento da memória, impulsividade e comportamento agitado causados por danos no lobo frontal e afasias.

Encefalopatia traumática crônica pode ocorrer em atletas ou outros indivíduos que sofreram traumatismo craniano repetido com lesão encefálica traumática. Há deterioração neuronal progressiva e alterações encefálicas degenerativas, com elevação crescente do teor de proteína tau hiperfosforilada, semelhante à observada em pacientes com DA, com emaranhados neurofibrilares. Danos na substância branca são frequentemente vistos.

A LET tem sido um foco em cenários militares, com ferimentos causados por rifles de alta velocidade, estilhaços, ferimentos por explosão e danos causados por dispositivos explosivos improvisados. A vítima deste tipo de lesão apresentará edema cerebral prejudicial, elevação da pressão intracraniana (PIC) e pode precisar de ventilação mecânica para sobreviver à lesão. Graças ao advento de cuidados médicos mais sofisticados que salvam vidas, muitas tropas sobreviveram a ferimentos que seriam fatais há alguns anos, com a consequência de sequelas graves e a necessidade de terapia intensiva e prolongada.

PINTE as seguintes estruturas, usando uma cor diferente para cada uma delas:

- ☐ **1. Neurônio saudável**
- ☐ **2. Microtúbulos com proteínas tau associadas**
- ☐ **3. Microtúbulo com proteína tau ligada a ele**
- ☐ **4. Microtúbulo em desintegração**
- ☐ **5. Subunidades de tau dissociadas**
- ☐ **6. Subunidades de tau se montando para formar neurofibrilas**
- ☐ **7. Proteínas tau agregadas em um emaranhado neurofibrilar**
- ☐ **8. Neurônio danificado/comprometido**

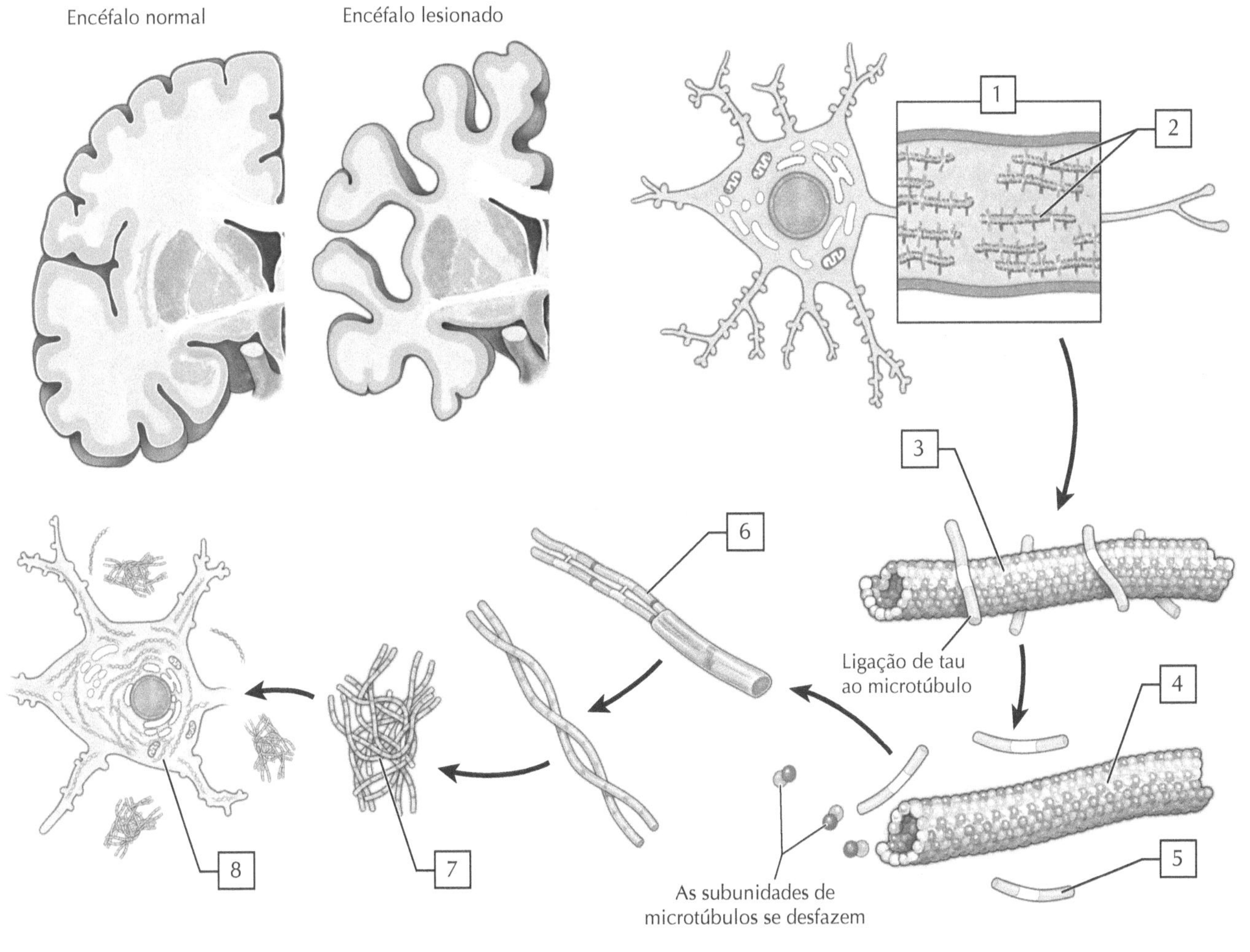
Encéfalo normal
Encéfalo lesionado
1
2
3
Ligação de tau ao microtúbulo
4
5
As subunidades de microtúbulos se desfazem
6
7
8

12 Estresse Pós-traumático

O **estresse pós-traumático (EPT)**, muitas vezes denominado "transtorno do estresse pós-traumático" (TEPT), é uma condição debilitante e, muitas vezes, de longo prazo após um evento traumático ou contínuo. Foi inicialmente usado para descrever eventos traumáticos em um campo de batalha militar (chamado de "**neurose de guerra**" na Primeira Guerra Mundial). É observado em homens e mulheres civis, bem como em tropas de combate. O EPT pode ocorrer após estupro, outras agressões violentas, experiências potencialmente fatais e traumatismos graves.

O EPT é caracterizado pela lembrança repetida e intrusiva do trauma ou evento(s) precipitante(s), muitas vezes acompanhado por *flashbacks*, alucinações, imagens percebidas como impressionantes ou pesadelos. Isso é acompanhado por hipervigilância, hiperatividade, hiperexcitação, uma resposta forte de sobressalto ou explosões de raiva exibidas em relação a indivíduos ou circunstâncias no ambiente. Indivíduos com EPT também podem mostrar respostas emocionais embotadas e sensação de distanciamento nas interações cotidianas, com desesperança e atitude negativa. Eles podem apresentar comprometimento do aprendizado e da memória, além de desatenção. Essas respostas geralmente levam a problemas de reatividade emocional e da função cognitiva, com efeitos prejudiciais nas relações pessoais e profissionais. Como sequelas, indivíduos com EPT podem apresentar depressão, abuso de substâncias e ideação suicida ou tentativa de suicídio. Essas respostas graves podem ser minimizadas se o tratamento for bem-sucedido.

Muitas abordagens terapêuticas têm sido utilizadas para ajudar indivíduos com EPT. As principais modalidades são farmacêuticas (inibidores seletivos da recaptação da serotonina [ISRSs]), terapia comportamental, psicoterapia ou programas de terapia especializada, como equoterapia. Os autores participaram de um programa equino emparelhando um indivíduo com EPT e um cavalo condicionado para trabalhar com pacientes que enfrentam vários desafios (p. ex., autismo, recuperação de câncer, comprometimento sensitivo); o vínculo que ocorre entre o indivíduo com EPT e o cavalo com o qual ele interage muitas vezes tem um efeito transformador, envolvendo-o no apoio e nas interações com os conselheiros do programa, treinadores dos cavalos, outros pacientes e cuidadores. Observamos que isso levou a melhora notável das respostas e problemas relacionados ao EPT, proporcionando ao indivíduo uma melhor situação mental e emocional e melhor estado físico. Acreditamos que essas interações sejam uma influência tão poderosa no encéfalo quanto as abordagens farmacêuticas ou comportamentais.

Várias alterações químicas já foram observadas em indivíduos com EPT. Há aumento do **fator liberador de corticotropina (CRF)**, também chamado de **hormônio liberador de corticotropina (CRH)**, no encéfalo e no líquido cerebrospinal (LCS), acompanhado por diminuição do hormônio adrenocorticotrófico (ACTH) na adeno-hipófise e de cortisol no soro. Há maior sensibilidade ao *feedback* negativo do cortisol. Os níveis aumentados de CRH atuam na região basolateral no corpo amigdaloide e promovem a consolidação da memória para eventos traumáticos, acompanhada por elevação de norepinefrina no LCS e no encéfalo, que promove ainda mais a consolidação da memória para eventos associados ao medo e ao trauma.

Tanto o hipocampo quanto o corpo amigdaloide estão envolvidos nas respostas características observadas no EPT. Há diminuição do volume hipocampal: elevação dos níveis de CRH e aumento da sensibilidade dos receptores de CRH no hipocampo levam à morte celular do hipocampo (**apoptose**), um processo mediado por receptores de glutamato NMDA (N-metil-D-aspartato) (**morte celular excitotóxica**). O dano ao hipocampo resulta em embotamento das respostas fisiológicas ao estresse. O corpo amigdaloide recebe uma convergência de hiperestimulação prejudicial dos nervos cranianos I (NC olfatório), II (NC óptico) e VIII (NC vestibulococlear), à medida que a ativação contínua dos nervos a partir de mensagens sensoriais envolvidas no trauma inicial impulsiona respostas de medo aos estímulos e à memória do trauma. Uma lateralização sugerida foi proposta para o corpo amigdaloide; o corpo amigdaloide esquerdo seria excepcionalmente hiper-responsivo no EPT. Danos ao corpo amigdaloide do lado direito podem levar à perda de respostas de medo.

Regiões adicionais da parte central do sistema nervoso estão envolvidas na resposta ao EPT. O córtex pré-frontal ventromedial (CPFvm) é pouco responsivo e incapaz de atenuar a hiperatividade do corpo amigdaloide. A reatividade autônoma é impulsionada pelo hipotálamo e pelo núcleo leito da estria terminal (NLET). O NLET se interconecta com o corpo amigdaloide e o hipotálamo e leva a reatividade ao medo incerto ou não identificado, comportamentos agressivos e interações sociais alteradas. As alças interconectadas com córtex-núcleo da base-tálamo-córtex promovem padrões repetidos de movimentos e respostas associadas ao EPT.

PINTE as seguintes estruturas, usando uma cor diferente para cada uma delas:

- ☐ **1. Núcleos da base (núcleo caudado e putame, globo pálido)**
- ☐ **2. Núcleo leito da estria terminal (NLET)**
- ☐ **3. Córtex pré-frontal ventromedial (CPFvm)**
- ☐ **4. Bulbo olfatório**
- ☐ **5. Nervo óptico**
- ☐ **6. Corpo amigdaloide**
- ☐ **7. Hipocampo**
- ☐ **8. Nervo vestibulococlear**
- ☐ **9. Tálamo**
- ☐ **10. Hipotálamo**

Corte coronal

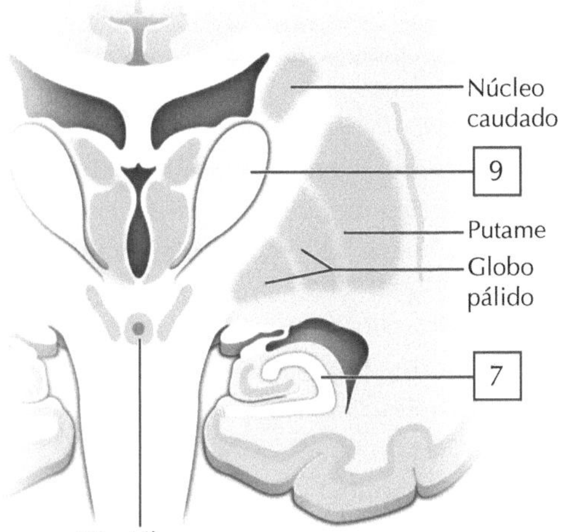

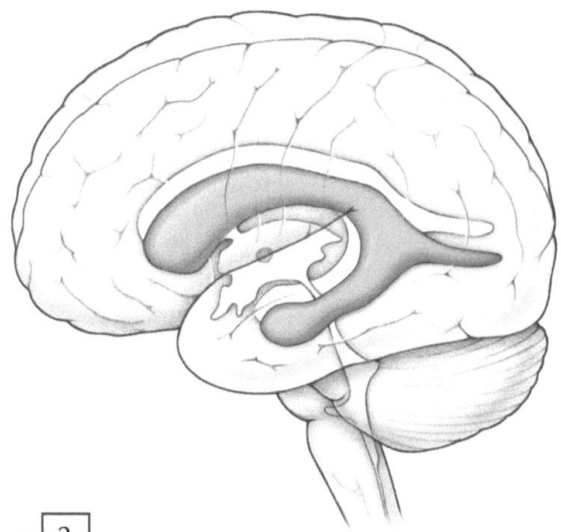

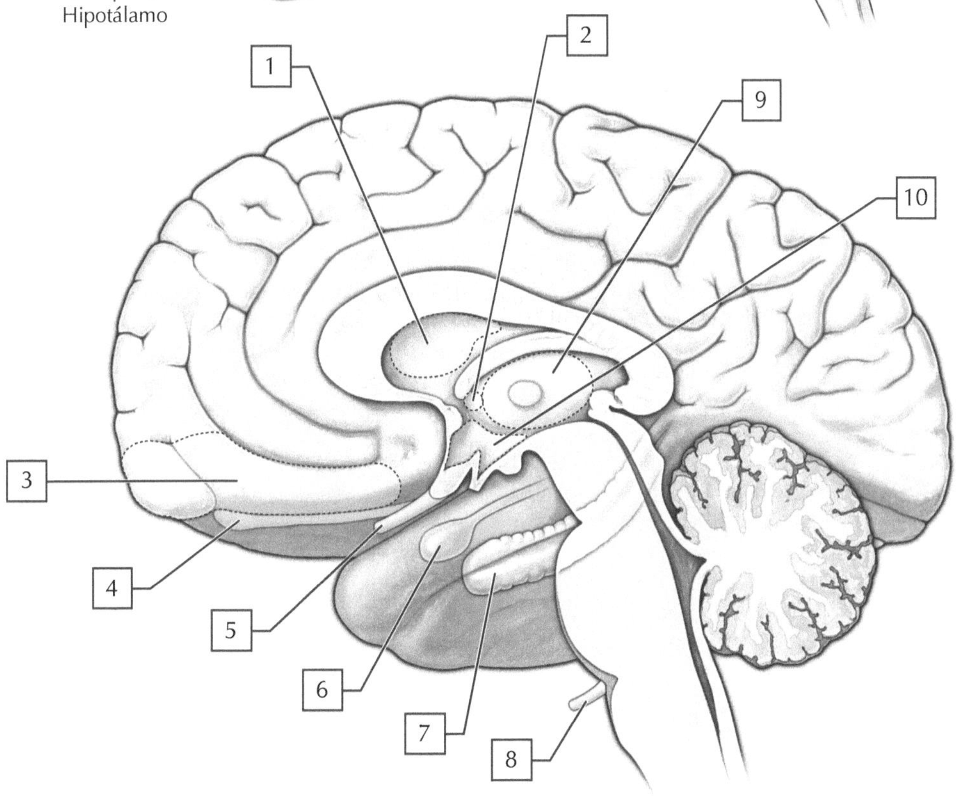

Adição é uma compulsão por substâncias (p. ex., cocaína, opiáceos, álcool etílico, benzodiazepínicos, nicotina) ou atividades (p. ex., tabagismo, jogo) viciantes. O *Diagnostic and Statistical Manual of Mental Disorders (DSM-5)*, publicado pela American Psychiatric Association, recomenda o uso do termo "**transtorno por uso de substâncias**" (TUS) em vez de "adição". A **dependência de drogas** é a dependência física de uma substância, com desenvolvimento de tolerância e respostas de abstinência. A adição refere-se à dependência mental e física de uma substância, que se torna a prioridade da vida de um indivíduo. O TUS pode causar comportamento perturbador ou irracional na ausência da substância, levando a desejo intenso, nervosismo, ansiedade e comportamentos incontroláveis.

O TUS inclui reatividade fisiológica e neurológica, especialmente envolvendo o **sistema de recompensa de dopamina (DA) mesolímbico e mesocortical**. É impulsionado por compulsões internas, reforçadas por fatores ambientais e influenciadas por componentes genéticos através da expressão de subconjuntos de receptores de DA. O TUS envolve a ativação repetida do sistema de recompensa de DA com a substância ou a atividade, conduzindo a um ciclo de três etapas: (1) o **ímpeto** ou **compulsão**, produzindo um **"barato"**, ou sensação inebriante de euforia; (2) **abstinência e efeitos adversos associados**; e (3) **expectativa e preocupação com o próximo "barato"**. Todas as três fases usam o mesmo circuito de recompensa, mas com grandes diferenças na ativação ou inativação do sistema de DA mesolímbico e mesocortical. Essas mudanças cíclicas no sistema de DA podem persistir após a cessação da substância ou da atividade viciante. A exposição à substância viciante geralmente fornece motivação e recompensa mais fortes do que outros estímulos positivos.

Os circuitos encefálicos envolvidos incluem núcleo *accumbens* (resposta de recompensa); córtex pré-frontal ventromedial (CPFvm), giro subcaloso (motivação e impulso); córtex pré-frontal posterolateral (CPFpl), córtex cingulado anterior (respostas cognitivas); região basolateral do corpo amigdaloide, hipocampo (reações de aprendizagem e memória); núcleos da base, circuitos de DA nigroestriatais (respostas repetitivas e formadoras de hábitos); e sistema de DA mesolímbico (para o núcleo *accumbens*, corpo amigdaloide, hipocampo) e mesocortical (para o córtex pré-frontal) da área tegmental ventral (ATV).

Após a exposição à substância, concentrações elevadas iniciais de DA são liberadas pelos componentes mesocorticais e mesolímbicos, afetando humor (núcleo *accumbens*), motivação (CPFvm) e emoção, aprendizagem e memória (corpo amigdaloide e hipocampo). O **circuito de controle cognitivo** (CPFpl e córtex cingulado anterior) não pode bloquear ou combater o aumento de DA, o que reforça o uso ou comportamento da substância. A resposta de retirada segue uso prolongado de substâncias: a quantidade e a liberação de DA são diminuídas, removendo respostas prazerosas e eufóricas e iniciando respostas negativas (sentimentos de tensão, nervosismo, hostilidade, agressão; responsividade autônoma alterada; mudança no apetite; xerostomia; insônia). A resposta adversa e a retirada só podem ser revertidas com o tempo, com a DA reabastecida e a expectativa do próximo "barato". A expectativa do próximo "barato" pode ser um estímulo mais poderoso do que a exposição à própria substância. Essa resposta cíclica também pode ter influências ambientais sobrepostas a ela (p. ex., o local de exposição à substância), alterando a intensidade da resposta.

A suscetibilidade à adição seria parcialmente impulsionada por variações nos subconjuntos, números e expressão dos receptores D1 e D2 em locais inervados específicos.

PINTE as seguintes estruturas, usando uma cor diferente para cada uma delas:

- ☐ 1. **Córtex pré-frontal posterolateral (CPFpl)**
- ☐ 2. **Córtex cingulado anterior**
- ☐ 3. **Núcleos da base (núcleo caudado e putame, globo pálido)**
- ☐ 4. **Giro subcaloso**
- ☐ 5. **Córtex pré-frontal ventromedial (CPFvm)**
- ☐ 6. **Núcleo *accumbens***
- ☐ 7. **Corpo amigdaloide**
- ☐ 8. **Hipocampo**
- ☐ 9. **Substância negra (sistema nigroestriatal)**
- ☐ 10. **Área tegmental ventral (sistema dopaminérgico mesolímbico e mesocortical)**

Nota Clínica

Muitas drogas de abuso influenciam os sistemas e receptores de neurotransmissores, sobretudo DA e norepinefrina (NE).

Estimulantes. A **anfetamina** (alfametilfenetilamina) aumenta a atividade dos sistemas de NE e DA (e, em menor grau, dos sistemas serotoninérgicos). É absorvida por portadores de alta afinidade nos terminais de NE e DA, aumentando a liberação da droga, e compete com NE e DA no portador de captação de alta afinidade, prolongando a presença desses neurotransmissores na fenda sináptica e estimulando os receptores pós-sinápticos. A **metanfetamina** aumenta muito a liberação de NE e DA. A metanfetamina "cristal" é a forma mais potente e pode induzir "fissura" após um único contato. O uso prolongado resulta em disfunção permanente do sistema de DA e efeitos colaterais graves e permanentes. A **cocaína** libera DA e NE, inundando o encéfalo via projeções mesolímbicas e mesocorticais de DA. A "enxurrada" de DA regula negativamente seus receptores, que então regulam positivamente quando a exposição é reduzida. Isso pode levar a superestimulação, *overdose* e morte. O *crack* é a forma mais viciante da cocaína.

Opiáceos. A **oxicodona**, a **hidrocodona**, a **morfina** e a **heroína** ligam-se aos receptores opioides endógenos. Tanto os opiáceos endógenos (betaendorfina, dinorfina, encefalinas) quanto os opiáceos exógenos podem iniciar o efeito analgésico e outros efeitos. O opiáceo mais perigoso é a **fentanila**, um opioide sintético 80 a

100 vezes mais forte que a morfina, originalmente desenvolvido para pacientes com dor aguda ou terminal extrema de câncer. Infelizmente, a fentanila fabricada e não regulamentada é frequentemente adicionada à heroína ou outras drogas, até mesmo maconha, resultando em forte dependência e, muitas vezes, *overdose* e morte (~100.000 indivíduos/ano nos EUA). A exposição à fentanila pode causar parada rápida da respiração com pouco sinal de alerta; somente a disponibilidade da administração de **naloxona** consegue interromper a insuficiência respiratória e morte. Esses comprimidos de fentanila às vezes são fabricados para se parecerem com doces, atraindo usuários jovens e ingênuos.

Alucinógenos. A **dietilamida do ácido lisérgico (LSD)** se liga aos receptores serotoninérgicos 5HT 2A com presença prolongada e dissociação muito lenta, aumentando a liberação de glutamato. LSD pode provocar episódios psicóticos; os efeitos podem durar cerca de 12 horas. A **fenciclidina (PCP, pó de anjo)** provoca sentimentos de desapego, alucinações, confusão mental, desorientação ou outros efeitos fisiológicos. É semelhante à **cetamina** e é usada como estimulante, anestésico e analgésico. A PCP é um antagonista competitivo do receptor de glutamato NMDA, bloqueando alguns efeitos excitatórios do glutamato. É viciante e interage com DA, opioides e receptores colinérgicos nicotínicos.

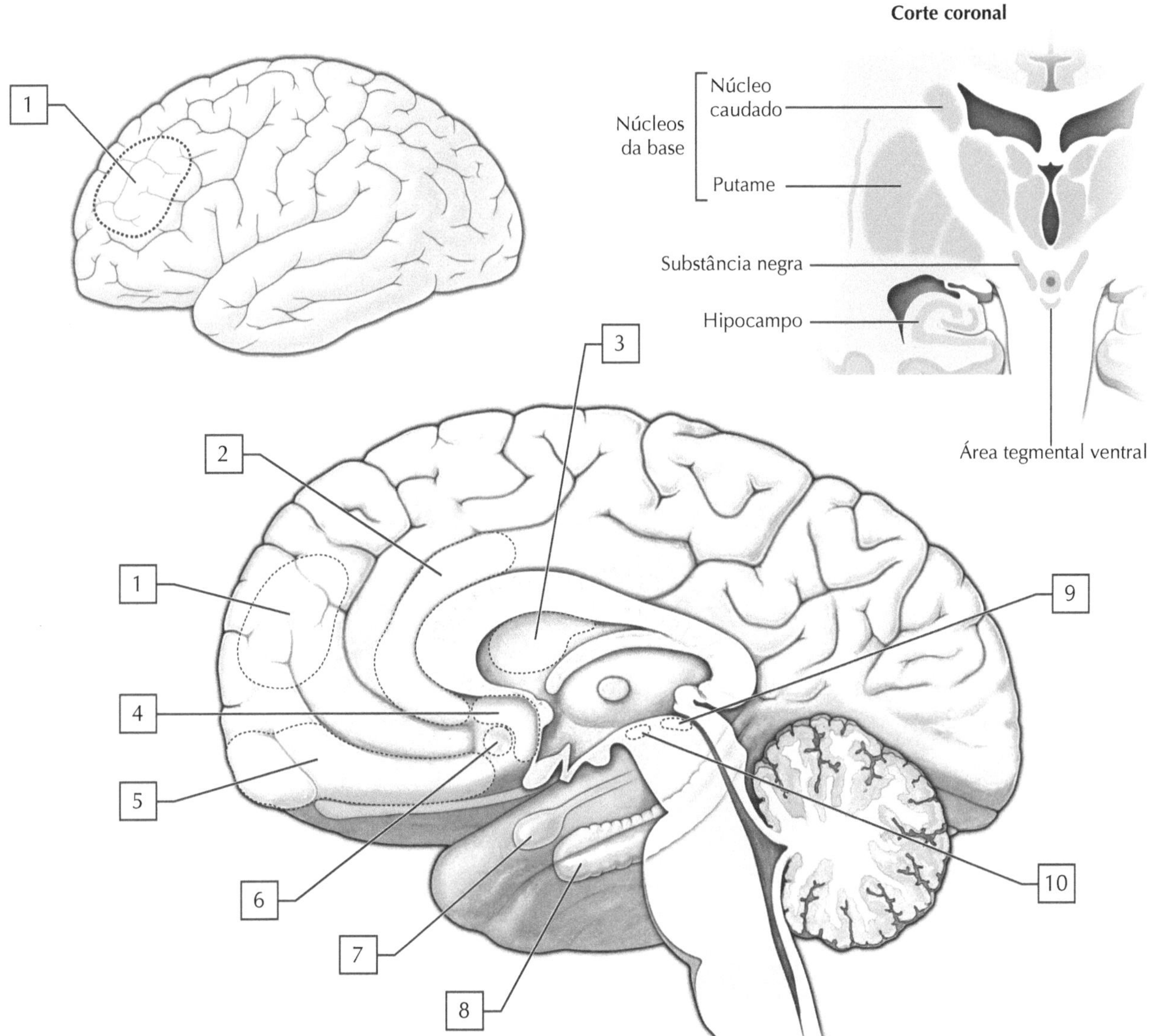

Índice Alfabético

Nota: Os números claros indicam as discussões e os números em **negrito** indicam as ilustrações nas pranchas.

A

Acetilcolina (ACh)
- em terminais de um axônio motor, 1.16, **1.16**
- na neurotransmissão, 5.9
- receptores, 5.9, **5.9**

Acetilcolinesterase (AChE), 1.17, **1.17**
Adelgaçamento do manto cortical, 12.1, **12.1**
Adeno-hipófise, **4.8**, 8.2, **8.2**, 11.4, **11.4**, 11.7, **11.7**
Adição, 12.5
Afasia(s)
- de Broca, 8.10
- - região cortical afetada na, 8.10, **8.10**
- - região do prosencéfalo acometida na, 8.10, **8.10**
- de Wernicke, 8.10
- - região cortical afetada na, 8.10, **8.10**
- - região do prosencéfalo acometida na, 8.10, **8.10**
- e áreas corticais de danos, 8.10
- expressiva, 2.3, 2.4
- fluente, 8.10
- global, 2.3, 8.10
- - região cortical afetada na, 8.10, **8.10**
- - região do prosencéfalo acometida na, 8.10, **8.10**
- não fluente, 8.10
- receptiva, 2.3, 2.4

Aferente(s)
- cerebelares, 10.13, **10.13**
- corticocortical para coluna vertical, 8.7, **8.7**
- do fuso muscular Ia, 1.14
- proprioceptivos, 1.14
- sensitivos primários somáticos, 11.5, **11.5**
- talâmico para a coluna vertical, 8.7, **8.7**

Agnosia, 2.2
Alargamento dos sulcos corticais, 12.1, **12.1**
Alça de Meyer, 9.22, **9.22**
all-*cis*-retinal, 9.16, **9.16**
all-*trans*-retinal, 9.16, **9.16**
Alucinógenos, 12.5
Álveo, 11.12, **11.12**
Ampolas dos canais semicirculares, 9.9, **9.9**
- cristas nas, 9.12, **9.12**, 9.13, **9.13**

Analgesia, 8.15
Aneurisma(s) cerebral(is), 2.1
- saculares, 4.3

Anfetamina, 12.5
Ângulo pontocerebelar, 7.3
Ânions intracelulares, 1.11, **1.11**
Anosmia, 11.18
Anoxia, 2.3
Antagonista mu naloxona, 8.15
Aparelho de Golgi, 1.1
Apoptose, 12.4
Aporte(s)
- axonal
- - noradrenérgico a partir do *locus coeruleus*, 8.6, **8.6**
- - serotoninérgico a partir dos núcleos anteriores da rafe, 8.6, **8.6**
- colinérgicos, 11.16
- cortical(is)
- - de associação, 11.16
- - multissensitivo, 11.16, **11.16**
- multissensitivos de circuitos corticais, 11.16
- viscerossensitivos, 11.16

Apresentação de antígenos, micróglia, 1.6, **1.6**
Aqueduto cerebral, 4.1, **4.2**
- de Sylvius, 4.1, **4.1**, 4.2, **4.2**, **4.3**

Aracnoide-máter, 2.1, **2.1**, 3.4, **3.4**, 3.5, **4.3**
Área(s)
- cortical(is)
- - cingulada média, 11.15
- - de associação sensitiva, 11.13, **11.13**
- - pré-motoras, 10.15
- - sensoriais, 11.17
- - suplementares, 10.15, **10.15**
- de associação
- - cortical sensorial primária e secundária, 11.17
- - do córtex frontal, 11.15, **11.15**
- - multissensitiva do córtex, **2.3**
- de Broca, 2.3, **2.3**
- de Brodmann, 2.4, **2.4**
- de Wernicke, 2.3, **2.3**, 2.5
- hipotalâmica, 8.3, **8.3**, 11.16, **11.16**
- - anterior, 8.3, **8.3**
- - posterior, 8.3, **8.3**
- postrema, 11.6, **11.6**
- pré-tectal, 9.18, **9.18**, 9.19, **9.19**
- subcorticais, 11.17
- tegmental ventral, 12.5, **12.5**
- - em vias dopaminérgicas, 8.13, **8.13**
- temporal média (ATM), 9.21, **9.21**
- visual V4, 9.21, **9.21**

Arginina VP, 11.4
Artéria(s)
- auditiva interna, 4.7, **4.7**
- basilar, 4.4, **4.4**, 4.7, **4.7**
- carótidas
- - comuns, 4.4, **4.4**
- - externas, 4.4, **4.4**, 9.7
- - internas, 4.4, **4.4**, 4.5, **4.5**, 4.6, **4.6**, 9.7
- centrais anterolaterais, 4.5, **4.5**
- - infarto, 4.5
- cerebelar
- - inferior anterior, 4.7, **4.7**, 7.8
- - inferior posterior, 4.7, **4.7**, 7.8
- - superior, 4.7, **4.7**, 7.8
- cerebral(is), **2.1**, 4.6, **4.6**
- - anteriores, 4.4-4.6, **4.4-4.6**
- - interna e externa, 9.7, **9.7**
- - média, 4.4-4.6, **4.4-4.7**
- - posterior, 4.4-4.7, **4.4-4.7**
- - proximal, 9.7, **9.7**
- circunferenciais, 4.7
- - danos a, 4.7
- comunicantes
- - anteriores, 4.4, **4.4**, 4.5, **4.5**
- - posteriores, 4.4, **4.4**, 4.5, **4.5**
- corióidea, 4.5, **4.5**
- - anterior, 4.5, **4.5**
- - posterior lateral, 4.5, **4.5**
- - oclusão, 4.5
- - posterior medial, 4.5, **4.5**
- - posterior, 4.5, 4.7, **4.7**
- espinal
- - anterior, 4.4, **4.4**, 4.7, **4.7**, 4.9, **4.9**
- - infarto em, 4.9
- - posterior, 4.7, **4.7**, 4.9, **4.9**
- hipofisária
- - inferior, 4.8, **4.8**, 11.8, **11.8**
- - superior, 4.8, **4.8**, **11.7**
- hipotalâmica, **11.7**
- intercostais, 4.9, **4.9**
- meníngea média, 2.1, **2.1**, 4.4, **4.4**, 9.7, **9.7**
- radicular(es), 4.9, **4.9**
- - anterior, 4.9, **4.9**
- subclávias, 4.4
- temporal, 9.7, **9.7**
- vertebrais, 4.4, **4.4**, 4.7, **4.7**, 4.9, **4.9**
- vertebrobasilares, 9.7, **9.7**

Árvores dendríticas, 10.12, **10.12**
Astigmatismo, 9.14
Astrócito(s), 1.3, **1.3**, 1.4, **1.4**, 1.10, **1.10**
- biologia dos, 1.5, **1.5**
- na barreira hematencefálica, 1.8
- prolongamento do pedículo terminal do, 1.4, 1.5

Atrofia
- das áreas corticais do lobo frontal e temporal, 12.1, **12.1**
- do hipocampo, 12.1, **12.1**
- olivopontocerebelar, 10.13

Autorreceptor pré-sináptico, 1.15, **1.15**
AVE, 4.4
Axônio(s), 1.1, **1.1**, 1.4, **1.4**, 1.9, **1.9**, 5.2
- anatomia dos, **5.2**
- corticobulbares, 10.4, **10.4**
- das células ganglionares nasais
- - inferiores, 9.17, **9.17**
- - superiores, 9.17, **9.17**
- diâmetro, velocidade de condução *versus*, 1.14, **1.14**
- dissolução walleriana, 5.2, **5.2**
- do neurônio motor gama, 1.14
- em feixes de fibras nervosas formando um fascículo, 5.2, **5.2**
- espinorreticulares cruzados, 5.5
- intactos, 5.2, **5.2**
- mielinização, 1.10, **1.10**
- mielinizados pré-ganglionares autonômos, 1.14
- motores, 8.6, **8.6**
- noradrenérgicos, 10.12, **10.12**
- oligodendrócitos, 1.7
- parassimpáticos pós-ganglionares, 5.13
- sensitivo
- - amielínico, 5.4, **5.4**
- - mielínico, 5.4, **5.4**
- simpáticos
- - pós-ganglionares, 5.13
- - pré-ganglionares, 5.13
- terminando em músculo estriado em uma placa terminal motora, 1.10, **1.10**
- transporte no SNC e no SNP, 1.9
- vestibulares, 10.7, **10.7**
- vestibulospinal
- - lateral, 10.7, **10.7**
- - medial, 10.7, **10.7**

Axoplasma, 1.11, **1.11**, 1.13, **1.13**, 1.14, **1.14**

B

Baço, 11.9, **11.9**
Bainha
- de células de Schwann, citoplasma, 5.2
- de mielina, 1.14, **1.14**, 5.2, **5.2**

Barreira hematencefálica, 1.8, **1.8**
Bigorna, 9.9, **9.9**
Bomba de membrana Na^+-K^+-ATPase, 1.11
Botões gustativos, 9.8, **9.8**
Bulbo
- olfatório, **2.6**, **11.2**, **11.3**, 11.13, **11.13**, 11.18, **11.18**, 12.2, **12.2**, 12.4, **12.4**
- - atrofia, 12.1, **12.1**
- - contralateral, **11.18**
- - e trato, 2.6, **2.6**
- terminal de Krause, 5.8, **5.8**

C

Cabeça
- distribuição da inervação autônoma para, 5.14, **5.14**
- estruturas sensíveis à dor na, 9.7, **9.7**
- flexão e extensão da, 9.12
Calvária (crânio), **2.1**
Camada(s)
- de células granulares, 2.4, 10.12, **10.12**
- molecular externa, 10.12, **10.12**
- unidas
- - da dura-máter, 2.1, **2.1**
- - de membrana do oligodendrócito, 1.7, **1.7**
Câmara
- anterior, 9.14, **9.14**, 9.15, **9.15**
- posterior, 9.14, **9.14**, 9.15, **9.15**
Campos oculares frontais, 2.3, **2.3**, 10.10, **10.10**
- área de Brodmann, 2.4, **2.4**
Canal(is)
- autônomos, 5.7, **5.7**
- de Ca^{++}, 1.12, **1.12**
- de Na^{+}, **1.12,** 1.12
- - ativado durante a despolarização, 1.11, **1.11**
- - dependente de ligante, 1.15, **1.15**
- - em repouso, 1.11, **1.11**
- - inativado durante a repolarização, 1.11, **1.11**
- - na velocidade de condução, 1.14
- - potenciais de ação, **1.13**
- de Schlemm, 9.15, **9.15**
- - no ângulo iridocorneano, 9.14, **9.14**
- de sódio, 1.7, **1.7**
- - em oligodendrócitos, 1.7
- semicircular
- - horizontal, 9.12, **9.12**
- - posterior, 9.12, **9.12**
- - superior, 9.12, **9.12**
- sensitivo(s)
- - cerebelar, 5.4, **5.4**
- - lemniscos, 5.4, 5.5, **5.5**
- - de reflexo, 5.4, **5.4**
Cápsula
- do disco intervertebral, 5.3, **5.3**
- - hérnia, 5.3, **5.3**
- externa, 8.4, **8.4**
- interna, 2.7, **2.7**
- - joelho da, 8.4, **8.4**, 10.4, **10.4**
- - ramo
- - - anterior, 2.8, **2.8**, 8.4, **8.4**, 8.5, **8.5**
- - - posterior, 2.8, **2.8**, 4.5, **4.5**, 8.4, **8.4**, 10.5, **10.5**, 10.14, **10.14**
Cascata neuronal do corno posterior, 9.3, **9.3**, 9.4, **9.4**, 9.7, **9.7**
- fibras C contribuindo para estimulação da, 9.4, **9.4**
Cauda equina, 3.4, **3.4**, 3.5, **3.5**, 5.3
Célula(s)
- amácrinas, 9.16, **9.16**
- bipolares, 9.16, **9.16**
- ciliadas
- - cílios projetando-se a partir da face apical, 9.12, **9.12**
- - dos tipos I e II, 9.12, **9.12**
- - internas e externas, 9.10, **9.10**
- cromafins da medula da glândula suprarrenal, 5.13
- da glia, 1.4, **1.4**
- de borda, 9.1, **9.1**
- de Cooper-Sherrington, 9.1, **9.1**
- de Muller, 9.16, **9.16**
- de Purkinje e camada, 10.12, **10.12**
- de Renshaw, 6.5, **6.5**
- de Schwann, 1.3, **1.3**, 1.10, **1.10**, 5.2, 5.9, **5.9**
- - mielinização, 1.10
- em tufo, 11.18, **11.18**
- endoteliais, 1.5, **1.5**
- - capilares, 1.4, **1.4**, 1.8
- ependimárias, 1.4, **1.4**
- ganglionares, 9.16, **9.16**
- - autônomas, 1.3
- - bipolares, prolongamento periférico, 9.10, **9.10**
- - seguindo pela camada do nervo óptico, 9.16, **9.16**
- granular, 8.7, **8.7**, 11.18, **11.18**
- horizontais, 9.16, **9.16**
- microgliais, 1.4
- - biologia, 1.6, **1.6**
- mitrais, 11.18, **11.18**
- motora somática multipolar, 1.3, **1.3**
- musculares lisas
- - varicosidades nervosas simpáticas em, 5.9, **5.9**
- - vasculares, 1.5, **1.5**
- paraganglionares, 11.5, **11.5**
- periglomerulares, 11.18, **11.18**
- perivascular, 1.4, **1.4**
- piramidal(is), 1.3, 2.4
- - pequena, 8.7, **8.7**
Cerebelo, **2.3**, 2.5, **2.5**, 2.7, **2.7**, 3.1-3.6, **3.1-3.6**, 7.1-7.8, **7.1-7.8**, 9.1, **9.1**, 9.13, 10.12
- anatomia, 3.3, 7.6
- hemisférios laterais, 3.3, **3.3**, 7.5, **7.5**, 7.6, 10.15, 10.15
- organização, 7.5
- verme do, **4.2**
Cetamina, 12.5
Cinesina, 1.9, **1.9**
Cíngulo
- nas fibras de associação cortical, 8.9, **8.9**
- nas vias
- - colinérgicas centrais, 8.14, **8.14**
- - dopaminérgicas, 8.13, **8.13**
- - noradrenérgicas, 8.11, **8.11**
- - serotoninérgicas, 8.12, **8.12**
Cinocílio, 9.12, **9.12**
Circuito(s)
- de controle cognitivo, 12.5
- de Papez, 11.10
- neuronais, 10.12, **10.12**
Circulação
- anterior, 4.4, 4.5
- posterior, 4.4, 4.5
- vertebrobasilar, 4.4
Círculo de Willis, 4.4, **4.4**, 4.5, **4.5**
Cisterna(s), 4.3
- colicular, 4.3, **4.3**
- interpeduncular, 4.3, **4.3**
- lombar, 3.4, **3.4**, 3.5, 4.3
- magna, **2.7**, 4.3, **4.3**
- pré-pontina, 4.3, **4.3**
- quiasmática, 4.3, **4.3**
Citoarquitetura da substância cinzenta da medula espinal, **10.2**
Citocinas
- efeito no encéfalo e no comportamento, 11.5, **11.5**
- liberação microglial, 1.6
Classificação de Sunderland, de lesão nervosa, **5.2**
Claustro, 8.4, **8.4**
Cocaína, 12.5
Cóccix, **3.4**
Cóclea, 9.9, **9.9**
Colaterais de Schaffer, 11.12, **11.12**
Colículo(s), **2.7**, 4.2
- facial, 3.1, **3.1**
- inferior, **2.5**, 4.2, **4.2**
- - braço do, 9.11, **9.11**
- - do tálamo, 3.1, **3.1**
- superior, **2.5**, 4.2, **4.2**, 7.2, **7.2**, 9.18, **9.18**, 10.9, **10.9**, 10.10, **10.10**
- - camadas profundas, 9.3, **9.3**
- - do tálamo, 3.1, **3.1**
Colina, 1.17, **1.17**
- acetiltransferase, 1.17, **1.17**
Coluna(s)
- intermédia lateral, 6.1, **6.1**
- intermediolateral, 11.1, **11.1**
- - corno lateral, 6.2, **6.2**
- - da substância cinzenta, 6.1, **6.1**
- - neurônios da, 5.14, **5.14**
- posteriores, 6.3, **6.3**
- verticais, 2.3, 8.7
Comissura
- anterior, **2.9**, 8.5, **8.5**
- branca anterior, **3.6**, **6.2**, 9.1, **9.1**, 9.3, **9.3**
Complexo
- dos núcleos do corpo amigdaloide, 8.5, **8.5**
- SNARE, 1.15, **1.15**
Comportamento, influências da citocinas no, 11.5, **11.5**
Concussão, 12.3
Condução saltatória, 1.14
Condutância
- do K^{+}, 1.13, **1.13**
- do Na^{+}, 1.13, **1.13**
Cone(s)
- medular, 3.4, **3.4**, 5.3, **5.3**
- L, 9.16
- M, 9.16
- S, 9.16
Contragolpe, 12.3
Controle central da respiração, 10.11, **10.11**
Corioide, 9.14, **9.14**
Córnea, 9.14, **9.14**
Corno
- anterior, 6.1, **6.1**
- - da medula espinal, 10.1, **10.1**, 10.2, **10.2**, **10.3**
- - no prosencéfalo, 8.4, **8.4**
- lateral
- - com coluna intermédia lateral, 6.2, **6.2**
- - substância cinzenta, 6.1, **6.1**
- posterior da medula espinal, 8.15, **8.15**, 10.1, **10.1**
Corpo(s)
- amigdaloide(s), 2.9, **2.9**, 8.15, **8.15**, 11.2, **11.2**, 11.10, **11.10**, 11.3, 11.13, 11.17, **11.17**, 11.18, **11.18**, 12.2, **12.2**, 12.4, **12.4**, 12.5, **12.5**
- - núcleo central da amígdala, 11.14, **11.14**
- - conexões
- - - aferentes principais, 11.13, **11.13**
- - - eferentes principais, 11.14, **11.14**
- - núcleos
- - - basilares, 11.13, **11.13**, 11.14, **11.14**, 11.15, **11.15**
- - - corticais e mediais, 11.13, **11.13**, 11.14, **11.14**
- aórtico, 10.11, **10.11**
- caloso, **2.3**, **2.5**, 2.7, **2.7**, **2.9**, **4.7**, **11.2**, **11.3**, **11.10**
- - esplênio do, **2.8**, **4.7**
- - joelho do, **2.8**
- - parte medial, 11.15, **11.15**
- - tronco do, 8.5, **8.5**
- carotídeo, 10.11, **10.11**
- celular, 1.1, **1.1**
- - dos neurônios, 1.1
- - sensorial primário, 1.10, **1.10**
- ciliar, 9.14, **9.14**, 9.15, **9.15**
- estriado rostral, 11.14, **11.14**
- geniculado
- - lateral, 3.1, **3.1**, **4.5**, 7.2, **7.2**, 8.1, **8.1**, 9.16, 9.17, **9.17**, 9.18, **9.18**, 9.20, **9.20**
- - medial, 3.1, **3.1**, **4.5**, 8.1, **8.1**

- mamilar, 2.6, **2.6**, **3.2**, 11.10, **11.10**, 11.11, **11.11**, **11.15**
- trapezoide, 9.11, **9.11**
- vertebral, 3.5, **3.5**
- vítreo, 9.14, **9.14**
Corpúsculo(s)
- de Lewy em neurônio na substância negra, parte compacta, 12.1, **12.1**
- de Meissner, 5.8, **5.8**
- de Pacini, 5.1, **5.1**, 5.5, **5.5**, 5.8, **5.8**
- - segmento inicial de axônio sensitivo primário associado a, 5.8, **5.8**
Corrente
- despolarizante, 1.13, **1.13**
- repolarizante, 1.13, **1.13**
Córtex
- auditivo primário, 2.3, **2.3**
- - áreas de Brodmann, 2.4, **2.4**
- cerebelar, 7.6, **7.6**, 10.12, **10.1**
- cerebral, 2.2, 2.5, **2.5**
- - anatomia e regiões funcionais, 2.3, **2.3**
- - lâminas do, 8.6
- - células piramidais, 1.3
- - conexões eferentes, 8.8
- - giro pós-central, 9.3, **9.3**
- - núcleos talâmicos e, 8.1
- - unidades funcionais, 8.7
- cingulado, 2.9, **2.9**, 8.5, **8.5**, 11.3, **11.3**, 11.13, **11.13**, 11.14, **11.14**, 11.17, **11.17**
- - anatomia, 11.15, **11.15**
- - anterior, 11.2, 11.10, **11.10**, 11.15, **11.15**, 11.16, **11.16**, 12.5, **12.5**
- - cingulado límbico, **2.3**
- - posterior, 11.2, 11.15, **11.15**
- da glândula suprarrenal, 11.9, **11.9**
- de associação
- - sensitiva polimodal, áreas de Brodmann, 2.4
- - somatossensitivo, **2.3**
- de integração sensitivo, 11.17
- do lobo temporal, 11.17, **11.17**
- entorrinal, 8.13, **8.13**, 11.2, 11.11, **11.11**, 11.12, **11.12**, 11.14, **11.14**, 11.15, **11.15**, 11.17, **11.17**, 12.2, **12.2**
- - lateral, 11.16, 11.18, **11.18**
- insular, 2.2, **2.2**, **2.7**, 11.2, 11.16, **11.16**
- - corte axial, 8.4, **8.4**
- - corte coronal, 8.5, **8.5**
- motor, 10.4, **10.4**, 10.5, **10.5**, 10.14, **10.14**
- - primário, 10.5, 10.6, **10.6**
- - - Área de Brodmann (área 4), 2.4, **2.4**
- - - lateral, 2.3, **2.3**
- - suplementar, 2.3, **2.3**, 10.5, **10.5**
- - - pré-motor, área de Brodmann, 2.4, **2.4**
- olfativo primário. Ver Unco
- orbitofrontal, 11.2, **11.2**, 11.3, **11.3**
- - Área de Brodmann, 2.4, **2.4**
- parietal, 2.3
- - áreas de associação do, 11.15, **11.15**
- - superior, 10.5
- periamigdaloide, 2.6, **2.6**, 11.18, **11.18**
- pré-frontal, 10.5, 11.2, **11.2**, 11.3, **11.3**, 11.13, **11.13**
- - dorsolateral, 11.17, **11.17**, 12.5, **12.5**
- - medial, 11.16, **11.16**
- - ventromedial, 11.16, **11.16**, 11.17, **11.17**, 12.4, **12.4**, 12.5, **12.5**
- pré-motor, 10.4, **10.4**, 10.5, **10.5**, 11.7
- sensitivo, 8.6
- - aferentes específicos (aporte talâmico) para o, 8.6, **8.6**
- - lâmina IV de células granulares no, 8.6, **8.6**
- - lateral, 9.8, **9.8**
- - primário, 5.5, **5.5**
- somatossensitivo, 11.17, **11.17**
- - primário, 2.4
- - - lateral, 2.3, **2.3**
- - - medial, **2.3**
- - secundário, área de Brodmann (área 40), 2.4, **2.4**
- suplementar, 10.14, **10.14**
- temporal
- - áreas de associação do, 11.15, **11.15**
- - inferior, 11.14, **11.14**
- - regiões do, 10.5
- visual, 11.17, **11.17**
- - áreas 17, 18, 19, **2.3**, 10.10, **10.10**
- - de associação (áreas 18 e 19 e V2 e V3), **2.3**, 2.6, **2.6**, 9.21, **9.21**
- - lesão do lobo occipital, 9.22, **9.22**
- - primário, 2.3, **2.3**, 2.6, **2.6**, 9.17, **9.17**, 9.20, **9.20**
- - - área de Brodmann (área 17), 2.4, **2.4**
- - de associação (áreas 18 e 19, V2 e V3), 2.4, **2.4**, 9.21, **9.21**
Covid-19, 11.18
Crânio, 2.1-2.9, **2.1-2.9**
- fratura, 2.1
Cristas dentro das ampolas dos canais semicirculares, 10.7
Cromatólise central, 5.2, **5.2**
Cúpula gelatinosa, 9.12, **9.12**

D

Decussação
- das pirâmides, **3.2**, 10.5, **10.5**
- tegmentar
- - anterior, 10.6, **10.6**
- - dorsal, 10.9, **10.9**
Degeneração macular
- seca, 9.16
- úmida, 9.16
Demência(s), 12.1, **12.1**
- com corpos de Lewy, 12.1, **12.1**
- frontotemporal, 8.10, 12.1, **12.1**
- vascular, 12.1, **12.1**
- tratáveis, 12.1, **12.1**
Dendritos, 1.1, **1.1**, 1.15, **1.15**
Dependência de drogas, 12.5
Dermátomo
- C5, 5.11, **5.11**
- C6, 5.11, **5.11**
- C7, 5.11, **5.11**
- L4, 5.11, **5.11**
- L5, 5.11, **5.11**
- S1, 5.11, **5.11**
- S2, 5.11, **5.11**
- T1, 5.11, **5.11**
- T4, 5.11, **5.11**
- T10, 5.11, **5.11**
Despolarização
- da sinapse, 1.2
- perturbações da membrana neuronal, 1.12
Diencéfalo, 2.7, **2.7**
Dietilamida do ácido lisérgico (LSD), 12.5
Difusão de K^+, diferença de potencial elétrico, 1.11, **1.11**
Dineína, 1.9, **1.9**
Dinorfinas, 8.15
Disco de Merkel, 5.8, **5.8**
- segmento inicial de axônio sensitivo primário associado a, 5.8, **5.8**
Disfunção cognitiva, 12.1
Dissolução walleriana, 5.2
Distribuição de dermátomos, 5.11, **5.11**
Doença(s)
- de Alzheimer, 11.12, 12.1, **12.1**, 12.2, **12.2**
- - vias colinérgicas centrais, 8.14
- de artéria intracraniana de médio calibre, 12.1, **12.1**
- de grandes vasos extracranianos, 12.1, **12.1**
- de Huntington, 4.1, 10.16
- de Parkinson, 10.16
- - via dopaminérgica nigroestriatal na, 8.13
Domínios poliédricos tridimensionais não sobrepostos, 1.5, **1.5**
Dopamina-beta-hidroxilase, 1.17
Dor
- mantida simpaticamente, mecanismos da, 9.4, **9.4**
- neuropática, mecanismos, 9.4, **9.4**
- no corno posterior, regiões cortical e límbica influenciando o processamento da, 9.5, **9.5**
- processamento da, 5.5
- referida, 9.7, **9.7**
- sensação de temperatura e, 9.3, **9.3**
- zona no corno posterior da medula espinal de *gating* do controle da, 9.4, **9.4**
Drusas, 9.16
Ducto(s)
- coclear, 9.9, **9.9**, 9.10, **9.10**
- semicirculares, 7.3
Dura-máter, 2.1, 3.4, **3.4**, 3.5, **3.5**, **4.3**, 4.10, **4.10**
- camada
- - externa, 2.1, **2.1**
- - interna, 2.1, **2.1**
- da fossa posterior, 9.7, **9.7**

E

Edema cerebral, 2.1
Efeito placebo, 9.5
Eferentes
- corticocorticais para colunas verticais próximas, 8.7, **8.7**
- vagais nas vísceras, 11.5, **11.5**
Eixo hipotálamo-hipófise-suprarrenal, 4.8
Emaranhados neurofibrilares, 12.1, 12.2, **12.2**
Eminência mediana, 11.6, **11.6**
- zona de contato da, 11.7, **11.7**
Encéfalo, 2.1-2.9, **2.1-2.9**
- artérias
- - cerebrais e, 4.6, **4.6**
- - corióideas e, 4.5, **4.5**
- - centrais anterolaterais e, 4.5, **4.5**
- círculo de Willis e, 4.5, **4.5**
- drenagem venosa do, 4.10, **4.10**
- face basilar do, 2.6
- influências da citocinas no, 11.5, **11.5**
- sistema vertebrobasilar, 4.7, **4.7**
- suprimento arterial, 4.4, **4.4**
Encefalopatia traumática crónica, 12.3
Endoneuro, 5.2, **5.2**
β-endorfina (extremidade β), 8.15
Endossomo, 1.9, **1.9**
Epineuro, 5.2, **5.2**
Epitélio olfatório, **11.18**
- neurônios bipolares, 11.18, **11.18**
Esclera, 9.14, **9.14**
Espaço
- epidural, **2.1**, 3.5
- - com gordura, 3.5, **3.5**
- extracelular, 1.11, **1.11**, 1.14, **1.14**
- subaracnóideo, 2.1, **2.1**, **2.7**, 3.5, **3.5**, 4.1, 4.3, **4.3**, 5.3
Espécies iônicas reativas, liberação microglial, 1.6, **1.6**
Espinhas dendríticas, 1.1, **1.1**
Estimulantes, 12.5
Estresse pós-traumático (EPT), 12.4, **12.4**
Estria(s)
- cocleares, 9.11, **9.11**
- olfatória
- - lateral, **11.18**
- - medial, **11.18**

- terminal, 2.9, **2.9**, 11.3, **11.3**, 11.10, **11.10**, 11.14, **11.14**
- - núcleo do leito da, 11.13, **11.13**, 11.14, **11.14**

Estriado, 8.13, **8.13**
Estribo, 9.9, **9.9**, 9.10, **9.10**
Estruturas
- autônomas, distribuição de terminações adrenérgicas e colinérgicas, 5.13, **5.13**
- motoras, distribuição de terminações adrenérgicas e colinérgicas, 5.13, **5.13**
- subcorticais límbicas, 11.16

F

Fascículo(s), 5.2, **5.2**
- cuneiforme, **3.1**, 3.6, **3.6**, 5.5, **5.5**, 6.2, **6.2**, 9.2, **9.2**
- grácil, **3.1**, 3.6, **3.6**, 5.5, **5.5**, 6.2, **6.2**, 9.2, **9.2**
- longitudinal
- - medial, 9.13, **9.13**, 10.9, **10.9**, 10.10, **10.10**
- - posterior, 11.3, **11.3**
- - superior, 8.9, **8.9**
- medial do telencéfalo, **2.9**
- na parte basilar da ponte, 10.4, **10.4**, 10.5, **10.5**
- occipitofrontal
- - inferior, 8.9, **8.9**
- - superior, 8.9, **8.9**
- retroflexo, **11.10**
- uncinado, 8.9, **8.9**

Fator
- de transcrição nuclear, 1.16
- liberador de corticotropina (CRF), 11.4, 12.4

Feixe(s)
- de fibras nervosas, 5.2, **5.2**
- noradrenérgico
- - descendente, 8.11, **8.11**
- - dorsal, 8.11, **8.11**
- - ventral, 8.11, **8.11**
- prosencefálico mediano descendente, 11.3, **11.3**

Fenciclidina (PCP, pó de anjo), 12.5
Fenda sináptica, **5.9**, 1.15, **1.15**, 5.9, **5.9**
Fentanila, 8.15
Fibra(s)
- A-delta, 1.14
- aferentes do tipo Ia, 6.4, **6.4**, 10.1, **10.1**
- - de terminações
- - - anulospirais, 6.6
- - - em buquê de flores, 6.6, **6.6**
- - nos músculos
- - - extensores, 6.5, **6.5**
- - - flexores, 6.5, **6.5**
- aferentes Ib, 6.5, **6.5**
- - de órgãos tendinosos de Golgi, 6.6, **6.6**
- C, 1.14
- circulares do músculo ciliar, 9.15, **9.15**
- comissurais, 8.8, **8.8**
- corticonucleares, 9.5, **9.5**
- de associação, 8.8, **8.8**
- - cortical, 8.9
- de projeção, 8.8, **8.8**
- do saco nuclear, 10.1, **10.1**
- em bolsa nuclear, 6.6, **6.6**
- em cadeia nuclear, 6.6, **6.6**, 10.1, **10.1**
- excitatória usando glutamato, 1.12, **1.12**
- inibitória usando GABA, 1.12, **1.12**
- meridionais do músculo ciliar, 9.15, **9.15**
- mielinizadas, **1.14**
- musculares
- - esqueléticas, 5.4, **5.4**, 5.6, **5.6**, **10.1**
- - - com placa motora, 5.1, **5.1**
- - intrafusais, 6.6, **6.6**
- musgosas, 10.12, **10.12**, 11.12, **11.12**
- nervosas
- - olfatórias, 11.18, **11.18**
- - simpáticas pós-ganglionares, 11.9
- nociceptivas, 6.5, **6.5**
- paralelas, 10.12, **10.12**
- sensoriais, **1.14**
- trepadeiras, 10.12, **10.12**
- zonulares, 9.14, **9.14**, 9.15, **9.15**

Filamento terminal, 3.4, **3.4**, 3.5, **3.5**, 5.3, **5.3**
Fímbria, **2.8**, 11.11, **11.11**, 11.12, **11.12**
Fissura de Sylvius, 2.2
Fissura primária, 7.5, **7.5**, 7.6, **7.6**
Flóculo, **3.3**, 7.5, **7.5**, 10.15, **10.15**
Foice do cérebro, 2.1, **2.1**, 4.10, **4.10**
Forame
- de Luschka, 4.1, **4.1**, **4.3**
- de Magendie, 4.1, **4.1**, 4.2, **4.2**, **4.3**
- interventricular, **11.10**
- - de Monro, 4.1, **4.1**, 4.2, **4.2**
- magno, 3.4, **3.4**

Formação
- hipocampal, 11.2, **11.2**, **11.18**
- - anatomia, 11.11, **11.11**
- - conexões neuronais, 11.12, **11.12**
- - vias colinérgicas centrais, 8.14, **8.14**
- reticular, 10.13, **10.13**
- - lateral, 7.4, **7.4**, 9.3, **9.3**
- - medial, 7.4, **7.4**, 10.6, **10.6**
- - neurônio, **1.1**
- - no tronco encefálico, 7.4, **7.4**
- - paramediana, 7.4, **7.4**
- - parapontina, 10.7, 10.10, **10.10**
- - pontina e bulbar, 10.14, **10.14**
- - pontina medial, 10.8, **10.8**, 10.14, **10.14**

Fórnice, **2.5**, 2.9, **2.9**, 8.2, **8.2**, **11.2**, 11.3, **11.3**, 11.10, **11.10**, 11.11, **11.11**, **11.15**
- colunas, 8.5, **8.5**
- vias colinérgicas centrais, 8.14, **8.14**
- pós-comissural, **11.10**
- pré-comissural, **11.10**

Fotorreceptores (bastonetes e cones), 9.16, **9.16**
Funículo(s)
- anterior(es), 3.6, **3.6**, 10.2, **10.2**, 10.5, **10.5**
- anterolateral, 6.2
- da medula espinal, 3.6
- laterais, 3.6, **3.6**
- posterolateral, 10.2, **10.2**, 10.5, **10.5**
- - da medula espinal, 10.6, **10.6**
- posteriores, 3.6, **3.6**

Fusos musculares, 5.4, **5.4**, 6.6, 10.1, **10.1**

G

GABA
- captação, astrócitos e, 1.5, **1.5**
- fibra inibitória usando, 1.12, **1.12**

Gânglio(s)
- celíaco, 5.15, **5.15**
- cervical superior, 5.14, **5.14**
- ciliar, 5.14, **5.14**, 9.19, **9.19**, **11.1**
- coclear, 7.3, **7.3**
- colateral simpático, 11.1, **11.1**
- da cadeia simpática, 5.1, **5.1**, 11.1, **11.1**
- da raiz posterior, 1.3, 5.1, **5.1**, 10.1, **10.1**
- - corpos celulares do neurônio sensitivo primário, 5.4, **5.4**
- - de C1-C3, 9.7, **9.7**
- de Scarpa, 7.3, **7.3**
- dos nervos cranianos, 1.3
- espiral, 7.3, **7.3**, 9.11, **9.11**, 10.7, **10.7**
- - da cóclea, 9.10, **9.10**
- geniculado (NC VII), 9.8, **9.8**
- inferior do nervo
- - glossofaríngeo (NC IX), 9.8, **9.8**
- - vago (NC X), 9.8, **9.8**
- intramural, **11.1**
- - sinapse colinérgica pré-ganglionar em, 5.13, **5.13**
- mesentérico
- - inferior, 5.15, **5.15**
- - superior, 5.15, **5.15**
- ótico, 5.14, **5.14**, **11.1**
- parassimpáticos intramurais, 11.1, **11.1**
- pterigopalatino, 5.14, **5.14**, **11.1**
- simpático, **3.5**, 5.7, **5.7**
- - colateral, 5.1, **5.1**
- submandibular, 5.14, **5.14**, **11.1**
- trigeminal, 9.6, **9.6**
- vestibular, 7.3, **7.3**, 10.13, **10.13**
- - axônios sensitivos bipolares primários, 9.12, **9.12**
- - neurônios bipolares, 9.13, **9.13**

Giro
- angular, 2.2, **2.2**
- cingulado, **2.5**, **11.2**
- - anterior, 11.2, **11.2**
- - posterior, 11.2, **11.2**
- cortical, **2.7**
- dentado, 2.9, **2.9**, **11.10-11.12**, 11.11, 11.12, **11.18**
- - do hipocampo, 8.15, **8.15**
- do lobo
- - frontal, 12.1, **12.1**
- - temporal e parietal, 12.1, **12.1**
- frontal
- - inferior, 2.2, **2.2**
- - médio, **2.2**
- - superior, **2.2**
- para-hipocampal, 2.6, **2.6**, 2.9, **2.9**, 11.2, **11.2**, 11.17, **11.17**, **11.18**
- pós-central, 2.2, **2.2**, 9.2, **9.2**
- - córtex sensitivo primário no, 9.6, **9.6**
- pré-central, 2.2, **2.2**
- subcaloso, 12.5, **12.5**
- supramarginal, 2.2, **2.2**
- temporal
- - inferior, **2.2**
- - médio, **2.2**, 2.3, **2.3**
- - superior, 2.2, **2.2**
- transverso de Heschl, 9.11, **9.11**

Glândula
- pineal, **2.5**, **2.8**, **3.1**, 11.6, **11.6**
- salivar
- - submandibular, **5.9**
- - varicosidades nervosas
- - - simpáticas nas células da mucosa de uma, 5.9, **5.9**
- - - nervosas parassimpáticas nas células da serosa de uma, 5.9, **5.9**
- suprarrenal, 11.4, **11.4**, **11.7**, 11.8, **11.8**

Glicocorticoides, 4.8
Gliotransmissores, 1.5
Globo pálido, 2.8, **2.8**, 8.4, **8.4**, 8.5, **8.5**, 8.15, **8.15**, 10.16, **10.16**
- segmento
- - externo, 10.16, **10.16**
- - interno, 10.16, **10.16**

Glomérulos olfatórios, 11.18, **11.18**
Glutamato, 1.17, **1.17**
- captação, astrócitos fornecem, 1.5, **1.5**
- em terminais de um axônio motor, 1.16, **1.16**
- excitotoxicidade por, 9.4, **9.4**
- fibra excitatória usando, 1.12, **1.12**

Gradiente
- de concentração de K^+, 1.11, **1.11**
- de difusão
- - de Cl^-, 1.11, **1.11**
- - de K^+, 1.11, **1.11**
- - de Na^+, 1.11, **1.11**

Grande célula piramidal, 8.7, **8.7**

Granulações aracnóideas, 2.1, **2.1**, 4.3
- penetrando no crânio (fovéola), **2.1**
Grupos
- A1 e A2 no bulbo, 8.11, **8.11**
- A1 e A7 na ponte, 8.11, **8.11**
- celulares dopaminérgicos, 7.4, **7.4**
- (núcleos) celulares adrenérgicos, 7.4, **7.4**
- (núcleos) celulares noradrenérgicos, 7.4, **7.4**

H

Habênula, 2.9, **2.9**, **11.3**, 11.10, **11.10**, 11.16, **11.18**
Helicotrema da cóclea, 9.9, **9.9**
Hematoma subdural, 2.1, 12.1, **12.1**
Hemianopsia contralateral, 2.2, 2.4
Hemiplegia(s)
- alternadas, 7.8
- contralateral, 2.6
- - espástica, 2.4
Hemirretinas
- nasais, 9.17, **9.17**, 9.20, **9.20**
- temporais, 9.17, **9.17**, 9.20, **9.20**
Hemisfério(s)
- cerebral, **2.1**
- laterais do cerebelo, 3.3, **3.3**, 7.5, **7.5**, 7.6, 10.15, **10.15**
Hemorragia subaracnóidea, 2.1
Heroína, 12.5
Hidrocodona, 12.5
Hipermetropia, 9.14
Hiperpolarização, da sinapse, 1.2
Hipocampo, **2.8**, 2.9, **2.9**, 8.15, **8.15**, 11.10, **11.10**, 11.15, **11.15**, 11.17, **11.17**, 12.2, **12.2**, 12.4, **12.4**, 12.5, **12.5**
- fímbria, **11.10**, **11.18**
- propriamente dito, 11.11, **11.11**
- região CA1, 11.12, **11.12**
Hipófise, 8.2, **8.2**, 11.3, **11.3**
Hipotálamo, 2.5, **2.5**, 2.7, **2.7**, **2.9**, 5.7, **5.7**, 8.2, 8.15, **8.15**, 9.8, **9.8**, 11.1-11.3, **11.2-11.4**, **11.10**, 11.17, **11.17**, **11.18**, 12.4, **12.4**
- circuitos límbicos centrais e aferentes ao, 11.7, **11.7**
- irrigação sanguínea para, 4.8, **4.8**
- neurônios autonômos pré-ganglionares e, 5.7
- núcleo
- - paraventricular, 11.4, **11.4**, 11.8, **11.8**
- - supraóptico, 11.8, **11.8**
- - supraquiasmático, 9.18, **9.18**
- regiões
- - do prosencéfalo associadas ao, 11.2, **11.2**
- - que regulam o efluxo autonômo pré-ganglionar, 11.1, **11.1**
- vias
- - aferentes e eferentes associadas ao, 11.3, **11.3**
- - dopaminérgicas, 8.13, **8.13**
- - visuais, 9.18, **9.18**
Hormônio(s)
- adrenocorticotrófico (ACTH), 4.8
- da adeno-hipófise, 5.7, **5.7**
- da neuro-hipófise, 11.8, **11.8**
- hipofisários, liberação dos, 11.5, **11.5**
- liberador de corticotropina (CRH), 12.4

I

Imagens ponderadas
- em T1, 2.7
- em T2, 2.7
Incompatibilidade neurotransmissor-receptor, 1.16, **1.16**
Inervação
- colinérgica parassimpática pós-ganglionar do pulmão, 11.9, **11.9**
- pelo NC VIII, 9.10, **9.10**
Infarto(s)
- basilar medial, 7.8, **7.8**
- lacunares, 4.6
- subcorticais, 12.1, **12.1**
Influxo de Ca^{+}, 1.15
Infundíbulo, 8.2, **8.2**, 11.8, **11.8**
- da hipófise, 4.8, **4.8**
Inibição
- aferente, **6.5**
- recorrente, **6.5**
Interação
- neurotransmissor-receptor, 1.12
- trófica, oligodendrócitos, 1.7
Interneurônio(s), 1.3, **5.4**, 5.6, **5.6**, 5.7, **5.7**
- corticais cerebelares, 10.12, **10.12**
- do corno posterior, 6.4, **6.4**
- para reflexos flexores, 6.4, **6.4**, 6.5
Intumescência
- cervical, 3.4
- - da medula espinal, 3.6, **3.6**
- lombossacral, 3.4, **3.4**, 3.6, **3.6**
- - da medula espinal, 3.6
Íris, 9.14, **9.14**
- pregas da, 9.15, **9.15**
Isquemia, 2.3

J

Janela do vestíbulo, 9.9, **9.9**, 9.10, **9.10**
Junção(ões)
- comunicante, 1.5, **1.5**
- neuroefetoras autônomas, 5.9, **5.9**
- neuromuscular, 1.16, **1.16**, 5.9, **5.9**, 10.1, **10.1**

L

Labirinto
- membranáceo, 9.9, **9.9**
- ósseo, 9.9, **9.9**
Lacuna venosa, **2.1**
Lâmina(s)
- de Rexed, **10.2**
- I e V do corno posterior, 9.3, **9.3**
- terminal, **2.9**, 4.2, **4.2**, **11.10**
Lemnisco
- lateral, 9.11, **9.11**
- medial, 5.5, **5.5**, 9.2, **9.2**
- - decussação, 9.2, **9.2**
- trigeminal
- - dorsal, 9.6
- - ventral, 9.6
Lente, 9.14, **9.14**, 9.15, **9.15**
Lesão(ões)
- axonal, reação à, **5.2**
- encefálica traumática
- - grave, 12.3
- - leve, 12.3
- por golpe, 12.3
- vascular da artéria cerebelar superior, 7.7
- do sistema visual, 9.22, **9.22**
Liberação de neurotransmissores, 1.15, **1.15**
- ativação, 1.16
- na fenda sináptica, 1.12, **1.12**
- síntese, liberação e sinalização de neurônios, 1.16, **1.16**
Ligamentos denticulados, 3.4, **3.4**
Limiar de excitabilidade axonal, 9.4, **9.4**
Linfonodos, 11.9, **11.9**
Líquido
- cerebrospinal, 4.1-4.10, **4.1-4.10**
- - circulação, 4.3
- extracelular, 1.13, **1.13**
- intracelular, 1.13, **1.13**
Lobo
- anterior, 3.3, **3.3**, 7.5, **7.5**
- frontal, **2.2**
- médio, 3.3, **3.3**
- occipital, 4.6, **4.6**
- parietal, **2.2**, 9.21, **9.21**
- piriforme, **11.18**
- posterior, 7.5, **7.5**
- temporal, **2.2**, **3.2**, 4.6, **4.6**, 9.21, **9.21**
Lóbulo
- floculonodular, 3.3, **3.3**, 7.5, **7.5**
- paracentral, **2.3**, **2.5**, 4.6, **4.6**
- parietal
- - inferior, **2.2**
- - superior, 2.2, **2.2**, 2.3, **2.3**
Local de estimulação por citocinas da liberação de norepinefrina por nervos simpáticos pós-ganglionares, 11.5, **11.5**
Local de modulação por citocinas da sinalização do neurotransmissores nas células-alvo, 11.5, **11.5**
Locus coeruleus, 8.11, **8.11**, 9.5, **9.5**, 12.2, **12.2**
- na parte superior da ponte, 11.4, **11.4**

M

Macrófagos perivasculares, 1.8, **1.8**
Mácula do utrículo, 10.7, **10.7**
Manto cortical, adelgaçamento, 12.1, **12.1**
Martelo, 9.9, **9.9**
Meato acústico externo, 9.9, **9.9**
Medula
- da glândula suprarrenal, 11.1, **11.1**
- - na neuroimunomodulação, 11.9, **11.9**
- espinal, 2.5, **2.5**, 2.7, **2.7**, **3.1-3.6**, 3.4, **4.1**, 6.1-6.6, **6.1-6.6**
- - anatomia
- - - da secção transversal *in situ*, 3.5, **3.5**
- - - macroscópica da, 3.4, **3.4**
- - coluna intermédia lateral da medula espinal, 5.15, **5.15**
- - corno
- - - anterior da, 5.1, **5.1**
- - - lateral da, 5.1, **5.1**
- - - posterior da, 5.1, **5.1**, 5.5, **5.5**, 9.5, **9.5**
- - cortes, **3.6**
- - - histológicos da, 6.2, **6.2**
- - intumescência
- - - cervical, 3.4, **3.4**, 5.3, **5.3**
- - - lombossacral, 5.3, **5.3**
- - irrigação sanguínea arterial para, 4.9, **4.9**
- - neurônio(s), **1.1**
- - - motores inferiores, 6.4, **6.4**
- - raízes nervosas espinais com as vértebras, relação, 5.3, **5.3**
- - sacral, **11.1**
- - substância
- - - branca, 3.6, **3.6**
- - - cinzenta, 3.6, **3.6**, 6.1, **6.1**
- - - - intermediária S2-S4, 11.1, **11.1**
- - torácica, **11.1**, **11.4**
- - tratos principais de fibras da, **3.6**
- - vias reflexas somáticas e, 6.5, **6.5**
- - zona de
- - - irrigada por ramos do plexo pial, 4.9, **4.9**
- - - irrigada por ramos centrais, 4.9, **4.9**
- - - irrigada por ramos centrais e ramos do plexo pial, 4.9, **4.9**
- óssea, 11.9, **11.9**
Melanócitos, **11.7**
Membrana
- axonal, 1.13, **1.13**
- basal, 5.2, **5.8**, **5.9**, **9.8**, 9.9, **11.8**
- - da barreira hematencefálica, 1.8
- bilipídica axonal, 1.14, **1.14**

- neuronal, 1.11, **1.11**
- - perturbações, 1.12
- pio-glial, 2.1
- pós-sináptica, 1.12, **1.12**, 1.15, **1.15**, 5.9, **5.9**
- pré-sináptica, 1.12, **1.12**, 1.15, **1.15**, 5.9, **5.9**
- tectória, 9.10, **9.10**
- timpânica, 9.9, **9.9**
Meninges, 2.1-2.9, **2.1-2.9, 3.4**
- relação com o encéfalo e o crânio, 2.1
- suprimento arterial para, 4.4, **4.4**
Mesencéfalo, 2.5, **2.5**, 2.7, **2.7**
Met-encefalina, 8.15
Metanfetamina, 12.5
Micróglia, 1.4, **1.4**
Microtúbulo, 1.9, **1.9**
- com proteínas tau associadas, 12.3, **12.3**
- em desintegração, 12.3, **12.3**
Mielinização, 1.14
- dos axônios, 1.10, **1.10**
Miopia, 9.14
Mitocôndrias, 1.1, **1.1**, 1.9, **1.9**
Moléculas sinalizadoras, liberação microglial, 1.6, **1.6**
Morfina, 12.5
Morte celular excitotóxica, 12.4
Mucosa, 5.15, **5.15**
- nasal, 11.18
Musculatura
- do tronco, 6.1, **6.1**
- dos membros
- - inferiores, 6.1, **6.1**, 6.4, **6.4**
- - superiores, 6.1, **6.1**
- lisa, **5.9**
- - circular, 5.15, **5.15**
- - longitudinal, 5.15, **5.15**
Músculo(s)
- dilatador da pupila, 9.15, **9.15**
- esfíncter da pupila, 9.15, **9.15**, 9.19, **9.19**
- respiratórios acessórios, 10.11, **10.11**

N

Naloxona, 12.5
Neocórtex, 2.4, 8.6
Nervo(s)
- abducente (NC VI), 3.2, **3.2**, 7.1, **7.1**
- acessório (NC XI), 3.2, **3.2**, 7.1, **7.1**, **10.3**
- aferentes da região occipital, 9.7, **9.7**
- axilar, 5.10, **5.10**
- - território cutâneo do, 5.12, **5.12**
- ciliares curtos, 9.19, **9.19**
- coclear, 7.3, **7.3**
- cranianos (NC), 5.1, 7.1, **7.1**
- - entrada ou saída, 7.1
- - núcleos, 7.2
- cutâneo lateral do antebraço, território cutâneo do, 5.12, **5.12**
- espinal, **3.5**
- esplâncnico, 5.1, **5.1**, 5.15, **5.15**, 11.1, **11.1**
- facial (NC VII), **3.1**, 3.2, **3.2**, **10.3**, **11.1**
- - com nervo intermédio, 7.1
- femoral, território cutâneo do, 5.12, **5.12**
- fibular comum, território cutâneo do, 5.12, **5.12**
- genitofemoral, território cutâneo do, 5.12, **5.12**
- glossofaríngeo (NC IX), **3.1**, 3.2, **3.2**, 7.1, **7.1**, **10.3**, **11.1**
- hipoglosso (NC XII), **3.1**, 3.2, **3.2**, 7.1, **7.1**
- ílio-hipogástrico, território cutâneo do, 5.12, **5.12**
- mediano, 5.10, **5.10**
- - território cutâneo do, 5.12, **5.12**
- musculocutâneo, 5.10, **5.10**
- oculomotor (NC III), 3.2, **3.2**, 7.1, **7.1**, 9.19, **9.19**, **10.3**, 10.10, **11.1**
- oftálmico (V1), 9.7, **9.7**
- olfatório (NC I), 7.1, **7.1**
- óptico (NC II), **2.6**, 7.1, **7.1**, 9.17, **9.17**, 9.19, **9.19**, 9.20, **9.20**, 9.22, **9.22**, 12.4, **12.4**
- periféricos, 5.1, 7.1
- - anatomia, 5.2, **5.2**
- - componentes
- - - autônomos, 5.1, **5.1**
- - - motores, 5.1, **5.1**
- - - sensitivos, 5.1, **5.1**
- - distribuição cutânea dos, 5.12, **5.12**
- radial, 5.10, **5.10**
- - território cutâneo do, 5.12, **5.12**
- simpáticos pós-ganglionares, 11.5, **11.5**
- supraclavicular, território cutâneo do, 5.12, **5.12**
- sural, território cutâneo do, 5.12, **5.12**
- trigêmeo (NC V), 3.1, **3.1**, 3.2, **3.2**, 7.1, **7.1**, **10.3**
- - núcleo
- - - posterior (motor), 7.2, **7.2**
- - - mesencefálico, 7.2, **7.2**
- - - principal, 7.2, **7.2**
- - zona
- - - mandibular, 5.11, **5.11**
- - - oftálmica, 5.11, **5.11**
- troclear (NC IV), 3.2, **3.2**, 7.1, **7.1**, **10.3**
- ulnar, 5.10, **5.10**
- - território cutâneo do, 5.12, **5.12**
- vago (NC X), **3.1**, 3.2, **3.2**, 5.15, **5.15**, 7.1, **7.1**, **10.3**, **11.1**
- - núcleo posterior (motor), 5.15, **5.15**, 7.2, **7.2**, 11.1, **11.1**, 11.4, **11.4**
- vestibular, 7.3, **7.3**
- vestibulococlear (NC VIII), **3.1**, 3.2, **3.2**, 7.1, **7.1**, 7.3, **7.3**, 9.9, **9.9**, 12.4, **12.4**
- - inervação das células ciliadas no órgão de Corti, 9.10, **9.10**
- - parte auditiva do, 9.10, **9.10**
Neuro-hipófise, 4.8, **4.8**, 8.2, **8.2**, 11.4, **11.4**, 11.6, **11.6**, **11.7**, 11.8, **11.8**
Neurofilamentos, transporte, 1.9, **1.9**
Neuroimunomodulação, 11.9, **11.9**
Neurônio(s), 1.1-1.17, **1.1-1.17**
- autonômos pré-ganglionares, 5.7
- com beta endorfina no hipotálamo, 9.5, **9.5**
- contendo encefalina, 9.5
- danificado/comprometido, 12.3, **12.3**
- de Purkinje cerebelares, **1.1**
- do corno posterior da medula espinal
- - de encefalina, 9.4, **9.4**, 9.5, **9.5**
- - para a parte superior do corpo, 9.1, **9.1**
- do gânglio autonômo, 1.3, **1.3**
- dopaminérgicos, 8.13
- estrutura, 1.1, **1.1**
- isodendríticos, 7.4
- magnocelulares, 11.4, **11.4**
- motores inferiores (NMIs), 1.3, **1.3**, 5.4, **5.4**, 5.6, **5.6**, 5.13, **5.13**, 6.1, **6.1**, 6.4, **6.4**
- - alfa, 10.1, **10.1**
- - axônios para músculos extensores, 6.5, **6.5**
- - extensor, 6.5, **6.5**, 10.2, **10.2**
- - flexor, 10.2, **10.2**
- - gama, 10.1, **10.1**
- - na medula espinal, 10.2, **10.2**
- - na parte
- - - central do corno anterior, 10.2, **10.2**
- - - lateral do corno anterior, 10.2, **10.2**
- - - medial do corno anterior, 10.2, **10.2**
- - no tronco encefálico, 10.3, **10.3**
- - para musculatura
- - - distal dos membros inferiores, 6.4, **6.4**
- - - distal dos membros superiores, 6.4, **6.4**
- - - proximal dos membros inferiores, 6.4, **6.4**
- - - proximal dos membros superiores, 6.4, **6.4**
- - para músculos flexores, 6.5, **6.5**
- - tipo α, 6.4, **6.4**, 6.6, **6.6**
- - velocidades de condução do axônio, 1.14, 1.14
- motores superiores (NMSs), 5.6
- - cortical, 5.6
- multipolares, 1.3
- olfativos sensoriais primários, 11.18
- parassimpático pré-ganglionar, 5.13, **5.13**
- parvocelulares, 11.4, **11.4**
- piramidal, 1.3, **1.3**
- pós-ganglionar, de um gânglio autônomo, 1.10, **1.10**
- potenciais graduais em, 1.12, **1.12**
- produção de hormônios hipofisiotrópicos por, 11.7, **11.7**
- saudável, 12.3, **12.3**
- sensitivos
- - das vísceras abdominais, **5.1**
- - no gânglio da raiz dorsal, 5.7, **5.7**
- - primários, 5.5, **5.5**
- - secundários, 5.5
- - - dos sistemas espinocerebelares, 5.4, **5.4**
- sensorial primário
- - bipolar, 1.3, **1.3**
- - unipolar, 1.3, **1.3**
- serotoninérgicos, 8.12
- simpático pré-ganglionar, 5.7, **5.7**, 5.13, **5.13**
- tipos de células, 1.3, **1.3**
Neuropeptídeo Y (NPY), 1.16, **1.16**
Neurorretina, 9.14, **9.14**
Neurose de guerra, 12.4
Neurotransmissão, 5.9, **5.9**
- colinérgica, 1.17
- química, 1.17, **1.17**
Neurotransmissores peptídicos, 1.17
Nó de Ranvier, 1.7, **1.7**, 1.10, **1.10**, 1.14, **1.14**, 5.2
- mielinização e, 1.10
- na velocidade de condução, 1.14
- oligodendrócitos, 1.7
Nódulo, 7.5, **7.5**
Norepinefrina, 1.16, **1.16**, 1.17, 11.5, **11.5**
- transportador de captação de alta afinidade para, 1.17, **1.17**
Núcleo(s), 1.1, **1.1**
- *accumbens*, 8.13, **8.13**, 8.15, **8.15**, 11.14, **11.14**, 11.16, **11.16**, 12.5, **12.5**
- ambíguo, 10.3, **10.3**, 10.4, **10.4**
- anterior, 8.1, **8.1**
- arqueado, 8.2, **8.2**
- - do hipotálamo, 8.15, **8.15**
- basilar (núcleo de Meynert), 8.5, **8.5**, 12.2, **12.2**
- - vias colinérgicas centrais, 8.14, **8.14**
- caudado, 2.8, **2.8**, 8.15, **8.16**, 10.16, **10.16**
- - cabeça, **4.7**, 8.4, **8.4**, 8.5, **8.5**
- central superior, 8.12, **8.12**
- centromediano (CM), 8.1, **8.1**, 9.3, **9.3**
- cervical lateral, 9.2, **9.2**
- coclear(es), 7.2, **7.2**, 7.3, **7.3**
- - anterior, 9.11, **9.11**
- - posterior, 9.11, **9.11**
- cuneiforme, 5.5, **5.5**, 9.2, **9.2**
- - lateral, 9.1, **9.1**
- da base, 8.12, **8.12**, 12.4, **12.4**, 12.5, **12.5**
- - cortes cerebrais horizontais (axiais), 2.8, **2.8**
- - conexões com os, 10.16, **10.16**

- da rafe, 7.4, **7.4**, 12.2, **12.2**
- de Edinger-Westphal, 5.14, **5.14**, 7.2, **7.2**, 9.19, **9.19**, 11.1, **11.1**
- denteado, 3.3, **3.3**, 7.6, **7.6**, 7.7, **7.7**, 10.14, **10.14**, 10.15, **10.15**
- do fastígio, 3.3, **3.3**, 7.7, **7.7**, 10.14, **10.14**, 10.15, **10.15**
- do leito da estria terminal, 11.16, **11.16**, 12.4, **12.4**
- do nervo
- - abducente (NC VI), 10.3, **10.3**, 10.10, **10.10**
- - acessório, 10.3, **10.3**
- - hipoglosso, 10.3, **10.3**
- do trato
- - olfatório lateral, **11.18**
- - óptico acessório inferior, 9.18, **9.18**
- - solitário, 7.2, **7.2**
- - - caudal, 11.5
- dorsal
- - da rafe, 8.12, **8.12**
- - lateral (LD), 8.1, **8.1**
- - medial (MD), 8.1, **8.1**
- dorsomedial, 8.3, **8.3**, 11.16, **11.16**, 11.17, **11.17**
- emboliforme, 3.3, **3.3**, 7.7, **7.7**, 10.6, **10.6**, 10.14, **10.14**, 10.15, **10.15**
- escuro da rafe, 8.12, **8.12**
- frênico, 10.11, **10.11**
- gigantocelular, 10.8, **10.8**
- globoso, 3.3, **3.3**, 7.7, **7.7**, 10.6, **10.6**, 10.14, **10.14**, 10.15, **10.15**
- grácil, 5.5, **5.5**, 9.2, **9.2**
- hipotalâmico, 8.3, 11.14, **11.14**
- interpeduncular, **11.3**
- intersticial de Cajal, 10.9, **10.9**, 10.10, **10.10**
- intralaminares, 9.6, **9.6**
- magno da rafe, 8.12, **8.12**, 8.15, **8.15**, 9.5, **9.5**
- mamilar, 8.2, **8.2**, 8.3, **8.3**
- mesencefálico do NC V, 7.2, **7.2**, 9.6, **9.6**
- motor do nervo facial, 10.3, **10.3**, 10.4, **10.4**
- motor trigeminal, 10.3, **10.3**
- motores do(s) nervo(s) craniano(s)
- - III (NNC III), 10.3, **10.3**, 10.4, **10.4**, 10.10, **10.10**
- - IV (NNC IV), 10.3, **10.3**, 10.4, **10.4**, 10.10, **10.10**
- - V (NNC V), 10.4, **10.4**
- - VII (NNC VII), 10.4, **10.4**
- - XI (NNC XI), 10.4, **10.4**
- - XII (NNC XII), 10.4, **10.4**
- olfativo anterior, 11.18, **11.18**
- olivar
- - inferior, 10.13, **10.13**
- - superior, 9.11, **9.11**
- pálido da rafe, 8.12, **8.12**
- parabraquial(is), 9.3, **9.3**, 9.8
- - medial, 10.11, **10.11**
- parassimpáticos pré-ganglionares, 9.8
- paraventricular, 8.2, **8.2**, 8.3, **8.3**, **11.7**
- periventricular, 8.3, **8.3**
- pontinho(s), 10.13, **10.13**, 10.15, **10.15**
- - da rafe, 8.12, **8.12**
- - medial e reticular bulbar, 10.15, **10.15**
- posterior (motor) do nervo vago (NC X), 7.2, **7.2**
- pré-óptico
- - lateral, 8.3, **8.3**
- - medial, 8.3, **8.3**
- profundos do cerebelo, 7.7, 10.12, **10.12**
- próprio, 6.1, **6.1**, 6.2, **6.2**
- pulposo de um disco intervertebral, 5.3, **5.3**
- - raiz nervosa comprimida, 5.3, **5.3**
- respiratório, 7.4, **7.4**
- - dorsal, 10.11, **10.11**
- - ventral, 10.11, **10.11**
- reticular, 8.1, **8.1**
- - bulbar, 10.15, **10.15**
- rubro, 10.6, **10.6**, 10.14, **10.14**
- sacral parassimpático, 6.2, **6.2**
- salivatório
- - inferior, 5.14, **5.14**, 7.2, **7.2**, 11.1, **11.1**
- - - na medula, 5.14
- - superior, 5.14, **5.14**, 7.2, **7.2**, 11.1, **11.1**
- sensitivo principal do NC V, 9.6, **9.6**
- septal(is), 2.9, **2.9**, 11.10, **11.10**, 11.13, **11.13**, 11.14, **11.14**, 11.15, **11.15**
- - medial, 8.14, **8.14**
- solitário, 8.15
- - anterior, 9.8, **9.8**
- - ventrolateral, 10.11, **10.11**
- supraóptico, 8.2, **8.2**, 8.3, **8.3**, **11.7**
- supraquiasmático, 8.3, **8.3**
- talâmico(s), 10.16, **10.16**, 11.13, **11.13**
- - anterior, 11.10, **11.10**
- - inespecíficos, 9.3, **9.3**
- torácico posterior (da coluna de Clark), 6.1, **6.1**, 6.2, **6.2**, 9.1, **9.1**
- ventral
- - anterior, 8.1, **8.1**
- - - do tálamo, 10.14, **10.14**, 10.15, **10.15**
- - intermédio, 8.1, **8.1**
- - posterolateral (VPL), 8.1, **8.1**
- - posteromedial (VPM), 8.1, **8.1**
- ventrolateral, 8.1, **8.1**
- - do tálamo, 10.14, **10.14**, 10.15, **10.15**
- ventromedial, 8.3, **8.3**
- vestibular(es), 7.2, **7.2**, 7.3, **7.3**, 10.10, **10.10**, 10.13, **10.13**
- - inferior, 9.13, **9.13**
- - lateral, 7.7, **7.7**, 9.13, **9.13**, 10.7, **10.7**, 10.14, **10.14**, 10.15, **10.15**
- - medial, 9.13, **9.13**, 10.7, **10.7**
- - no tronco encefálico, 10.7, **10.7**
- - superior, 9.13, **9.13**

O

Olfação, 11.18
Olho
- anatomia do, 9.14, **9.14**
- câmaras anterior e posterior, 9.15, **9.15**
- controle central dos movimentos, 10.10, **10.10**
Oligodendrócitos, 1.3, **1.3**, 1.4, **1.4**, 1.10, **1.10**
- biologia, 1.7, **1.7**
- mielinização e, 1.10
Oliva, **3.1**, **3.2**
Opiáceos, 8.15, 12.5
Organização cerebelar, 10.12, **10.12**
Órgão(s)
- circunventriculares, 11.6, **11.6**
- de Corti
- - células ciliadas no, 9.11, **9.11**
- - membrana basilar, 9.10, **9.10**
- subcomissural (SCO), 11.6, **11.6**
- subfornicial, 11.6, **11.6**
- vascular da lâmina terminal, 11.5, **11.5**, 11.6, **11.6**
Otocônia, 9.12, **9.12**
Oxicodona, 12.5
Oxitocina, 11.4, 11.8, **11.8**

P

Papilas na língua, 9.8, **9.8**
Paralisia
- bulbar, 10.4
- facial contralateral, 2.5
- pseudobulbar, 10.4
Paraverme, 3.3, **3.3**, 7.5, **7.5**
Paresia espástica contralateral, 2.2
Parte parassimpática craniana, 3.2
Pedúnculo cerebelar, 3.1, 7.6, **7.6**, 7.7
- inferior, 3.1, 3.3, **3.3**, 7.7, **7.7**, 9.1, **9.1**, 10.13, **10.13**
- médio, 3.1, **3.1**, **3.2**, 3.3, **3.3**, 7.7, **7.7**, 10.13, **10.13**
- superior, 3.1, 3.3, **3.3**, 7.6, **7.6**, 7.7, **7.7**, 9.1, **9.1**, 10.13, **10.13**
- - decussação, 10.14, **10.14**
- cerebral, 2.6, **2.6**, **3.1**, **3.2**, **4.5**, 10.4, **10.4**, 10.5, **10.5**
Pele
- glabra, **5.8**
- com pelos, **5.8**
Peptidases, 1.17, **1.17**
Pequenos neurônios do circuito local, 8.15
Percepção corporal, orientação espacial, área de Brodmann, 2.4, **2.4**
Pericito perivascular, 1.4, **1.4**
Perineuro, 5.2, **5.2**
Pescoço, distribuição autônoma para, 5.14, **5.14**
Pia-máter, 1.4, **1.4**, 2.1, **2.1**, **3.4**, 3.5
- aderida à medula espinal, **3.5**
Pilar do fórnice, **2.8**
Pirâmide, **3.2**
- bulbar, 10.4, **10.4**
Placa(s)
- beta-amiloides, 12.2, **12.2**
- cribriforme, 11.18, **11.18**
- neuríticas, 12.1, 12.2
Plexo
- arterial pial, 4.9, **4.9**
- - zona da medula espinal irrigada por ramos do, 4.9, **4.9**
- braquial, 5.10, **5.10**
- capilar da neuro-hipófise, 4.8, **4.8**
- corióideo, 4.2, 4.5, **11.11**, **11.12**
- - do terceiro ventrículo, 4.2, **4.2**, 4.3, **4.3**
- - do quarto ventrículo, 4.3, **4.3**, 4.5, **4.5**
- - fluido cerebrospinal, 4.3
- mioentérico, 5.15, **5.15**
- nervoso, 5.8, **5.8**
- submucoso, 5.15, **5.15**
Polo
- frontal, **2.2**
- occipital, **2.2**
- temporal, **2.6**, 8.4, **8.4**
Ponte, **2.3**, 2.5, **2.5**, 2.7, **2.7**, **3.1**, **3.2**, 4.2, 4.7, **4.7**, 7.6, **7.6**
Postura antigravidade, 10.7
Potássio, local de, sequestro e equilíbrio iônico, 1.5, **1.5**
Potencial(is)
- de ação, 1.13, **1.13**
- - propagação do, 1.14
- de equilíbrio
- - de K^+, 1.11
- - do Na^+, 1.13
- de repouso, 1.13
- - neuronal, 1.11, **1.11**
- graduais em neurônios, 1.12, **1.12**
- pós-sinápticos
- - excitatórios (EPSPs), 1.12
- - inibitórios (IPSPs), 1.12
Pregas juncionais da membrana da fibra muscular, 5.9, **5.9**
Pró-encefalina A, 8.15
Pró-opiomelanocortina (PoMC), 8.15
Processo(s)
- ciliar, 9.15, **9.15**
- espinhoso, 3.5, **3.5**
- transversos, 3.5
Prodinorfina, 8.15

Projeção(ões)
- cortical da coluna vertical para estruturas subcorticais, 8.7, **8.7**
- corticorrubrais, 10.15, **10.15**
- corticostriadas, 10.16, **10.16**
- vestibulares sensitivas primárias para o vestibulocerebelo, 9.13, **9.13**
Prolongamento(s)
- do pedículo terminal do astrócito, 1.4, **1.4**, 1.5, **1.5**
- - na barreira hematencefálica, 1.8
- em forma de arbusto, 1.5, **1.5**
Prosencéfalo, 8.1-8.14, **8.1-8.14**
- anatomia de superfície, 2.2, **2.2**
- corte
- - axial do, 8.4
- - coronal, 8.5
- límbico, 2.7, **2.7**
- - anatomia do, 11.10, **11.10**
- - neurônios autonômos pré-ganglionares e, 5.7, **5.7**
- principais estruturas límbicas, 2.9
- regiões do, associadas ao hipotálamo, 11.2, **11.2**
- vista lateral do, **2.3**
Proteínas tau
- agregadas em um emaranhado neurofibrilar, 12.3, **12.3**
- hiperfosforiladas, 11.12
Pulmão, 11.9, **11.9**
Pulvinar do tálamo, **4.5**, 8.1, **8.1**, 9.18, **9.18**
- direita e esquerda, **4.7**
Putame, 2.8, **2.8**, 8.15, **8.15**, 10.16, **10.16**
- corte axial do, 8.4, **8.4**
- corte coronal do, 8.5, **8.5**

Q

Quarto ventrículo, 7.6, **7.6**, 7.7, **7.7**
- na anatomia do cerebelo, **3.3**
- recesso lateral do, 7.6, **7.6**
Quiasma óptico, **2.6**, **2.9**, 3.2, **3.2**, 9.19, **9.19**, 9.20, **9.20**, 9.22, **9.22**, **11.10**
- anatomia e relacionamentos, 9.17, **9.17**

R

Radiações ópticas, **2.7**, 9.17, **9.17**, 9.18, **9.18**, 9.20, **9.20**, 9.22, **9.22**
Raiz(ízes)
- anterior, 5.1, **5.1**, **6.2**, 6.4, **6.4**
- espinais, **3.4**
- nervosas, 3.4
- - de C5, 5.10, **5.10**
- - de C6, 5.10, **5.10**
- - de C7, 5.10, **5.10**
- - de C8, 5.10, **5.10**
- - de T1, 5.10, **5.10**
- posterior, 3.4, **3.4**, 3.5, **3.5**, 5.1, **5.1**
- - da medula espinal, 3.1, **3.1**, **6.2**
- - gânglio da, (espinal), **3.4**, 3.5, **3.5**, 6.4, **6.4**
Ramo
- comunicante
- - branco, 3.5, **3.5**, **5.1**, **11.1**
- - cinzento, 3.5, **3.5**, **5.1**, **11.1**
- dorsal, **5.1**
- posterior da cápsula interna, 5.5, 9.2, **9.2**, 9.3, **9.3**, 9.6, **9.6**
- ventral, **5.1**
Receptor(es)
- alfa nos corpos celulares sensitivos primários, 9.4, **9.4**
- articular, 6.6, **6.6**
- colinérgicos, 1.17
- cutâneos, 5.8, **5.8**
- de neuropeptídeos, 1.17
- opioide
- - delta, 8.15
- - kappa, 8.15
- - mu, 8.15
- pós-sináptico metabotrópico, 1.15, **1.15**
- sensitivos, 5.4
- vestibulares, 9.12, **9.12**
Recesso do infundíbulo, **3.2**
Reflexo(s)
- de distensão, **6.5**
- de estiramento muscular, 5.4, 10.1
- do órgão tendinoso de Golgi, **6.5**
- flexor de retirada, **6.5**
- polissinápticos, 6.4, **6.4**
- pupilar à luz, 9.19, **9.19**
Região
- CA1 do hipocampo, 12.2, **12.2**
- para-hipocampal, 11.16, **11.16**
- periarqueada, 8.3, 8.15
Resposta
- excitatória despolarizante, 1.12
- inibitória hiperpolarizante, 1.12
Ressonância magnética (RM), 2.7
Retículo endoplasmático rugoso, 1.1, **1.1**, 1.9, **1.9**
Retina, 9.16, **9.16**
Rodopsina, 9.16, **9.16**

S

Sáculo, 7.3, **7.3**, 9.9, **9.9**, 9.12, **9.12**
- máculas, 9.13, **9.13**
Schwannomas do acústico, 7.3
Seio(s)
- cavernoso, 4.8, **4.8**, 4.10, **4.10**
- da dura-máter cerebrais, 9.7, **9.7**
- da face, confluência, 4.10, **4.10**
- reto, 4.10, **4.10**
- sagital
- - inferior, 4.10, **4.10**
- - superior, 2.1, **2.1**, 4.3, **4.3**, 4.10, **4.10**
- sigmóideo, 4.10
- transverso, 4.10, **4.10**
- venosos, 4.10, **4.10**
Sensação de temperatura, interpretação, 5.5
Septo pelúcido, **2.9**, **11.10**
Serotonina, 1.17
- sinapse, 1.17, **1.17**
- transportador de captação de alta afinidade para, 1.17, **1.17**
Setor de Sommer, 11.11
Sinapse(s), 1.15
- axoaxônica inibitória, 6.5, **6.5**
- axodendrítica, 1.1, **1.1**, 1.2, **1.2**
- axossomática, 1.1, **1.1**, 1.2, **1.2**, 1.4, **1.4**, 1.13, 1.15, **1.15**
- - nos neurônios centrais, 1.10, **1.10**
- colinérgica
- - em fibra muscular esquelética, 5.13, **5.13**
- - parassimpática pós-ganglionar, estimulando receptores M em tecidos-alvo, 5.13, **5.13**
- - pré-ganglionar
- - - em células cromafins da glândula suprarrenal, 5.13, **5.13**
- - - em gânglio da cadeia simpática e gânglio colateral, 5.13, **5.13**
- - - parassimpática, no gânglio intramural, 5.13, **5.13**
- de acetilcolina, 1.17, **1.17**
- de aminoácidos, 1.17, **1.17**
- de catecolaminas, 1.17, **1.17**
- de peptídeo, 1.17, **1.17**
- dendrodendríticas, 1.2, **1.2**
- em série, 1.2, **1.2**
- excitatória, **6.5**
- inibitória, **6.5**
- isolamento das, 1.5, **1.5**
- liberação microglial, 1.6, **1.6**
- noradrenérgica pós-ganglionar estimulando α- e β-receptores em tecidos-alvo, 5.13, **5.13**
- recíprocas, 1.2, **1.2**
- tipos, 1.2, **1.2**
Síndrome(s)
- da artéria espinal anterior, 6.3, **6.3**
- da coluna posterior, 6.3, **6.3**
- da medula espinal, 6.3, **6.3**
- da região medial do mesencéfalo, 7.8, **7.8**
- da região paramediana do mesencéfalo, 7.8, **7.8**
- de Brown-Séquard, 6.3, **6.3**
- de Horner, 2.5
- de secreção inapropriada de hormônio antidiurético (SIADH), 11.8
- de Tourette, 10.16
- de Wallenberg, 7.2, 7.8, **7.8**
- de Weber, 7.8, **7.8**
- do cone medular, 5.3
- do túnel do carpo, 5.2
- dos NMSs, 5.6
- medular central, 6.3, **6.3**
- pontina
- - lateral, 7.8, **7.8**
- - medial, 7.8, **7.8**
- talâmica, 8.1
Sistema(s)
- de opioides endógenos, 8.15, **8.15**
- de recompensa de dopamina (DA) mesolímbico e mesocortical, 12.5
- espinorreticular, 9.3, **9.3**, 9.5
- límbico, 2.9
- límbico-autônomo-hipotalâmicos, 11.1-11.18, **11.1-11.18**
- motores, 10.1-10.16, **10.1-10.16**
- nervoso
- - organização geral da divisão autônoma, 11.1, **11.1**
- - parassimpático, 11.1
- - simpático, 11.1
- - central (SNC)
- - - cortes axial e sagital mediano, 2.7, **2.7**
- - - interneurônio, 1.3, **1.3**
- - - transporte axonal, 1.9
- - - tratos, 7.1
- - entérico, 5.15, **5.15**
- - parassimpático, 11.1
- - periférico (SNP), 2.7, 5.1-5.15, **5.1-5.15**
- - - células neuronais, 1.3
- - - transporte axonal em, 1.9
- neuronais motores superiores, 10.12, **10.12**
- porta-hipofisário, 4.8
- - plexo primário, 4.8, **4.8**
- - plexo secundário, 4.8, **4.8**
- portal-hipofisário, 5.7, **5.7**, 11.4, **11.4**
- - alças capilares secundárias do, 11.7, **11.7**
- - capilares primários fenestrados, 11.7, **11.7**
- sensitivos, 9.1-9.22, **9.1-9.22**
- somatossensitivo(s)
- - ascendente, controle descendente dos, 9.5, **9.5**
- - de coluna posterior da medula espinal e modalidades epicríticas, 9.2, **9.2**
- - espinotalâmico e espinorreticular e modalidades protopáticas, 9.3, **9.3**
- - vias espinocerebelares, 9.1, **9.1**

- trigeminal, 3.2
- ventricular, 4.1, **4.1**
- - vista sagital mediana, 4.2, **4.2**
- vertebrobasilar, 4.6, 4.7, **4.7**
Subículo, **11.10-11.15**, 11.11-11.15, 12.2, **12.2**
- dorsal, 11.2
Substância
- branca, da medula espinal, 3.6
- cinzenta
- - da medula espinal, 3.6, 6.1
- - periaquedutal, 7.4, **7.4**
- - - camadas profundas, 9.3, **9.3**
- - - do mesencéfalo, 9.5, **9.5**
- gelatinosa, 6.1, **6.1**, 6.2, **6.2**
- - da medula espinal, 9.6, **9.6**
- - neurônios na, 9.3, 9.4
- negra, 2.6, **2.6**, 8.13, **8.13**, 10.16, **10.16**, 12.5, **12.5**
- - parte compacta, 8.13, **8.13**, 10.16, **10.16**
Subunidades de tau
- dissociadas, 12.3, **12.3**
- se montando para formar neurofibrilas, 12.3, **12.3**
Sulco(s)
- calcarino, **2.2-2.4**, **2.9**, 4.6, **4.6**, **11.10**
- central, **2.2-2.4**, 4.6, **4.6**
- - da ínsula, **2.2**
- corticais, alargamento, 12.1, **12.1**
- lateral, 2.2, **2.2-2.4**, 4.6, **4.6**
- parieto-occipital, **2.2**
- pré-central, **2.3**
Suporte iônico, astrócitos e, 1.5

T

Tálamo, **2.3**, 2.5, **2.5**, 2.7, **2.7**, 2.8, **2.8**, **3.1**, 4.2, **4.2**, 8.1, 8.15, **8.15**, 11.3, **11.3**, 12.4, **12.4**
- corpo geniculado medial, 9.11, **9.11**
- no prosencéfalo, **8.2**, 8.4, **8.4**
- núcleo
- - anterior do, **2.9**
- - dorsomedial, 11.14, **11.14**, 11.15, **11.15**
- - ventral
- - - posterolateral (VPL), 5.5, **5.5**, 9.2, **9.2**, 9.3, **9.3**
- - - posteromedial (VPM), 9.6, **9.6**, 9.8, **9.8**
- vias
- - colinérgicas centrais, 8.14, **8.14**
- - serotoninérgicas, 8.12, **8.12**
- - visuais, 9.18, **9.18**
Tanicitos, 1.4, **1.4**
Tecido(s)
- efetores, 5.7, **5.7**
- imune do intestino, 11.9, **11.9**
- linfoide, **5.9**
- - terminais nervosos simpáticos adjacentes a linfócitos T no parênquima do, 5.9, **5.9**
Telencéfalo, 2.7, **2.7**
Tempestade de glutamato, 9.4
Tentório do cerebelo, 4.10, **4.10**, 9.7, **9.7**
Teoria da célula-avó, 8.7
Terminação(ões)
- anulospirais, 10.1, **10.1**
- de Ruffini, 5.8, **5.8**
- do trato
- - reticulospinal pontino nos interneurônios com viés extensor e nos NMIs, 10.8, **10.8**
- - tectospinal associadas aos NMIs na medula espinal cervical, 10.9, **10.9**
- em placa e trilho, 10.1, **10.1**
- nervosa(s)
- - desencapsulada
- - - fibras C, 9.3, **9.3**
- - - receptores alfa em, 9.4, **9.4**
- - livres, 5.1, **5.1**, 5.4, **5.4**, 5.5, **5.5**, 5.8, **5.8**
- - pré-sináptica, 1.12, **1.12**
- parassimpáticas pós-sinápticas, 5.9
- simpáticas pós-sinápticas, 5.9
Terminal(is)
- axônico na junção neuromuscular, 5.9, **5.9**
- nervosos, 1.15, 1.16, **1.16**
- - simpáticos, 5.9
Timo, 11.9, **11.9**
Tirosina, 1.17
- hidroxilase, 1.17, **1.17**
Transportador
- de captação de alta afinidade, 1.15, **1.15**, 1.17
- - para a norepinefrina, 1.17, **1.17**
- - para a serotonina, 1.17, **1.17**
- de monocarboxilato 1 (MCT1), 1.7, **1.7**
Transporte axonal
- anterógrado, 1.9, **1.9**
- retrógrado, 1.9, **1.9**
Transtorno por uso de substâncias (TUS), 12.5
Tratamento LASIK, 9.14
Trato(s)
- corticobulbar, 10.4, **10.4**
- corticospinal, 5.6, **5.6**, 10.5, **10.5**, 10.15, **10.15**
- - anterior, 10.5, **10.5**
- - - não cruzado, **3.6**
- - axônios do, 10.5
- - lateral, 3.6, **3.6**, 6.2, **6.2**, 6.3, **6.3**, 10.5, **10.5**, 10.6, **10.6**
- cuneocerebelar, 9.1, **9.1**, 10.13, **10.13**
- descendente (espinal) do NC V, 9.6, **9.6**
- espinocerebelar, 5.4, **5.4**
- - anterior, **3.6**, 6.2, **6.2**, 9.1, **9.1**
- - posterior, **3.6**, 9.1, **9.1**
- - rostral, 9.1, **9.1**, 10.13, **10.13**
- - ventral, 6.2, **6.2**, 10.13, **10.13**
- espinocervical, 9.2, **9.2**
- espinorreticular, 3.6, **3.6**, 6.2, **6.2**, 6.3, **6.3**
- espinotalâmico, 3.6, **3.6**, 5.5, **5.5**, 6.2, **6.2**, 6.3, **6.3**, 9.3, **9.3**
- intersticiospinal, 10.9, **10.9**
- mamilotalâmico, 8.2, **8.2**, 11.10, **11.10**, **11.15**
- mamilotegmental, 11.3, **11.3**
- neuro-hipofisário, 11.8, **11.8**
- olfatório, **2.9**, 3.2, **3.2**, **11.3**, 11.18, **11.18**
- óptico, **2.6**, **3.1**, **3.2**, 9.17-9.20, **9.17-9.20**, 9.22, 9.22
- reticulospinal, 3.6, **3.6**
- - bulbar (lateral), 10.8, **10.8**
- - (medial) pontino, 10.8, **10.8**
- rubrospinal, 3.6, **3.6**, 10.6, **10.6**
- - no tronco encefálico lateral, 10.6, **10.6**
- solitariotalâmico, 9.8
- supraóptico-hipofisário, 8.2, **8.2**, 11.8, **11.8**
- tectospinal, 9.18, **9.18**, 10.9, **10.9**
- trigeminotalâmico
- - anterior, 9.6, **9.6**
- - posterior, 9.6, **9.6**
- vestibulospinal(is), 3.6, **3.6**, 10.7, **10.7**
- - lateral, 9.13, **9.13**, 10.7, **10.7**
- - medial, 9.13, **9.13**, 10.7, **10.7**
Traumatismo cranioencefálico (TCE), 12.3, **12.3**
Trígono
- do nervo hipoglosso, **3.1**
- olfatório, **11.18**
Triptofano hidroxilase, 1.17, **1.17**
Trombose
- venosa, 4.10
- do seio cavernoso, 4.10
Tronco encefálico, 2.5, 2.7, **2.7**, 3.1-3.6, **3.1-3.6**, 5.7, **5.7**, 7.1-7.8, **7.1-7.8**
- anatomia de superfície, 3.1, **3.1**, 3.2
- aporte do, 11.13, **11.13**, 11.16
- conexões descendentes para núcleos reticulares e tegmentares, **2.9**
- formação reticular, 9.18, **9.18**
- grupo colinérgico tegmental de neurônios do, 8.14, **8.14**
- grupo NMSs, 5.6, **5.6**
- neurônios autonômos pré-ganglionares e, 5.7
- síndromes arteriais, 7.8, **7.8**
- trato descendente de NMSs, 5.6, **5.6**
- via(s)
- - para núcleos autonômos e monoaminérgicos, 11.14, **11.14**, 11.16, **11.16**
- - visuais, 9.18, **9.18**
Tubérculo(s)
- cuneiformes, 3.1, **3.1**
- e trígonos, 3.1
- grácil, 3.1, **3.1**
- olfatório, **11.18**
Tumor(es)
- cerebral, 12.1, **12.1**
- de células de Schwann, 7.3

U

Unco, 2.9, **2.9**, 11.2, **11.2**, 11.10, **11.10**, 11.18, **11.18**
Utrículo, 7.3, **7.3**, 9.9, **9.9**, 9.12, **9.12**
- máculas, 9.13, **9.13**

V

Varicosidades axonais, 1.2, **1.2**
Vasa nervorum, 5.2, **5.2**
Vasculatura, 4.1-4.10, **4.1-4.10**
- cerebral cortical, 11.5, **11.5**
- eferente sistêmica da adeno-hipófise, 11.7
Vasopressina, 11.8, **11.8**
Veia(s)
- cerebral(is) , 4.10, **4.10**
- - magna de Galeno, 4.10, **4.10**
- - superior, **2.1**
- comunicantes, 4.3, **4.3**
- emissária, **2.1**
- jugular interna, 4.10, **4.10**
- portais-hipofisárias, **11.7**
- - longas, 4.8, **4.8**
Velocidade de condução, 1.14, **1.14**
- aferentes do grupo muscular Ia, 1.14, **1.14**
- de fibras C nociceptivas, 1.14, **1.14**
- do axônio pré-ganglionar autonômo, 1.14, **1.14**
- dos aferentes proprioceptivos, 1.14, **1.14**
Ventrículo(s), 4.1-4.10, **4.1-4.10**
- corno
- - anterior, 4.1, **4.1**
- - occipital do, 4.1, **4.1**
- - posterior do, **4.7**
- - temporal do, 4.1, **4.1**, 11.11, **11.11**, **11.12**
- corpo do, 4.1, **4.1**
- direito, **4.1**
- esquerdo, **4.1**
- lateral, 2.7, **2.7**, 4.1, **4.5**
- - corno occipital (posterior), 2.8, **2.8**
- - doença de Huntington e, 4.1
- - no prosencéfalo, 8.4, **8.4**
- - polo frontal, 8.5, **8.5**
- plexo corióideo
- - do quarto, 4.1-4.3, **4.1-4.3**
- - do terceiro, 4.1-4.3, **4.1-4.3**

Verme do cerebelo, 3.3, **3.3**, 7.5, **7.5**, 7.6, **7.6**, 10.15, **10.15**
Vértebra(s)
- lombar, corte através, **3.5**
- raízes nervosas espinais com as, relação, 5.3, **5.3**
- torácica, corte através, **3.5**
Vesícula(s), 1.9, **1.9**
- sinápticas, 1.15, **1.15**, 5.9, **5.9**
- - nas terminações nervosas, 1.12, **1.12**
Via(s)
- amigdalofugal ventral, 11.3, **11.3**, 11.14, **11.14**
- auditivas centrais, 9.11, **9.11**
- colinérgica(s)
- - ascendente, 8.14, **8.14**
- - centrais, 8.14
- - descendente, 8.14, **8.14**
- corticorreticulospinais, 10.8, **10.8**
- da dopamina intra-hipotalâmica, 8.13
- de reconhecimento de objetos, 9.21
- dopaminérgica(s), 8.13
- - nigroestriatal, 10.16, **10.16**
- dorsal noradrenérgica do prosencéfalo, 8.11, **8.11**
- eferentes cerebelares, 10.14, **10.14**
- - para os neurônios motores superiores, 10.15, **10.15**
- espinocerebelares, 5.4
- frontocingulada, 8.9, **8.9**
- gustativas, 9.8, **9.8**
- nigroestriatal, 8.13, **8.13**
- noradrenérgica(s), 8.11
- - descendente, 9.5, **9.5**
- olfatórias, 11.18, **11.18**
- periféricas para recepção do som, 9.9, **9.9**
- reticulospinais, 10.8, **10.8**
- retinogeniculocalcarina, 9.20, **9.20**
- serotoninérgica
- - ascendente, 8.12, **8.12**
- - descendente, 8.12, **8.12**, 9.5, **9.5**
- - e noradrenérgica centrais, 9.4, **9.4**
- tuberoinfundibular da dopamina, 8.13, **8.13**
- vestibulares centrais, 9.13, **9.13**
- visuais
- - nos lobos parietal e temporal, 9.21, **9.21**
- - para o tálamo, o hipotálamo e o tronco encefálico, 9.18, **9.18**
- - via retinogeniculocalcarina, 9.20, **9.20**
Vísceras abdominais, neurônios sensoriais, **5.1**

Z

Zona(s)
- marginal, 6.1, **6.1**
- medial à zona de entrada da raiz dorsal, 4.9, **4.9**
- quimiorreceptoras centrais no bulbo lateral, 10.11, **10.11**
Zônulas de oclusão, 1.8
- nas células endoteliais da barreira hematencefálica, 1.8

10 1 2 3 4 5 6 7 8 9
2025